《金匮要略》图表全解

杨景锋 ◇ 主编

化学工业出版社

·北京·

内容简介

本书是五年制中医学专业国家统编教材的配套参考书，在保持教材体系完整性的基础上，以直观、形象的图表形式对教材内容进行了归纳整理，以帮助初学者更好地理解掌握《金匮要略》的基本内容。本书在编写中融入了作者多年的教学经验和卓有成效的教学方法，对本学科的教师也有很好的参考作用。

图书在版编目（CIP）数据

《金匮要略》图表全解 / 杨景锋主编. -- 北京 : 化学工业出版社，2025. 12. -- ISBN 978-7-122-49254-8

Ⅰ. R222.3-64

中国国家版本馆CIP数据核字第2025PT7396号

责任编辑：李少华
文字编辑：张晓锦
责任校对：张茜越
装帧设计：张　辉

出版发行：化学工业出版社
（北京市东城区青年湖南街 13 号　邮政编码 100011）
印　　装：大厂回族自治县聚鑫印刷有限责任公司
710mm×1000mm　1/16　印张 24　字数 435 千字
2026 年 3 月北京第 1 版第 1 次印刷

购书咨询：010-64518888　　售后服务：010-64518899
网　　址：http://www.cip.com.cn
凡购买本书，如有缺损质量问题，本社销售中心负责调换。

定　　价：68.00元

编写委员会

主　编　杨景锋

副主编　牛　锐　赵　婷

编　委　（按姓氏笔画排序）

牛　锐　陕西中医药大学

刘　乾　陕西中医药大学

杜文章　贵州中医药大学

李文昊　黑龙江中医药大学

杨景锋　陕西中医药大学

吴　彤　陕西中医药大学

赵　婷　浙江中医药大学

胡　蓉　甘肃中医药大学

蒋　萃　成都中医药大学

程　锴　陕西中医药大学

《金匮要略》
图表全解

前　言

《金匮要略》是中医学经典著作之一，是我国现存最早的一部论述杂病辨证论治的专著，被誉为方书之祖、医方之经，论治杂病的典范。其融理、法、方、药、护为一体，开创了以脏腑经络辨杂病的诊疗体系，创建了疗效显著的杂病治疗经方体系。学习《金匮要略》对中医基础理论的深入理解和临床技能的熟练掌握，开拓辨证思路，提高综合分析和诊治疑难病症的能力，有着独特的不可替代的作用。所以《金匮要略》是学习中医学必读的古典医籍，也是全国中医院校的核心课程。但是，由于《金匮要略》理论深邃，文字古奥，言简意赅，内容繁多，对学习者来说有诸多困难和问题。

鉴于此，我们编写了本书。本书内容紧扣教学大纲，按照《金匮要略讲义》教材顺序，对其主要内容进行了形象和直观的归纳分析。以图表解析为主，使原文通俗易懂而不失经旨，理论条理清晰而不至呆板，可起举一反三之功，以期能提高学习者的学习兴趣，方便其理解经文，加深对《金匮要略》理论的掌握。

本书可作为《金匮要略》教学参考和学习《金匮要略》的辅导教材。全书每篇由【学习目标】【篇名释义】【原文】【校勘】【词解】【提要】【图解】【按语】【常见考点】【本篇内容归纳】【复习思考题】等部分组成。【学习目标】明确了本篇要求掌握、熟悉、了解的内容和重点背诵条文。【篇名释义】以简练的语言介绍本篇篇名含义和主要内容。【原文】遵照原著划分。【校勘】是重要版本内容的校注。【词解】主要是对疑难字词进行注释，包括句读、音义等。【提要】高度概括了条文的核心内容。【图解】是本书的重点，用直观形象的图表阐释条文的意义，力求简明扼要，重点突出，便于理解和记忆。【按语】是针对条文的重点难点提出的解释和发挥。【常见考点】是参考执业医师考试、中医经典等级考试等提出的本条常考的主要内容，便于学生应考复习。

本书的编写汲取了学术界同仁与前辈的研究心得，参考了同类书籍的主要内容，在此表示诚挚的感谢！

本书是我们多年来学习、研究、教授《金匮要略》的心得体会。在编写过程中，我们尽心竭力。但因学识所限，错漏之处在所难免。恳请读者在使用过程中给予批评指正，以利再版时修改完善。

编 者

2025 年 9 月

《金匮要略》图表全解

目　录

绪论

脏腑经络先后病脉证第一

痉湿暍病脉证治第二

百合狐惑阴阳毒病脉证治第三

疟病脉证并治第四

中风历节病脉证并治第五

血痹虚劳病脉证并治第六

肺痿肺痈咳嗽上气病脉证治第七

奔豚气病脉证治第八

胸痹心痛短气病脉证治第九

腹满寒疝宿食病脉证治第十

五脏风寒积聚病脉证并治第十一

痰饮咳嗽病脉证并治第十二

消渴小便不利淋病脉证并治第十三

水气病脉证并治第十四

黄疸病脉证并治第十五

惊悸吐衄下血胸满瘀血病脉证治第十六

呕吐哕下利病脉证治第十七

疮痈肠痈浸淫病脉证并治第十八

趺蹶手指臂肿转筋阴狐疝蛔虫病脉证治第十九

妇人妊娠病脉证并治第二十

妇人产后病脉证治第二十一

妇人杂病脉证治第二十二

参考文献

《金匮要略》图表全解

绪论

【学习目标】

掌握：《金匮要略》的主要学术成就及基本论点。

熟悉：《金匮要略》的基本内容、编写体例和学习目的、方法。

了解：《金匮要略》的性质、沿革。

一、《金匮要略》的性质与沿革

（一）性质

《金匮要略方论》是东汉·张仲景《伤寒杂病论》的杂病部分，也是我国现存最早的一部研究诊治杂病的专著。由于本书在理论和临床实践上都具有较高的指导意义和实用价值，对于后世临床医学的发展有着重大的贡献和深远的影响，所以被古今医家赞誉为方书之祖，医方之经，治疗杂病的典范，也是学习中医学必读的古典医籍。

作者张仲景，姓张，名机，字仲景。东汉南阳郡涅阳人，约生于公元 152 年，卒于公元 219 年，享年 67 岁。官至南阳太守，师从同郡张伯祖。史料对其记载很少，皇甫谧《针灸甲乙经》记有其治疗王仲宣病案。

【图解】

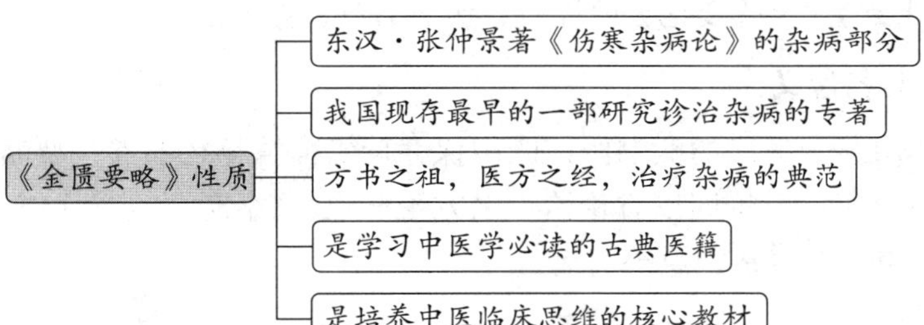

（二）发展沿革

本书大致经历了成书、散佚、整理校订三个时期：

1. 成书　约在公元 3 世纪初，张仲景写成了《伤寒杂病论》，全书共十六卷（十卷论伤寒，六卷论杂病）。

2. 散佚　从东汉到西晋的一段时期（约半个世纪），该书因战乱而散佚，后虽经西晋王叔和加以搜集编次，但后人仅看到《伤寒论》十卷，而未见杂病部分。

3. 整理校订

① 北宋仁宗时（1057 年）翰林学士王洙在翰林院蠹简中得到《伤寒杂病论》的节略本《金匮玉函要略方》三卷，上卷论伤寒，中卷论杂病，下卷记载方剂及妇科病。

② 北宋英宗时（1066 年），林亿等人对该书进行校订，因当时已有王叔和编次的较为完整的《伤寒论》，故删去上卷的伤寒部分，将中、下卷的杂病及妇人病保留。为"使仓卒之际，便于检用"，又把下卷的方剂部分，分列于各证候之下，仍分为上、中、下三卷。此外，还采集各家方书中转载仲景治疗杂病的医方及后世一些医家的良方，分类附在每篇之末"以广其法"，题书名为《金匮要略方论》。这就是后世通行的《金匮要略》。

【图解】

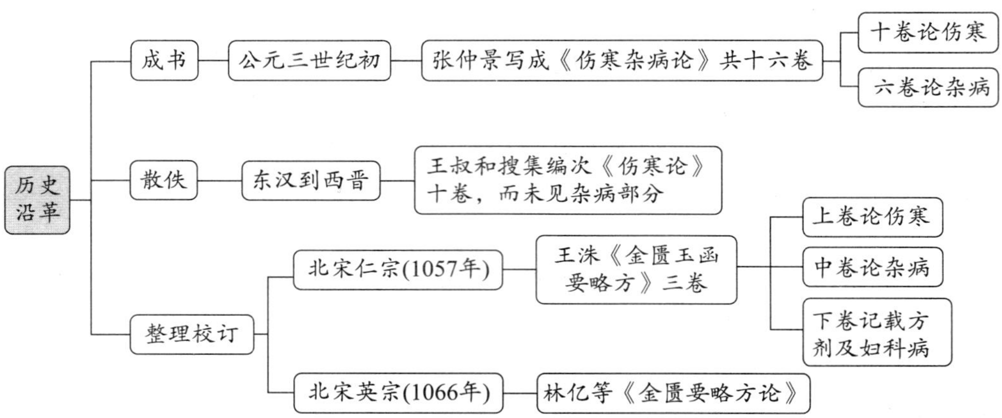

【常见考点】《金匮要略》的性质、历史沿革、作者。

（三）书名含义

金匮即用黄金做成的藏书匮，匮中保存珍贵、慎秘之书卷；要略是指精要、重要的治略思想；方论即以方论治，以方论略也。《金匮要略》一书，以其治略思想，治疗奇、难、杂、急等病症。

【图解】

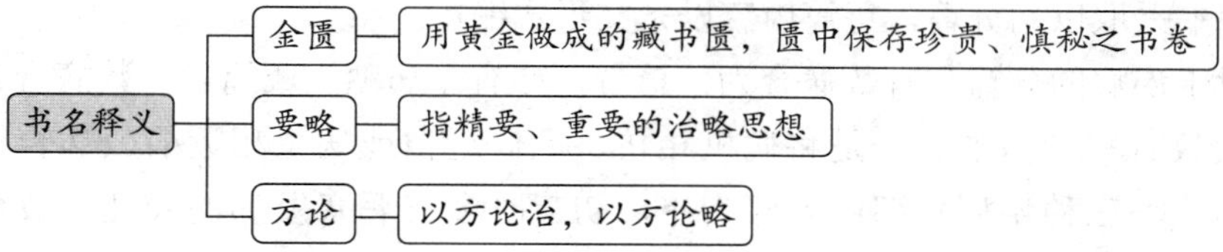

二、基本内容及编写体例

（一）基本内容

全书共三卷二十五篇，共载方 262 首。前 22 篇载方 205 首（其中杏子汤、黄连粉、藜芦甘草汤、附子汤 4 方有名未载药味），用药 155 味。

首篇《脏腑经络先后病》属全书的总论，对疾病的病因病机、预防、诊断、治疗等方面，都以例言的形式，做了原则性的提示，在全书中具有纲领性的意义。第二篇《痉湿暍病》到第十七篇《呕吐哕下利病》属内科疾病，其中第十一篇《五脏风寒积聚病》总结了辨证论治的几项原则。第十八篇《疮痈肠痈浸淫病》属外科，第十九篇《趺蹶手指臂肿转筋阴狐疝蛔虫病》是将不便归类的几种病合在一起。第二十到二十二篇专论妇产科疾病，最后三篇是杂疗方和食物禁忌。其中还包括卒死、缢死、溺死及中毒等解救方法，带有验方性质，故后世多删去不载。

在治疗方面，除使用药物外，还采用针灸和饮食调养，并重视加强护理。在剂型方面，既有汤、丸、散、酒的内服药剂，又有熏、洗、坐、敷等外治药剂。此外，对于药物炮制，煎药和服药方法，以及药后反应等，都有详细记载。

【图解】

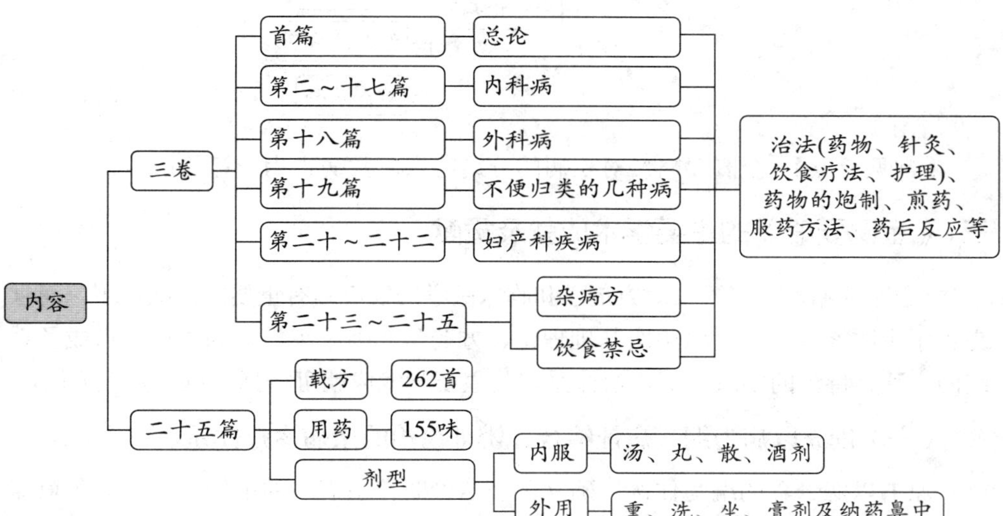

（二）编写体例

原书采取以病分篇，每篇内容以条文形式编排。

对于疾病的分篇，有数病合为一篇者，亦有一病独立成篇者。数病合为一篇者，大致有三种情形，一是将病机相仿、证候近似或病位相近的数病合篇，如痉、湿、暍三种疾病，都由外邪为患，初起时多有恶寒发热的表证，故合为一篇；肺痿、肺痈、咳嗽上气三病的病变部位均在肺，都可见咳嗽，病机上存在相互联系、相互转化的关系，故合为一篇；胸痹、心痛的病因病机相同，病位邻近，均有疼痛症状，且可相互影响或合并发生，故合为一篇。二是将不便归类的疾病合为一篇，如第十九篇《趺蹶手指臂肿转筋阴狐疝蛔虫病》。三是分科合篇，如疮痈、肠痈、浸淫病皆属外科病证，故合为一篇。这种数病合篇的体例，有利于区别相关病证的异同之处，便于掌握各种疾病的辨证论治规律。原书凡一病成篇论述的疾病，或病证特点鲜明，如疟病、奔豚气、水气病、黄疸病等，或病情复杂、变化多端，如痰饮病。但上述疾病即使单独成篇，重点论述其辨证治疗外，篇中尚涉及一些与该病有关的病证，反映原书重视鉴别诊断的思路。

【图解】

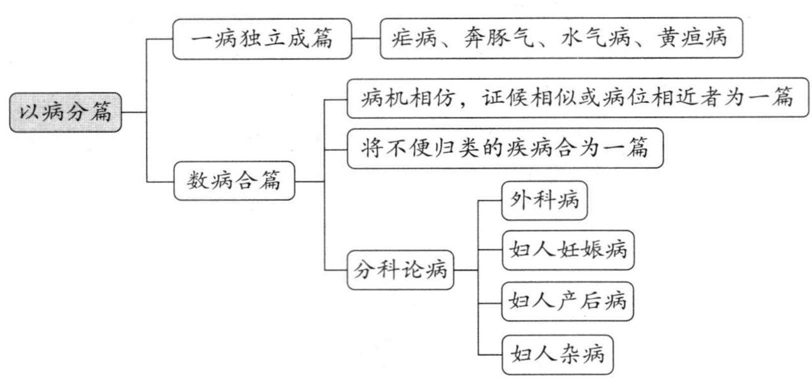

【常见考点】《金匮要略》对疾病的分篇特点，数病合为一篇的依据、意义。

三、《金匮要略》的主要学术成就及贡献

《金匮要略》一书不仅对方剂学和临床医学的发展具有重要的推动作用，而且完善了中医诊疗体系，将中医基础理论、方药学、临床医学融为一体，形成了系统的、独具特色的中医辨证论治体系。其主要学术成就可概括为以下两大方面。

（一）创立以病为纲、病证结合、辨证论治的杂病诊疗体系

原书以病分篇的编写体例，确立了病名诊断在杂病中的纲领地位，而各篇篇

名中所冠以的“病脉证治”或“病脉证并治”，则进一步示人病与证相结合、脉与证合参、辨证与施治紧密结合的重要意义。再从各篇条文论述方式看，大多先论述疾病的病因、病机或主要脉症、分类以及基本治法，然后分列证候、方治。《金匮要略》所建立的这种杂病诊疗体系还反映了如下特点：

1. 重视整体，以脏腑经络为主要辨证方法 原书以整体观念为指导思想、以脏腑经络学说为基本论点，认为疾病证候的产生，都是整体功能失调、脏腑经络病理变化的反映。从这一基本论点出发，提出了根据脏腑经络病机和四诊八纲进行病与证相结合的辨证方法。这一主要精神充分地体现在《脏腑经络先后病》篇。

2. 据脉论理 脉象可以反映脏腑经络的病理变化以及疾病的吉凶顺逆，原书各篇大多有“病脉证治”之名，这就提示诊治疾病须脉证合参、证不离脉。其诊脉部位除采用寸口诊法外，还有趺阳诊法、少阴诊法、少阳诊法。据脉论理的特点表现在根据脉象诊断疾病（包括推测病因、确定病位）、阐述病机、指导治疗、判断预后等方面。

3. 强调治未病 原书在整体观念的指导下，从天人相应以及人体脏腑经络之间的整体性出发，提出了未病先防、有病早治、已病防传的治未病原则。这对预防、临床和康复均有重要的指导意义。

4. 治病求本，重视人体正气 原书对于慢性衰弱性疾病的治疗，尤为重视脾肾两脏。因脾胃为后天之本，气血生化之源；肾为先天之本，性命之根，内伤病至后期，往往会出现脾肾虚损证候，进而累及其他脏腑，促使病情恶化。故调补脾肾，是治疗内伤疾患的根本方法。

5. 祛邪注重因势利导 对于邪实之证，原书特别注重“因势利导”的治则，即按病邪所在的部位，因其势而就近祛邪，以达到避免损伤正气的目的。

【图解】

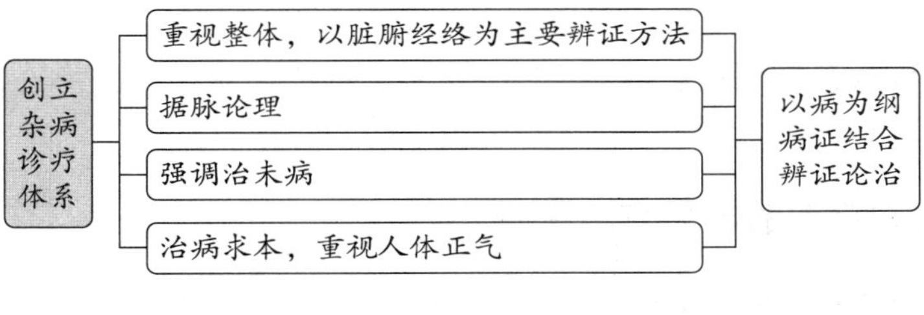

（二）创建了配伍严谨、用药精当、疗效可靠的经方体系

《金匮要略》按照《黄帝内经》立法处方的原则，紧扣杂病证候特点，创制方剂 262 首，被后世尊为方书之祖，医方之经。

1. 立方严谨，用药精练 原书前22篇中，载方205首。这些方剂都是按照一定的法度配伍而成的，大体上反映了汗、吐、下、和、温、清、消、补等治法。若按目前方剂学分类，大致可以归纳为18类。其内容丰富，为方剂学的发展奠定了坚实基础。

2. 化裁灵活，注意药后反应和调护 原书所载经方，紧扣证候病机，证变机转药亦变，化裁灵活、紧扣病机。此外，原书对于药物剂量的增减，也很考究，并注意观察药后的反应，根据病情，提出适宜的调护方法，以确保疗效。

3. 重视专药的独特作用 重视专病专药，发挥单味药物的独特功效，如用苦参之杀虫除湿热以治狐惑病阴部蚀烂；用百合以治百合病等。

4. 注重药物配伍后的协同作用及药物的炮制、煎煮法、服药法 如附子配干姜，可以增强回阳救逆之力；配白术，可以温散寒湿；配薏苡仁，可以缓急止痛；配乌头，可以峻逐阴邪；配粳米，可以温中除湿，降逆止痛；配大黄，可温阳通便，攻下寒积；配黄土、白术等，可温脾摄血，用治下血。附子用以回阳救逆时则生用，且须配以干姜；用以止痛时多炮用，且无须伍以干姜，故原书中附子多为炮用。此外服药次数、每服药量，也因病情和药效之别而有所不同。诸如此类，都是原书作者对前人经验及自己临床实践的总结。

【图解】

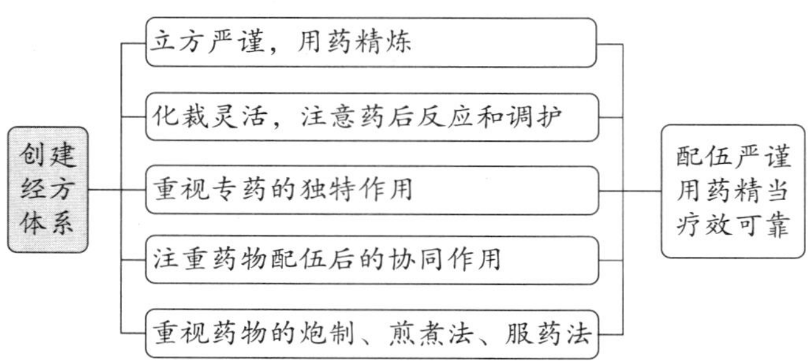

【常见考点】《金匮要略》的主要学术思想及贡献、脉法特色、立方用药特点。

四、《金匮要略》的学习方法

（一）《金匮要略》与《伤寒论》会通

《金匮要略》的398条原文中，引用《伤寒论》条文占40条，其中方剂有36首，除用作证候鉴别及与本病有关内容充实外，更因脏腑病机有其相同之处，见下表。

表 0-1 《金匮要略》与《伤寒论》异同

	伤寒论	金匮要略
共同之处	《伤寒论》与《金匮要略》原为《伤寒杂病论》的一部分 《伤寒论》以六经辨证，详论伤寒外感而略论内伤杂病；《金匮要略》以病证分篇，详论内伤杂病而略论外感 两书均以脏腑经络学说为理论基础 两书均以“病脉证”为篇名 两书均四诊合参并结合八纲辨证	
病因	外感寒邪为主	内伤杂病为主
发病	多急骤，变化较多	多缓慢，变化较少
病机	六经病机为主	脏腑经络病机为主
辨证	六经辨证为主	脏腑经络辨证为主
治疗法则	以祛邪为主，兼顾正气	以扶正为主，兼顾祛邪

（二）注意古代文法

汉代文法，词句简练，意义深长，原书在文法上颇具特点。

（1）省文法。此法指条文中有某些词语省略。

（2）倒装文法。此法指把论述的主体从后面提到前面。

（3）倒叙法。此法是指文中某些内容的倒装排列文法。

（4）插入法。此法指文中出现的插笔。

（三）各篇互相对照

有关篇与篇的内容，常有连贯性和共同性，必须相互结合，两相对照，方可得出辨证真义。如水气病篇的五脏之水，应与痰饮病篇的水在五脏联合参看，可知此为水气，彼为痰饮，两者皆同类而异名。由于人体内不正常的体液，停留为患，若水饮停留于局部致病者，称为痰饮；泛滥于全身，引起浮肿病变者，称为水气。但两者都是水饮，故有些治疗方剂亦可通用。

（四）采用旁证法

本书原系简略节本，篇内叙述，详略参差，或有或无。故必须采用旁证方法，可从汉以后、宋以前各医籍中，如《脉经》《肘后备急方》《诸病源候论》《千金方》《外台秘要》等书，参考校勘，以补充书内所不及。

（五）从证测药，从药测证

在各病证治中，有只详于论证，而略于方治的，必须用从证测药之法，求出方治。有详于方药，略于证候的，必须从药推测出证候。这种从药测证，从证测药的方法，用之于证候治法，各有不全的情况下，反复推求，常能领悟出条文意义，解决许多疑点、难点，这是学习中所应注意的。

（六）条文分类归纳

原书条文，既不专言脉，又不单论证，有些脉症并举，脉因同谈，证治齐叙、证因共详，有些上下倒置，因而要看清本书的轮廓面貌，并非毫无困难。故必须运用分析、综合、对比的方法，依据每篇的特点，按照疾病的成因、辨证、治法、证治、禁忌、预后等类，将条文分类编排，在不失原书精神的前提下，使其系统化。通过这样整理，就可初步认识每个疾病的概念，也便于理解、掌握基本内容。

（七）理论联系临床实践

《金匮要略》是一部临床实践性较强的医学专著，自问世以来，便有效地指导着临床医疗实践，历代医家对其疗效都作了充分的肯定。林亿等在《金匮要略方论·序》中说："尝以对方证对者，施之于人，其效若神。"张元素称本书"治杂病若神"。徐洄溪赞本书之方"所投必效，如桴鼓之相应"。故学习原书应联系实际，结合临床实践，在观察、思考与实践运用中加深对原书的理解。

【本章内容归纳】

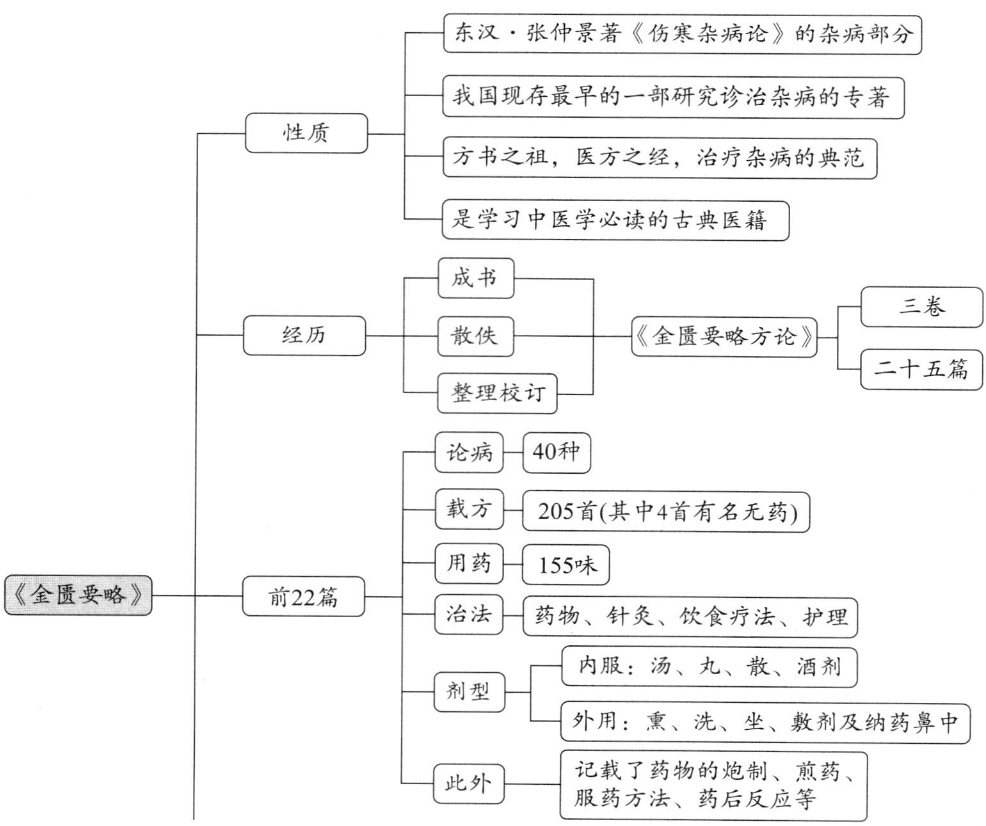

- 学术成就
  - 首创以病为纲、病证结合、辨证论治的杂病诊疗体系
  - 创建了配伍严谨、用药精当、疗效可靠的经方体系
- 学习目的
  - 掌握杂病证治规律，强化中医辨证思维
  - 提高把握治疗疾病全过程和诊治奇难病证的能力
  - 提高阅读古典医籍的能力

【复习思考题】

1. 简述《金匮要略》的性质。
2. 《金匮要略》对疾病的分篇，数病合为一篇的依据有哪些？有何意义？
3. 《金匮要略》脉象特色具体表现在哪些方面？
4. 《金匮要略》的主要学术思想及贡献是什么？

《金匮要略》图表全解

脏腑经络先后病脉证第一

【学习目标】

掌握：发病原理、治未病思想以及表里同病、卒病加痼疾治疗的先后原则。
熟悉：杂病的病因、病机特点、疾病分类及四诊要点。
了解：本篇作为全书总纲及篇名含义。
背诵：第1（上）、2、14、15、16、17条原文。

【篇名释义】

本篇为全书之总纲。仲景在《内经》《难经》的理论基础上，结合自己的实践经验，在篇中对杂病的预防、病因、病机、诊断和治疗，作了原则性的论述。因脏腑经络的病理变化是杂病脉证产生和发展的基础，故以此定名。本篇对学习以后各篇具有纲领性的指导意义。

本篇认为疾病的产生，是人体整体功能的失调，脏腑经络病理变化的反映。病变在经络者为外，在脏腑者为内，二者可以互相影响、互相转化。临床应根据脏腑经络先后患病表现的脉证，提出先后缓急的治疗原则，达到药证相符。也就是说，发病有先后，治疗分缓急。应以脏腑经络为辨证的总纲，以先后缓急为治疗的总则，此即本篇命名之精神所在。

一、病因、发病与治未病

（一）已病防传、虚实异治

【原文】问曰：上工[1]治未病[2]，何也？师曰：夫治未病者，见肝之病，知肝传脾，当先实脾[3]，四季脾王[4]不受邪，即勿补之；中工不晓相传，见肝之病，不解实脾，惟治肝也。

夫肝之病，补用酸，助用焦苦，益用甘味之药调之。酸入肝，焦苦入心，甘入脾。脾能伤肾，肾气微弱，则水不行；水不行，则心火气盛；心火气盛，则伤[5]肺，肺被伤，则金气不行；金气不行，则肝气盛。故实脾，则肝自愈。此治肝补脾之要妙也①。肝虚则用此法，实则不在用之。

经曰："虚虚实实②，补不足，损有余"，是其义也。余脏准此。（1）

【校勘】①"酸入肝……此治肝补脾之要妙也"一段，文字从日本宝历六年（1756）印赵刻《仲景全书》版本。"伤"，《三因方》作"制"。

②"虚虚实实"四字，据王冰《重广补注黄帝内经素问·针解篇》中有关《针经》即《灵枢经》的引文为"无实实，无虚虚"六字。

【词解】[1] 上工：指高明的医生。

[2] 治未病：这里指治疗未病的脏腑。

[3] 实脾：即调补脾脏之意。

[4] 四季脾王：指春夏秋冬每季最后十八天，为脾土旺时，因脾气得助而不虚，便不要先实脾。又作一年四季解。

[5] 伤：有制约之意。

【提要】本条从人体内部脏腑相关的整体观念出发，论述杂病的治疗法则。

【图解】

1. 肝实证治法举例

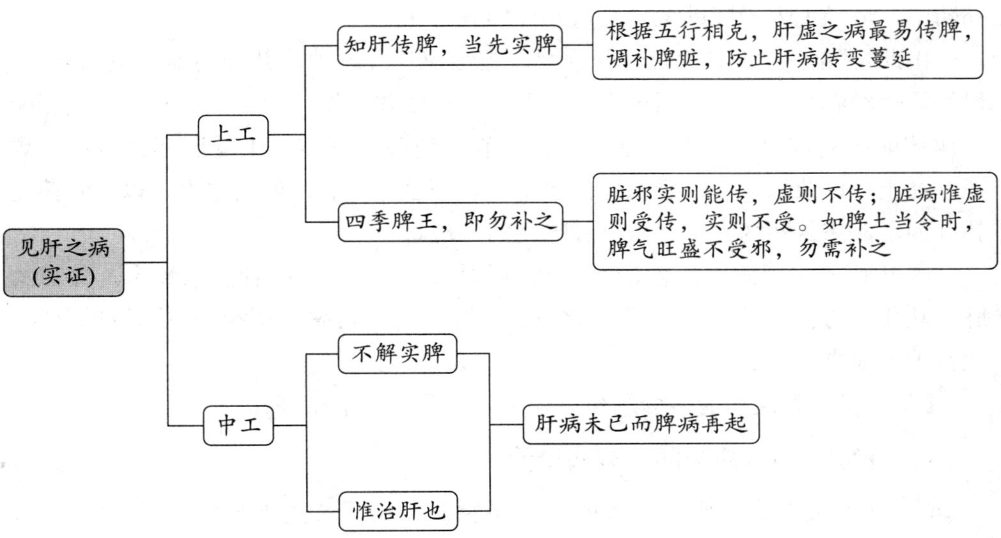

2. 肝虚证治法举例

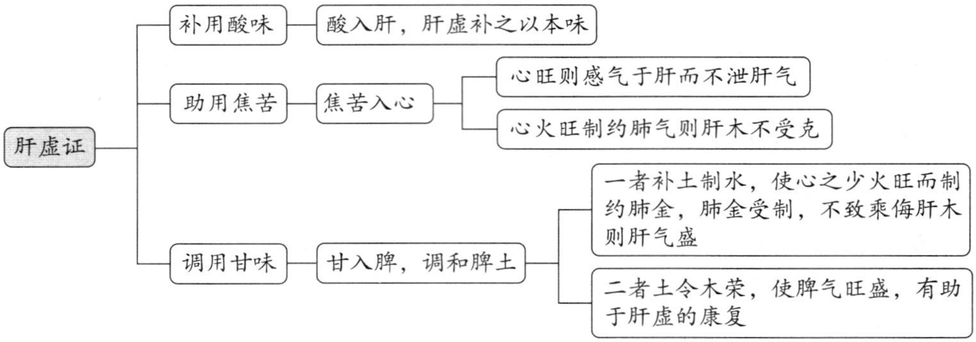

3. 治疗禁忌

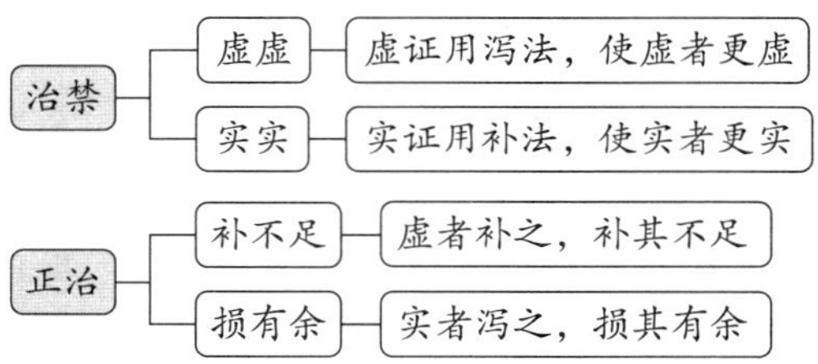

【按语】仲景于首篇开宗明义强调治未病的重要性，足见其预防为主，防重于治的学术思想。已病防传的关键，在于从整体观念出发，掌握疾病的传变规律，及时进行预防性治疗。如肝病传脾之证临床较为常见，其症见头昏目眩，胸胁胀满，纳呆便溏，神疲肢软，后世用疏肝健脾的逍遥散治疗，常能收到满意的效果。要注意肝虚证用滋补药时，不可滋补太过，以免影响脾运，有的医家于滋补药中，适当加入健脾助运之品，此亦顾脾之法。

由此可知，肝病实者应泻肝顾脾，虚者应补肝顾脾，其肝病虚实虽当异治，然均需兼顾脾脏。因脾为后天之本，营卫气血生化之源，脾脏的盛衰，直接影响着病体的康复或恶化。肝实证，调补脾脏，使脾气旺盛，不受肝邪乘侵；肝虚证，补土可以荣木，有助于病体的康复。虚证虽亦顾脾，但治法上，以酸味药物补肝为主，焦苦药物为辅，再以甘味之药调理。

因肝脏体阴用阳，后世治肝之法有体用的不同。肝虚者滋水涵木，养血柔肝，从相生方面以养肝体；肝实者清肝宁肺、疏肝实脾，从相制方面以助肝用。此皆本条虚实异治的发展。

【常见考点】疾病的传变规律、虚实异治及治疗禁忌等。

（二）发病与未病先防、有病早治

【原文】夫人禀五常[1]，因风气[2]而生长，风气虽能生万物，亦能害万物，如水能浮舟，亦能覆舟。若五脏元真[3]通畅，人即安和。客气邪风[4]，中人多死。千般疢难[5]，不越三条；一者，经络受邪，入脏腑，为内所因也；二者，四肢九窍，血脉相传，壅塞不通，为外皮肤所中也；三者，房室、金刃、虫兽所伤。以此详之，病由都尽。

若人能养慎，不令邪风干忤经络；适中经络，未流传脏腑，即医治之，四肢才觉重滞，即导引[6]、吐纳[7]、针灸、膏摩[8]，勿令九窍闭塞；更能无犯王法[9]、禽兽灾伤，房室勿令竭乏，服食[10]节其冷、热、苦、酸、辛、甘，不遗形体有衰，病则无由入其腠理。腠者，是三焦通会元真之处，为血气所注；理者，是皮肤脏腑之纹理也。(2)

【词解】[1] 人禀五常：禀，受的意思。五常，即五行。

[2] 风气：这里指自然界的气候。

[3] 元真：即元气或真气。

[4] 客气邪风：外至曰客，不正曰邪，指致病的不正常的气候。

[5] 疢难：疢（chèn 趁）。疢难即疾病。

[6] 导引：《一切经音义》云："凡人自摸自捏，伸缩手足，除劳去烦，名为导引；若使别人握搦，或摸或捏，即名按摩也。"

[7] 吐纳：是调整呼吸的一种养生去病方法。

[8] 膏摩：用药膏摩擦体表一定部位的外治方法。

[9] 无犯王法：王法即国家法令。古代王法中有体罚的规定。无犯王法，是遵守国法免受刑伤之意。

[10] 服食：即衣服、饮食。《灵枢·师传篇》："食饮衣服，亦欲适寒温。"

【提要】本条从人与自然密切相关的整体观念出发，论述疾病的病因、预防及早期治疗的重要性。

【图解】本条文可分三段理解，第一段："夫人禀五常……若五脏元真通畅，人即安和，客气邪风，中人多死。"从人与自然密切相关的整体观念出发，阐述了杂病的发病原理。

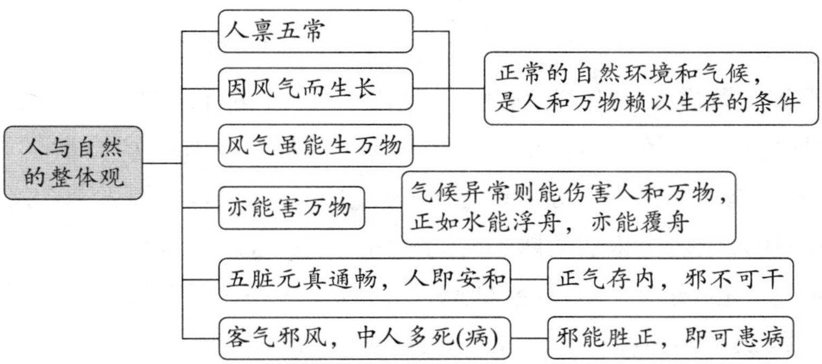

第二段："千般疢难，不越三条……以此详之，病由都尽。"论述疾病虽有千变万化，然其原因不外三条。

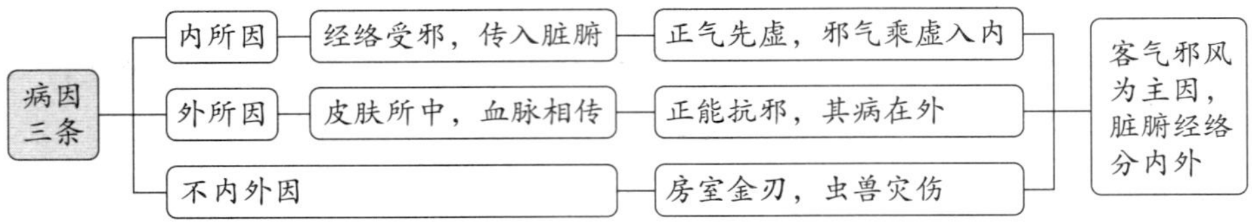

表 1-1　仲景病因三条与陈无择三因鉴别

鉴别		仲景三条	无择三因
主要内容	内因	经络受邪入脏腑	内伤七情
	外因	四肢九窍血脉相传，壅塞不通	外感六淫
	不内外因	房室、金刃、虫兽、灾伤	房室、金刃、虫兽、饮食、跌仆
立论依据		脏腑经络分内外 客气邪风为主因	内伤外感分内外 三因无主次之分

第三段："若人能养慎……是皮肤脏腑之纹理也。"论述杂病预防为主，防治结合的措施与方法。

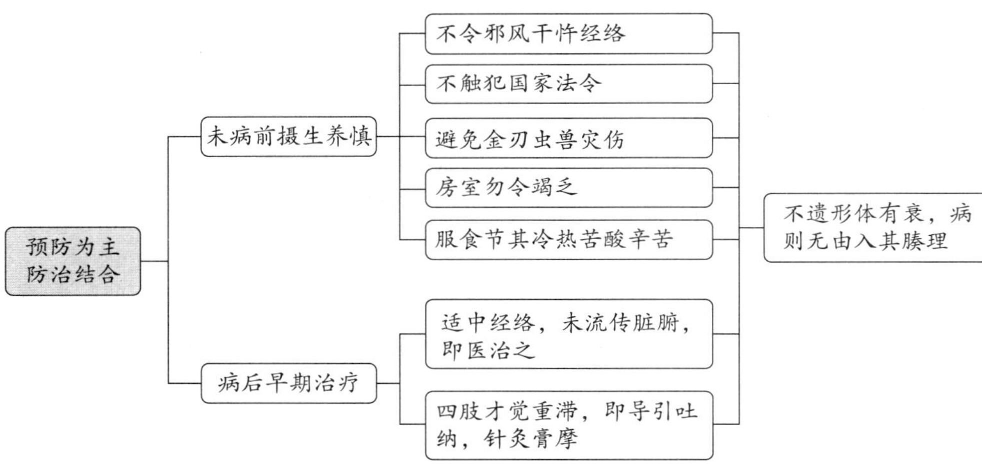

【按语】上条言人体内部各脏腑之间是相互关联的有机整体，本条言人体与外界自然环境存在着不可分割的统一关系。两条从内、外两个方面举例说明了整体观念，并以整体观念为指导，论述了脏腑之间先后病以及脏腑与经络之间先后病的传变规律，阐明了未病先防、有病早治的"治未病"原则。

本条对病因的分类，是以经络脏腑分内外，在强调正气的同时，不忽视"客气邪风"，故认为邪由经络入脏腑，为深为内，或正气不敌，或邪气太盛；邪由皮肤传血脉，为浅为外，说明正气仍能固护于内，防其传入脏腑。至于房室、金刃、虫兽的伤害，则与“客气邪风”以及经络脏腑的传变无关。后世陈无择的三因学说，是以内伤外感分内外，以六淫外感为外因，五脏情志所伤为内因，房室金刃等为不内外因。虽有继承，但与本条在立论根据上有所不同，应注意区别。

【常见考点】杂病的病因、预防、发病及治疗原则、病因分类。

（三）病因及杂病分类

1. 气候反常

【原文】问曰：有未至而至[1]，有至而不至，有至而不去，有至而太过，何谓也？师曰：冬至之后，甲子[2]夜半少阳[3]起，少阳之时，阳始生，天得温和。以未得甲子，天因温和，此为未至而至也；以得甲子，而天未温和，为至而不至也；以得甲子，而天大寒不解，此为至而不去也；以得甲子，而天温如盛夏五六月时，此为至而太过也。(8)

【词解】[1] 未至而至：前面的“至”是指时令，后面的“至”是指那个时令的气候。以下文同。

[2] 甲子：是古代用天干、地支配合起来计算年月日的方法。天干十个即（甲、乙、丙、丁、戊、己、庚、辛、壬、癸），地支十二个（即子、丑、寅、卯、辰、巳、午、未、申、酉、戌、亥），相互配合，始于甲子，终于癸亥，共六十个。“甲子”是其中第一个。这里是指冬至后六十日第一个甲子夜半，此时正当雨水节。

[3] 少阳：这里是古代用来代表时令的名称。

【提要】论节令应和气候相应，太过与不及可导致疾病。

【图解】

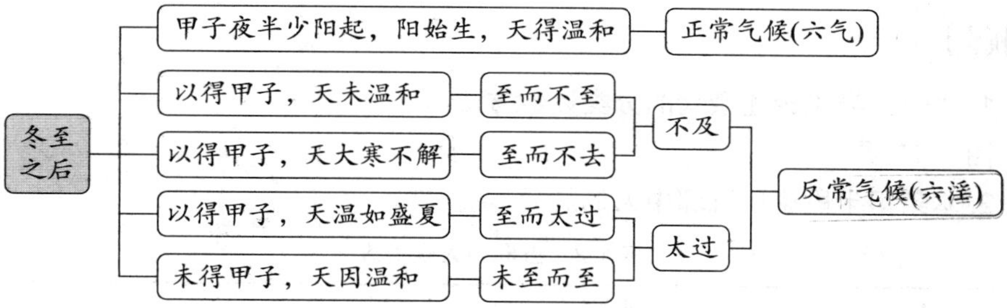

【按语】本条根据时令季节的转移，推测气候的变化。认为四时气候的变化应维持一定的法度，其规律为春温、夏热、秋凉、冬寒。只有这样才能适应万物的生长收藏；气候的太过或不及，皆可影响及人，导致疾病的产生。此乃上条“风气虽能生万物，亦能害万物”之具体描述。

2. 五邪中人与杂病分类

【原文】问曰：阳病[1]十八，何谓也？师曰：头痛，项、腰、脊、臂、脚掣痛。阴病[2]十八，何谓也？师曰：咳、上气、喘、哕、咽[3]、肠鸣、胀满、心痛、拘急。五脏病各有十八，合为九十病；人又有六微[4]，微有十八病，合为一百八病，五劳[5]、七伤[6]、六极[7]、妇人三十六病[8]，不在其中。

清邪居上，浊邪居下，大邪中表，小邪中里，槃饪[9]之邪，从口入者，宿食也。五邪[10]中人，各有法度，风中于前[11]，寒中于暮，湿伤于下，雾伤于上，风令脉浮，寒令脉急，雾伤皮肤，湿流关节，食伤脾胃，极寒伤经，极热伤络。(13)

【词解】[1] 阳病：是指属外表经络的病证。

[2] 阴病：是指属内部脏腑的病证。

[3] 咽：音噎，指咽中梗塞。

[4] 六微：谓六淫之邪中于六腑，腑病较脏病为轻，所以称为六微。

[5] 五劳：《素问·宣明五气篇》及《灵枢·九针论》，均以久视伤血，久卧伤气，久坐伤肉，久立伤骨，久行伤筋，此为五劳所伤。

[6] 七伤：《诸病源候论》以“大饱伤脾，大怒气逆伤肝，强力举重、久坐湿地伤肾，形寒饮冷伤肺，忧愁思虑伤心，风雨寒暑伤形，大恐惧不节伤志”为七伤。

[7] 六极：指气极、血极、筋极、骨极、肌极、精极。极是极度劳损的意思。

[8] 妇人三十六病：《诸病源候论·妇人带下三十六病候》指十二癥、九痛、七害、五伤、三痼。

[9] 槃饪：槃，同谷。槃饪，此指饮食。

[10] 五邪：指风、寒、湿、雾、饮食之邪。

[11] 前：指午前。

【提要】论述病证的分类计数方法及五邪中人的规律。

【图解】

1. 本条上半段论述杂病的分类计数方法

图见 17 页。

2. 本条下半段论述五邪中人的规律

表 1-2　五邪中人规律表

五邪特点	中人时间及途径	侵袭部位	病变
风为大邪，其性散漫	多在午前	中表	令脉浮
寒为小邪，其性紧束	多在午后	中里	令脉急（紧）
雾为清邪，其性轻浮	—	居上，伤于上	伤皮腠
湿为浊邪，其性重滞	—	居下，伤于下	流注关节
谷饪（饮食之邪）	从口入	伤于中	伤脾胃

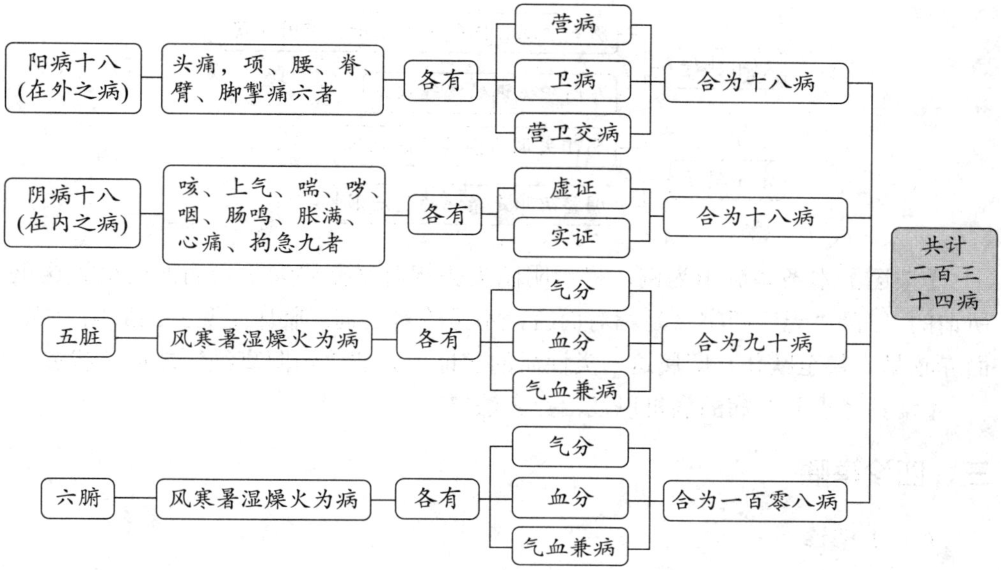

注：五劳、七伤、六极、妇人三十六病，不是外感六淫为病，故不在其中。

【按语】本条进一步阐述各种病因的特性，并根据以类相从的原则，论述五邪致病的规律及其临床表现，使医者在临证时，有可能通过观察患者的各种症状和体征，推测疾病的病因，从而为治疗提供可靠的依据。这种思维方法，为后世的病因辨证及审证求因奠定了基础，并对其发展起了较大的推动作用。但要注意，这些规律对判断病位，分析属性皆相对而言，不可拘泥。另外，关于"极寒伤经，极热伤络"二句，是总结上文而言，经脉在里属阴，寒气归阴而伤经；络脉在外属阳，热气归阳而伤络。

【常见考点】五邪特点、五邪中人规律、五邪致病的表现。

二、病机

【原文】问曰：经云[1]："厥[2]阳独行"，何谓也？师曰：此为有阳无阴，故称厥阳。（10）

【词解】[1] 经云：经，指古代医经，何书失考。

[2] 厥：上逆之意。

【提要】论厥阳病机。

【图解】

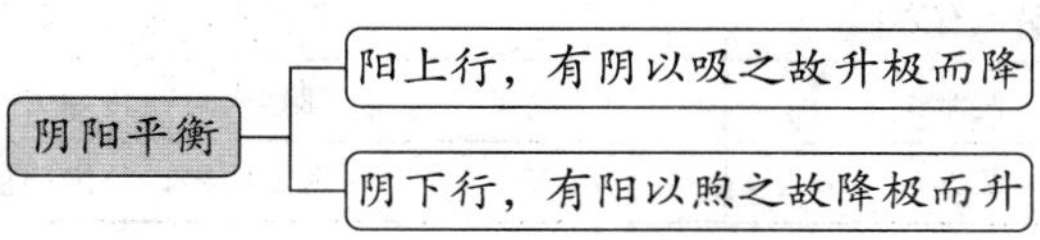

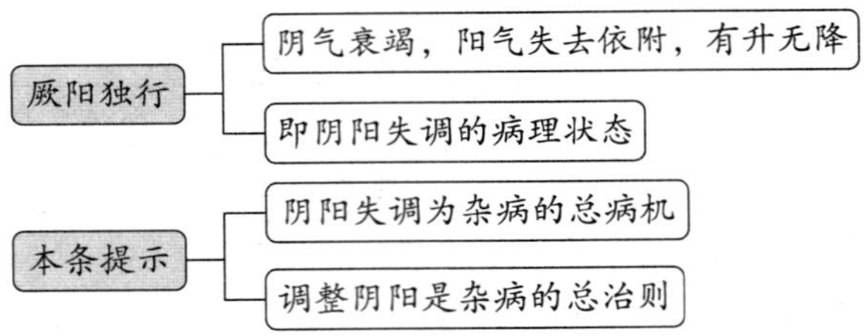

【按语】本条举厥阳为例，提示阴阳失去相对平衡协调是杂病的病机。这里所谓的“有”“无”两字，是相对而言，不是绝对之词。临床上见到的肝阳上亢，面赤眩晕，甚至跌仆，即属这一类性质的病证，并非“阴阳离绝”之危急状态。

【常见考点】杂病的病机以及治疗大法等。

三、四诊举隅

（一）望诊

【原文】问曰：病人有气色见于面部，愿闻其说。师曰：鼻头色青，腹中痛，苦冷者死；一云腹中冷，苦痛者死。鼻头色微黑者，有水气；色黄者，胸上有寒；色白者，亡血也，设微赤非时者死；其目正圆者痉，不治。又色青为痛，色黑为劳，色赤为风，色黄者便难，色鲜明者有留饮。（3）

【提要】本条论述面部望诊的临床应用。

【图解】

表 1-3　望鼻头气色

气色	主病	病机
青	腹中痛	肝木乘脾土
	又苦冷者死	脾阳衰败，预后不良
微黑	有水气	肾水侮脾
黄	胸上有寒	脾阳虚衰，寒饮上犯胸膈

表 1-4　望面部气色

气色	主病	病机
青	痛	气血凝滞，不通则痛
黑	带	肾精亏虚，肾色外露
赤	风	风阳火化，阳热上扰
黄	胸上有寒	脾阳虚衰，寒饮上犯胸膈
	便难	脾虚失运，传导失司
色鲜明	留饮	水饮内停，外溢肌肤

续表

气色	主病	病机
白	亡血	营血亏虚，不能上荣于面
	又微赤非时者死	阴不涵阳，虚阳上浮（戴阳证），阴阳离决，预后不良
	又目正圆者痉不治	五脏精气将绝，筋脉失养，肝风内动，预后不良

【按语】《素问·脉要精微论》云："精明五色者，气之华也。"人体五脏六腑之精华气血，显露于外，表现为气色。故望色可知脏腑的盛衰、气血的有余与不足。所以望色在望诊中是一个很重要的内容。临床望色应注意分部，因分部不同，主病亦不同；同时应结合整个面部进行全面观察，由于同一色泽，主病不尽相同，故还应结合全身具体病情进行分析才能全面。

【常见考点】五色主病及其机制。

【原文】师曰：吸而微数，其病在中焦，实也，当下之即愈；虚者不治。在上焦者，其吸促[1]，在下焦者，其吸远[2]，此皆难治。呼吸动摇振振者，不治。（6）

【词解】[1] 吸促：指吸气浅短。

[2] 吸远：指吸气深长而困难。

【提要】论述望呼吸以辨别病位之上下，并判断其预后的吉凶。

【图解】

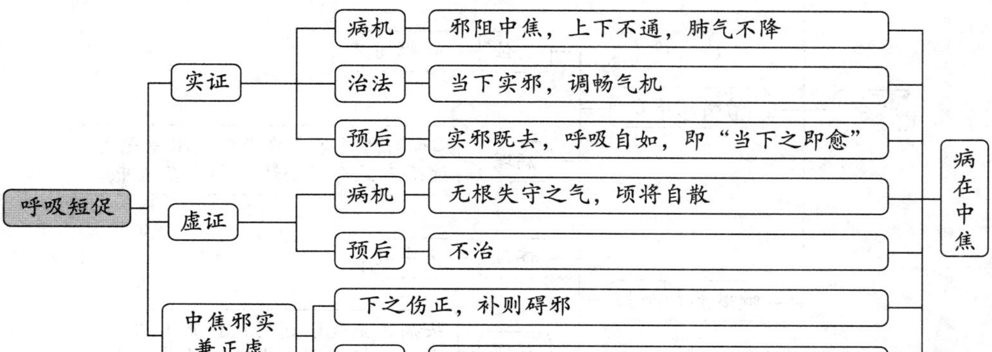

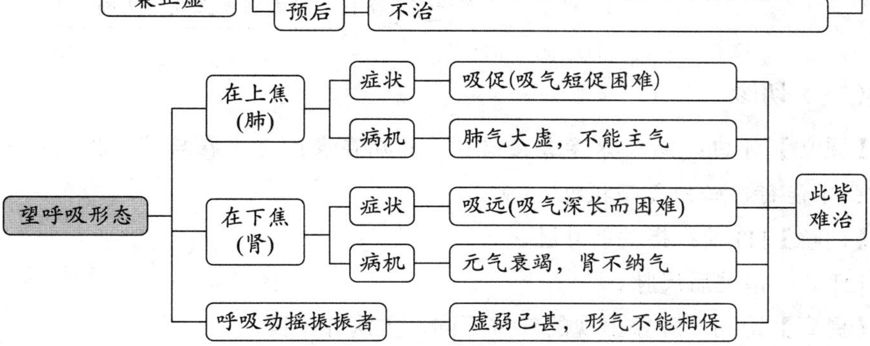

【按语】呼吸异常之病可涉及三焦，并非仅为肺病；正虚外邪皆可影响呼吸，临床当辨明病位，分清虚实。凡虚证而见呼吸改变者，不论病位在上在中在下，多难治。

【常见考点】呼吸形体与病位、病性及预后的关系。

（二）闻诊

【原文】师曰：病人语声寂然[1]喜惊呼者，骨节间病；语声喑喑然[2]不彻者，心膈间病；语声啾啾然[3]细而长者，头中病。一作痛。（4）

【词解】[1] 语声寂然：谓病人安静无语声。

[2] 喑喑然：形容声音低微而不清澈。

[3] 啾啾然：形容声音细小而长。

【提要】论闻诊在临床上的应用。

【图解】

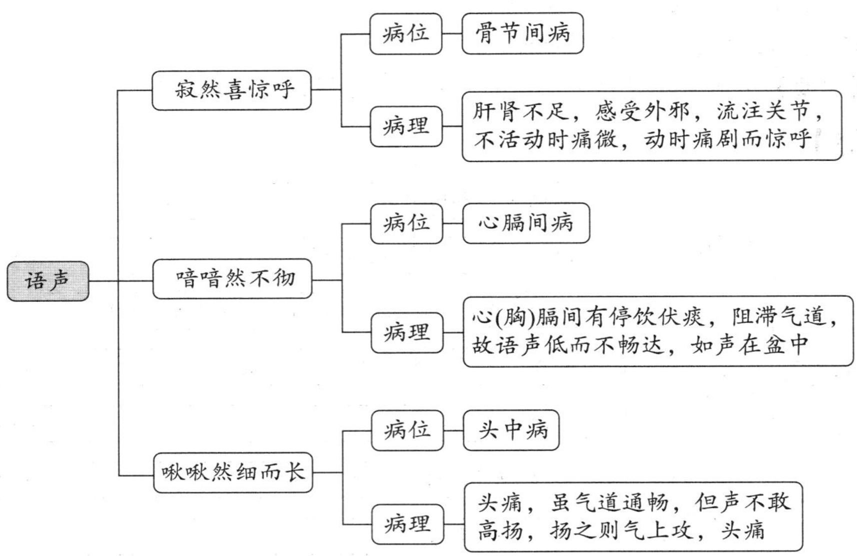

（三）切诊

【原文】师曰：病人脉浮者在前[1]，其病在表；浮者在后[2]，其病在里，腰痛背强不能行，必短气而极也。（9）

【词解】[1] 前：指关前寸脉。

[2] 后：指关后尺脉。

【提要】论同一脉象出现的部位不同，主病亦不同。

【图解】

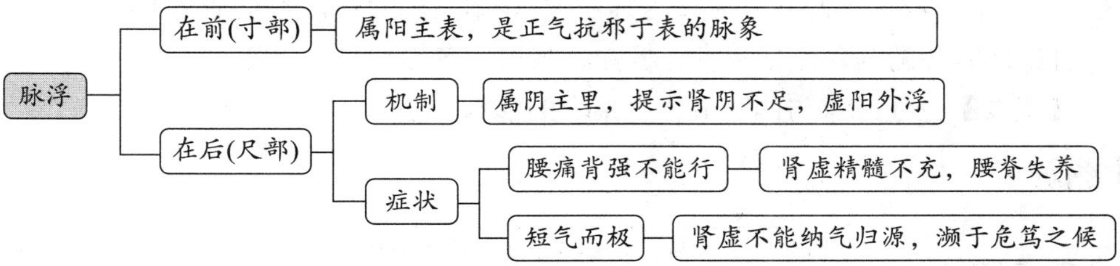

【按语】本条原文当结合临床进行综合分析。所云“脉浮者在前”，必浮而有力，故主病在表，以外感为患。“浮者在后”，必浮而无力，故主病在里，属内伤致病，且临床中单独寸脉浮与尺脉浮并不多见，因此应结合症状综合分析。

【常见考点】脉象出现部位与主病的关系及其机制。

（四）四诊合参

【原文】师曰：息摇肩者，心中坚；息引胸中上气者，咳；息张口短气者，肺痿唾沫。（5）

【提要】论述察呼吸、望形态以诊断疾病的方法。

【图解】

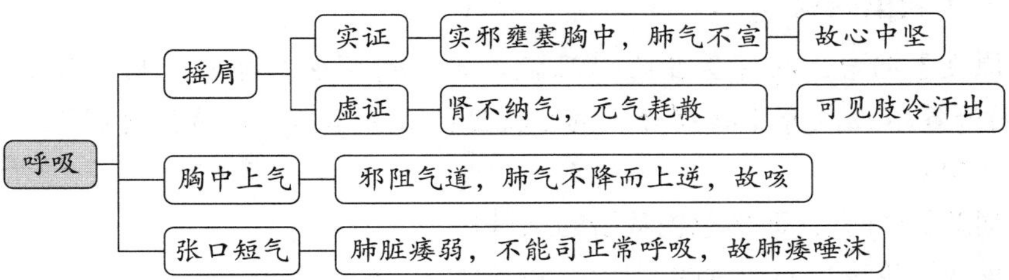

【按语】本条对异常呼吸提出了鉴别诊断，概括起来有下面几种情况：

① 喘：主要表现为呼吸困难，喘促抬肩伴有不能平卧等症。就病机来说，主要是肺气壅滞，失于肃降，这就是文中所谓“心中竖”。

② 上气：是气逆于喉间，致气道窒塞，咳逆上气，时时吐浊。

③ 短气：呼吸较平人急而短，数而不能接续，似喘而不抬肩，呼吸虽急而无痰声。

【原文】师曰：寸口[1]脉动者，因其旺时而动，假令肝旺色青，四时各随其色[2]。肝色青而反白，非其时色脉，皆当病。（7）

【词解】[1] 寸口：一名气口，又名脉口。本书脉法，一种是独取寸口法，分寸口、关上、尺中；一种是三部诊法，分寸口（手太阴动脉）、趺阳（足阳明冲阳穴）、少阴（足少阴太溪穴）。凡条文中寸口与关上、尺中并举的，则此寸口仅指两手寸脉；如单举寸口，或寸口与趺阳、少阴并举的，则此寸口包括两手的寸、关、尺三部（或仅指两寸，应视内容而定）。本条的寸口，则包括两手的六部脉。

[2] 四时各随其色：指春青、夏赤、秋白、冬黑。

【提要】论述脉象与四时五色相结合的诊病方法。

【图解】

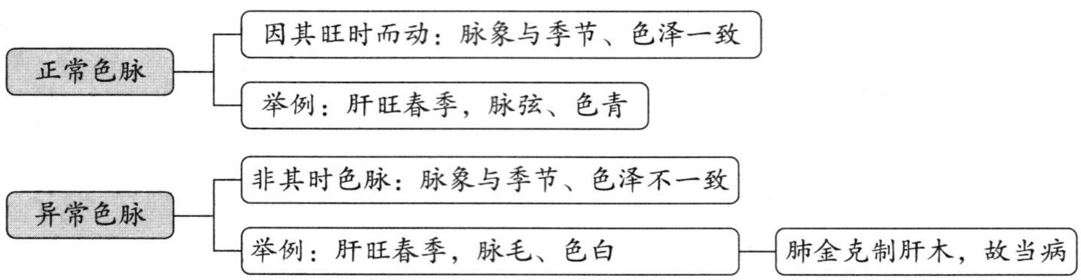

【按语】本条说明四时气候的变化，可以影响人体而表现于色和脉。同时亦体现了《黄帝内经》“能合色脉者，可以万全”理论在杂病诊治中的具体运用。

【常见考点】四时色脉与疾病的关系。

四、论治原则

（一）表里同病

【原文】问曰：病有急当救[1]里救表者，何谓也？师曰：病，医下之，续得下利清谷不止，身体疼痛者，急当救里；后身体疼痛，清便自调者，急当救表也。（14）

【词解】[1] 救：即病急先救治的意思。

【提要】论表里同病时的先后缓急治则。

【图解】

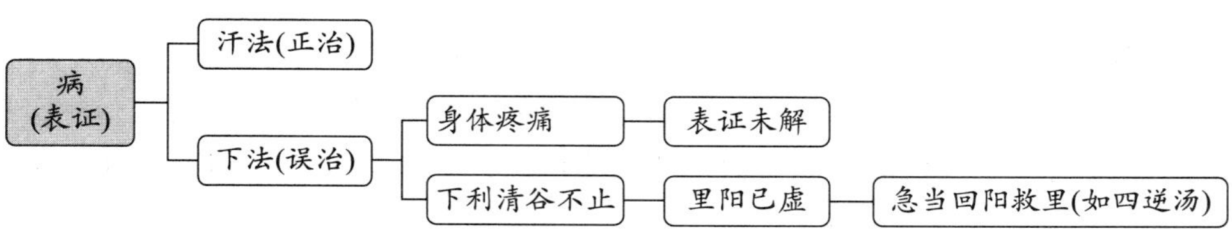

【按语】表里同病的具体治法有三：一是先表后里，此为常法，如治“太阳与阳明合病”的葛根汤法；二是先里后表，此为变法，如治下利清谷的四逆汤，治身疼痛的桂枝汤；三是表里同治，此为兼治法，如治表邪里虚的桂枝人参汤法。临证该用何法，应根据正气的强弱和病情的轻重缓急来决定。

【常见考点】表里同病的治疗原则、代表方证。

（二）痼疾加卒病

【原文】夫病痼疾加以卒病，当先治其卒病，后乃治其痼疾也。（15）

【提要】论新久同病时的先后缓急治则。

【图解】

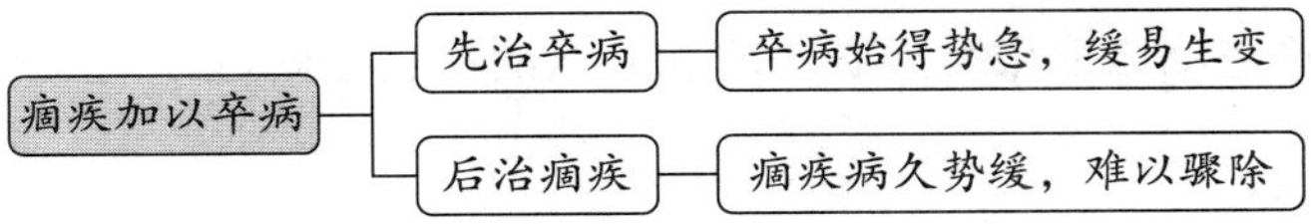

【发挥】本条所述是新久同病的一般治则，临床运用时，应根据具体证情灵活掌握，如在痼疾与新病互相影响的情况下，治新病又必须照顾到痼疾，《伤寒论·辨太阳病脉证并治》“喘家作，桂枝加厚朴、杏子佳”，就是用桂枝汤治中风表虚证的新病，加厚朴、杏仁以兼顾喘证的久病。此外，即使是新病，在用药时，对于久病的病情及病人的体质等，均应考虑。

【常见考点】新久同病的治疗原则、代表方证。

（三）审因论治

【原文】夫诸病在脏[1]，欲攻[2]之，当随其所得[3]而攻之，如渴者，与猪苓汤。余皆仿此。（17）

【词解】[1] 在脏：这里泛指在里的疾病。

[2] 攻：作治字解。

[3] 所得：指经辨证后所得之证，即病邪（水、饮、痰、湿、瘀、虫、宿食、燥屎）相结合的意思。

【提要】论述治疗杂病应掌握疾病的症结所在而审因论治。

【图解】

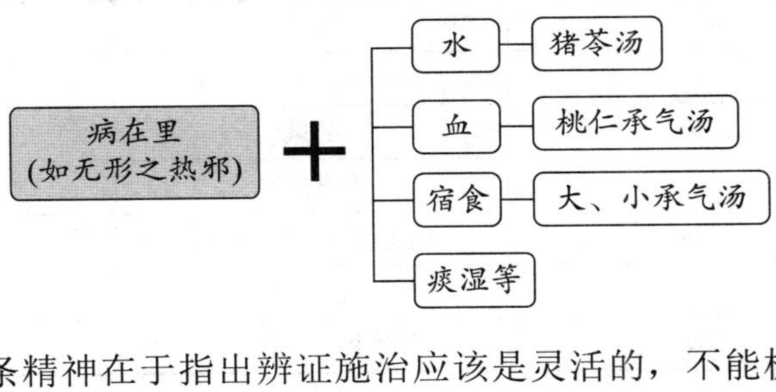

【按语】本条精神在于指出辨证施治应该是灵活的，不能机械地见脏治脏，见腑治腑，脏病治腑是可以的，脏病治脏亦无不可。其中关键在于掌握脏气的虚实，如脏气虚的可以“脏病腑取”，脏气不虚的，可以“脏病脏取”，本条即“脏病腑取法”，多用于杂病。

（四）饮食与调护

【原文】师曰：五脏病各有所得[1]者愈，五脏病各有所恶[2]，各随其所不喜者为病。病者素不应食，而反暴思之，必发热也。（16）

【词解】[1] 所得：指适合病人的饮食居处。

[2] 所恶：指病人所厌恶的饮食居处。

【提要】论述临床应根据五脏喜恶和病人的饮食居处进行治疗与调护。

【图解】

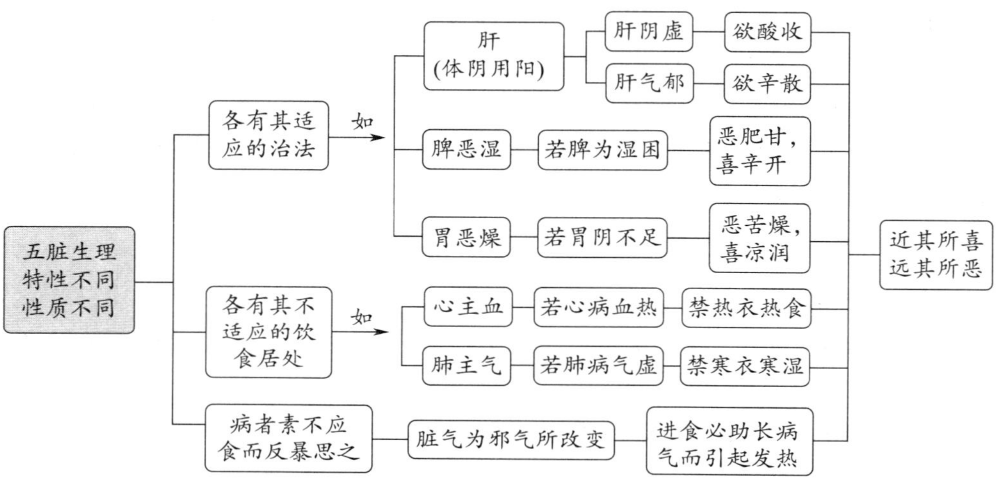

【按语】本条提示治病用药固然要适合病情，而病人的食服居处等护理工作亦当有益疾病康复。如果不注意饮食禁忌和衣着寒温，违背疾病的特点进行护理，纵然用药适宜，也难收效。

表 1-5 五脏病之五恶五禁五不喜鉴别

五脏病	五恶	五禁	五不喜
	《素问·宣明五气篇》	《素问·脏气法时论》	《灵枢·五味》
肝病	恶风	当风	辛辣
心病	恶热	温食热衣	咸寒
脾病	恶热	湿食饱食，湿地濡衣	酸涩
肺病	恶寒	寒饮食，寒衣	苦寒
肾病	恶燥	焠埃热食，温炙衣	甘淡

五、预后

【原文】师曰：寸脉沉大而滑，沉则为实，滑则为气，实气相抟，血气入脏

即死，入腑即愈，此为卒厥[1]，何谓也？师曰：唇口青，身冷，为入脏即死；如身和，汗自出，为入腑即愈。（11）

【词解】[1] 卒厥：卒同猝。卒厥，是突然昏倒的一种病证。

【提要】论述卒厥的病机及预后。

【图解】

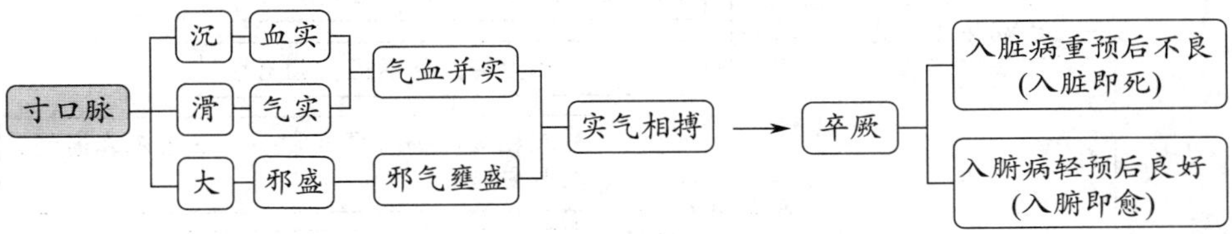

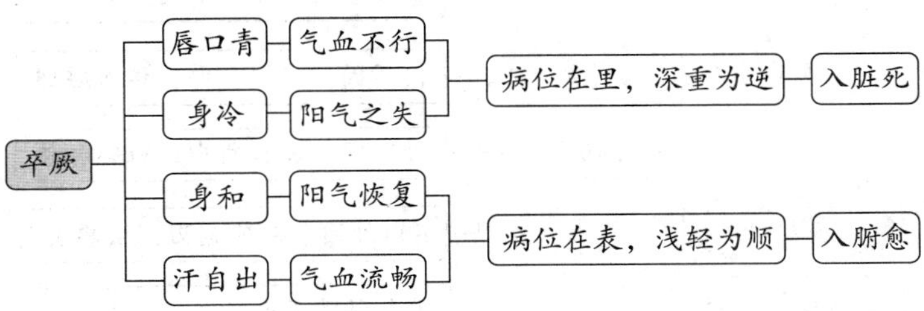

【按语】仲景从脉象判断病机，以入脏入腑说明病情的轻重，以脉证合参推测疾病的吉凶顺逆及其预后。“寸脉沉大而滑”是气血壅实所引起的复合脉象，出现这种脉象的病人，在卒厥未发生前，就应“见微知著”，及早防治。

【原文】问曰：脉脱[1]入脏即死，入腑即愈，何谓也？师曰：非为一病，百病皆然。譬如浸淫疮[2]，从口起流向四肢者可治，从四肢流来入口者不可治；病在外者可治，入里者即死。（12）

【词解】[1] 脉脱：指脉乍伏不见。是邪气阻遏正气，血脉一时不通所致。

[2] 浸淫疮：是皮肤病之一种，能从局部遍及全身。

【提要】举浸淫疮为例论脉脱，并推断疾病预后，是承上条卒厥一病而言。

【图解】

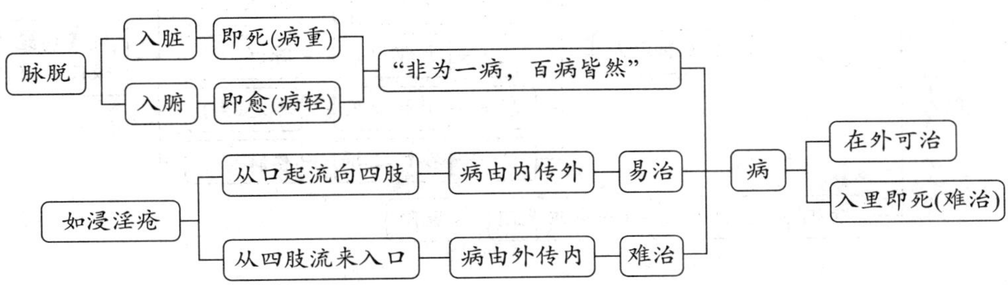

【按语】本条的“病在外者可治，入里者即死”，乃入脏即死，入腑而愈的互辞，都说明病势由外向里难治，由里向外易治的规律。

【常见考点】卒厥的病机、疾病预后的判断。

【本篇内容归纳】

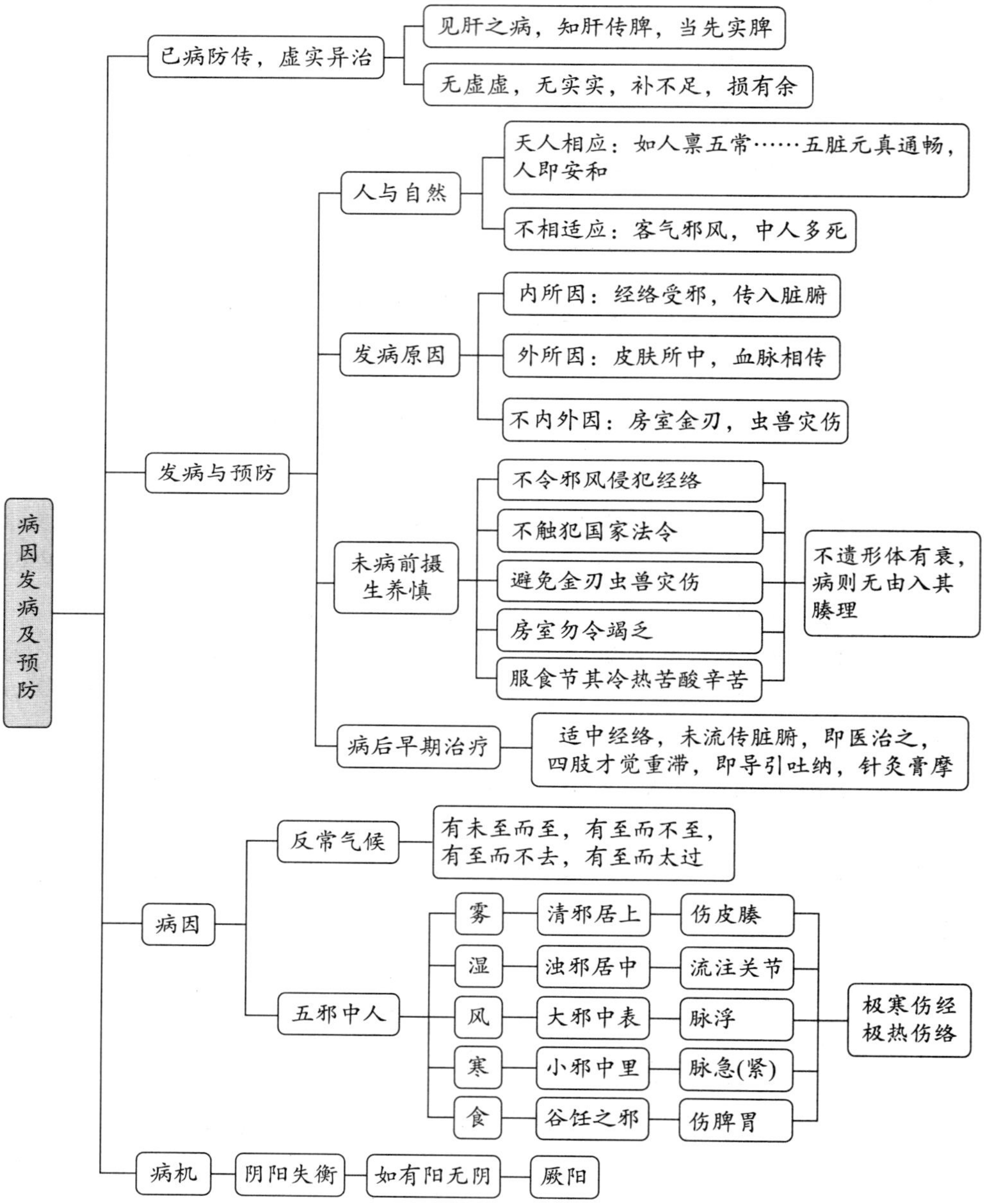

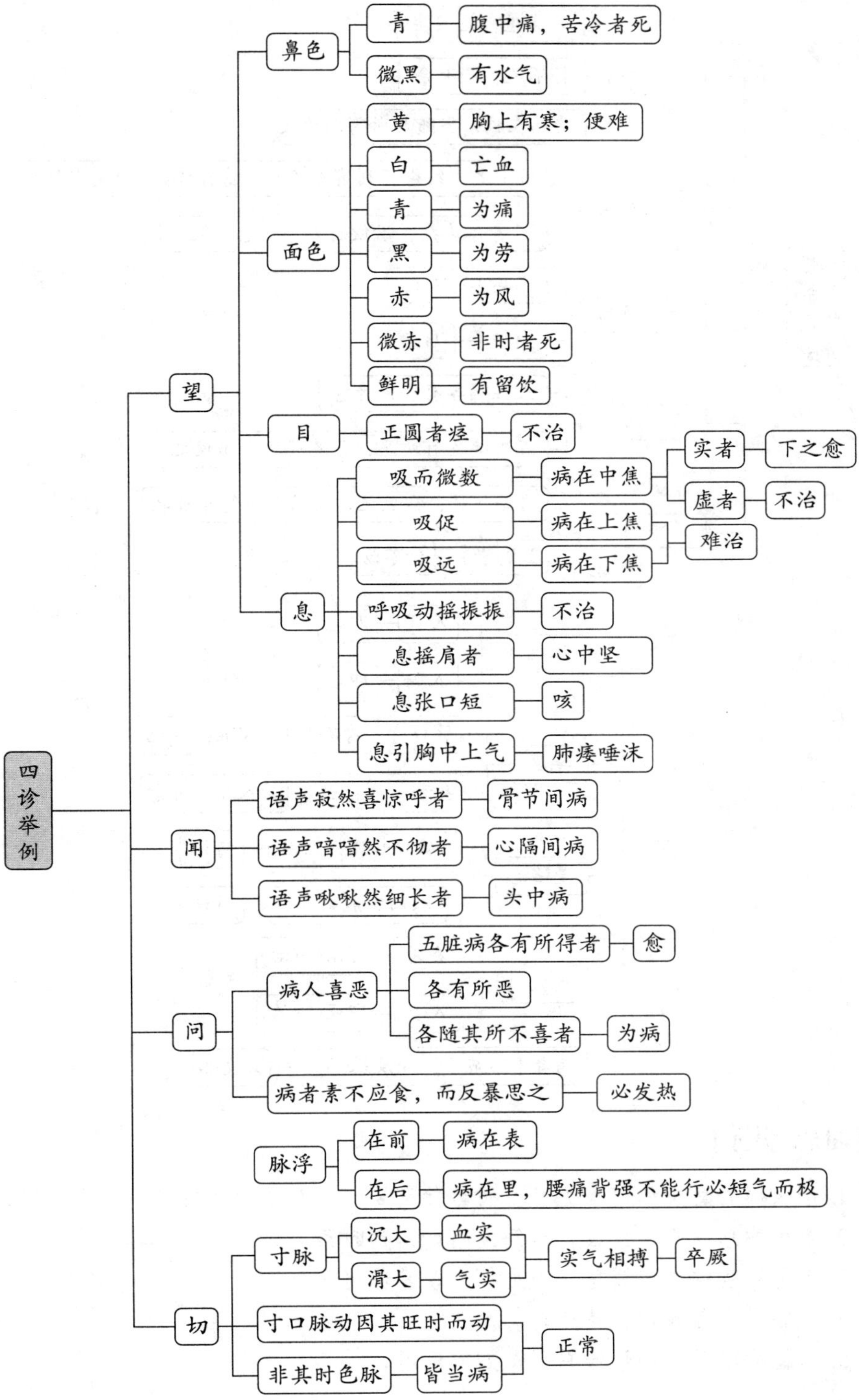
四诊举例
望
鼻色
青
腹中痛，苦冷者死
微黑
有水气
面色
黄
胸上有寒；便难
白
亡血
青
为痛
黑
为劳
赤
为风
微赤
非时者死
鲜明
有留饮
目
正圆者痉
不治
息
吸而微数
病在中焦
实者
下之愈
虚者
不治
吸促
病在上焦
吸远
病在下焦
难治
呼吸动摇振振
不治
息摇肩者
心中坚
息张口短
咳
息引胸中上气
肺痿唾沫
闻
语声寂然喜惊呼者
骨节间病
语声喑喑然不彻者
心隔间病
语声啾啾然细长者
头中病
问
病人喜恶
五脏病各有所得者
愈
各有所恶
各随其所不喜者
为病
病者素不应食，而反暴思之
必发热
切
脉浮
在前
病在表
在后
病在里，腰痛背强不能行必短气而极
寸脉
沉大
血实
滑大
气实
实气相搏
卒厥
寸口脉动因其旺时而动
正常
非其时色脉
皆当病

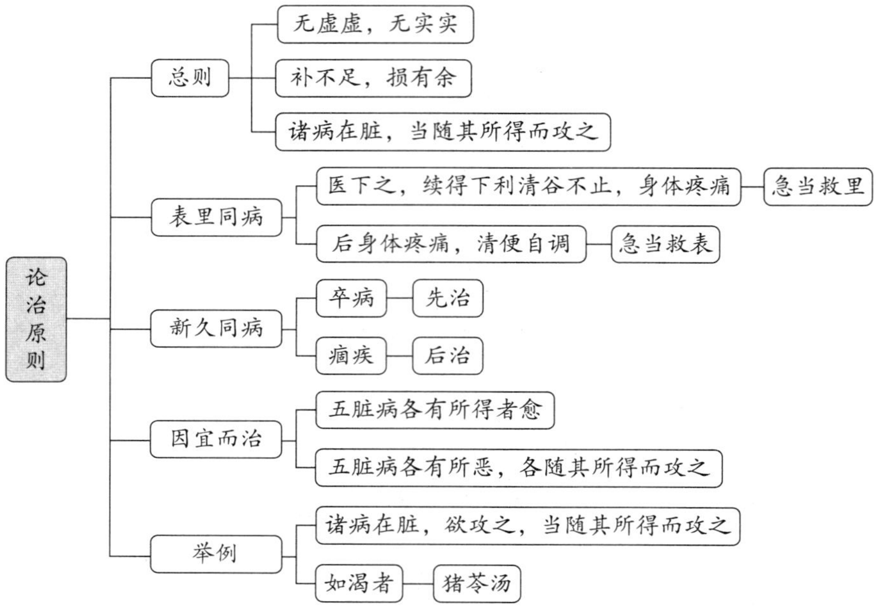

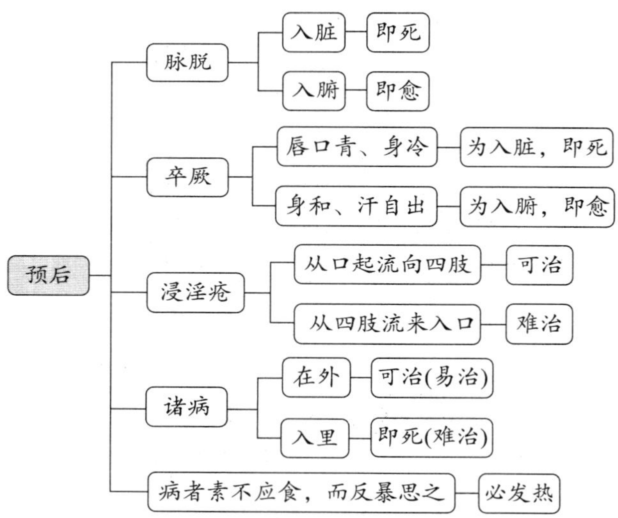

【复习思考题】

1. 治未病的意义如何？见肝之病为什么要实脾？在什么情况下才能实脾？
2. 杂病的总病机是什么？举例说明如何判断预后。
3. 表里同病的先后缓急治则是什么？其理何在？
4. 五邪伤人各有什么特点？
5. 本篇提出了哪些防治原则？如何运用？

痉湿暍病脉证治第二

【学习目标】

掌握：三病的主要脉症、治疗原则和治疗禁忌、辨证思路，以及各方药组成。

熟悉：三种疾病的病因病机。

了解：三种疾病的概念及与伤寒外感病的区别。

背诵：第 1、2、7、11、14、15、18、20、21、22、23、24 条原文。

【篇名释义】

本篇论述痉、湿、暍三种疾病的病因病机、辨证治疗及预后。

痉病病位在筋脉，有外感、内伤之分，本篇所论痉病是素体津液不足，又外感风寒，致筋脉失养，以项背强急、口噤不开，甚至角弓反张为主症的病证。

湿病有内湿、外湿之分，本篇所论以外湿为主，是由外感湿邪，兼风或挟寒，痹着于筋脉肌肉关节，以发热、身重、骨节疼痛为主症的疾病。

暍病即伤暑，属暑病范畴。暑有挟湿、不挟湿邪之分，故暍病亦有偏热、偏湿之别。偏暑热者，以发热自汗、烦渴溺赤、少气脉虚为主症；偏暑湿者，以身热疼重为主症。

痉湿暍三病皆为感受外邪所致，初期都从太阳表证开始，故合为一篇讨论，列于本书之前，为杂病各论之开始。

《金匮要略心典》："盖痉病非风不成，湿痹无寒不作。"《医宗金鉴》："盖以湿无来去，而风有休作。"

痉　病

一、刚痉与柔痉鉴别

【原文】太阳病，发热无汗，反恶寒①者，名曰刚痉②。(1)

太阳病，发热汗出，而不恶寒③，名曰柔痉。(2)

【校勘】①反恶寒：《甲乙经》卷七第四无“反”字。《金鉴》疑“反”字为衍文。

② 痉：原作“痓”，《辑义》：“案成无己曰：痓当作痉，传写之误也。痓(zhì)，恶也，非强也，今考痓，恶也，见张揖《广雅》，而《说文》痉，强急也。成说为是。”

③ 不恶寒：《诸病源候论》无“不”字；《脉经》卷八第二“而不恶寒”下有细注“一云恶寒”，据文义，可从。

【提要】此两条论述刚痉与柔痉的证候及其鉴别。

【图解】

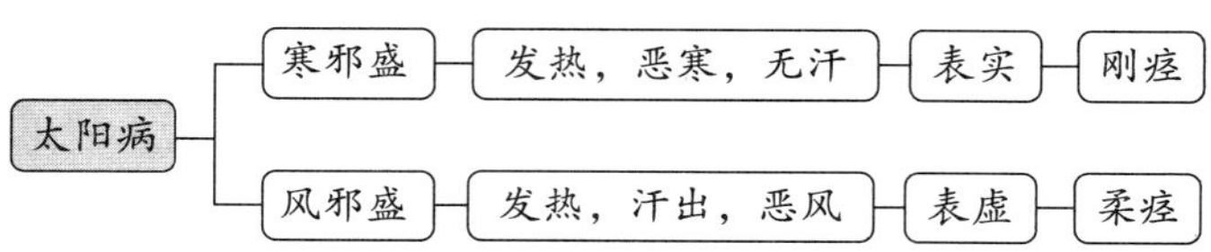

【按语】痉病由外感所致，初期伴有发热、头痛、恶风寒等外感风寒表证，故言“太阳病”。风寒表实者发热，恶寒，无汗；风寒表虚者发热，汗出，恶风。痉病初期兼风寒表实者，名为刚痉；兼中风表虚者，名为柔痉。

既名为痉，须具备项背强急、口噤等筋脉拘急之症，这是古人的省文笔法，悉以“痉”字赅之。

【常见考点】刚痉和柔痉的鉴别。

二、误治成痉

【原文】太阳病，发汗太多，因致痉。(4)

夫风病[1]，下之则痉，复发汗，必拘急。(5)

疮家[2]虽身疼痛，不可发汗，汗出则痉。(6)

【词解】[1] 风病：指太阳中风。

[2] 疮家：指久患疮疡或金刃创伤不愈者。

【提要】此三条论述误治伤津致痉。

【图解】

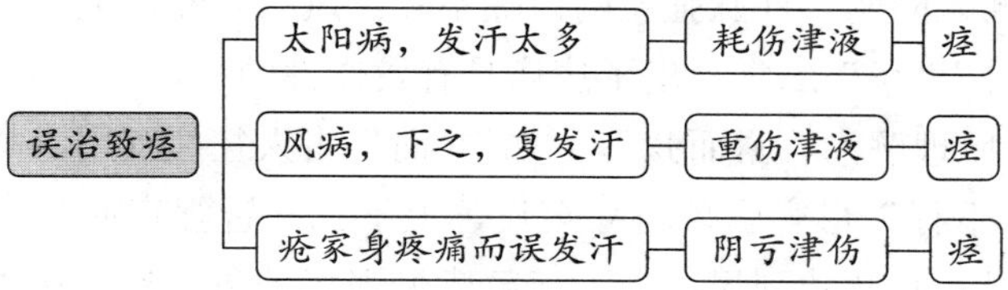

【按语】误治伤津致痉的方式有二：一是过汗，包括太阳病过汗和久患疮疡而夹有外感表证的过汗；二是误下，太阳中风本应汗解，反用下法，则为误治。表证过汗或误下，疮家兼外感表证误汗，均可更伤津液，筋脉失养，以致痉病。尽管误治方式不同，但伤津劫液致痉的机制却完全一致。这三条原文就是以误治的形式说明，感受风寒，津液不足，筋脉失养是痉病基本的病因病机。

三、主要脉症

【原文】病者身热足寒，颈项强急，恶寒，时头热，面赤目赤，独头动摇，卒口噤，背反张者，痉病也。若发其汗者，寒湿相得，其表益虚，即恶寒甚。发其汗已，其脉如蛇①[1]。(7)

夫痉脉，按之紧如弦②，直上下[2]行。(9)

【校勘】①“若发其汗者……其脉如蛇”二十五字，成本《伤寒论》无。《衍义》“此症出《伤寒论》中，其衍文者，无发其汗已后二十五字”。今从之。

② 紧如弦：《二注》《脉经》皆作“紧而弦”，宜从。

【词解】[1] 其脉如蛇：痉病误汗后出现沉伏不利的一种脉象。《金匮要略心典》注曰：“脉伏而曲，如蛇行也。”

[2] 上下：指关脉之上下，即自寸脉至尺脉。

【提要】此两条论述外感痉病的主要证候及痉病的主脉。

【图解】

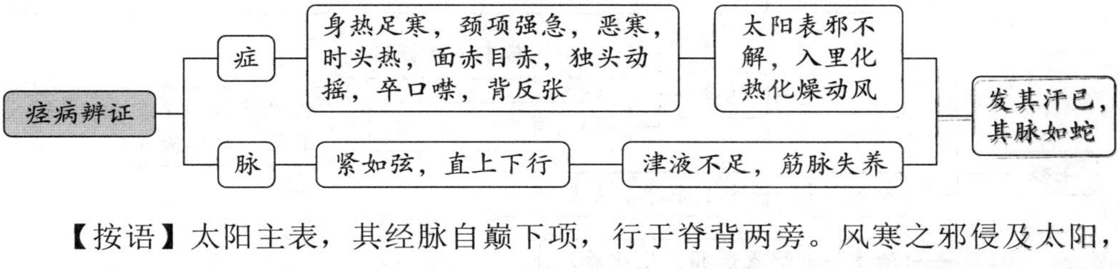

【按语】太阳主表，其经脉自巅下项，行于脊背两旁。风寒之邪侵及太阳，既有太阳表证之恶寒、项背强急，又见邪郁入里化热的面赤目赤、时头热，足寒是阳郁过重，不能达于四末的表现。颈项强急、背反张、突然口闭不能言语、独头（头部）动摇均为痉病的典型症状，这是太阳邪郁不解，入里化热化燥动风，故由太阳经筋不利的颈项强急，进一步发展为全身筋脉拘急而背反张；阳明之脉夹口入齿中，邪入阳明，筋脉强急则口噤不开；风为阳邪，上行主动，故独头动摇。条文中“时”“卒”二字突出了痉病具有发作性的特点。

“紧如弦”应理解为“紧而弦”，“如”“而”古人往往互用，故痉病的主脉是弦紧脉。“直上下行”形容脉象自寸至尺，上下三部皆强直而弦。痉病是由筋脉强急而致，所以其脉从寸到尺，上下三部皆见强直劲急之象。从“按之”两字可知，痉病脉象应是沉紧有力，重按不减，与里虚寒病的虚弦少力脉以及太阳伤寒的浮紧脉不同。

【常见考点】痉病的症状及脉象分析。

四、证治

（一）表虚津伤柔痉

【原文】太阳病，其证备，身体强，几几然[1]，脉反沉迟，此为痉，栝楼桂枝汤主之。（11）

栝楼桂枝汤方

栝楼根二两　桂枝三两　芍药三两　甘草二两　生姜三两　大枣十二枚

上六味，以水九升，煮取三升，分温三服，取微汗。汗不出，食顷，啜热粥发之。

【词解】[1] 几几然：本指小鸟羽毛未盛，伸颈欲飞复不能飞的样子。此形容项背强急，俯仰不能自如的样子。

【提要】本条论述柔痉的证治。

【图解】

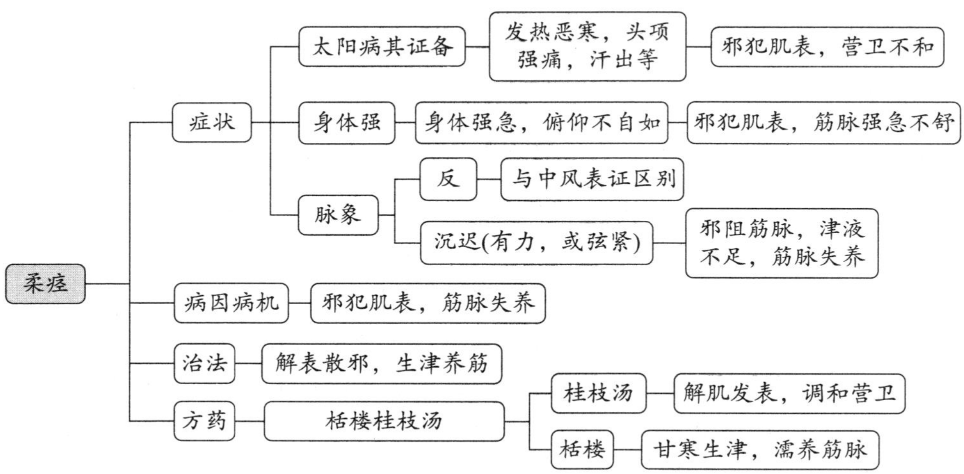

【按语】太阳病，其证备，指太阳表虚诸症俱备，如头项强痛、发热、汗出、恶风等。太阳病可见项背强，今见全身强急而几几然，为全身筋脉拘急的表现；太阳中风脉当浮缓，今反见沉迟，是体内津液不足，筋脉失养而拘急之象。以上诸症具有太阳表虚和痉病早期表现，故为柔痉。病属素体津液不足，感受风邪，营卫不利，筋脉失养。治用栝楼桂枝汤解肌祛邪，生津柔筋。方中栝楼根生津柔筋，合桂枝汤解肌祛邪，调和营卫。本方证与《伤寒论》太阳病桂枝加葛根汤证相似而有别。彼为邪盛于表，兼项背强几几，故以桂枝汤加葛根解肌祛邪为主。此是柔痉，素体津伤于里，故加栝楼根重在生津液养筋脉。

【常见考点】栝楼桂枝汤的病因病机、症状分析和临床应用。

（二）表实郁闭欲作刚痉

【原文】太阳病，无汗而小便反少，气上冲胸，口噤不得语，欲作刚痉，葛根汤主之。（12）

葛根汤方

葛根四两　麻黄三两（去节）　桂枝二两（去皮）　芍药二两　甘草二两（炙）生姜三两　大枣十二枚

上七味，㕮咀，以水七升，先煮麻黄、葛根，减二升，去沫，内诸药，煮取三升，去滓，温服一升，覆取微似汗，不须啜粥，余如桂枝汤法将息及禁忌。

【提要】论述欲作刚痉的证治。

【图解】

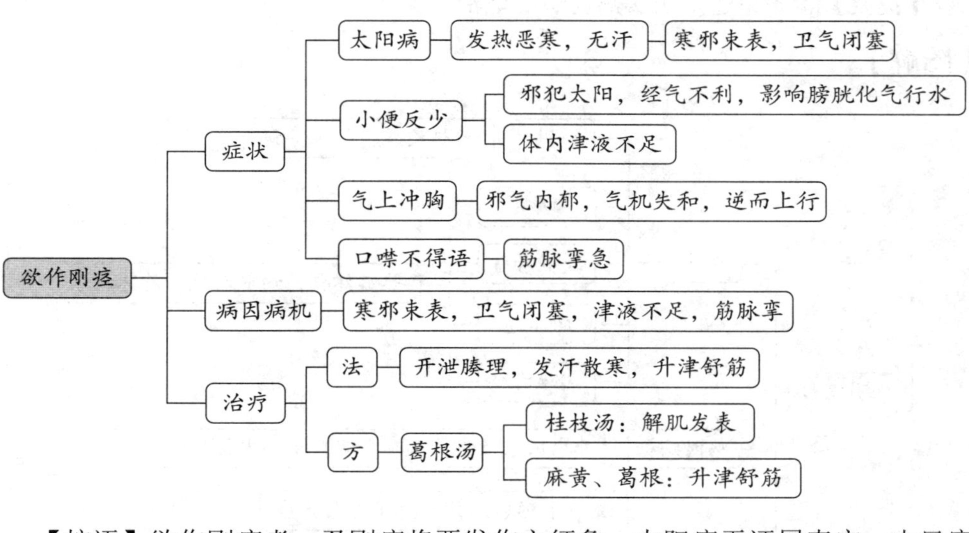

【按语】欲作刚痉者，乃刚痉将要发作之征象。太阳病无汗属表实，由风寒束表，卫气郁闭所致，一般无汗小便应多，有汗则小便少，本证无汗却小便少，

是因寒束肌表，肺卫失宣，不能敷布津液之故。表实气郁，既不外达，又不下行，势必逆而上冲，故气上冲胸；邪滞经络，强急不利，故口噤不得语，这是发痉预兆，若病情继续发展，必将出现卧不着席、脚挛龂齿等症状。此属表实气郁，津液失布，筋脉不利。病位在表与筋脉，当治以葛根汤发汗散寒，升津舒筋。本方由桂枝汤加麻黄、葛根组成。发汗散寒当用麻黄汤，但恐其发汗太峻而伤津，故用桂枝汤减量加麻黄发散风寒；重用葛根，取其味甘气凉，能起阴气而升津液，舒筋脉而缓挛急。诸药合用，表邪得解，津液得输，筋急得缓，则痉病自止。

【常见考点】葛根汤的病因病机、症状分析和临床应用。

（三）热盛致痉

【原文】痉为病，胸满口噤，卧不着席[1]，脚挛急[2]，必龂齿[3]，可与大承气汤。（13）

大承气汤方

大黄四两（酒洗） 厚朴半斤（炙去皮） 枳实五枚（炙） 芒硝三合

上四味，以水一斗，先煮二物，取五升，去滓，内大黄，煮取二升，去滓，内芒硝，更上火微一二沸，分温再服，得下止服。

【词解】[1] 卧不着席：手足向后伸仰，卧时腰背不能着席，亦即角弓反张之意。

[2] 脚挛急：脚，《说文》解为胫，即小腿。脚挛急即小腿肌肉的痉挛状态。

[3] 龂（xiè）齿：指上下牙齿相磨，切磋有声。

【提要】本条论述阳明实热痉病的证治。

【图解】

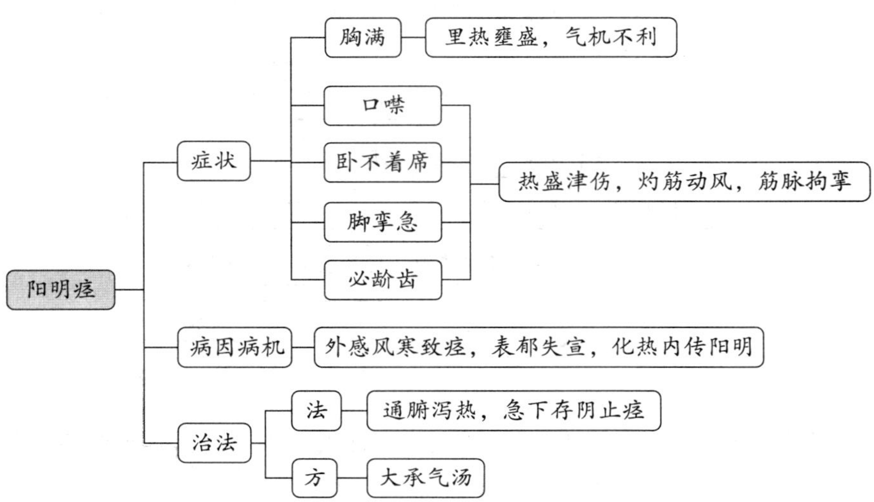

【按语】太阳病不解，入里化热，阳明热盛，故胸满、心烦；阳明经环口入齿，其支脉可下至足，热盛津伤，经脉失养而筋脉挛急，故出现口噤，卧不着席，脚挛急，龂齿等症。卧不着席为角弓反张之甚，龂齿为口噤之甚。可见，本证由热盛津伤，化燥动风，病情急重。故急宜泻热以存阴，用大承气汤，通腑泻热，急下存阴，则痉病可愈。

【常见考点】大承气汤的病因病机、症状分析、临床应用，及不同痉病证治的鉴别点。

表 2-1　痉病证治鉴别

鉴别		柔痉	欲作刚痉	阳明痉
相同点		皆为邪伤筋脉，津液不足，筋脉失养而致肌体拘急不舒		
不同点	病机	中风表虚，津液不足	伤寒表实，卫气闭塞	阳明里实，热伤津液
	症状	发热恶寒，头项强痛，汗出，身体强，几几然，脉沉迟	发热恶寒，无汗，小便少，气上冲胸，口噤不得语	胸满口噤，卧不着席，脚挛急，龂齿
	治法	解表散邪，生津养筋	发汗散寒，升津舒筋	通腑泻热，急下存阴
	方药	栝楼桂枝汤	葛根汤	大承气汤

湿　病

一、证候

【原文】湿家[1]之为病，一身尽疼一云疼烦，发热，身色如熏黄也。（15）

【词解】[1] 湿家：患湿病病程较久的患者。

【提要】本条论述湿病发黄的证候。

【图解】

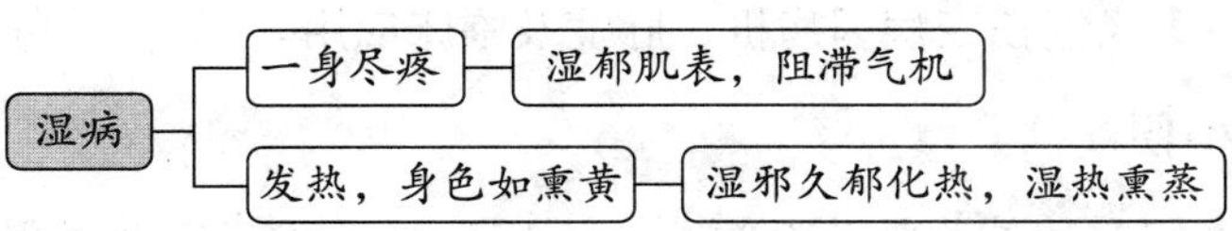

【按语】长期病湿之人，由于湿邪阻滞肌表，营卫之气郁而不通，故一身尽疼痛。湿为阴邪，本不发热，但湿阻阳郁，日久则可化热。湿热郁蒸不解，故“发热，身色如熏黄”。熏黄是黄而晦暗，如烟熏之状，属湿重于热的现象。从临床实际看，凡湿邪停留体内，流注肌肉关节，多见身体沉重、疼痛、低热缠绵以及面色萎黄等症，故本条所述也可作为湿病常见症状看待。

二、治法

（一）微发汗

【原文】风湿相搏，一身尽疼痛，法当汗出而解，值天阴雨不止，医云此可发汗，汗之病不愈者，何也？盖发其汗，汗大出者，但风气去，湿气在，是故不愈也。若治风湿者，发其汗，但微微似欲汗出者，风湿俱去也。（18）

【提要】本条论述风湿在表的主要脉证和治法。

【图解】

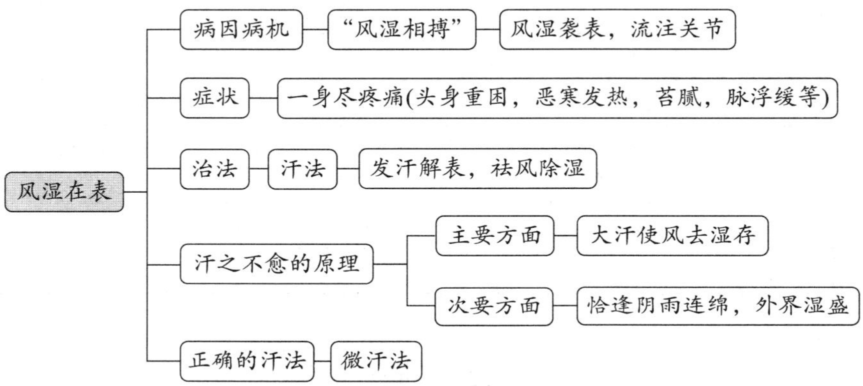

【按语】风湿相合侵及体表，郁于肌腠，流注关节，筋脉不利，故周身肌肉关节疼痛。若逢天阴雨不止，外湿更甚。外湿治疗当用汗法，但汗之病仍不愈，这是汗不得法的缘故。风为阳邪，其性轻扬，易于表散。湿为阴邪，其性重浊黏滞，难以骤除。如发汗太过，则风去湿存，且过汗伤阳，复因外湿较重，易于乘虚而入，故病不愈。风湿在表的治法应是微发其汗，即使病者周身微微湿润，有微似汗出之感，方能使得阳气内蒸，充盈于全身肌肉关节之间，缓缓蒸发而不致骤泄，则营卫调和畅通，风湿得以俱去。

【常见考点】风湿在表病因病机、脉症及临床应用。

（二）利小便

【原文】太阳病，关节疼痛而烦[1]，脉沉而细一作缓者，此名湿痹[2]《玉函》云中湿。湿痹之候，小便不利，大便反快，但[3]当利其小便。（14）

【词解】[1] 烦：谓疼痛而烦扰不宁。

[2] 湿痹：湿邪流注关节，闭阻筋脉气血，出现关节疼痛的病证。痹，闭也。

[3] 但：只，仅。

【提要】本条论述湿痹证候及其治则。

【图解】

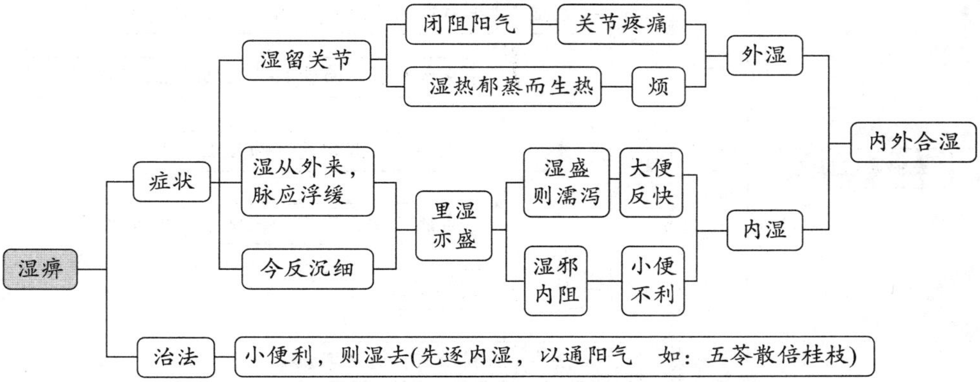

【按语】湿为六淫之一，首犯太阳之表而见表证；湿性重浊，易痹着筋脉，流注关节，导致阳气不通，故关节痛剧而烦。倘患者脾胃功能虚弱，或外湿内趋，故本证为内、外之湿相合，痹阻阳气。脉沉主里，脉细为湿，亦属阴证。湿邪内阻，影响膀胱气化则小便不利，湿趋大肠则大便反快。若内湿不去，则阳气被遏，难以祛除外湿，故当利其小便。小便得利则内湿去，阳气通，有助于祛除外湿。

【常见考点】湿痹的症状及临床应用。

三、证治

（一）头中寒湿

【原文】湿家病身疼[①]发热，面黄而喘，头痛鼻塞而烦，其脉大，自能饮食，腹中和无病，病在头中寒湿，故鼻塞，内药鼻中则愈。《脉经》云：病人喘。而无“湿家病”以下至“而喘”十一字。（19）

【校勘】①“身疼”：《伤寒论》作“身上疼痛”。

【提要】本条论述寒湿在上的证治。

【图解】

图见38页。

【按语】寒湿袭表，郁遏卫阳，故身疼发热；寒湿上犯头部清窍，肺气不宣，鼻窍不通，则头痛鼻塞而烦、喘；湿郁于上，故面黄；湿邪尚未传里，故能饮食，腹中和；病位在上在表，所以脉大。本证重点是头中寒湿，根据“病浅不必深求”的原则，可采用纳药鼻中的治疗方法，以宣泄上焦寒湿，使肺气通利，诸症自愈。

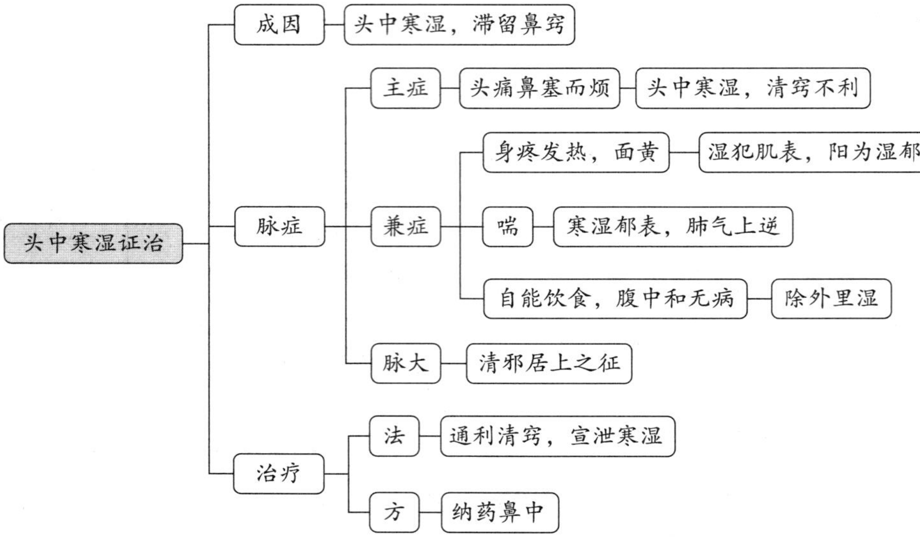

纳药鼻中，历来注家多主张用瓜蒂散搐鼻，或以绵裹塞鼻中，令出黄水以宣泄寒湿。有人用鹅不食草纳鼻，亦有疗效。后世对于类似本条证候的治法，多用辛香开发之味作嗅剂，如《证治准绳》辛夷散（辛夷、细辛、藁本、白芷、川芎、升麻、防风、甘草、木通、苍耳子，等分为细末）一类方剂，可资参考。

【常见考点】头中寒湿的病因病机、症状分析及治疗方法。

（二）寒湿表实

【原文】湿家身烦疼，可与麻黄加术汤发其汗为宜，慎不可以火攻之。(20)

麻黄加术汤方

麻黄三两（去节）　桂枝二两（去皮）　甘草一两（炙）　杏仁七十个（去皮尖）白术四两

上五味，以水九升，先煮麻黄，减二升，去上沫，内诸药，煮取二升半，去滓，温服八合，覆取微似汗。

【提要】本条论述寒湿在表的证治与禁忌。

【图解】

图见39页。

【按语】寒湿在表，阳郁不通所致，故身疼烦。当有恶寒发热无汗等表寒证，用麻黄加术汤，发汗散寒除湿，温通经脉止痛。表证当从汗解，麻黄汤本为伤寒表实而设，湿邪又不可大汗，只宜微微似欲汗出，故加白术，虽发汗而不致太过。本证不宜火攻发汗，否则既可令大汗淋漓，风去湿存，又可使火热内攻，与湿相合，正伤而病不除，引起发黄、衄血等变证。

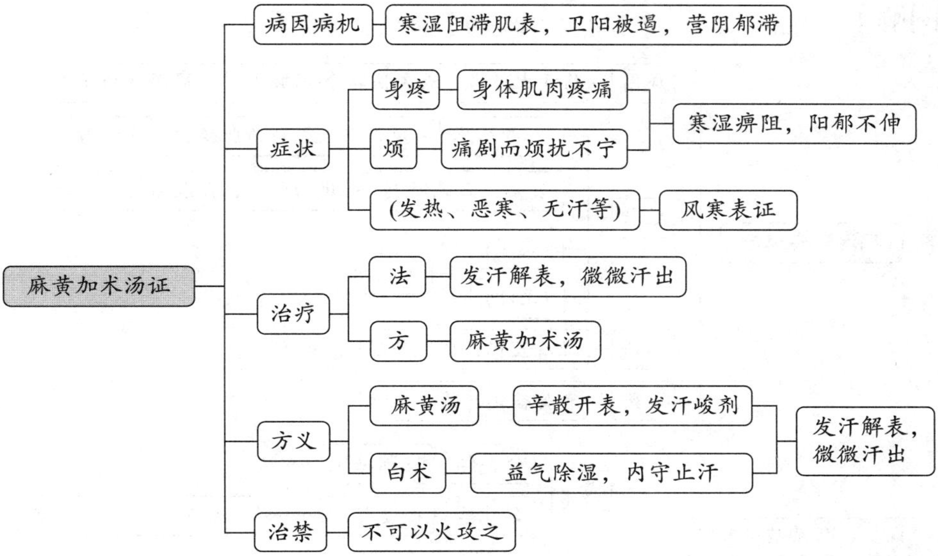

本方配伍关键，在于麻黄与白术用量，若麻黄大于白术，仍以开表发汗为主，不合微微似欲汗出之旨，必须白术大于麻黄，则药力始先入肌肉而后蒸蒸外出，湿邪始能尽去。本方治疗痹证，以湿邪偏胜的着痹为主，如兼有苔腻、腹满等内湿症状，应白术易苍术，酌加大腹皮、茯苓。如风邪偏胜，其痛游走不定，可加羌活、防风，若寒邪偏胜，疼痛剧烈，可加川乌、草乌、细辛。以本方治疗有风湿表现，疹色较淡的荨麻疹亦多能取效。用于风水表实，恶寒发热，身痛浮肿，小便不利，亦有疗效。

【常见考点】麻黄加术汤的病因病机、症状分析及临床应用。

（三）风湿表实

【原文】病者一身尽疼，发热，日晡所[1]剧者，名风湿。此病伤于汗出当风，或久伤取冷[2]所致也①；可与麻黄杏仁薏苡甘草汤。(21)

麻黄杏仁薏苡甘草汤方：

麻黄（去节）半两（汤泡） 甘草一两（炙） 薏苡仁半两 杏仁十个（去皮尖，炒）

上剉麻豆大，每服四钱匕，水盏半，煮八分，去滓，温服，有微汗，避风。

【校勘】①《脉经》“风湿”下，作“汗出所致也”五字，无自“此病”起的二十七字。

【词解】[1] 日晡所：晡，即申时，指下午 3 ～ 5 时，约傍晚的时候。

[2] 取冷：贪凉的意思。

【提要】本条论述风湿在表的成因和证治。

【图解】

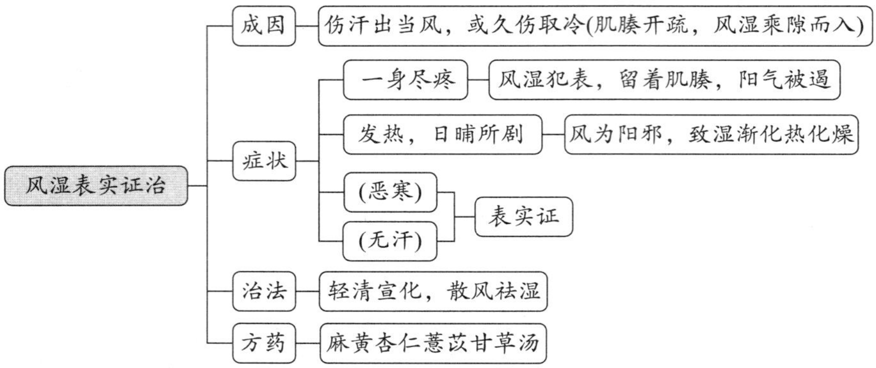

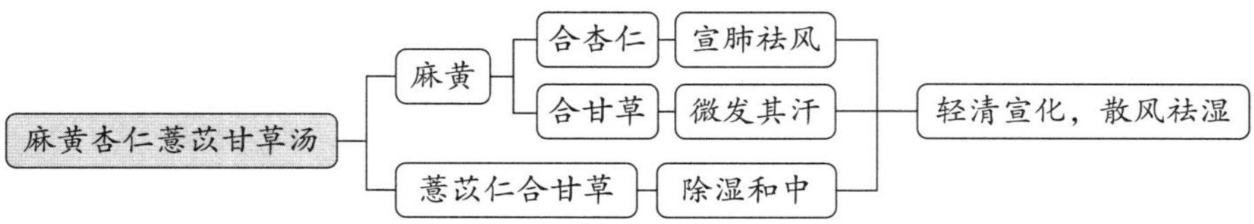

【按语】汗出时外受风邪，汗液滞留为湿，或经常贪凉而生湿，风湿相合，侵犯肌腠为本病的病因。风湿在表，故一身尽疼痛。风与湿合，渐趋化热，故每到下午阳明气旺之时，正邪相争，发热加重。治当以麻黄杏仁薏苡甘草汤轻清宣化，解表祛湿。方中麻黄、甘草微发其汗；杏仁宣肺利气以助汗解；薏苡仁甘淡微寒，一可淡渗利湿、舒筋除痹，二使辛温发散中兼具凉解之用。

以上两条，虽同是外湿的表实证，但有所不同。前条是寒湿着于肌肉，以身痛而重着为主，易损伤阳气，故宜麻黄加术汤辛温发散；本条是风湿郁于肌腠，其疼痛，可呈游走性，病位较浅，有化热化燥倾向，故用麻杏苡甘汤辛凉轻剂，应善为区别。

表 2-2　麻黄加术汤证与麻黄杏仁薏苡甘草汤证鉴别

鉴别		麻黄加术汤证	麻黄杏仁薏苡甘草汤证
相同点		皆属外湿犯表的表实证，都有身疼发热等症状，均须微发汗使邪从表而解	
不同点	证属	寒湿在表	风湿在表
	病位	肌肉	肌腠
	病机	寒湿痹阻，阳为湿郁	风湿郁阻，趋于化热化燥
	症状特点	身疼较剧而重着不移，发热无早暮微甚之分，表证较明显	身疼较轻而游走不定，发热早轻暮重（日晡所剧）
	治法	发汗解表，散寒除湿	轻清宣化，解表祛湿
	配伍特点	辛温发表与苦温燥湿并用，发中有守。 麻黄配桂枝辛温而量重，加白术以除湿且防过汗，温散在表之寒湿	辛温发散与甘淡利湿同用，发中有清。 麻黄配薏苡仁辛凉而量轻，以轻清宣化在表之风湿，兼以清热

【常见考点】麻黄杏仁薏苡甘草汤的病因病机、症状分析及临床应用。

（四）风湿兼气虚

【原文】风湿，脉浮，身重，汗出恶风者，防己黄芪汤主之。（22）

防己黄芪汤①方

防己一两　甘草半两（炒）　白术七钱半　黄芪一两一分（去芦）

上锉麻豆大，每抄五钱匕，生姜四片，大枣一枚，水盏半，煎八分，去滓温服，良久再服。喘者加麻黄半两；胃中不和者加芍药三分；气上冲者加桂枝三分；下有陈寒[1]者加细辛三分。服后当如虫行皮中[2]，从腰下如冰，后坐被上，又以一被绕腰以下，温令微汗，差。

【校勘】①“防己黄芪汤”，《脉经》名“防己汤”，《活人书》名“汉防己汤”。

【词解】[1] 下有陈寒：指患者下焦有寒已久。

[2] 虫行皮中：指患者服药后皮肤出现虫爬一样的痒感。

【提要】本条论述风湿表虚的证治。

【图解】

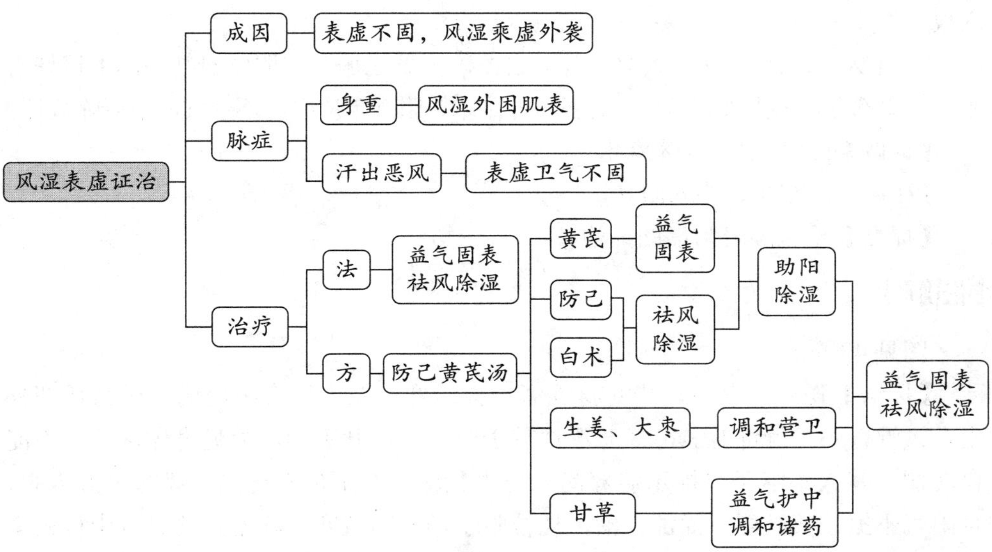

【按语】风湿在表，阻滞气机，故脉浮身重。气虚卫表不固，故汗出恶风。风湿在表，法当汗解，但表气已虚，不宜麻黄发汗，故用防己黄芪汤益气固表，祛风除湿。方中黄芪益气固表，托邪出表；防己辛散苦泄，祛风除湿；白术协黄芪助卫气，合防己祛湿邪；生姜、大枣、甘草调和营卫。本方扶正祛邪、标本兼顾。如病人兼气喘加麻黄以宣肺平喘，兼胃中不和加芍药以调肝理脾胃，兼气上冲者加桂枝降逆平冲，下有沉寒者加细辛通阳散寒。服用本方，须注意服药后的反应和护理，服药后强调“坐被上”“又以一被绕腰以下”，旨在助阳气蒸蒸发越，助药力以祛除湿邪，提高疗效。

【常见考点】防已黄芪汤的病因病机、症状分析及临床应用。

（五）风湿兼阳虚

1. 风湿表阳虚

【原文】伤寒八九日，风湿相搏，身体疼烦，不能自转侧，不呕不渴，脉浮虚而涩者，桂枝附子汤主之；若大便坚，小便自利者，去桂枝加白术汤主之。（23）

桂枝附子汤方

桂枝四两（去皮） 生姜三两（切） 附子三枚（炮去皮，破八片） 甘草二两（炙）大枣十二枚（擘）

上五味，以水六升，煮取二升，去滓，分温三服。

白术附子汤方

白术二两 附子一枚半（炮去皮） 甘草一两（炙） 生姜一两半（切）大枣六枚

上五味，以水三升，煮取一升，去滓，分温三服。一服觉身痹[1]，半日许再服，三服都尽，其人如冒状[2]，勿怪，即是术、附并走皮中，逐水气，未得除故耳。

【词解】[1] 身痹：身体麻木。

[2] 冒状：眩晕，头晕眼花。

【提要】论风湿表阳虚的证治。

【图解】

图见43页。

【按语】伤寒八九日，仍见身痛者，提示邪尚在表，表阳虚弱，无力托邪外出，风湿合邪，缠绵难愈。风寒湿痹着于肌表，经脉不利，故见身体疼烦，不能自转侧。其人不呕不渴提示病邪尚未传里犯胃，亦未郁而化热。风寒夹湿为患，且阳气不振，故脉浮虚而涩。治用桂枝附子汤温阳散寒，除湿止痛。方中桂枝辛温走表，助表阳而祛风邪，又温经止痛；附子温经助阳，散寒除湿止痛，为治风寒湿痹要药；生姜、大枣调和营卫，甘草和中缓急。

风湿为病，常与素有内湿有关。内湿不化，当小便不利，大便不实。若其人“大便坚，小便自利者”，说明风邪已去，外湿尚留，并无里湿，治疗只须祛除表湿。风邪已除，故去桂枝，而加走皮内、逐水气、去湿痹的白术。桂枝附子汤有桂枝、生姜，故用治风湿阳虚且以风为主的证候；白术附子汤去桂枝加白术，用

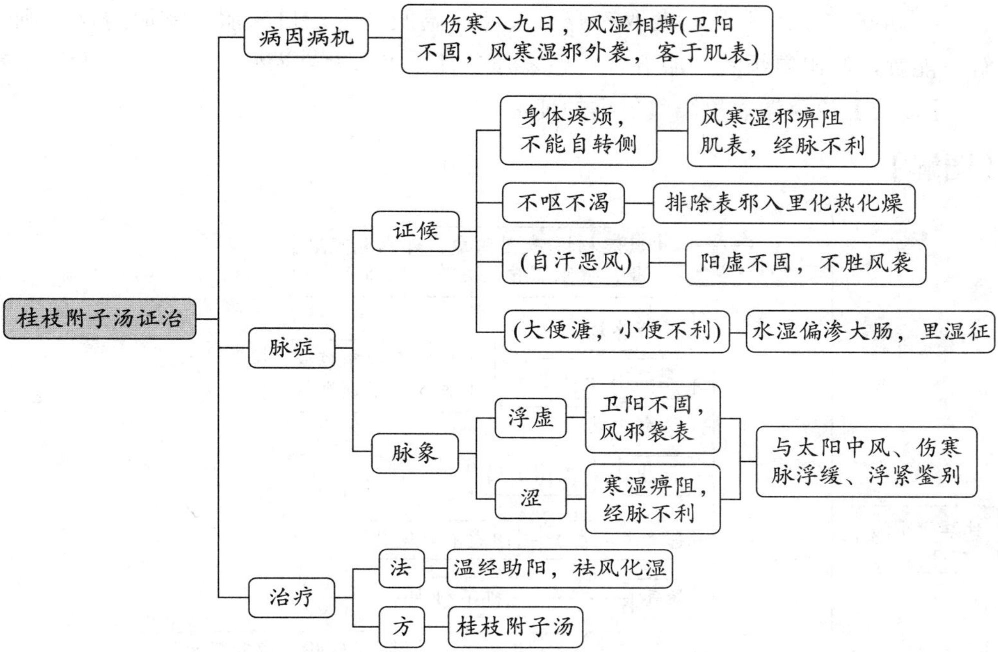

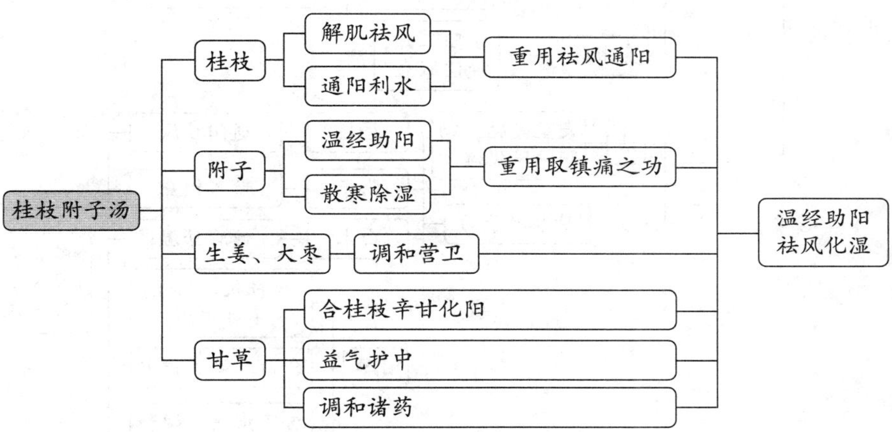

治风湿阳虚且以湿为主的证候。

【常见考点】桂枝附子汤的病因病机、症状分析和临床应用；以及桂枝附子汤与白术附子汤的临床应用区别。

2. 风湿表里阳气俱虚

【原文】风湿相搏，骨节疼烦，掣痛不得屈伸，近之则痛剧，汗出短气，小便不利，恶风不欲去衣，或身微肿者，甘草附子汤主之。（24）

甘草附子汤方

甘草二两（炙） 白术二两 附子二枚（炮，去皮） 桂枝四两（去皮）

上四味，以水六升，煮取三升，去滓。温服一升，日三服，初服得微汗则解。能食，汗出复烦者，服五合。恐一升多者，服六七合为妙。

【提要】论风湿表里阳气俱虚的证治。

【图解】

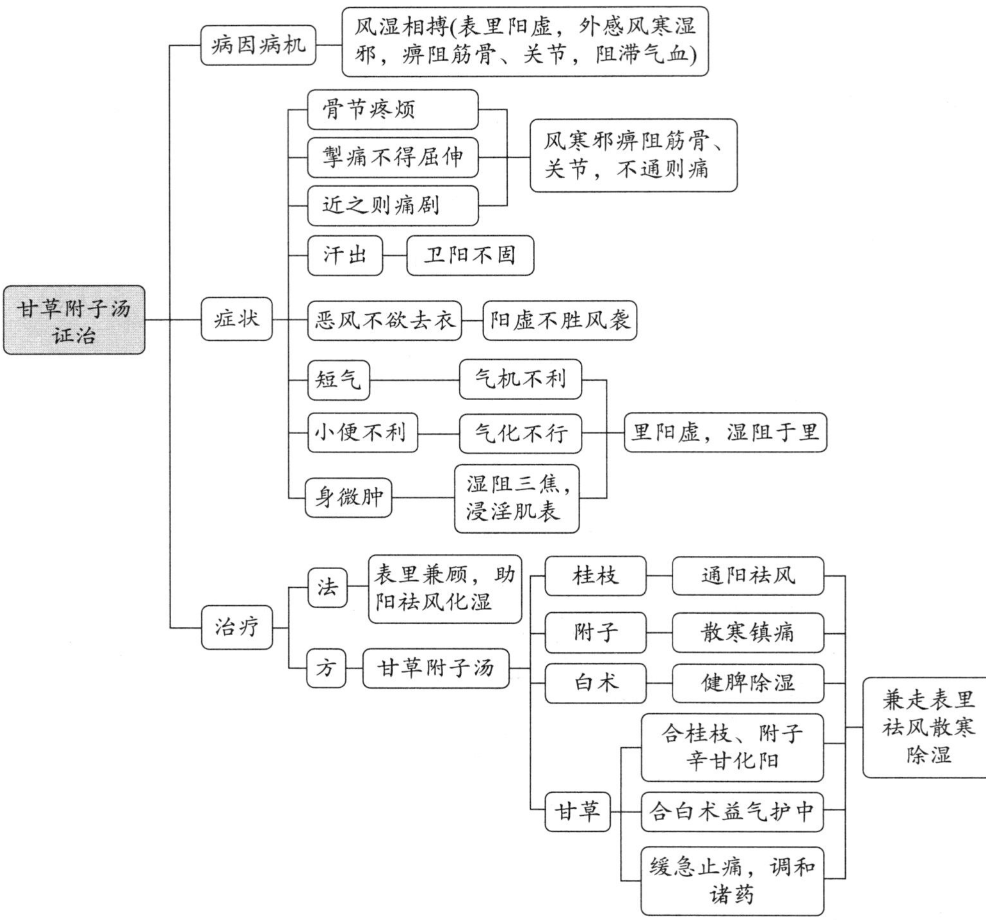

本证较桂枝附子汤证及去桂加白术汤证为重，故桂枝、白术、附子并用，兼走表里，助阳祛风化湿，更取甘草缓急止痛；由于病位较深，难取速效，故减附子用量，旨在缓行。

方后云“初服得微汗则解”，说明本方仍为微汗之剂，使风寒湿邪从表而解。服药后“能食”，是胃气调和的表现。“汗出复烦者”，是指得微汗后余邪未尽，再服五合以解余邪。其后“恐一升多者，服六、七合为妙”，是针对首次服药而言。

【按语】风湿并重，已由肌肉侵入关节，病情较上条严重，故骨节疼烦，掣痛，不得屈伸，近之则痛剧。表阳虚，卫外不固，温煦失职，故汗出，恶风不欲去衣。里阳虚，气不化水，故短气，小便不利，或身微肿。上症由风寒湿盛、内外阳气皆虚所致。当用甘草附子汤祛风散寒除湿，温助表里阳气。方中甘草配附子，缓急止痛；附子、桂枝、白术并用，兼走表里，助阳祛风化湿。

以上风湿三方均治风湿痹证兼阳虚者，皆用附子，但各有特点：桂枝附子汤是表阳虚，风湿在表，风重于湿，方中附子用量最大，无白术，用桂枝，意在合桂枝温经助阳，祛风除湿止痛，并化气利小便；白术附子汤是表阳虚，风湿在表，湿重于风，风寒已减，表湿仍盛，方中附子用量最小，无桂枝，用白术，目的是合白术祛表湿；甘草附子汤为表里阳气俱虚，风湿并重，桂枝、白术俱用，取附子合甘草重点在于缓急止痛，桂枝、白术、附子温经散寒除湿。

【常见考点】甘草附子汤的病因病机、症状分析和临床应用。

暍　病

一、脉症

【原文】太阳中暍[1]，发热恶寒，身重而疼痛，其脉弦细芤迟，小便已，洒洒然毛耸[2]，手足逆冷，小有劳，身即热，口开[3]，前板齿[4]燥。若发其汗，则恶寒甚；加温针，则发热甚；数下之，则淋甚。（25）

【词解】[1] 暍：音 yē，《说文》“伤暑也”；《玉篇》“中热也”。

[2] 洒洒然毛耸：形容小便后洒淅寒战的样子。

[3] 口开：谓暑热内扰，气逆作喘。

[4] 板齿：即门齿。

【提要】论中暍的主要脉症及其误治变证。

【图解】

图见 46 页。

【按语】暑为六淫之一，侵犯太阳之表，故见发热恶寒表证。暑多夹湿，故身重而疼痛。“其脉弦细芤迟”作有的脉象见弦细、有的脉象见芤迟解，这是因为暑性升散，既能伤阴，又可因气随汗泄而损伤阳气，故其脉不一，均属阴阳两虚之象。太阳内合膀胱，外应皮毛，小便之后，一时阳气虚馁，所以感洒淅形寒而毛耸。阳气被郁，不能达于四肢则手足逆冷，但稍劳动则阳气外浮而身热，口开气喘；阴津内耗，口齿失润则前板齿燥。这些症状看似寒热错杂，却反映了暑

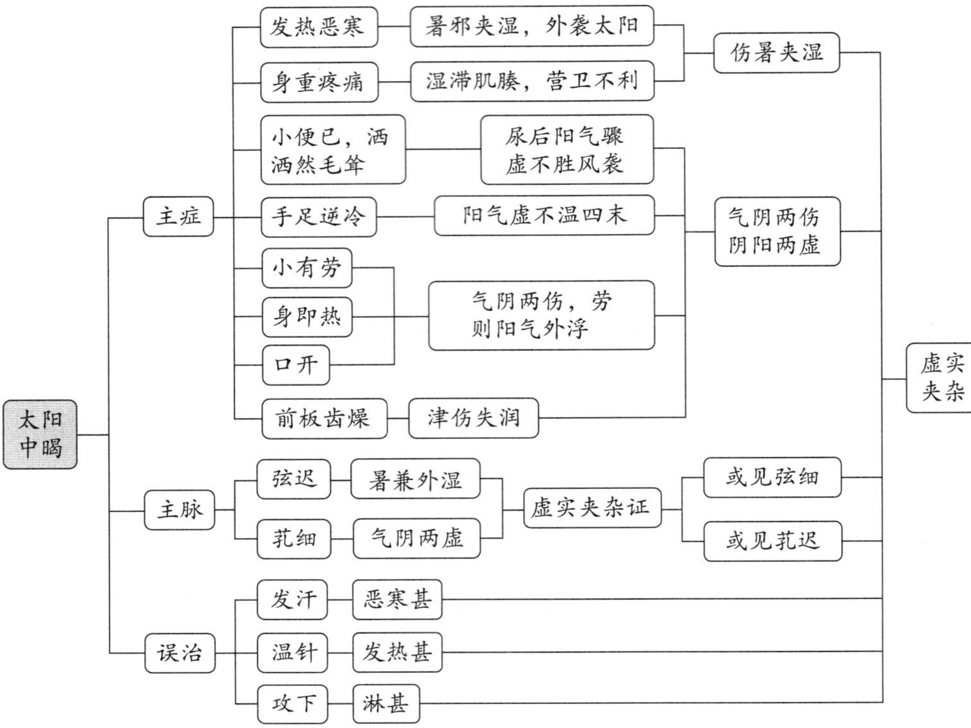

性升散、伤津耗气的特性。伤暑一般不宜用发汗、温针、攻下的治法。若误用辛温则徒伤其表，妄用温针则助热伤阴，反复误用攻下则阴伤热陷，如同原文所述，可分别变生“恶寒甚”“发热甚”“淋甚”等症。

暍病属暑热内盛，气阴两伤之证，治当清暑益气养阴为主。不可妄施汗、下、温针等法，否则将变证迭出。若误用辛温发汗，则阳气更虚而恶寒更甚；误用温针法，则更助暑邪，使发热加剧；数用攻下，则更伤其阴，热邪内陷，小便淋涩。此皆属误治之变。

【常见考点】暍病的临床表现、脉象及误治后的表现。

二、证治

（一）暑热耗气伤津

【原文】太阳中热者，暍是也，汗出恶寒，身热而渴，白虎加人参汤①主之。（26）

白虎加人参汤方

知母六两　石膏一斤（碎）　甘草二两　粳米六合　人参三两

上五味，以水一斗，煮米熟汤成，去滓，温服一升，日三服。

【校勘】①《玉函》《脉经》无“加人参”三字。

【提要】本条论述伤暑热盛的证治。

【图解】

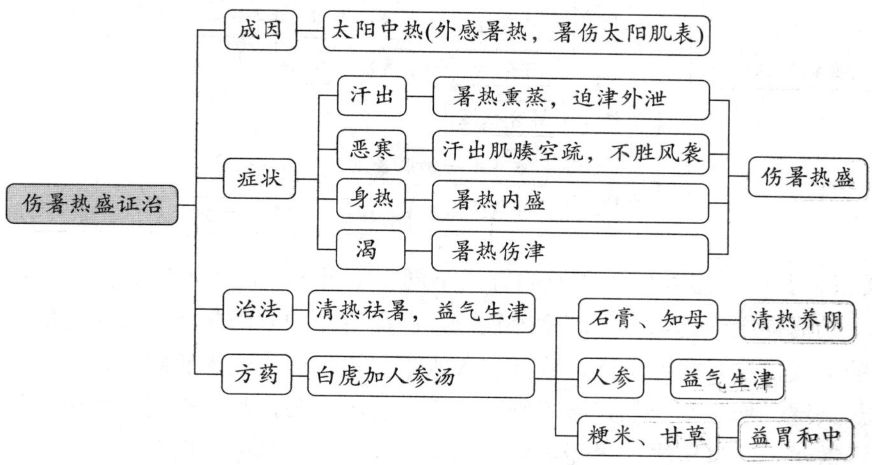

【按语】暑为阳邪，其性升散，耗气伤阴，侵犯人体可出现热盛津伤的证候。“暍”是伤暑病，“太阳中热”，是暑热邪气侵犯太阳肌表。暑热熏蒸，则大汗出，汗多腠理空疏，故汗后恶寒，此与一般表证发热恶寒并见不同。暑热邪盛，故必发热；热盛伤津，则口渴。此外，尚可见心烦、气喘、尿赤、口舌干燥、倦怠少气、脉虚等暑伤气津之症。病属暑热内盛，津气两伤；治用白虎加人参汤清热祛暑，益气生津。方中石膏辛寒清热，知母苦寒清热养阴，人参益气生津，甘草、粳米和胃补中。

中暍恶寒，伤寒亦恶寒，两者病机不同。中暍恶寒因腠理开泄，汗出太多，卫外阳气不足；伤寒恶寒因腠理闭塞，卫阳被郁。

【常见考点】白虎加人参汤的病因病机、症状分析和临床应用。

（二）暍病湿盛

【原文】太阳中暍，身热疼重，而脉微弱，此以夏月伤冷水，水行皮中所致也，一物瓜蒂汤主之[①]。（27）

一物瓜蒂汤方

瓜蒂二十个

上锉，以水一升，煮取五合，去滓，顿服。

【校勘】①《伤寒论》《玉函》《脉经》，并无“一物瓜蒂汤主之”七字，古本作“猪苓加人参汤主之”。

【提要】本条论述伤暑湿盛的证治。

【图解】

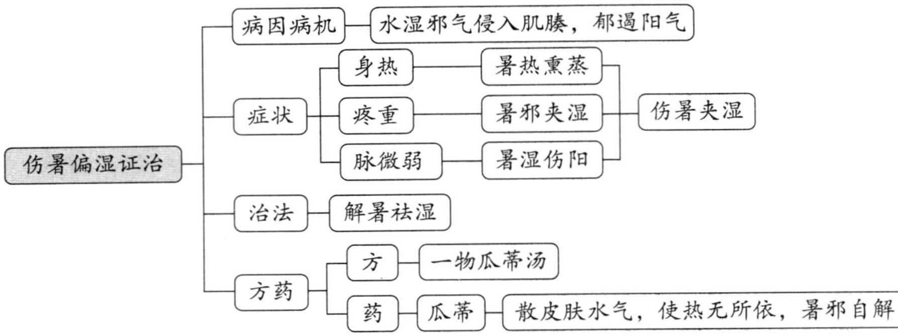

【按语】由于患者体质和发病方式不同，中暑可表现为不同证候。如在烈日暴晒下动而得之的为阳暑；因贪凉饮冷，静而得之的为阴暑。本条所述即近似于阴暑的证候，夏月贪凉饮冷，或汗出入水，使水湿邪气侵入肌腠，郁遏阳气，常致暑热夹湿。伤暑则身热，湿盛则身疼重，暑湿伤阳，故脉微弱。治用一物瓜蒂汤祛湿散水。水气一去，暑无所依，病即解除。目前临床上用瓜蒂汤治疗中暑较为少见。《医宗金鉴》认为此时当用大顺散或香薷饮发汗，似更妥当。

【常见考点】一物瓜蒂汤的病因病机、症状分析和临床应用。

【本篇内容归纳】

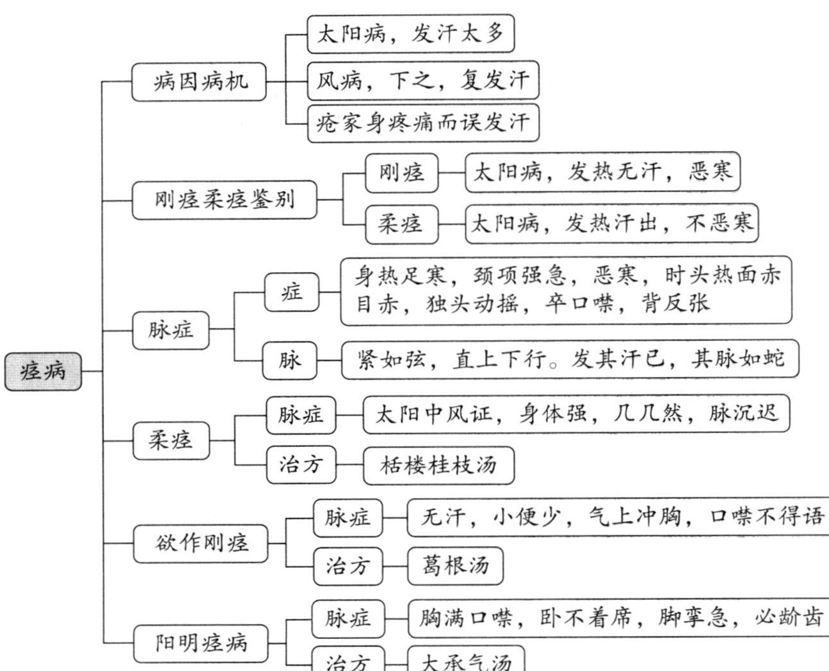

- 湿病
  - 治则
    - 风湿相搏，一身尽疼痛 — 但微微似欲汗出
    - 小便不利，大便反快 — 但当利其小便
  - 寒湿
    - 轻证
      - 脉症 — 身疼发热，面黄而喘，头痛鼻塞而烦，自能饮食，脉大
      - 病机 — 头中寒湿
      - 治方 — 纳药鼻中
    - 表实
      - 症状 — 身烦疼
      - 禁忌 — 慎不可以火攻之
      - 治方 — 麻黄加术汤
  - 风湿
    - 表实
      - 病因 — 汗出当风或久伤取冷
      - 症状 — 一身尽疼，发热，日晡所剧
      - 治方 — 麻黄杏仁薏苡甘草汤
    - 气虚
      - 脉症 — 脉浮，身重，汗出，恶风
      - 治方 — 防己黄芪汤
    - 阳虚
      - 表阳虚
        - 脉症 — 身体疼烦，不能自转侧，不呕不渴，脉浮虚而涩
        - 治方
          - 风重于湿 — 桂枝附子汤
          - 湿重于风 — 白术附子汤
      - 表里阳虚
        - 症状 — 骨节疼烦掣痛，不得屈伸，汗出、短气，恶风不欲去衣，小便不利，或身微肿
        - 治方 — 甘草附子汤

- 暍病
  - 脉症
    - 脉象 — 弦细芤迟
    - 症状 — 发热恶寒，身重疼痛，小便已洒洒然毛耸，手足逆冷，小有劳，身即热，口开，前板齿燥
  - 治禁
    - 若发汗 — 恶寒甚
    - 加温针 — 发热甚
    - 数下之 — 淋甚
  - 证治
    - 伤暑热盛
      - 症状 — 汗出恶寒，身热而渴
      - 治方 — 白虎加人参汤
    - 伤暑夹湿
      - 症状 — 身热，身体疼重，脉微弱
      - 治方 — 一物瓜蒂汤

【复习思考题】

1. 如何鉴别刚痉与柔痉？痉病如何辨治？
2. 如何理解“湿痹之候，小便不利，大便反快，但当利其小便”？
3. 湿病的治法是什么？请简述其理由。
4. 试比较桂枝附子汤、白术附子汤、甘草附子汤证的异同。
5. 如何鉴别麻黄加术汤与麻黄杏仁薏苡甘草汤证？
6. 《金匮要略》对暍病如何辨证治疗？

百合狐惑阴阳毒病脉证治第三

【学习目标】

掌握： 百合病的病因病机；百合、狐惑病的证治。

熟悉： 百合、狐惑、阴阳毒病的概念。

了解： 阴阳毒的证治。

背诵： 第 1、5、10 条原文。

【篇名释义】

本篇论述了百合、狐惑、阴阳毒三种疾病的病因病机、辨证治疗。

百合病以精神恍惚不定，饮食、行动失常，口苦，小便赤，脉微数为特征，由心肺阴虚内热引起。

狐惑病以目赤、咽喉及前后阴蚀烂为特征，由湿热虫毒蕴结所致，分为狐病和惑病。

阴阳毒以发斑、咽痛为特征，根据症状的明显与隐伏而分为阴毒、阳毒，均与感染疫毒有关，属急性热病范畴。

三病虽各有特征，皆由热性病发展变化而来。其症状有相似之处，如百合病之“欲卧不得卧”与狐惑病之“卧起不安”，狐惑病与阴阳毒皆有咽痛，且三者临床表现多有变幻无常的神志方面症状，故合为一篇论述。

百合病

一、脉症、病机与治则

（一）脉症与病机

【原文】论曰：百合病者，百脉一宗[1]，悉致①其病也。意欲食复不能食，常默默，欲卧不能卧，欲行不能行，饮食或有美时，或有不用闻食臭[2]时，如寒无寒，如热无热，口苦，小便赤，诸药不能治，得药则剧吐利，如有神灵者，身形如和[3]，其脉微数。

每溺[4]时头痛者，六十日乃愈；若溺时头不痛，淅然[5]者，四十日愈；若溺快然，但头眩者，二十日愈。其证或未病而预见，或病四五日而出，或病二十日，或一月微见者，各随证治之。（1）

【校勘】①“致”原作“治”，据赵开美本改。

【词解】[1] 百脉一宗：谓人体百脉，同出一源。百脉，泛指全身之血脉；宗，本也。

[2] 臭（xiù 绣）：同“嗅”，气味也。

[3] 身形如和：和，和顺，安和，引申为无病。此言患者看上去无明显病态。

[4] 溺（niào 尿）：同“尿”，小便。

[5] 淅（xī 息）然：形容怕风、寒栗之状。

【提要】本条论述百合病的病因病机、证候、治疗原则和预后，是百合病的总纲。

【图解】

图见 53 页。

【按语】百合病是一种心肺阴虚内热的疾病。心主血脉，肺朝百脉，心肺为百脉之宗，心肺阴虚则百脉受累，证候百出，故言“百脉一宗，悉致其病”。“宗”实际上指心肺。

百合病的临床表现分为两个方面：一方面是心肺阴虚内热引起心神不安及饮食行为失调等症状，如常默默，意欲食复不能食，欲卧不能卧，欲行不能行，如寒无寒，如热无热等；另一方面是阴虚内热的证候，即口苦、小便赤、脉微数等。“如有神灵”“诸药不能治，得药则剧吐利”，是言本病变幻不定，误治则易引起吐泻。

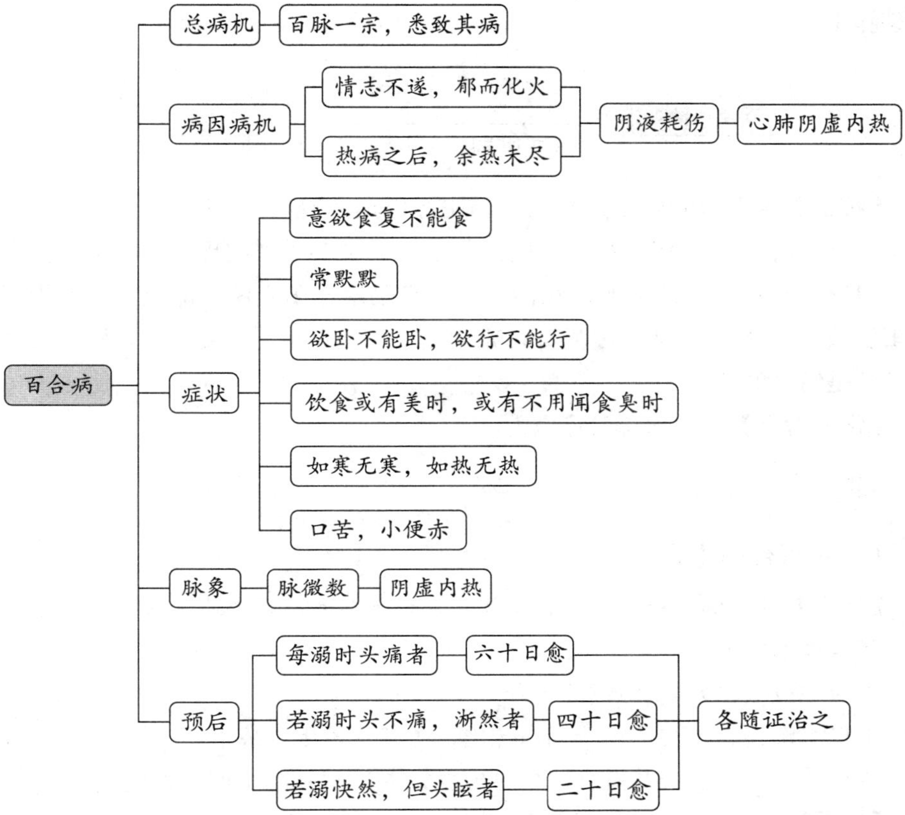

肺主通调水道，下输膀胱，膀胱经脉上行至头，入络脑。故原文以小便时有无头痛、恶寒、头眩来判断百合病的愈期。六十日、四十日、二十日可作为判断疾病轻重或痊愈时间的参考，并非定数，不必拘泥。百合病多为热病之后，为心肺阴液耗损，或余热未清所致，亦可因情志不遂，日久郁火伤阴所致，因而，在治疗上应“随证治之”。

百合病的命名，魏荔彤认为是百合一味疗此病而得名，黄树曾则认为是“百脉一宗，悉致其病，故命曰百合病”，于理皆通，可资参考。

【常见考点】百合病的病机和症状分析。

（二）治则

【原文】百合病见于阴者，以阳法救之；见于阳者，以阴法救之。见阳攻阴，复发其汗，此为逆[1]；见阴攻阳，乃复下之，此亦为逆。（9）

【词解】[1] 逆：治法与病情相违背。

【提要】本条论述百合病的治疗原则。

【图解】

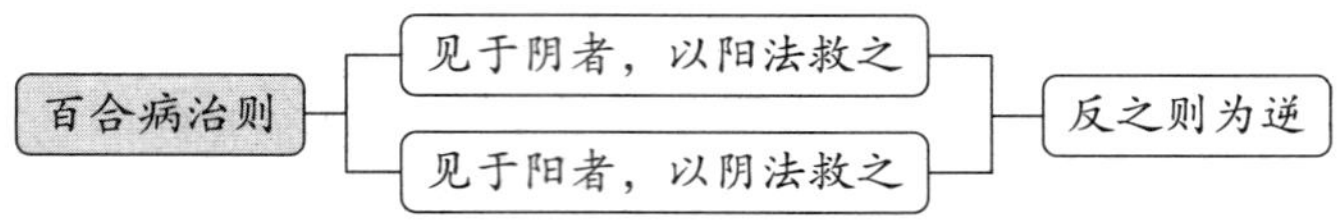

【按语】百合病的主要病机为心肺阴虚内热，治当补其阴之不足，以调整阳之偏胜，即所谓“见于阳者，以阴法救之”。阴虚为甚或阴虚日久，可阴损及阳，出现畏寒、神疲等阳虚证候，在治疗上又当酌用养阳之法，即所谓“见于阴者，以阳法救之”。病见于阳，复发汗，则阴更伤；病见于阴，复下之，则更伤其阳，两者都是错误的。

【常见考点】百合病总治疗原则。

二、证治

（一）百合病主方

【原文】百合病不经吐、下、发汗，病形如初者，百合地黄汤主之。（5）

百合地黄汤方

百合七枚（擘） 生地黄汁一升

上以水洗百合，渍一宿，当白沫出，去其水，更以泉水二升，煎取一升，去滓，内地黄汁，煎取一升五合，分温再服。中[1]病，勿更服。大便当如漆[2]。

【词解】[1] 中（zhòng 众）病：谓治疗方法切合病情，服药后病情明显好转。

[2] 大便当如漆：大便色黑，如同黑漆一样。

【提要】本条论述百合病的正治法。

【图解】

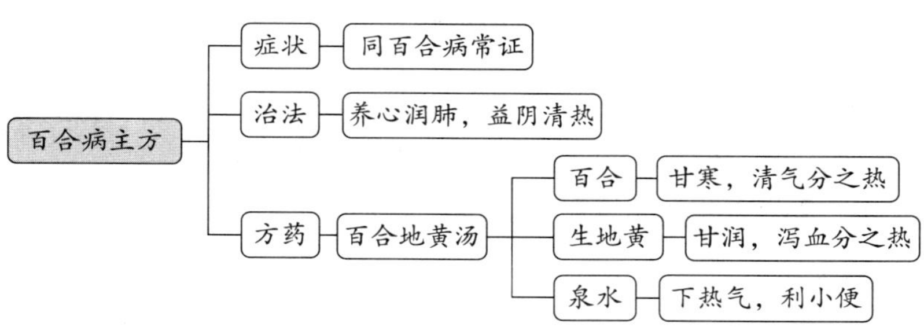

【按语】百合病未经吐、下、汗等误治，虽经一段时间，但其临床表现与发病初期相同，如同本篇首条所述，病机仍属心肺阴虚内热，故用百合地黄汤养心润肺，益阴清热。方以百合清心润肺安神；生地黄汁滋肾水、益心阴、清血热；泉水下热气，利小便，用以煎百合，共成润养心肺、凉血清热之剂。阴复热退，百脉调和，病自可愈。服药后大便呈黑色，为服生地黄汁所致，停药后便会消失。

【常见考点】百合地黄汤的临床应用、服药后表现。

（二）百合病误治

1. 百合病误汗

【原文】百合病发汗后者，百合知母汤主之。（2）

百合知母汤方

百合七枚（擘） 知母三两（切）

上先以水洗百合，渍一宿，当白沫出，去其水，更以泉水二升，煎取一升，去滓；别以泉水二升煎知母，取一升，去滓；后合和，煎取一升五合，分温再服①。

【校勘】①分温再服：《千金要方》“服”后有“不差，更依法合服”七字。

【提要】本条论述百合病误汗后的治法。

【图解】

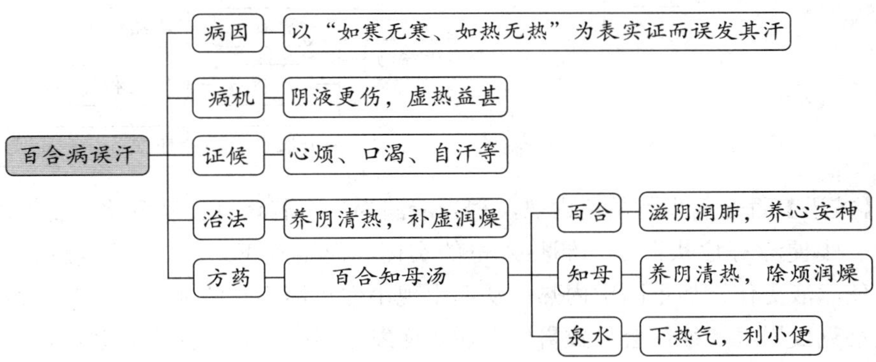

【按语】百合病本质为心肺阴虚，内有燥热，禁用汗法。医者若将百合病之如寒无寒、如热无热误作外感表证，妄用辛温发汗，可致阴液更伤，燥热更甚，可出现心烦、口燥等症。此时，应加强清热养阴之效，方用百合知母汤。方中以百合为主药，配知母养阴清热，除烦润燥，并以泉水煎药，清其内热，三者相合，共具养阴清热、补虚润燥之功。

2. 百合病误下

【原文】百合病下之后者，滑石代赭汤主之。（3）

滑石代赭汤方

百合七枚（擘） 滑石三两（碎，绵裹） 代赭石（如弹丸大一枚，碎，绵裹）

上先以水洗百合，渍一宿，当白沫出，去其水，更以泉水二升，煎取一升，去滓；别以泉水二升煎滑石、代赭，取一升，去滓；后合和重煎，取一升五合，分温服。

【提要】本条论述百合病误下后的治法。

【图解】

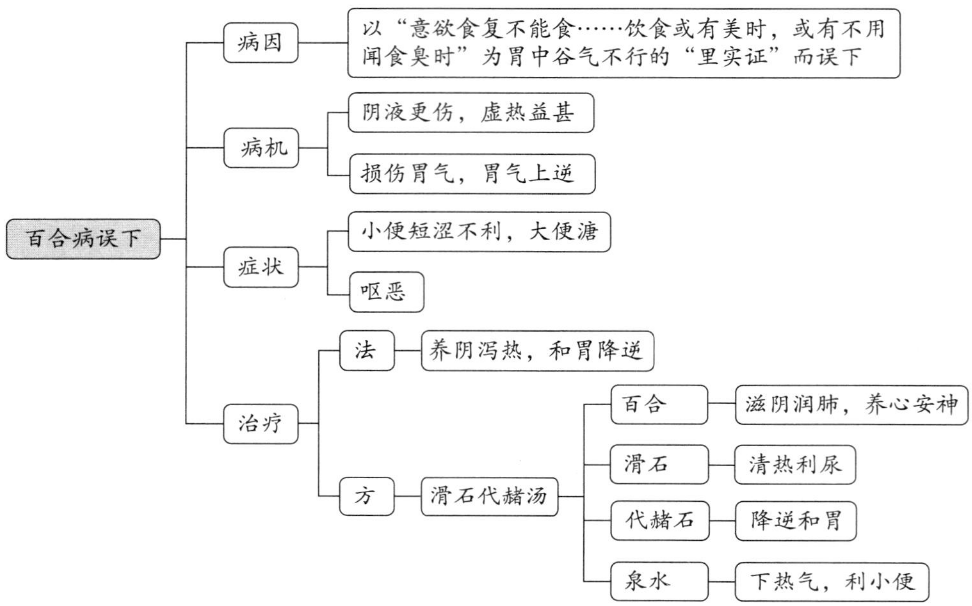

【按语】百合病本为阴虚内热，理当清润为治，若将百合病意欲食复不能食、口苦、小便赤等症状误视为邪热入里的实证，而用攻下之法，使阴液从大便泄出，使津液更伤，加重阴虚内热，从而出现小便短涩不利的症状；同时，苦寒攻下之剂克伐胃气，往往会导致胃气上逆，而发生呕恶诸症。法当养阴清热，降逆和胃，方用滑石代赭汤。方以百合为主药，滑石、泉水清热，代赭石降逆和胃，合奏清养心肺，和降胃气之效。如此则心肺得以清润，胃气得以和降，小便清，大便调，呕恶除。

3. 百合病误吐

【原文】百合病吐之后者，百合鸡子汤主之。（4）

百合鸡子汤方

百合七枚（擘）　鸡子黄一枚

上先以水洗百合，渍一宿，当白沫出，去其水，更以泉水二升，煎取一升，去滓，内鸡子黄[1]，搅匀，煎五分，温服。

【词解】[1] 内鸡子黄：意为在煎好的百合汁中加入新鲜鸡蛋的蛋黄。

【提要】本条论述百合病误吐后的治法。

【图解】

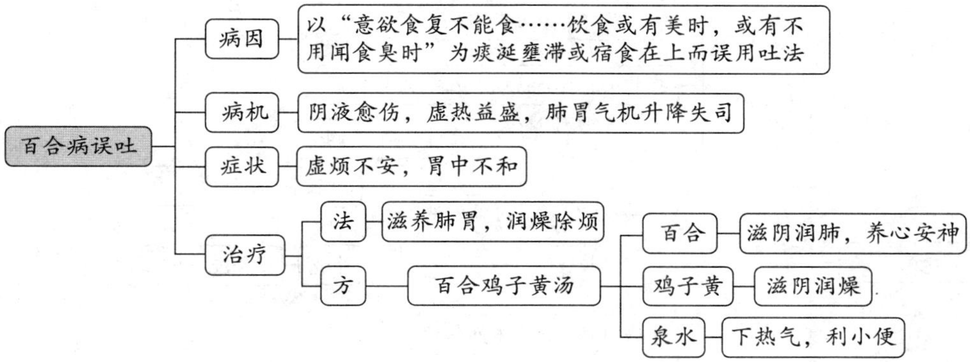

【按语】百合病本属阴不足之证，禁用吐法。若将百合病之恶闻食臭误认为是宿食停滞而用吐法，虚作实治，不仅心肺之阴愈损，燥热愈增，而且会扰乱肺胃和降之气，从而出现虚烦不眠、胃中不和等症。故以百合鸡子汤滋养肺胃，润燥除烦。方中百合养阴清热，鸡子黄滋阴润燥。如此则阴复胃和，虚烦之症自除。

【常见考点】百合病误汗、误吐、误下的病因病机、症状分析和临床应用，以及百合知母汤、滑石代赭汤、百合鸡子黄汤的鉴别。

（三）百合病变治法

1. 百合病变渴

【原文】百合病一月不解，变成渴者，百合洗方主之。（6）

百合洗方

上以百合一升，以水一斗，渍之一宿，以洗身。洗已，食煮饼①[1]，勿以盐豉[2]也。

【校勘】①“饼”原作“余”，据赵开美本改。

【词解】[1] 煮饼：饼，古代面食的通称；煮饼，即熟面条。

[2] 盐豉：咸豆豉，食“煮饼”时用以调味。

【提要】本条论述百合病经久变渴的治法。

【原文】百合病渴不差者，栝楼牡蛎散主之。（7）

栝楼牡蛎散方

栝楼根　牡蛎（熬）等分

上为细末，饮服方寸匕[1]，日三服。

【词解】[1] 方寸匕：匕，状如今之羹匙。方寸匕，古代量药器具，一方寸匕为体积正方一寸（汉制）的容量。

【提要】本条论述百合病渴不解的治法。

【图解】

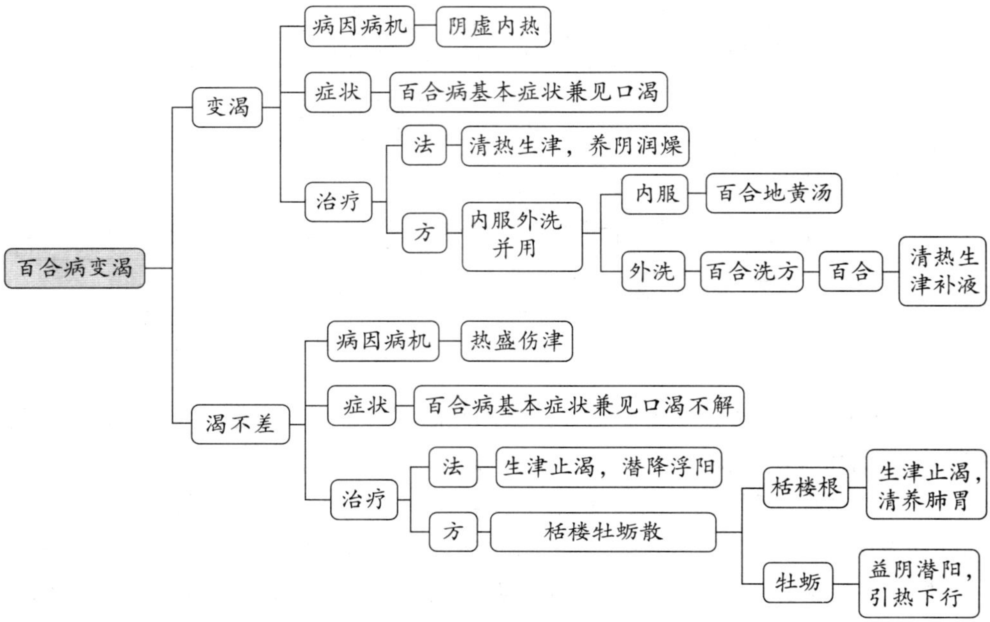

【按语】百合病本无口渴之症，经一月之久而不愈，阴虚内热加甚，出现口渴的变症，单服百合地黄汤药力不够，当“内治外洗”协同治疗。百合浸汤外洗，通过皮毛与肺相合的关系，“洗其外，所以通其内”，起清热生津，养阴润燥的作用。洗罢，食煮饼，能调养胃气以生津，帮助除热止渴；忌用味咸之盐豉，以免耗津增渴。

如上法治疗后，口渴仍不解，为热盛津伤，药不胜病，故用栝楼牡蛎散生津止渴，潜降浮阳。方中栝楼根清肺胃之热以生津止渴，牡蛎益阴潜阳，引热下行，使热不上炎，津生热降。如此则津液得生，虚热得清，口渴自解。

【常见考点】百合病变渴的病因病机、症状分析和临床应用。

2. 百合病变发热

【原文】百合病变发热者一作发寒热。百合滑石散主之。(8)

百合滑石散方

百合一两（炙[1]） 滑石三两

上为散，饮服方寸匕，日三服。当微利[2]者，止服，热则除。

【词解】[1] 炙：不是今之蜜炙，作炒、烘、晒，使焦燥易于研末。

[2] 微利：小便通利，尿量适度。

【提要】本条论述百合病变发热的治法。

【图解】

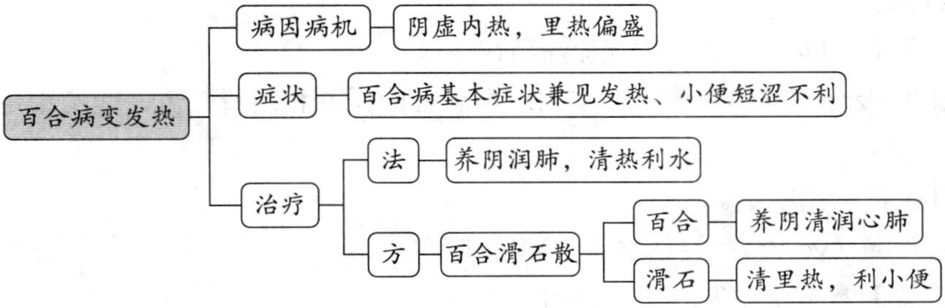

【按语】百合病的症状原为如热无热，表明热象不显，若出现明显发热，此为变证。据方药分析，该变证当与《伤寒论》阴虚水热互结的猪苓汤证相似。因此，临床表现除见明显发热外，还应伴有小便短涩不利的症状，这可以从服药后小便“当微利者，止服”得到证实。故治用百合滑石散养阴清热，方中百合润肺清热，以清水之上源；滑石清里热而利小便，使热从小便而解。二者共奏养阴润肺、清热利水之功，使阴虚得复，里热得除。滑石代赭汤与百合滑石散只有一味药之差，所主病证虽成因不同，但主症大同小异，临证宜加鉴别。

百合滑石散与栝楼牡蛎散均用于治疗百合病内热较甚变证，但二者有所不同。前者是内热达于肌肤，发热较为明显，故用百合滋养肺阴，滑石清热、利小便，使肺阴复，里热除而发热自解。后者是热盛津伤，口渴较甚之证，故用牡蛎引热下行，栝楼根生津止渴。方后“当微利者，止服”，提示百合病阴虚内热，不可过用清利，以免耗伤津液，故药后小便畅利，其热外泄，即应停药。

【常见考点】百合病变发热的病因病机、症状分析和临床应用。

狐惑病

一、脉症与内治方

（一）湿热虫毒蕴脾

【原文】狐惑①之为病，状如伤寒，默默欲眠，目不得闭，卧起不安，蚀于喉为惑，蚀于阴[1]为狐，不欲饮食，恶闻食臭，其面目乍赤、乍黑、乍白[2]。蚀于上部[3]则声喝[4]，一作嗄。甘草泻心汤主之。（10）

甘草泻心汤方

甘草四两　黄芩　人参　干姜各三两　黄连一两　大枣十二枚　半夏半升

上七味，水一斗，煮取六升，去滓，再煎，温服一升，日三服。

【校勘】①“惑”原作“蜮”，据《金匮要略浅注补正》改，下同。《金匮要略浅注补正》曰："狐惑二字对举，狐字着实，惑字托空……虫蚀咽喉，何惑之有？盖是蜮字之误耳。"

【词解】[1] 阴：肛门、生殖器前后二阴。

[2] 乍（zhà 榨）赤、乍黑、乍白：指患者的面部和眼睛颜色，变幻不定。乍，忽然。

[3] 上部：指咽喉。

[4] 声喝（yè 夜）：说话声音噎塞或嘶哑。

【提要】本条论述狐惑病的证治。

【图解】

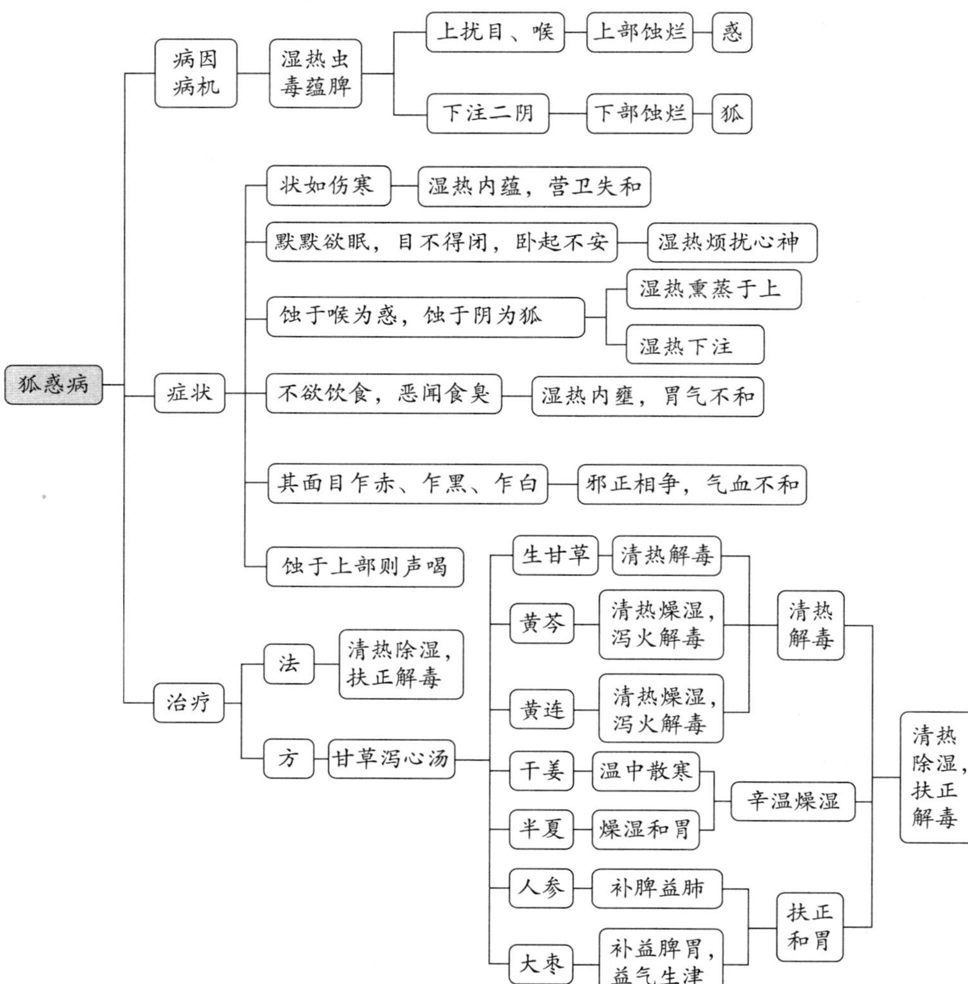

【按语】狐惑病由湿热虫毒内蕴脾胃所致。咽喉及二阴溃烂是其主要临床表现。湿热烦扰心神，则默默欲眠，但又目不得闭，卧起不安；湿热熏蒸于上，则口咽部蚀烂，声音嘶哑；湿热下注，则二阴溃烂；湿热内蕴，营卫失和，则状如伤寒；湿热内壅，胃气不和，则不欲饮食，恶闻食臭；面目乍赤、乍黑、乍白提示患者面目之色时有变化，盖由邪正相争，气血不和所致，以甘草泻心汤治之。方中生甘草、黄连、黄芩清热解毒；干姜、半夏辛温燥湿；人参、大枣扶正和胃，共奏清热除湿，扶正解毒之功。

【常见考点】狐惑病的病因病机和症状。

（二）湿热蕴毒酿脓

【原文】病者脉数，无热[1]，微烦，默默但欲卧，汗出。初得之三四日，目赤如鸠眼[2]；七八日，目四眦[3]一本此有黄字黑。若能食者，脓已成也，赤豆当归散主之。(13)

赤豆当归散方

赤小豆三升（浸令芽出，曝干） 当归[4]三两

上二味，杵为散，浆水[5]服方寸匕，日三服。

【词解】[1] 无热：无寒热，是无表证的互词。

[2] 鸠眼：鸠，斑鸠，其目珠色赤。此处以之喻患者之目色。

[3] 四眦（zì 渍）：眦，即眼角。四眦，两眼内外眦。

[4] 当归：当归剂量，邓珍本、赵刻本均阙。《千金要方·卷十》作“三两”。《论注》《心典》（双白燕堂本）作“十两”，《金匮要略今释》据宋本及俞桥本亦补作“十两”。

[5] 浆水：浆，酢也。《本草纲目》称浆水又名酸浆，引嘉谟云：“炊粟米熟，投冷水中，浸五六日，味酸，生白花，色类浆，故名。”

【提要】本条论述狐惑病成脓的证治。

【图解】

图见62页。

【按语】脉数、微烦、默默但欲卧，是里热盛之象；无热汗出，表明病不在表，表明血分有热；目赤如鸠眼，为湿热随肝经上注于目，此乃蓄热不解，湿毒不化，即将成脓之象。目四眦黑，表明火热过甚，气血瘀滞，瘀血内积，脓已酿成；能食，表明病势局限，胃气无扰。治疗用赤小豆当归散清热渗湿，活血排脓。方中赤小豆渗湿清热，解毒排脓；当归活血，祛瘀生新；浆水煎药，增强清热解毒作用。此病初期眼部症状比较少见，往往经过一段时间反复发作后才出

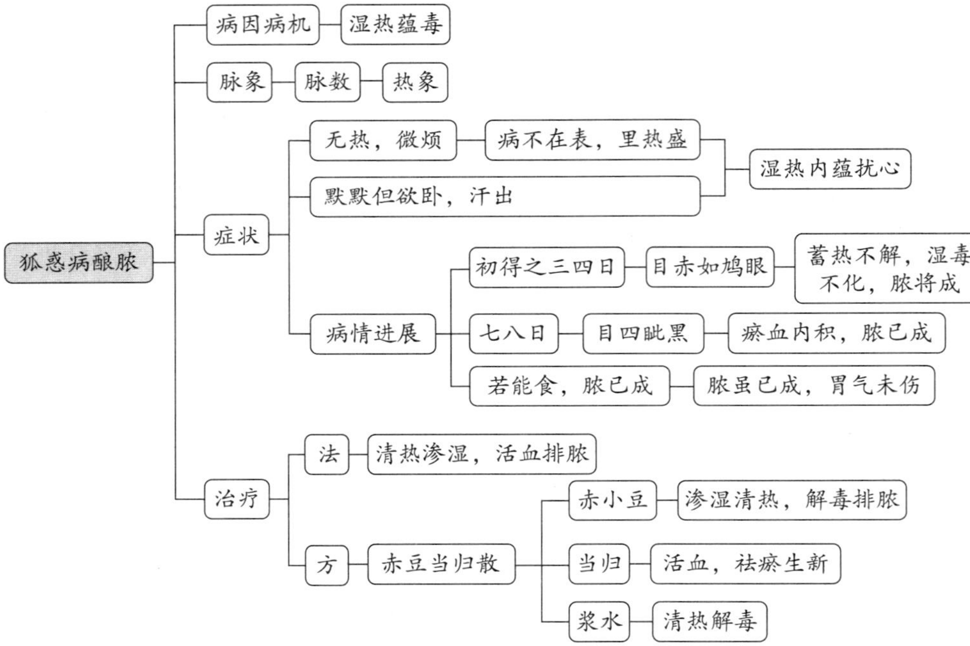

现，故对“初得之三四日”之语应灵活对待。

【常见考点】狐惑病酿脓的病因病机和症状分析。

二、外治方

【原文】蚀于下部[1]则咽干，苦参汤洗之[2]。(11)

苦参汤方①

苦参一升

以水一斗，煎取七升，去滓，熏洗，日三服。

【校勘】①苦参汤方：原缺，据《四部备要》本补。《金匮悬解》“苦参”作一斤，《医宗金鉴》《金匮要略心典》无“服”字。

【词解】[1] 下部：前阴。

[2]“苦参汤洗之”后，邓珍本、赵刻本阙。《论注》《心典》《金鉴》等注本有“苦参汤方苦参一升，以水一斗，煎取七升，去滓。熏洗，日三服”，宜从。

【原文】蚀于肛者，雄黄熏之。(12)

雄黄

上一味为末，筒瓦二枚合之，烧，向肛熏之。《脉经》云：病人或从呼吸上蚀其咽，或从下焦蚀其肛阴，蚀上为惑，蚀下为狐。狐惑病者，猪苓散主之。

【提要】上两条论狐惑病蚀于前、后二阴的外治法。

【图解】

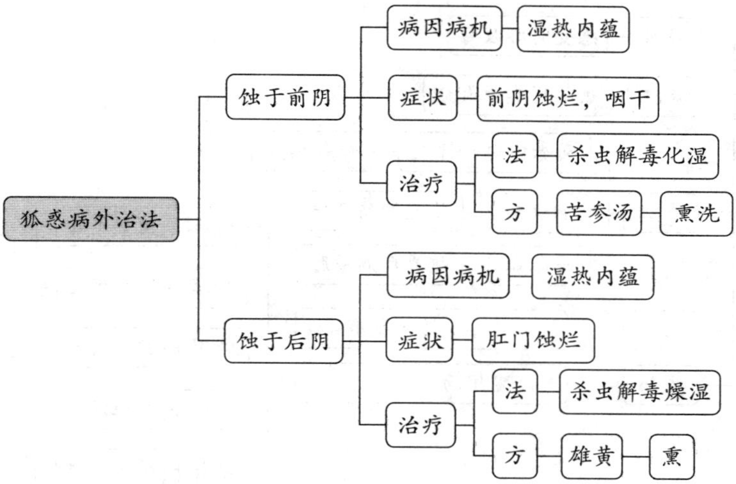

【按语】狐惑病由湿热内蕴所致，涉及脾、胃、肝经。口咽乃脾胃之门户，为足厥阴肝经之所系；魄门直通胃肠，而肝之经脉绕阴器，故湿热邪毒随经下注，可见前后阴蚀烂；肝经上循于咽，湿热循经上冲，津不上承，则咽干。苦参、雄黄皆为解毒、燥湿、杀虫之剂，可作熏洗之用，以达到杀虫解毒化湿之效。

【常见考点】本条狐惑病外治法的临床应用。

阴阳毒病

一、阳毒证治

【原文】阳毒之为病，面赤斑斑如锦文[1]，咽喉痛，唾脓血。五日可治，七日不可治，升麻鳖甲汤主之。（14）

升麻鳖甲汤方

升麻二两　当归一两　蜀椒（炒去汗[2]）一两　甘草二两　鳖甲手指大一片（炙）　雄黄半两（研）

上六味，以水四升，煮取一升，顿服之，老少再服[3]取汗。

【词解】[1] 锦文：文，通纹。锦文，丝织品的花纹。此处形容面部色斑。

[2] 去汗：指去油。

[3] 老少再服：老人与小孩分两次服。

【提要】本条论述阳毒病证治和预后。

【图解】

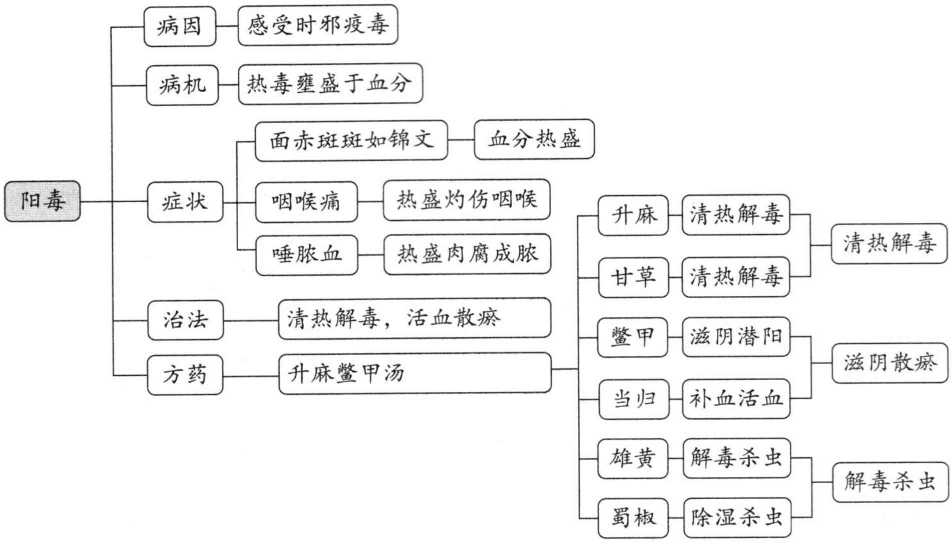

二、阴毒证治

【原文】阴毒之为病，面目青，身痛如被杖[1]，咽喉痛。五日可治，七日不可治，升麻鳖甲汤去雄黄、蜀椒主之。（15）

【词解】[1] 身痛如被杖：杖，棍棒。形容身体如遭棍棒击打一样疼痛。

【提要】本条论述阴毒病证治和预后。

【图解】

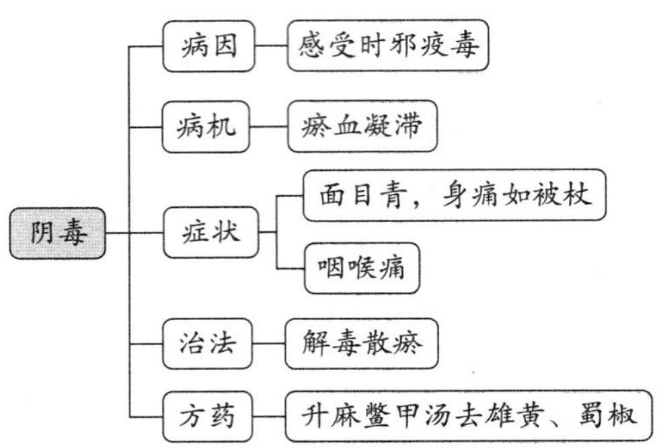

【按语】阴阳毒系感受疫毒所致。阳毒者，热毒壅盛于血分，现于面部，故红斑状如锦纹；灼伤咽喉，故咽喉痛；热盛肉腐成脓，故吐脓血。疫毒侵袭血脉，瘀血凝滞，出现面目色青；经脉阻塞，血液流行不畅，故遍身疼痛；疫毒结喉，故作痛。“五日可治、七日不可治”，强调早期治疗的重要意义。治用升麻鳖甲汤，方中升麻、甘草清热解毒；鳖甲、当归滋阴散瘀；雄黄、蜀椒解毒，以阳从阳，欲其速散。诸药合用，清热解毒，活血散瘀。方后云“取汗”，意在宣散毒疠之气，透达外出，不致疫毒内陷。

阴毒者，疫毒侵犯血脉，瘀血凝滞，阻塞不通，现于面部则色青；经脉阻塞，血流不畅，故遍身疼痛如被杖；疫毒壅结咽喉，则咽喉痛。五日可治，七日不可治，早期虽邪毒已盛，但正气未衰，故易于治愈；日久则毒盛正衰，较难治疗。方仍以升麻鳖甲汤解毒散瘀，去雄黄、蜀椒以防损其阴气。阴毒和阳毒在病变部位、感邪轻重、证候表现方面虽有所差异，但同为疫疠热毒引起的血分病证，总以解毒散瘀为法，故均用升麻鳖甲汤为主治疗。

【常见考点】阴阳毒的病因病机、症状分析和临床应用。

【本篇内容归纳】

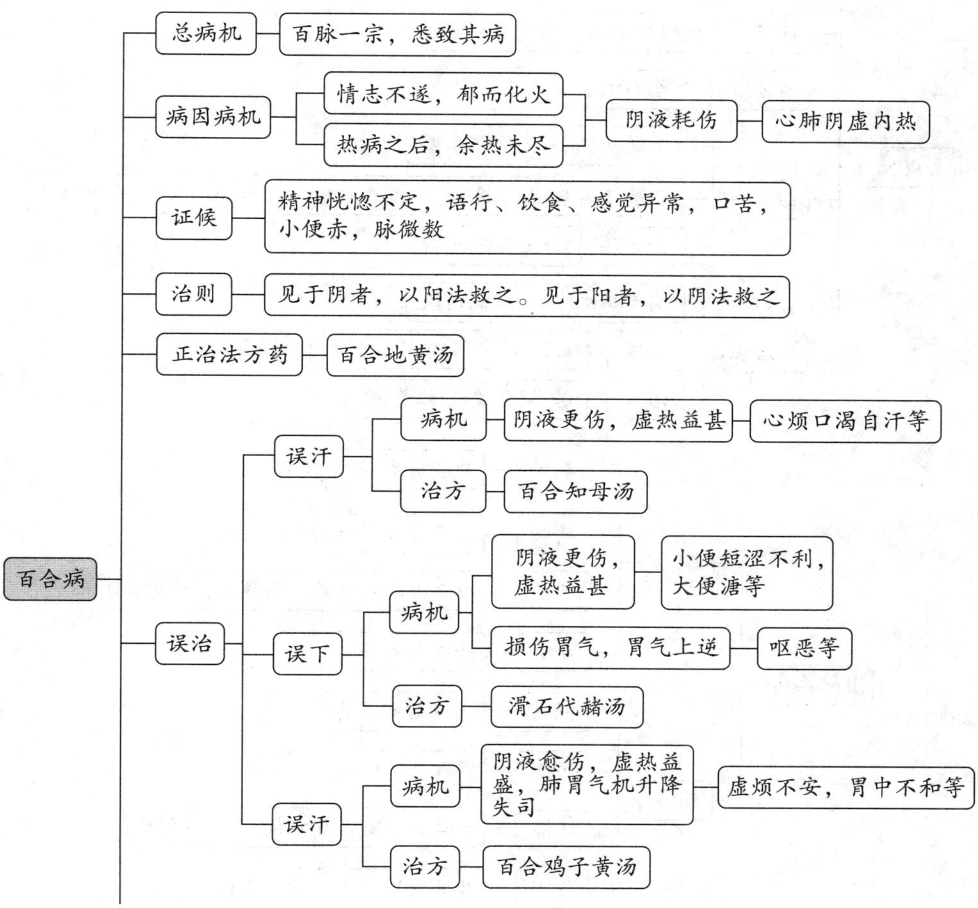

- 变证
  - 变渴
    - 变渴
      - 病机 — 阴虚内热 — 百合病基本症状兼见口渴
      - 治方 — 百合洗方
    - 渴不差
      - 病机 — 热盛伤津 — 百合病基本症状兼见口渴不解
      - 治方 — 栝楼牡蛎散
  - 发热
    - 病机 — 阴虚内热，里热偏盛 — 百合病基本症状兼见发热、小便短涩不利
    - 治方 — 百合滑石散

- 狐惑病
  - 病因病机 — 湿热虫毒蕴脾
  - 证候 — 咽喉及前后二阴溃烂、目赤
  - 治方 — 甘草泻心汤
  - 酿脓
    - 病因病机 — 湿热蕴毒
    - 证候 — 脉数、微烦、默默但欲卧，目赤如鸠眼睛/目四眦黑
    - 治方 — 赤豆当归散
  - 外治法
    - 病因病机 — 湿热内蕴
    - 证候 — 前阴(或肛门)蚀烂，咽干
    - 治方 — 苦参汤,熏洗/雄黄,熏

- 阴阳毒病
  - 阳毒
    - 病因 — 感受时邪疫毒
    - 病机 — 热毒壅盛于血分
    - 证候 — 面赤斑斑如锦文，咽喉痛，唾脓血
    - 治方 — 升麻鳖甲汤
  - 阴毒
    - 病因 — 感受时邪疫毒
    - 病机 — 瘀血凝滞
    - 证候 — 面目青，身痛如被杖，咽喉痛
    - 治方 — 升麻鳖甲汤去雄黄、蜀椒

【复习思考题】

1. 试从“百脉一宗，悉致其病”论述百合病的主要病机。
2. 请概括百合病的证候特征。
3. 百合病如何辨证施治？
4. 试述百合地黄汤的方义，临床应用的注意事项。
5. 狐惑病的病因病机和临床特点是什么？甘草泻心汤的组方有何特点？
6. 狐惑病怎样治疗？
7. 阴阳毒的病因病机、临床症状、治法方药是什么？

《金匮要略》图表全解

疟病脉证并治第四

【学习目标】

掌握： 疟母的概念与证治。

熟悉： 温疟的证治。

了解： 疟病的概念及分类。

背诵： 第 2 条原文。

【篇名释义】

疟病是指感受疟邪，以寒热往来、寒战壮热、休作有时为临床表现的一种疾病。《黄帝内经·素问·疟论》："疟皆生于风。"风在人体内主要表现为肝风，与少阳有密切的关系，这是本病的病机核心。在病因上，《黄帝内经·素问·疟论》"夏伤于暑，秋必病疟"，"冬中于风……至春则阳气大发，邪气不能自出"，是本篇疟病病因的理论来源。在治疗和预后上，清·陈修园《医学三字经》言："日一发，亦无伤，三日作，势猖狂，治之法，小柴方。"

本篇首先论述了疟病主脉是"疟脉自弦"，并根据不同脉证提出汗、吐、下、清、温、针灸、饮食调理等治法。其次，按脉证和寒热的多少将疟病分为疟母、瘅疟、温疟、牝疟等并分别论述了疟病的辨证论治和转归。

一、主脉与治法

【原文】师曰：疟脉自弦，弦数者多热，弦迟者多寒。弦小紧者下之差，弦迟者可温之，弦紧者可发汗、针灸也，浮大者可吐之，弦数者风发①[1]也，以饮食消息止之②。(1)

【校勘】①风发：《外台秘要》作"风疾"。

② 消息止之：《金匮玉函经二注》作“消息之”。

【词解】[1] 风发：风，泛指邪气。风发，是指感受外邪，内郁化热。

【提要】本条从脉象论述疟病的病机和治法。

【图解】

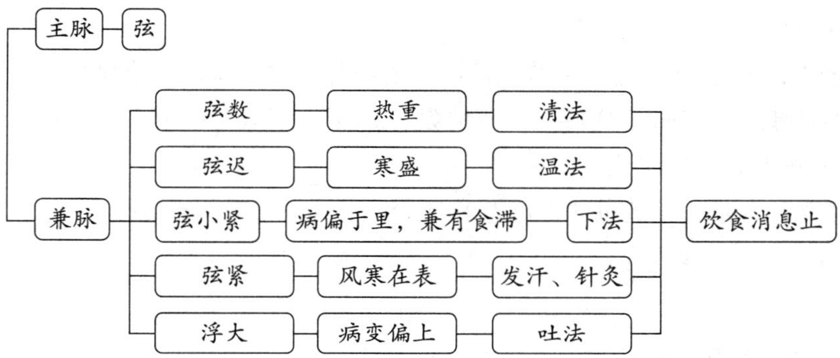

【按语】“疟脉自弦”有两层含义：一者疟病以往来寒热，发作有时为特征，符合邪踞半表半里之少阳的特点，故脉多弦；二者，强调疟病以邪实为要，邪实郁阻气机，故脉弦。由于患者体质和邪气性质、程度不同，病位有上下浅深之别，发病后其病理变化和症状表现也不一样，故在弦脉基础上可伴其他兼脉。兼数者为风发也，为热重，以饮食消息止之。兼迟者为寒盛，可用温法以祛寒。脉弦小而紧者是病偏于里，多兼有食滞，可酌用攻下法。脉弦紧多病偏于表，兼感风寒，可用发汗法或结合针灸治疗。脉浮大者病变偏于上，可用吐法。“脉弦数者风发也，以饮食消息止之”是采用饮食调治方法提高疗效，促进疾病的痊愈。“止之”在“弦数者，风发也”之后，有阻止发展、防止传变之意，说明疟病热盛容易损伤阴津，可以用甘寒之物调理，如梨汁、蔗浆之属。

【常见考点】疟病兼脉的病性及治法。

二、证治

（一）疟母

【原文】病疟，以月一日发，当以十五日愈；设不差，当月尽解；如其不差，当云何？师曰：此结为癥瘕[1]，名曰疟母[2]，急治之，宜鳖甲煎丸。（2）

鳖甲煎丸方

鳖甲十二分（炙） 乌扇三分（烧） 黄芩三分 柴胡六分 鼠妇三分（熬） 干姜三分 大黄三分 芍药五分 桂枝三分 葶苈一分（熬） 石韦三分（去毛） 厚朴三分 牡丹五分（去心） 瞿麦二分 紫葳三分 半夏一分 人参一分 䗪

虫五分（熬） 阿胶三分（炙） 蜂窠四分（熬） 赤硝十二分 蜣螂六分（熬） 桃仁二分

上二十三味为末，取煅灶下灰一斗，清酒一斛五斗，浸灰，候酒尽一半，着鳖甲于中，煮令泛烂如胶漆，绞取汁，内诸药，煎为丸，如梧子大，空心服七丸，日三服。《千金方》用鳖甲十二片，又有海藻三分，大戟一分，䗪虫五分，无鼠妇、赤硝二味，以鳖甲煎和诸药为丸。

【词解】[1] 癥瘕：是腹中有积聚结块的统称，这里指胁下有结块。

[2] 疟母：指疟病迁延日久，反复发作，正气渐衰，疟邪假血依痰，结成癥块，居于胁下的一种病证。

【提要】本条论述疟母的形成及其证治。

【图解】

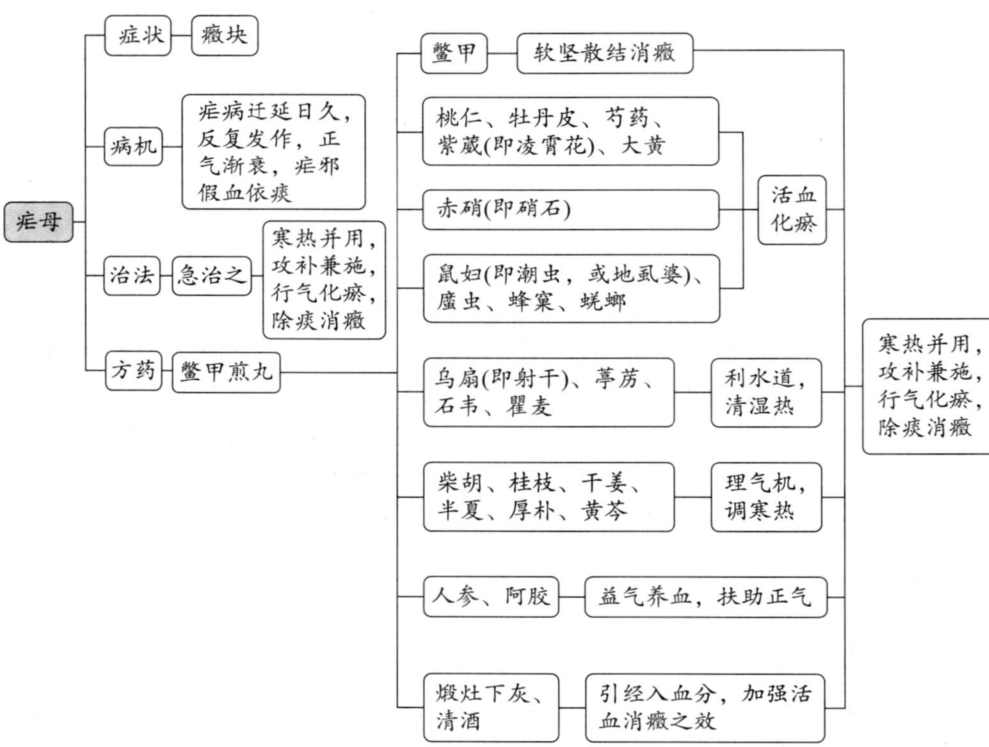

【按语】古人认为五日为一候，三候为一气，十五日为一个节气。一般天气十五日为一更。人与自然息息相关，天气更移，人身之气亦随之更移。更移时正气旺而胜邪气，则病易愈，故云："病疟以月一日发，当以十五日愈；设不差，当月尽解。"这是根据天气十五日一更推算而来的。如疟病迁延日久，反复发作，必致正气渐衰，疟邪可假血依痰结成痞块，居于胁下而成疟母。疟母不消，病根未除，则其发热恶寒等症状难以根除，故当“急治之”。方用鳖甲煎丸。

本方配伍颇具特色，攻补兼施，寒热并用，利湿解毒，祛瘀消癥，扶助正气。用有情之品引入肝脏攻邪气，正气与邪气内斗，把邪气困在体内而正气不衰，让邪气自然消亡，而不是往外发散。进入厥阴的顽固癥瘕，治疗很难出表。体现了仲景治疗久病成积一类病证的思路。

【常见考点】鳖甲煎丸的病因病机、症状分析和临床应用；鳖甲煎丸的配伍。

（二）瘅疟

【原文】师曰：阴气孤绝，阳气独发，则热而少气烦冤[1]，手足热而欲呕，名曰瘅疟[2]。若但热不寒者，邪气内藏于心，外舍分肉之间，令人消铄脱肉①。(3)

【校勘】①脱肉：《医统正脉》本作“肌肉”。

【词解】[1] 烦冤：烦闷不舒，难以言状的样子。

[2] 瘅疟：瘅（dān 单），热也。瘅疟是但热不寒的一种疟病。

【提要】本条论述瘅疟的病机和症状。

【图解】

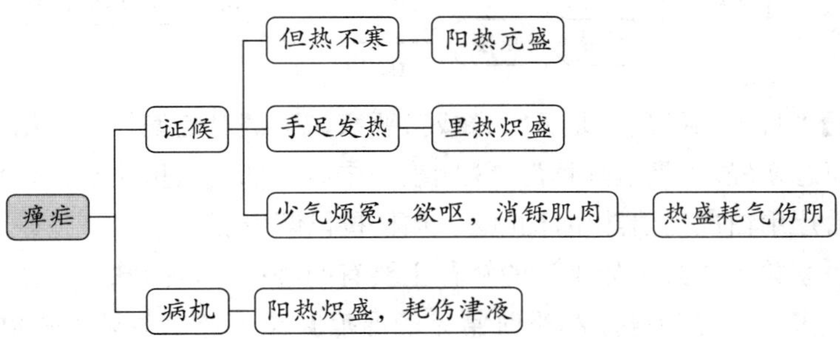

【按语】此条原文源出《素问·疟论》：“阴气孤绝，阳气独发。”意指阴血不足不能制阳而阳热过盛；由于阳热亢盛，故症见但热不寒；里热炽盛，故手足发热更为明显；热盛耗气伤阴，故令人气短，心中烦闷不舒，恶心欲呕，肌肉消损。

本条未提出治法和方药，后世医家多主张用白虎加人参汤、竹叶石膏汤化裁治之，临床当随证变化，灵活使用，以清热救阴、截疟为其大法。

【常见考点】瘅疟的病因病机和症状。

（三）温疟

【原文】温疟者，其脉如平，身无寒但热，骨节疼烦，时呕，白虎加桂枝汤主之。(4)

白虎加桂枝汤方：

知母六两　甘草二两（炙）　石膏一斤　粳米二合　桂枝三两（去皮）

上剉，每五钱，水一盏半，煎至八分，去滓，温服，汗出愈。

【提要】本条论述温疟的证治。

【图解】

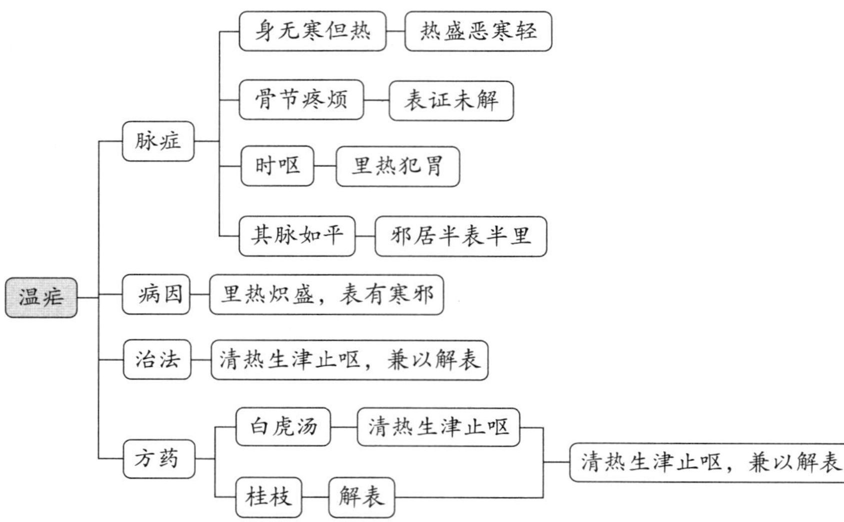

【按语】“身无寒但热”是无大寒或微恶寒，强调温疟偏热盛，相对而言，患者发热重而恶寒轻。“骨节疼烦”，说明表证未解。邪气入里化热并伤胃气，故时时呕吐。治疗用白虎汤清热生津止呕，加桂枝以解表邪。

历代医家关于“其脉如平”的解释主要有两种：一是指脉象不弦，跟正常人的脉象差不多；二是指脉象和平时常见的温疟脉象一样，多见“弦数”。因本文第 1 条即指出“疟脉自弦”“弦数者多热”，故此处“平脉”多取第二种说法。

【常见考点】白虎加桂枝汤的病因病机、症状分析和临床应用。

（四）牝疟

【原文】疟多寒者，名曰牝疟[①]，蜀漆散主之。（5）

蜀漆散方

蜀漆（洗去腥）　云母（烧二日夜）　龙骨等分

上三味，杵为散，未发前，以浆水服半钱。温疟加蜀漆半分，临发时服一钱匕。一方云母作云实。

【校勘】①牝疟：原本作牡疟。据《外台秘要》引《伤寒论》原文改。

【提要】本条论述牝疟的证治。

【图解】

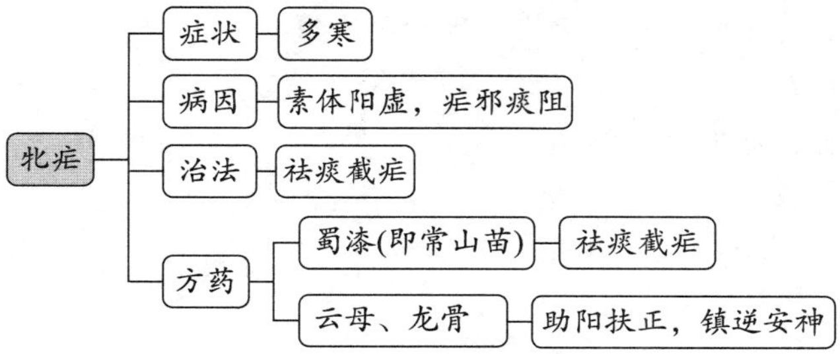

【按语】牝疟多由内有痰饮，阳气为痰饮所阻，疟邪侵入人体留于阴分导致，病性偏阴偏寒，故发病以寒多热少为特征。蜀漆散乃祛痰截疟之剂，方中蜀漆（即常山苗）祛痰止疟为主药；云母、龙骨助阳扶正，镇逆安神。

【常见考点】牝疟的证候，蜀漆散的临床应用。

【本篇内容归纳】

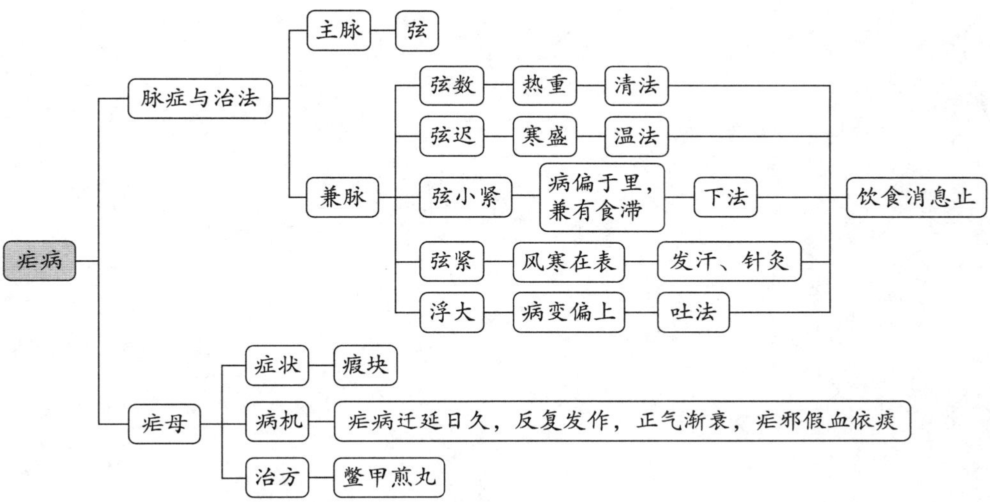

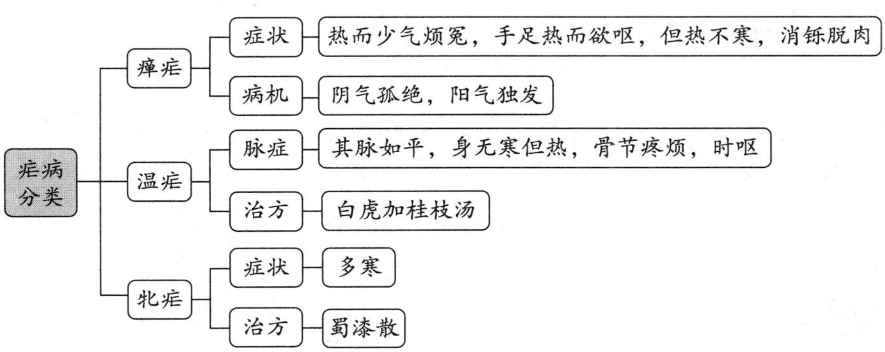

【复习思考题】

1. 简述疟病的主脉及相兼脉的临床诊断价值。
2. 何谓疟病？
3. 何谓疟母？如何治疗？

中风历节病脉证并治第五

【学习目标】

掌握：中风在经、在络、入腑、入脏的不同见症及历节病的证治。

熟悉：中风与历节的病因病机。

了解：中风与历节的概念与合篇意义。

背诵：第 2（下段）、8、10 条原文。

【篇名释义】

本篇论述中风病与历节病。中风病是以猝然昏倒或未经昏仆而出现以半身不遂、口眼㖞斜、语言不利为特征的一类疾病。历节病是以全身多个关节疼痛肿大，痛势剧烈，日久可致骨节变形为主要表现的疾病。

本篇首先提出中风病名，认为其成因是“内虚邪中”，并论述其在络、在经、入腑、入脏的不同见症，为辨别中风病情轻重提供依据。

历节成因是以肝肾先虚为病之本，风寒湿邪外侵为病之标。篇中从风湿历节、寒湿历节进行辨治，其主治方剂至今仍为后世医家所常用。

中风与历节均属广义风病，都有肢体功能障碍见症，皆因内虚邪犯而发病，故合为一篇论述。

中风病

一、脉症、病因病机与鉴别

【原文】夫风之为病，当半身不遂；或但臂不遂者，此为痹。脉微而数，中

风使然。（1）

【提要】本条论述中风的主要脉症、中风与痹证的鉴别。

【图解】

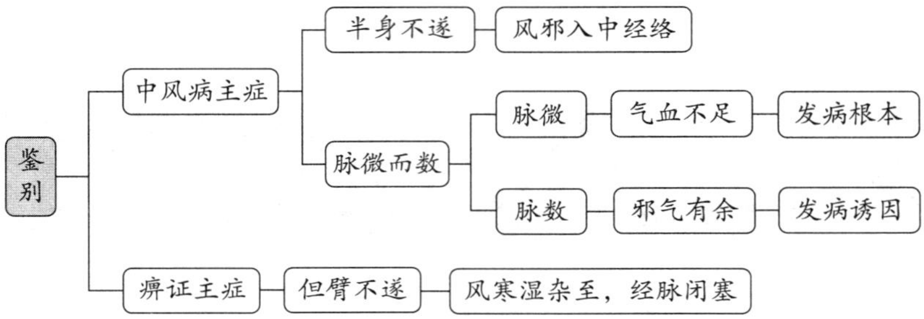

【按语】本条后世医家释义存在争议有两点：一是“或但臂不遂者，此为痹”；二是“脉微而数，中风使然”。

对于“或但臂不遂者，此为痹”这句原文，喻嘉言、张璐等认为中风症状有轻重不同之表现，“此为痹”即中风病之病机是营卫痹阻。譬如《医门法律》云：“风从上入，臂先受之，所入犹浅也。”尤怡、沈明宗等则认为此为中风与痹证鉴别。譬如沈氏《金匮要略编注》云：“此分中风与痹也。”此两种学说虽然都有道理，但第二种学说更符合仲景原意。

对于“脉微而数，中风使然”这句原文，日本丹波元简等否认“脉微而数”是中风脉象。认为临床上中风病脉多弦。黄树曾等医家则认为“脉微而数”是中风已经发生后的脉象。

【常见考点】本条为中医经典等级考试二级条文，中风与痹证的鉴别为重点内容。

【原文】寸口脉浮而紧，紧则为寒，浮则为虚；寒虚相搏，邪在皮肤；浮者血虚，络脉空虚；贼邪不泻，或左或右；邪气反缓，正气即急[1]，正气引邪，㖞僻不遂[2]。邪在于络，肌肤不仁[3]；邪在于经，即重不胜；邪入于腑，即不识人；邪入于脏，舌即难言，口吐涎。（2）

【词解】[1] 邪气反缓，正气即急：指受邪一侧经脉肌肉松弛，无病一侧经脉肌肉紧张。

[2] 㖞僻不遂：口眼㖞斜，不能随意运动。

[3] 肌肤不仁：肌肤麻木不仁。

【提要】本条论述中风的病因病机、口眼㖞斜的机制及中风病位深浅的辨证。

【图解】

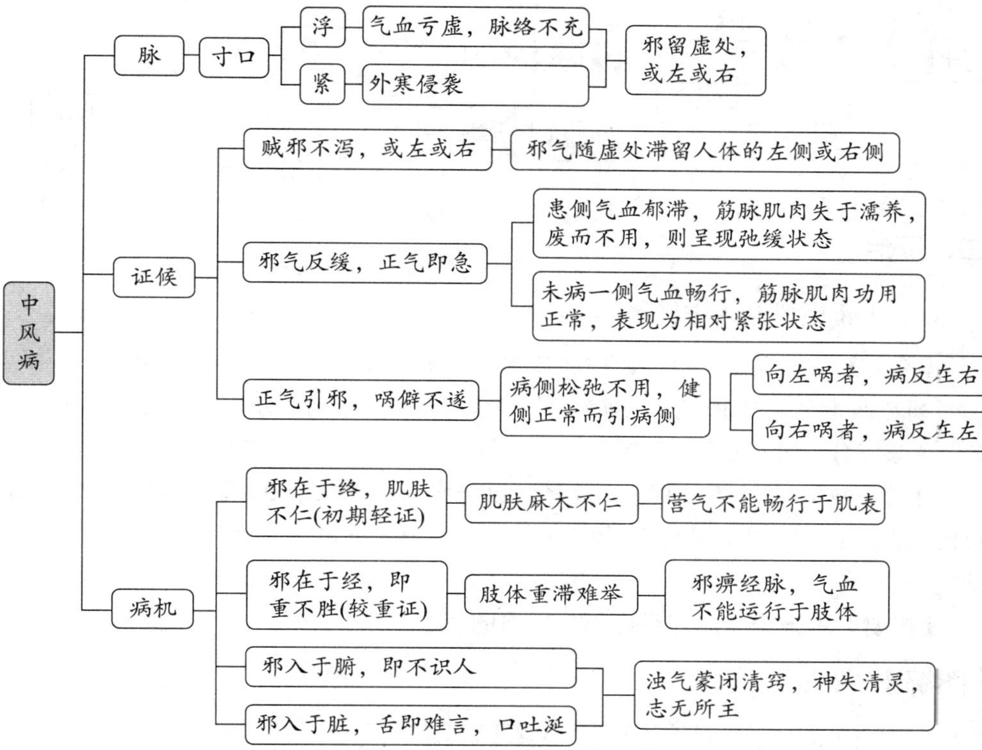

【按语】对于中风“邪入于腑”之腑具体部位，注家有两种释义。一种以喻嘉言为代表，认为腑即是胃。其曰：“胃为六腑之总司也……风入胃中，胃热必盛，蒸其津液，结为痰涎，壅塞隧道。”另一种学说以沈明宗为代表，认为入腑即为入脑。其曰：“邪入于腑堵塞脑间，神机不能出入鉴照，则不识人。”这两种学说都有一定道理。总之胃热熏蒸，痰热蒙蔽神志，故不识人。

【常见考点】本条为执业医师考试大纲考点，其中有关中风的病因病机是中医经典等级考试二级条文，中风病位深浅的辨证论述是一级条文，当重点关注。

【原文】寸口脉迟而缓，迟则为寒，缓则为虚，荣缓则为亡血，卫缓则为中风。邪气中经，则身痒而瘾疹[1]。心气不足，邪气入中[2]，则胸满而短气。(3)

【词解】[1] 瘾疹：即风疹，其主症为疹块遍及全身而痒痛，常突然发作，起伏不定。

[2] 入中：邪不外传而内传。

【提要】本条论述中风与瘾疹的发病机制。

【图解】

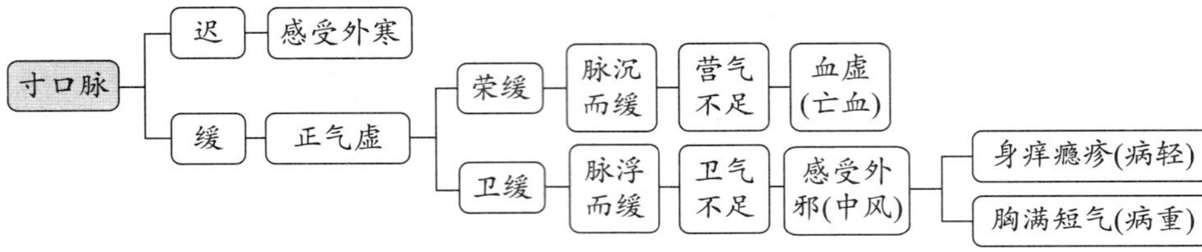

二、证治

（一）正虚风邪入中经络

【原文】侯氏黑散：治大风四肢烦重，心中恶寒不足者。《外台》治风癫。

菊花四十分　白术十分　细辛三分　茯苓三分　牡蛎三分　桔梗八分　防风十分　人参三分　矾石三分　黄芩五分　当归三分　干姜三分　芎䓖三分　桂枝三分

上十四味，杵为散，酒服方寸匕，日一服。初服二十日，温酒调服，禁一切鱼肉大蒜，常宜冷食，六十日止，即药积在腹中不下也。热食即下矣，冷食自能助药力。

【提要】本条论述风邪乘虚入中经络的证治。

【图解】

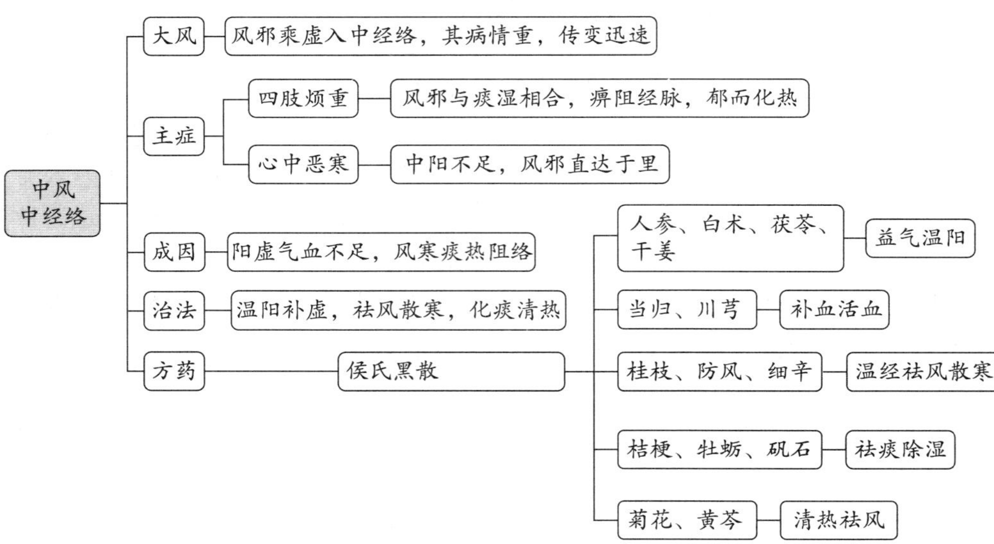

【按语】大风在古代为难治之疾，短期内很难痊愈，为用药方便，故用散剂。用酒送服，借其温通血脉，利于血行。禁忌鱼肉，是虑其滋腻碍邪。服药时宜冷食，并忌大蒜，以使药物积于腹中缓缓发挥作用，不致药力耗散下走。

（二）热盛风动

【原文】风引汤：除热瘫痫[1]。

大黄　干姜　龙骨各四两　桂枝三两　甘草　牡蛎各二两　寒水石　滑石　赤石脂　白石脂　紫石英　石膏各六两

上十二味，杵，粗筛，以韦囊[2]盛之，取三指撮，井花水[3]三升，煮三沸，温服一升。治大人风引，少小惊痫瘈疭，日数十发，医所不疗，除热方。巢氏云：脚气宜风引汤。

【词解】[1] 瘫痫：瘫指半身不遂；痫指癫痫。

[2] 韦囊：古代用皮革制成的药袋。

[3] 井花水：又称井华水，为清晨最先汲取的井泉水，其质洁净。

【提要】本条论述阳热内盛，肝风内动的证治。

【图解】

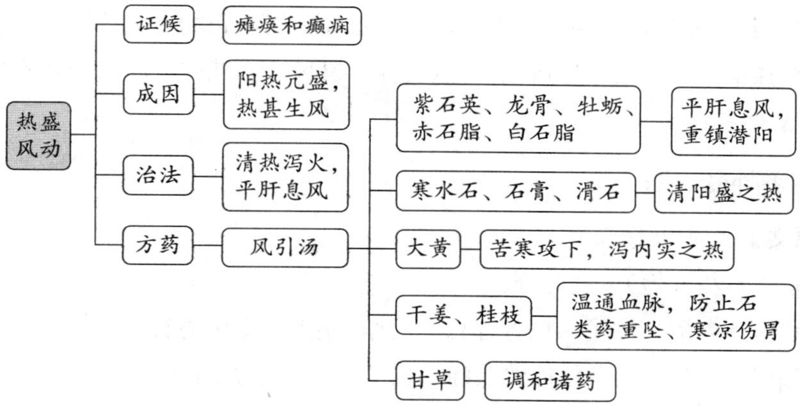

【按语】本方于大量石类药、寒凉药中配伍干姜、桂枝两味温热药顾护心脾阳气，体现重视人体正气的精神。

（三）血虚受风

【原文】防己地黄汤：治病如狂状，妄行[1]，独语[2]不休，无寒热，其脉浮。

防己一钱　桂枝三钱　防风三钱　甘草二钱

上四味，以酒一杯，浸之一宿，绞取汁，生地黄二斤，㕮咀[3]，蒸之如斗米饭久，以铜器盛其汁，更绞地黄汁，和，分再服。

【词解】[1] 妄行：行为反常。

[2] 独语：独自一人胡言乱语。

[3] 㕮咀：此处指把药物切碎。

【提要】本条论述血虚夹风所致癫狂的证治。

【图解】

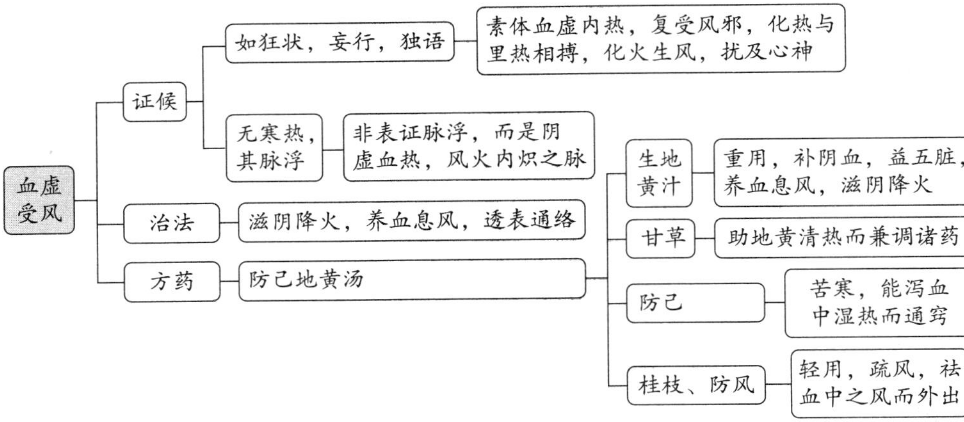

【按语】本证为血虚夹风，方中地黄一定要重用，正如徐大椿云："此方他药轻而生地独重，乃治血中之风也。"意在养血息风。而桂枝、防风用量不能过大，以免助热。

（四）外受风寒

【原文】头风[1]摩散方

大附子一枚（炮）　盐等分

上二味，为散。沐了，以方寸匕，已摩②疾上，令药力行。

【词解】[1] 头风：发作性的头痛、头晕、头重之类的疾患。

[2] 摩：外敷涂搽之意。

【提要】本条论述头风的外治法。

【图解】

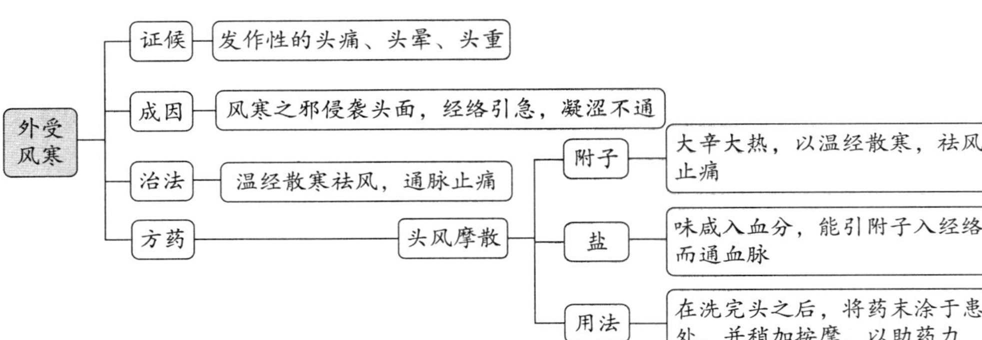

【按语】本方属于用药物按摩治疗杂病的外治方法。《脏腑经络先后病脉证第一》篇第二条提及“膏摩”法，此处针对头风，采取的是“摩散”法，可见仲景治疗杂病方法的灵活多样。

历节病

一、成因

（一）肝肾不足，水湿浸渍

【原文】寸口脉沉而弱，沉即主骨，弱即主筋，沉即为肾，弱即为肝。汗出入水中，如水伤心[1]，历节黄汗出[2]，故曰历节。（4）

【词解】[1] 如水伤心：心主血脉，如水伤心，犹言水湿伤及血脉。

[2] 黄汗：此指历节病的并发症状，即关节痛处溢出黄汗，故曰“历节黄汗出”。与黄汗病全身汗出色黄不同。

【提要】本条论述肝肾不足寒湿内侵历节的病因。

【图解】

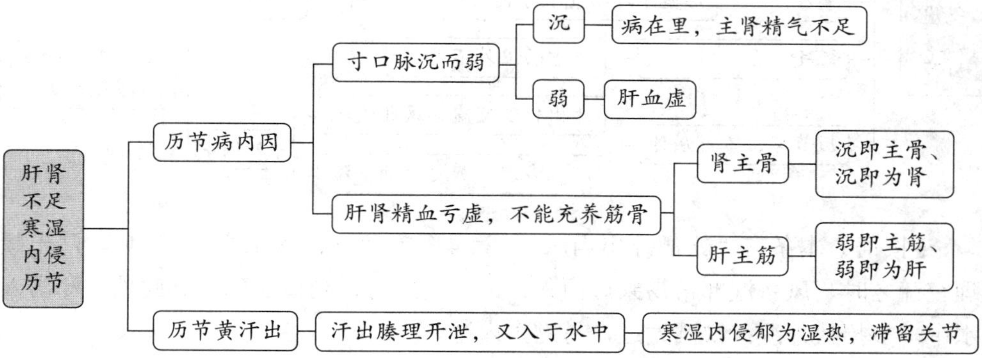

【按语】历节病的成因是肝肾先虚为病之本，寒湿之邪外侵为病之标，且寒湿之邪郁久化热。治疗时应分辨标本缓急、寒湿热邪之轻重。

【常见考点】本条为中医经典等级考试二级条文，当掌握肝肾不足寒湿内侵历节的病因。

（二）阴血不足，外受风邪

【原文】少阴脉浮而弱，弱则血不足，浮则为风，风血相搏，即疼痛如掣。（6）

【提要】本条论述血虚受风历节的病机、主症。

【图解】

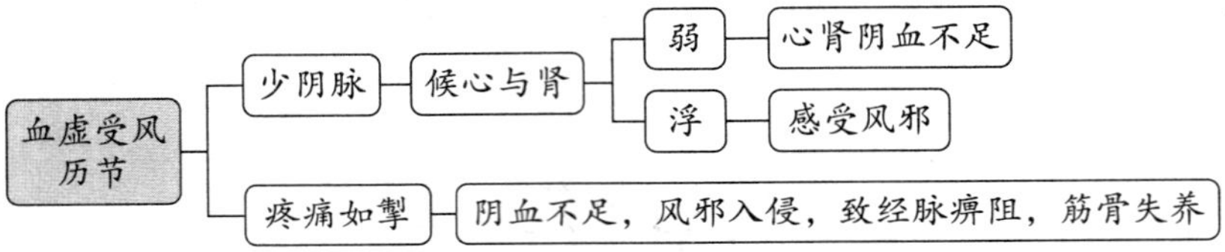

【按语】血虚夹风易于化燥，其所致历节以掣痛为特点。本条未出治法，据其病机，当养血为主，兼以祛风，即“治风先治血，血行风自灭”之意。

（三）气虚饮酒，汗出当风

【原文】盛人脉涩小，短气，自汗出，历节疼，不可屈伸，此皆饮酒汗出当风所致。（7）

【提要】本条论述气虚湿盛历节的病机证候。

【图解】

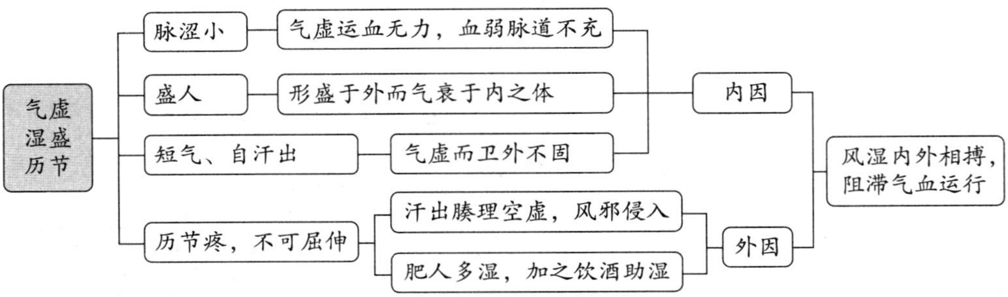

【按语】本条言“饮酒汗出当风”，第 4 条有“汗出入水中”，可见，汗出腠理空疏之时，风寒湿邪常易乘虚而入，故汗出之时，当慎避邪气。此外，汗出入水中，多招致外湿；饮酒太过，易滋生内湿。

（四）胃有蕴热，外感风湿

【原文】趺阳脉浮而滑，滑则谷气实，浮则汗自出。（5）

【提要】本条论述胃有蕴热复感风湿的历节病因。

【图解】

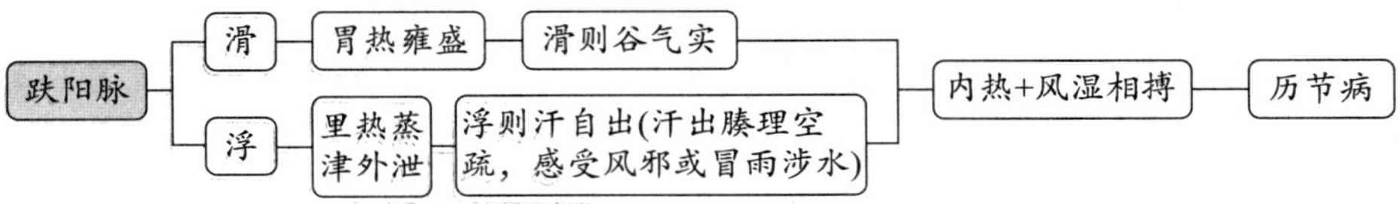

【按语】历节病病因为本虚标实，前三条论及肝肾不足、气血虚弱而感受外邪；此条特举胃素蕴热，复受外邪，亦可导致历节病。

（五）过食酸咸，内伤肝肾

【原文】味酸则伤筋，筋伤则缓，名曰泄。咸则伤骨，骨伤则痿，名曰枯。枯泄相搏，名曰断泄。荣气不通，卫不独行，荣卫俱微，三焦无所御，四属断绝，身体羸瘦，独足肿大，黄汗出，胫冷。假令发热，便为历节也。(9)

【提要】本条论述过食酸咸，内伤肝肾导致历节的病机证候。

【图解】

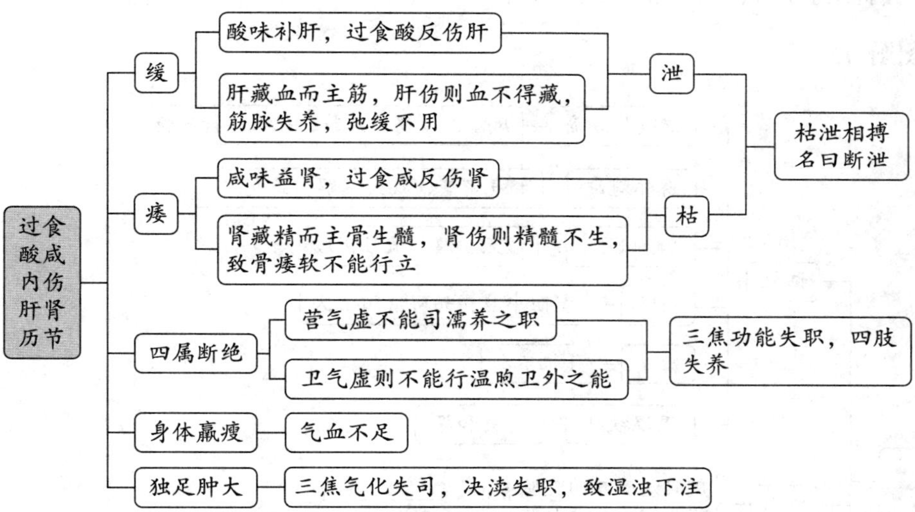

表 5-1　历节与黄汗鉴别

鉴别		历节	黄汗
相同点		均有身发热的临床表现	
不同点	病机	湿热下注关节	湿性重浊流于下，阳气被阻不能下达
	症状特点	两胫发热 关节肿痛处有黄汗	两胫发冷 全身出黄汗，且无关节肿痛

【按语】肝肾两虚是形成历节病的主要病机，本条列举过食酸咸可损伤肝肾，说明饮食不节为杂病病因之一。

二、证治

（一）风湿历节

【原文】诸肢节疼痛，身体魁羸[1]，脚肿如脱[2]，头眩短气，温温[3]欲吐，

桂枝芍药知母汤主之。(8)

桂枝芍药知母汤方

桂枝四两　芍药三两　甘草二两　麻黄二两　生姜五两　白术五两　知母四两　防风四两　附子二两(炮)

上九味，以水七升，煮取二升，温服七合，日三服。

【词解】[1] 身体魁羸：形容关节肿大，身体瘦弱。

[2] 脚肿如脱：形容小腿肿胀，且又麻木不仁，似乎和身体要脱离一样。

[3] 温温：作蕴蕴解，指心中郁郁不舒。

【提要】本条论述风湿历节的证治。

【图解】

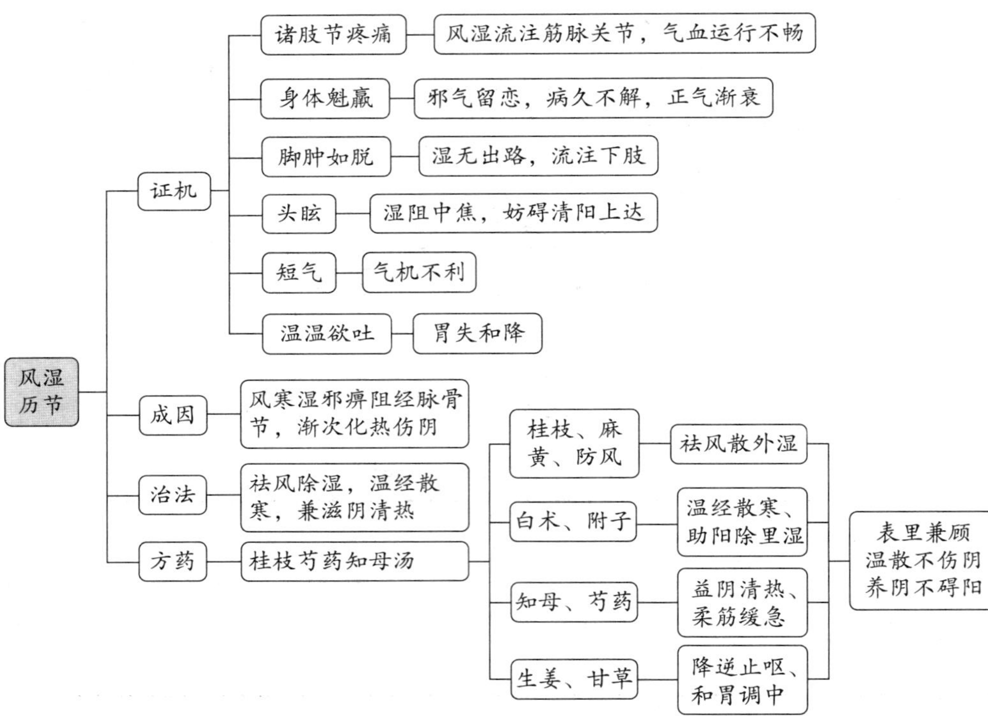

【按语】此证病情复杂，外有风寒湿邪浸淫筋骨肌肉，内有湿阻脏腑，兼风湿化热伤阴，所以重在治标，用药以辛散温燥为主，但兼凉润，以顾护阴血，既防温燥伤阴，又阻止病情发展。

【常见考点】本条为执业医师考试大纲考点，当掌握风湿历节的证候、病因病机、治法及方药，亦为中医经典等级考试一级条文。

（二）寒湿历节

【原文】病历节，不可屈伸，疼痛，乌头汤主之。（10）

乌头汤方：治脚气疼痛，不可屈伸。

麻黄　芍药　黄芪各三两　甘草三两，炙　川乌五枚，㕮咀，以蜜二升，煎取一升，即出乌头

上五味，㕮咀四味，以水三升，煮取一升，去滓，内蜜煎中，更煎之，服七合。不知，尽服之。

【提要】本条论述寒湿历节的证治。

【图解】

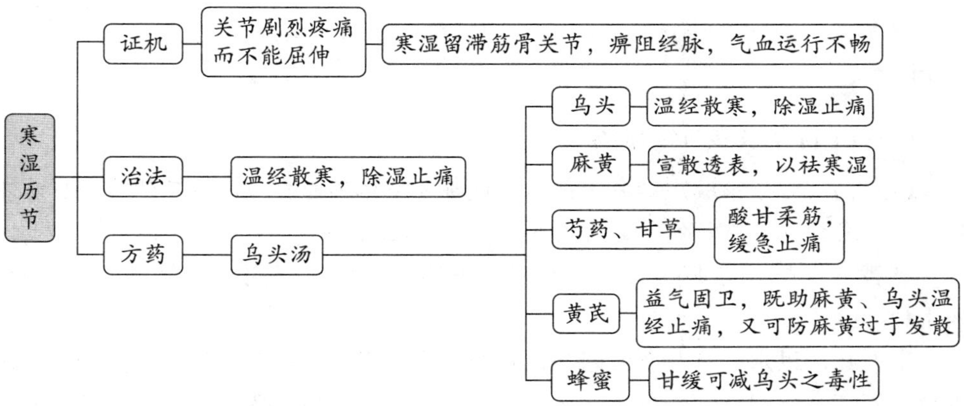

【按语】本证寒湿为患，非乌头、麻黄温热之品不能去其邪。方中芍药、甘草相配，酸甘化阴，可防此二药温燥伤阴，不愧为有制之方。

乌头峻猛有毒，应注意其炮制及煎药法。服乌头汤后，若唇舌肢体麻木，甚至昏眩吐泻，应加注意。如脉搏、呼吸、神志等方面无异常，则为“瞑眩”反应，是有效之征。如服后见呼吸急促、心跳加快，脉搏有间歇等现象，甚至神志昏迷，则为中毒反应，应当急救。

【常见考点】本条为中医经典等级考试二级条文，掌握寒湿历节的证候、病因病机、治法及方药。

（三）脚气冲心

【原文】矾石汤：治脚气冲心。

矾石二两

上一味，以浆水一斗五升，煎三五沸，浸脚良。

【提要】本条论述脚气冲心的外治法。

【图解】

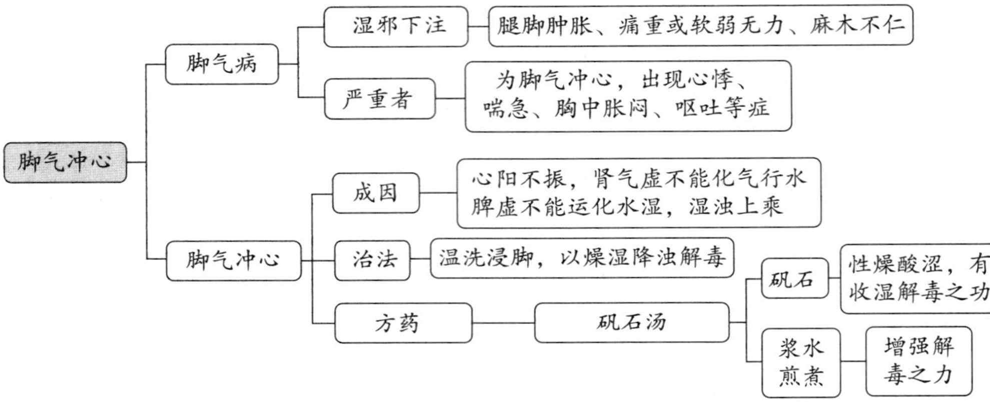

附方

（一）《古今录验》续命汤

【原文】《古今录验》续命汤：治中风痱，身体不能自收，口不能言，冒昧不知痛处，或拘急不得转侧。姚云：与大续命同，兼治妇人产后去血者，及老人小儿。

麻黄　桂枝　当归　人参　石膏　干姜　甘草各三两　芎䓖一两[①]　杏仁四十枚

上九味，以水一斗，煮取四升，温服一升，当小汗，薄覆脊，凭几坐，汗出则愈；不汗，更服。无所禁，勿当风。并治但伏不得卧，咳逆上气，面目浮肿。

【校勘】①芎䓖一两：邓珍本和赵开美本均无剂量，今据《医统正脉》本补。

【提要】本条论述气血两虚夹风寒痰热之中风偏枯证治。

【图解】

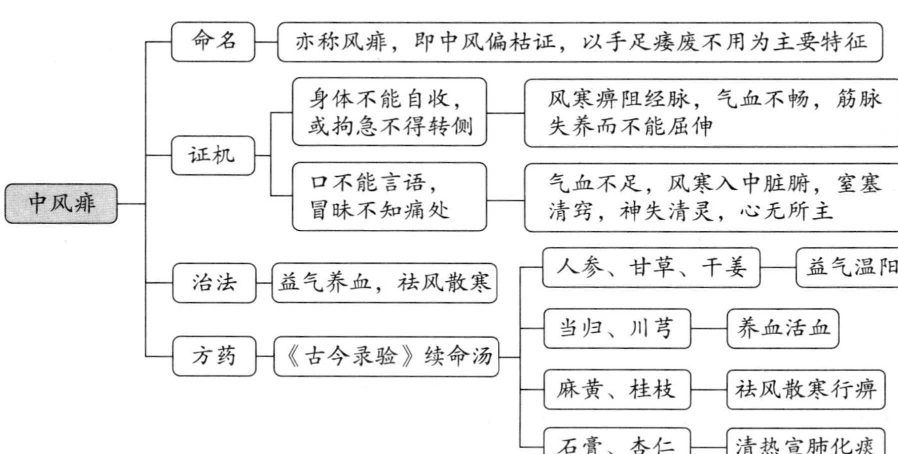

【按语】《灵枢·热病》曰：“痱之为病也，身无痛者，四肢不收，智乱不甚，其言微知，可治，甚则不能言，不可治也。”尤在泾言：“非特邪气之扰，亦真气之衰也。”

（二）《千金》三黄汤

【原文】《千金》三黄汤：治中风手足拘急，百节疼痛，烦热心乱，恶寒，经日不欲饮食。

麻黄五分　独活四分　细辛二分　黄芪二分　黄芩三分

上五味，以水六升，煮取二升，分温三服，一服小汗，二服大汗。心热加大黄二分，腹满加枳实一枚，气逆加人参三分，悸加牡蛎三分，渴加栝楼根三分，先有寒加附子一枚。

【提要】本条论述中风偏枯者卫虚外受风寒湿，郁而化热的证治。

【图解】

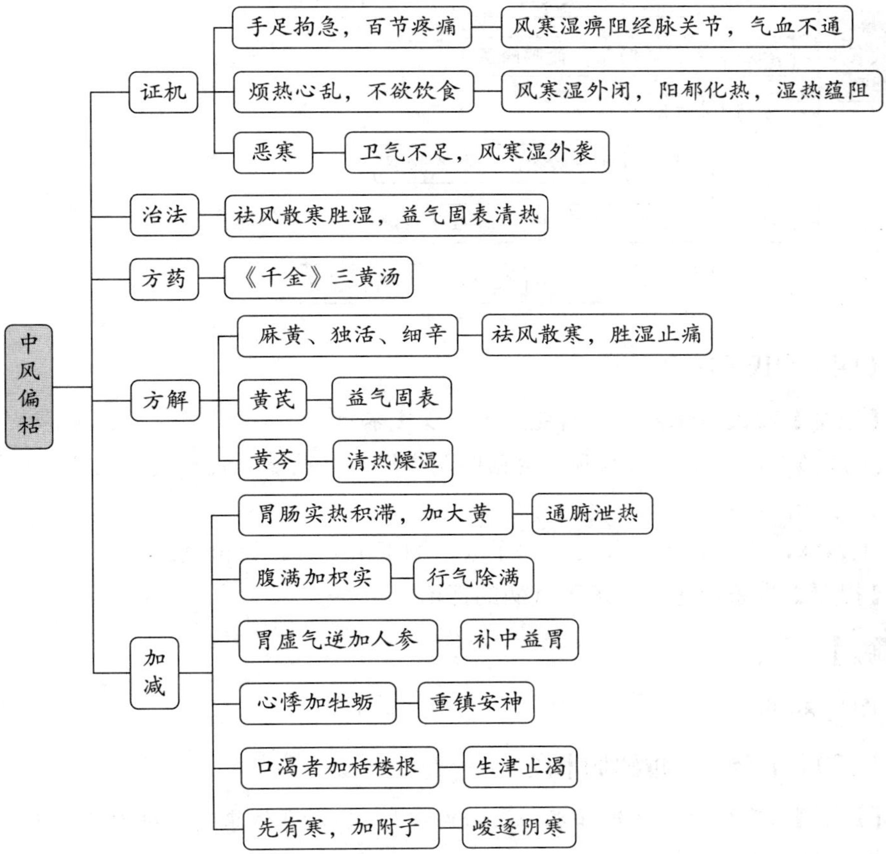

（三）《近效方》术附汤

【原文】《近效方》术附汤：治风虚头重眩，苦极，不知食味，暖肌补中，益精气。

白术二两　甘草一两（炙）　附子一枚半（炮，去皮）

上三味，剉，每五钱匕，姜五片，枣一枚。水盏半，煎七成，去滓，温服。

【提要】本条论述阳虚夹风寒的头眩证治。

【图解】

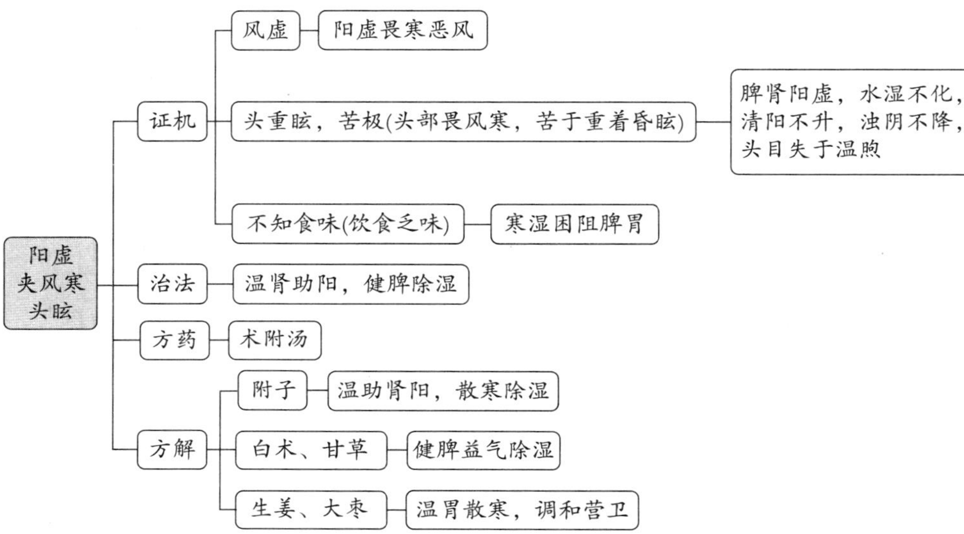

（四）崔氏八味丸

【原文】崔氏八味丸：治脚气上入，少腹不仁。

干地黄八两　山茱萸四两　薯蓣四两　泽泻　茯苓　牡丹皮各三两　桂枝一两　附子一两，炮

上八味，末之，炼蜜和丸，梧子大。酒下十五丸，日再服。

【提要】本条论述肾气虚脚气病的证治。

【图解】

图见 89 页。

（五）《千金方》越婢加术汤

【原文】《千金方》越婢加术汤：治肉极[①]，热则身体津脱，腠理开，汗大泄，厉风气，下焦脚弱。

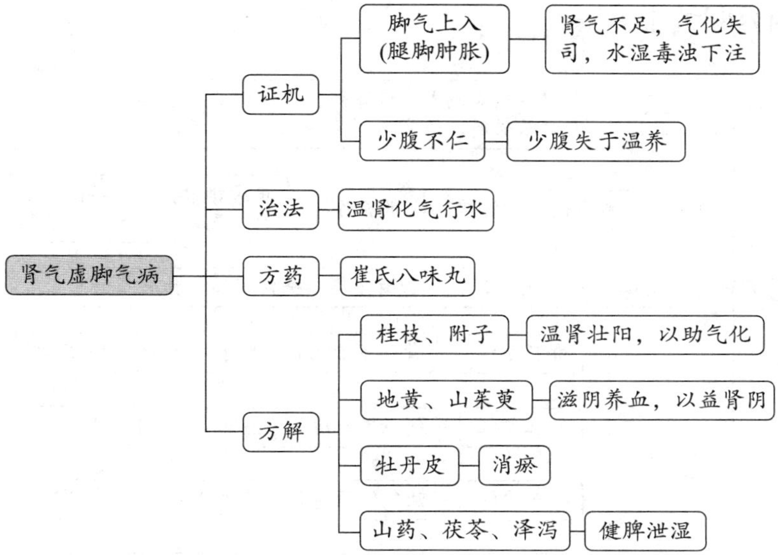

麻黄六两　石膏半斤　生姜三两　甘草二两　白术四两　大枣十五枚

上六味，以水六升，先煮麻黄去上沫，内诸药，煮取三升，分温三服。恶风加附子一枚，炮。

【校勘】①肉极：病名，指肌肉极度消瘦。

【提要】本条论述肉极证治。

【图解】

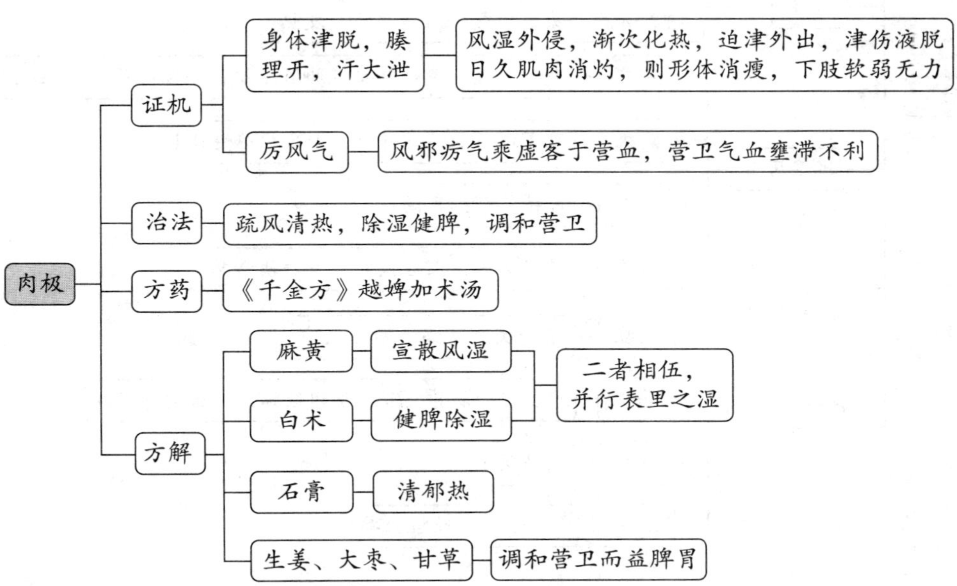

【本篇内容归纳】

- 中风
  - 概念：以猝然昏倒或未经昏仆，出现半身不遂、口眼㖞斜、语言不利为主症的一类疾病
  - 病因病机：“络脉空虚，贼邪不泻”——正虚邪中，经脉痹阻，瘀塞不通，气血不能畅行，经脉失养
  - 主要证候：半身不遂，或但臂不遂，㖞僻不遂，脉微而数
  - 分类
    - 邪在于络——营气不能畅行于肌表→肌肤不仁
    - 邪在于经——气血不能运行于肢体→即重不胜
    - 邪入于腑——浊气蒙蔽清窍，神失清灵→即不识人
    - 邪入于脏——心脾欲绝→舌即难言，口吐涎

- 历节
  - 概念：以遍历关节疼痛为主症，甚则关节肿大变形不可屈伸，身体羸瘦为特征的一类疾病
  - 病因病机
    - 风寒湿搏结于筋骨关节，邪气久恋——外因
    - 气血不足，肝肾亏虚，筋骨、关节、肌肉失养——内因
  - 证候：诸肢节疼痛，不可屈伸，身体魁羸，脚肿如脱，头眩短气，温温欲吐，发热
  - 风湿历节
    - 主症：肢节疼痛，身体尪羸，脚肿如脱，头眩短气，温温欲吐
    - 病机：风寒湿痹阻经脉骨节，渐次化热伤阴
    - 方剂：桂枝芍药知母汤
    - 治法：祛风除湿，温经散寒，兼滋阴清热
  - 寒湿历节
    - 主症：遍身关节疼痛，不可屈伸
    - 病机：寒湿留滞筋骨关节，痹阻经脉，气血运行不畅
    - 方剂：乌头汤
    - 治法：温经散寒，除湿止痛

【复习思考题】

1. 如何鉴别中风与痹症？
2.《金匮要略》对中风病的辨证分型、临床表现与机理有何论述？
3. 简述历节病的病因病机、病位及证候特点。
4. 如何鉴别历节与黄汗？
5. 试述桂枝芍药知母汤的病因病机、治法及用药特点。
6. 试比较分析桂枝芍药知母汤证与乌头汤证的异同点。

《金匮要略》
图表全解

血痹虚劳病脉证并治第六

【学习目标】

掌握： 血痹重证证治，虚劳病证治。

熟悉： 血痹与虚劳的病因病机与辨证。

了解： 血痹虚劳病两病的概念和合篇意义。

背诵： 第2、3、8、13、15、16、17、18条原文。

【篇名释义】

本篇论述血痹与虚劳病的成因与证治。血痹以肢体局部麻木为主症，是由气血不足，感受外邪所致。血痹与痹证有别，后者以肢体筋骨疼痛为主症，由风寒湿三气杂感引起。

虚劳是由过度劳伤所致的慢性衰弱性疾患的总称，其范围广泛，本篇所论包括气虚、血虚、气血两虚、阴虚、阳虚、阴阳两虚，以及虚劳兼风和虚劳夹瘀等，重点是阴阳两虚。治法上虽有补气、益血、温阳、滋阴之别，但关键在调补脾肾。本篇所论虚劳与肺痨不同，应予区别。

因血痹与虚劳均为气血阴阳不足，故合为一篇论述，重点是虚劳病。

血痹病

一、成因及轻证

【原文】问曰：血痹病①从何得之？师曰：夫尊荣人[1]，骨弱肌肤盛，重因②疲劳汗出，卧不时动摇，加被微风，遂得之。但以脉自微涩，在寸口、关上小紧，宜针引阳气，令脉和紧去则愈。（1）

【校勘】①病：《脉经》卷八无此字。

②因：赵开美本作“困”。

【词解】[1] 尊荣人：指养尊处优，好逸恶劳的人。即《素问·宣明五气论》所谓“形乐志苦”。

【提要】本条论述血痹病的病因及轻证的脉象和治法。

【图解】

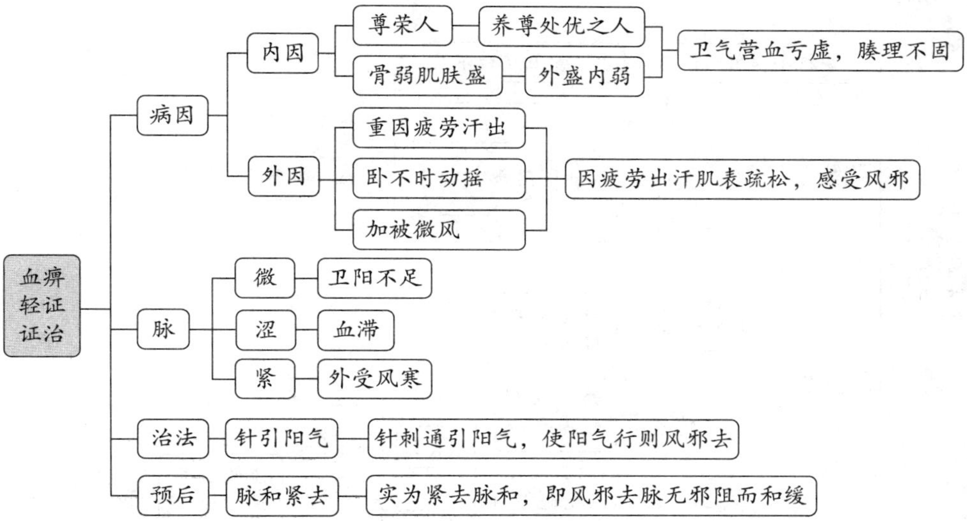

【按语】本病因阳气不行致血行不畅，故治以引导阳气为主，使气行则血行。因受风而血气不畅者，亦不当独祛风邪，应以畅通气血为主，此亦“血行风自灭”之意。可见，血痹治疗的关键在于通阳行痹。

对本条脉象的正确理解是掌握血痹病病因病机的关键。仲景用微涩、小紧出现部位不同反映血痹之轻重，邪中之浅深。血痹轻证，微涩之脉仅见于寸口，关上小紧；血痹重证，则微涩之脉见于寸口、关上，而尺中小紧，甚则“阴阳俱微”。

对血痹轻证的治疗宜针引阳气。血痹血行不畅之因，实则由于阳气痹阻，其邪入不深，病变尚浅，正气尚能抗争。所以用针刺以引动阳气，阳气行则邪去，邪去则脉和而不紧，如此则血痹可愈。

【常见考点】本条为中医经典等级考试二级条文，掌握血痹的成因及轻证的治疗。

二、重证

【原文】血痹阴阳俱微，寸口关上微，尺中小紧，外证身体不仁[1]，如风痹状，

黄芪桂枝五物汤主之。(2)

黄芪桂枝五物汤方

黄芪三两　芍药三两　桂枝三两　生姜六两　大枣十二枚

上五味，以水六升，煮取二升，温服七合，日三服。一方有人参。

【词解】[1] 不仁：指肌肤麻木不知痛痒。

【提要】本条论述血痹病重证的证治。

【图解】

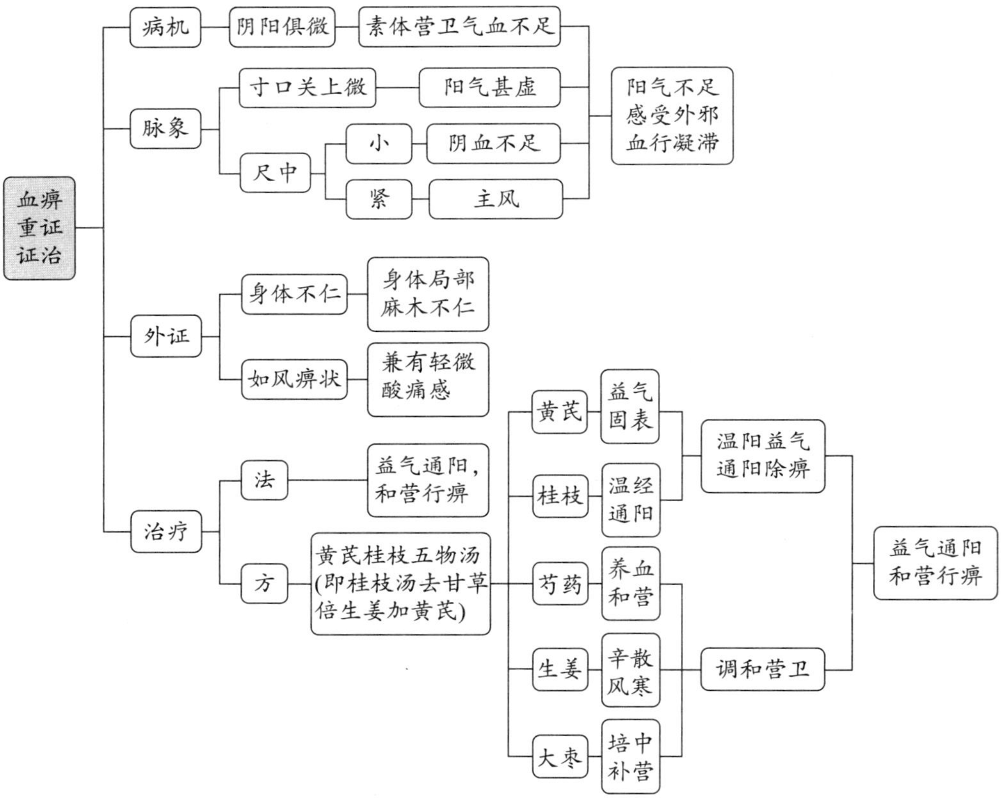

【按语】黄芪桂枝五物汤可用于中风后遗症、半身不遂、面神经麻痹、多发性神经炎、末梢性神经炎及硬皮病等。用于上述病证时，可辨证加减，风重加羌活、乌梢蛇、威灵仙；寒重加北细辛、附片；湿盛加薏苡仁、苍术、半夏；血瘀加当归、川芎、三七。重证并可针灸与方药并用，内服与外敷并用。血痹与风痹的症状有异，前者以麻木为主，后者以疼痛为主。

【常见考点】本条为中医执业医师考试大纲内容，亦为中医经典等级考试一级条文，重点掌握血痹重证的证候、病因病机、治法及方药。

虚劳病

一、脉象总纲

【原文】夫男子平人[1]，脉大为劳，极虚亦为劳。(3)

【词解】[1] 平人：指外形如常，其实内脏气血已经虚损之人。即《难经》所说“脉病形不病”者。

【提要】本条论述虚劳病的脉象总纲。

【图解】

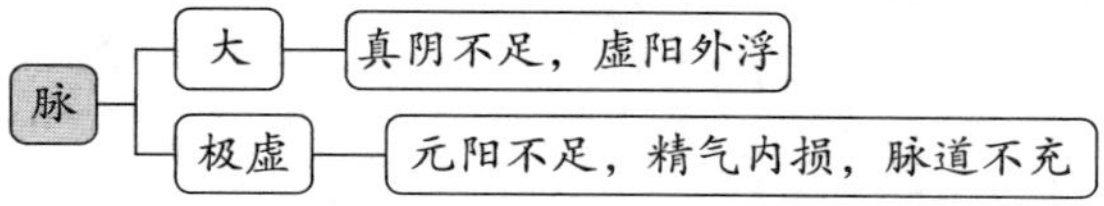

【按语】脉象是虚劳病重要的辨证依据。该篇其余条文中亦出现很多关于脉象的具体描述，如脉浮、浮大或芤脉等均属“大”脉范畴，脉虚沉弦、脉浮弱而涩、脉虚弱细微、脉沉小迟、脉微紧等皆属脉“极虚”范畴。此外，条首冠以“男子”二字以强调虚劳病的成因与肾脏亏损关系密切，并非虚劳病全是男子。

【常见考点】本条为中医经典等级考试一级条文，重点掌握虚劳脉象总纲。

二、辨证

（一）阴血不足

【原文】男子面色薄者，主渴及亡血，卒喘悸，脉浮者，里虚也。(4)

【提要】本条论述阴血不足的虚劳脉症。

【图解】

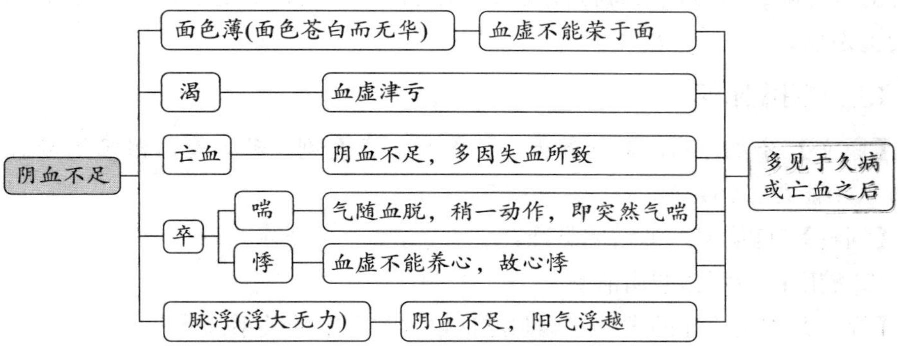

【按语】本条脉浮里虚，即属于《脏腑经络先后病脉证第一》篇“浮者在后，其病在里”的情况。此处之脉浮应为大而无力，不同于表证的脉浮而紧或浮而缓。还须注意久病或亡血之后出现浮脉或与气喘、心悸诸虚证并见者，才能认为是虚象。条文中的喘悸，是稍劳即发，稍息则安，与痰饮蕴肺的喘息引肩，胸满咳嗽，发病时重，平时则轻，症状持续存在者不同。

（二）气血亏虚

【原文】男子脉虚沉弦，无寒热，短气里急，小便不利，面色白，时目瞑[1]，兼衄，少腹满，此为劳使之然。（5）

【词解】[1] 目瞑：瞑、眩通用。目瞑即目眩，指两眼昏花。

【提要】本条论述气血两虚的虚劳脉症。

【图解】

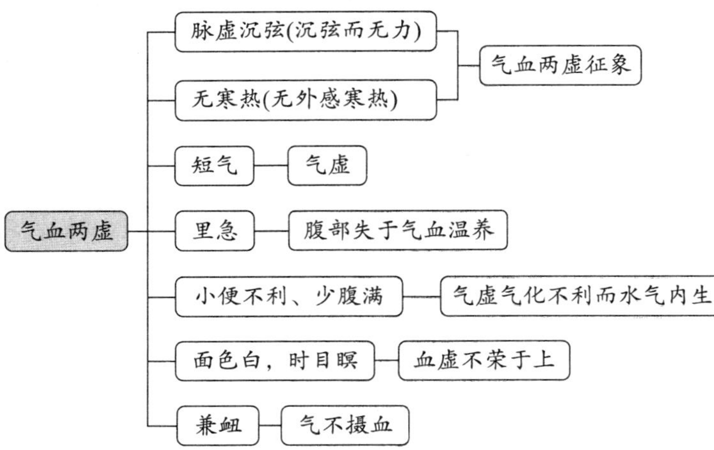

【按语】凡此脉症，均属虚劳范围，故曰“此为劳使之然”。条文中“无寒热”是针对外邪随经入腑，阻碍膀胱气化，也可出现短气、小便不利、少腹满等而提出的鉴别点。

（三）阴虚阳浮

【原文】劳之为病，其脉浮大，手足烦，春夏剧，秋冬瘥，阴寒[1]精自出，酸削[2]不能行。（6）

【词解】[1] 阴寒：即前阴觉冷。

[2] 酸削：指两腿酸痛消瘦。

【提要】本条论述的虚劳阴虚阳浮证以及与季节的关系。

【图解】

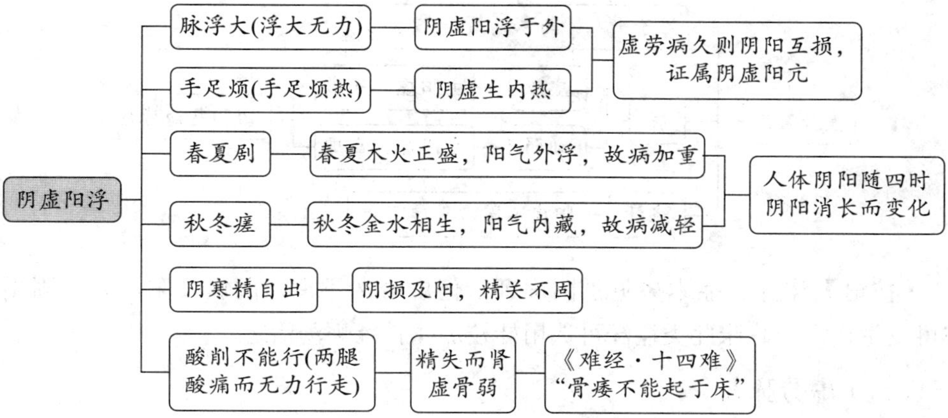

【按语】本条充分体现了“天人相应”的思想，提醒医者治病应将“因人制宜”与“因时制宜”相结合。

（四）虚劳无子

【原文】男子脉浮弱而涩，为无子，精气清冷。一作冷。（7）

【提要】本条论述虚劳无子的脉症。

【图解】

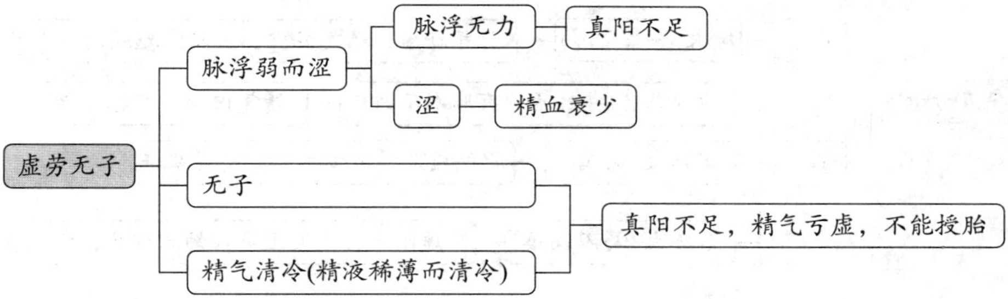

【按语】本条说明真阳不足，精血衰少是男子不育的重要原因，治疗当温肾填精，可选用本篇的天雄散，后世曹颖甫主张用当归生姜羊肉汤治疗该证。《诸病源候论·虚劳无子候》所云：“丈夫无子者，其精清如水，冷如冰铁，皆为无子之候。”

（五）虚劳盗汗

【原文】男子平人，脉虚弱细微者，喜盗汗也。（9）

【提要】本条论述虚劳盗汗的脉象。

【图解】

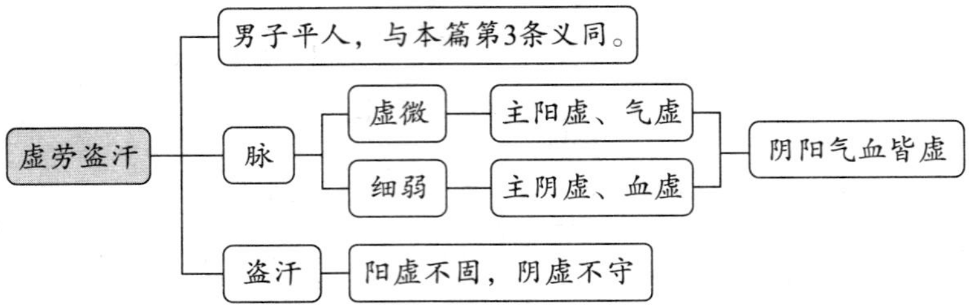

【按语】盗汗一症本多见于阴虚证，但虚劳久不愈，阴虚及阳，阳失固摄，亦可发生盗汗。临床此类盗汗可选用桂枝加龙骨牡蛎汤治之。

（六）虚劳脉大

【原文】人年五六十，其病脉大者，痹侠背行[1]，若肠鸣，马刀侠瘿[2]者，皆为劳得之。（10）

【词解】[1] 痹侠背行：指脊柱两旁有麻木感。

[2] 马刀侠瘿：结核生于腋下名马刀，生于颈旁名侠瘿，二者常相联系，或称为瘰疬病。

【提要】本条论述虚劳病三种证候的辨识。

【图解】

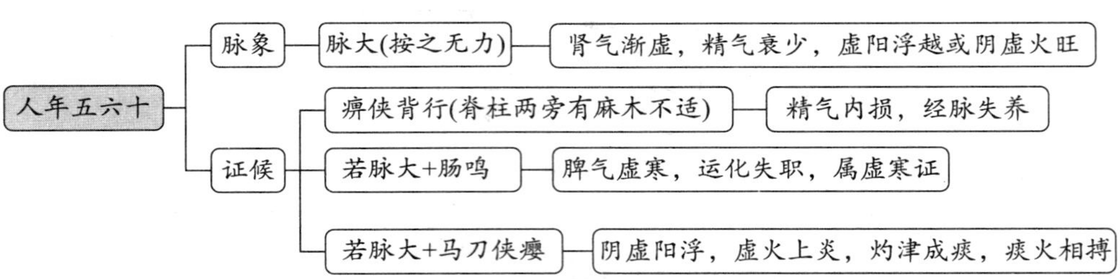

【按语】以上三种证候，皆属虚劳范畴，故曰："皆为劳得之。"此条说明，在虚劳病中，同一脉象可见于不同的病症，病机亦有所不同，临证当详辨之。

（七）虚劳脱气

【原文】脉沉小迟，名脱气[1]，其人疾行则喘喝[2]，手足逆寒，腹满，甚则溏泄，食不消化也。（11）

【词解】[1] 脱气：此喻病机，指阳气虚衰。

[2] 喘喝：指气喘有声。

【提要】本条论述虚劳脱气属脾肾虚衰的脉症。

【图解】

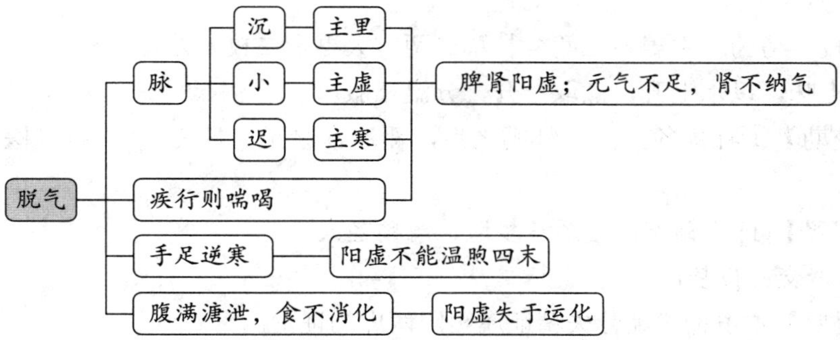

【按语】本证多由先天不足、后天失养而致，因其脾肾阳气俱虚，治应注重温补脾肾，可选用附子理中汤治疗。

（八）精血亏损

【原文】脉弦而大，弦则为减，大则为芤，减则为寒，芤则为虚，虚寒相搏，此名为革。妇人则半产漏下[1]，男子则亡血失精。(12)

【词解】[1] 漏下：非月经期的阴道出血，淋漓不断。

【提要】本条论述虚劳精血亏损的脉象。

【图解】

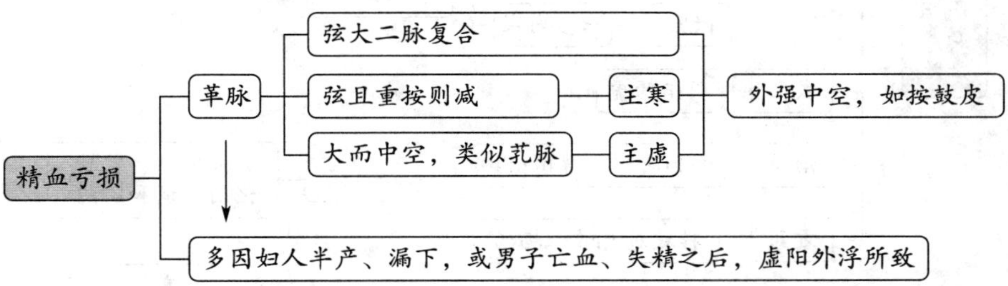

【按语】此条文为虚劳严重之候。以脉揭示病机的又一范例。

三、证治

（一）虚劳失精

1. 阴阳两虚失精

【原文】夫失精家[1]，少腹弦急，阴头寒，目眩一作目眶痛。发落，脉极虚芤迟，为清谷，亡血，失精。脉得诸芤动微紧，男子失精，女子梦交[2]，桂枝加龙骨牡蛎汤主之。(8)

桂枝加龙骨牡蛎汤方 《小品》云：虚羸浮热汗出者除桂，加白薇、附子各三分，故曰二加龙骨汤。

桂枝 芍药 生姜各三两 甘草二两 大枣十二枚 龙骨 牡蛎各三两①

上七味，以水七升，煮取三升，分温三服。

【校勘】①牡蛎各三两：牡蛎之后，邓珍本原无“各三两”，据《医统正脉》本改。

【词解】[1] 失精家：指经常梦遗、滑精之人。

[2] 梦交：夜梦性交。

【提要】本条论述虚劳失精证属阴阳两虚的证治。

【图解】

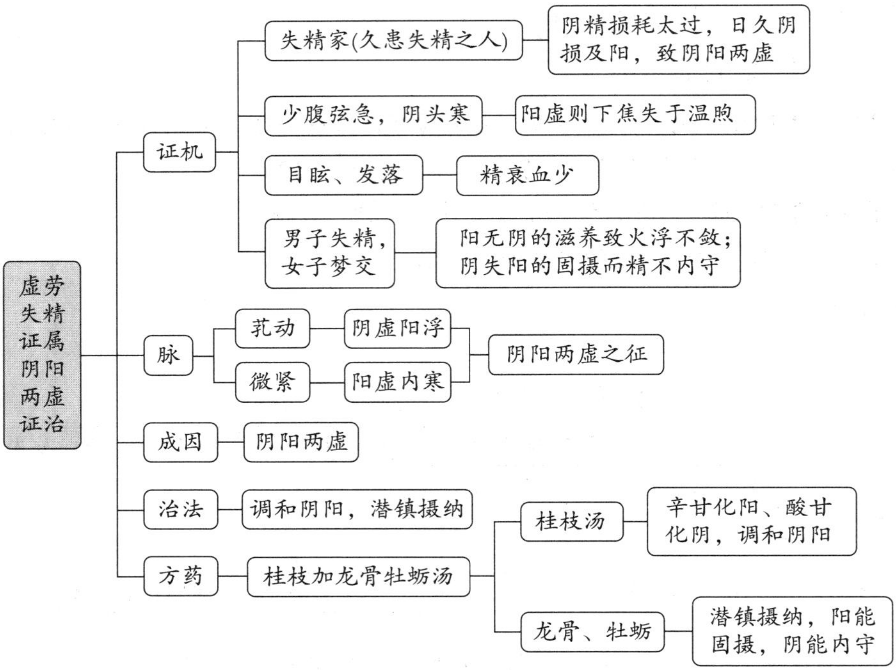

【按语】“脉极虚芤迟，为清谷，亡血，失精”为插笔，指极虚芤迟的脉象既能见于失精患者，也可见于失血或下利清谷的患者。值得一提的是，现代有医家认为失精家不仅仅局限于精液遗失的患者，对情志不遂，遭受家庭变故、挫折或重大心理创伤等导致先天无形精气损失的患者亦合适，临床应用桂枝加龙骨牡蛎汤效果均较好。

【常见考点】本条为中医执业医师考试大纲内容，亦为中医经典等级考试一级条文，当重点掌握虚劳阴阳两虚失精的证候、病因病机、治法及方药。

2. 阳虚失精

【原文】天雄散方

天雄三两，炮　白术八两　桂枝六两　龙骨三两

上四味，杵为散，酒服半钱匕，日三服，不知，稍增之。

【提要】此为阳虚失精证立方。

【图解】

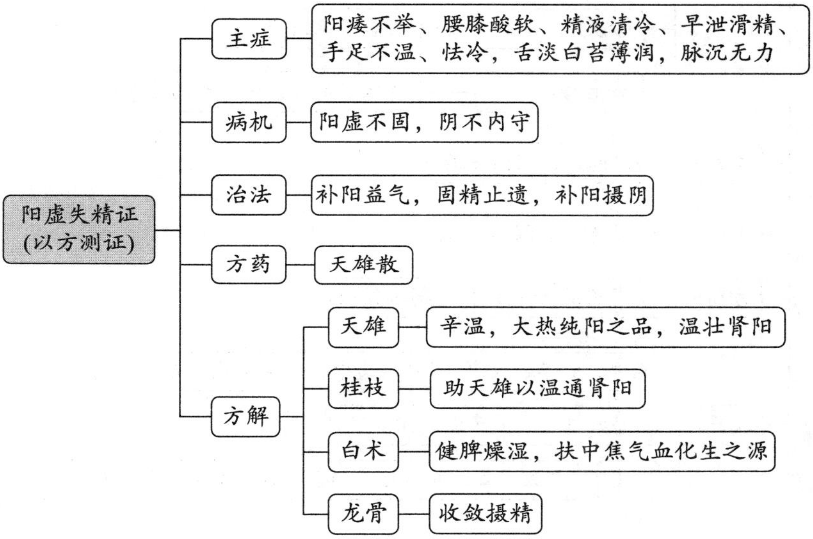

【按语】本方《外台秘要》卷十六载治男子失精。

（二）虚劳腹痛

1. 小建中汤

【原文】虚劳里急，悸，衄，腹中痛，梦失精，四肢酸疼，手足烦热，咽干口燥，小建中汤主之。（13）

小建中汤方

桂枝三两，去皮　甘草三两，炙大枣十二枚　芍药六两　生姜二两　胶饴一升

上六味，以水七升，煮取三升，去滓，内胶饴，更上微火消解，温服一升，日三服。呕家不可用建中汤，以甜故也。

《千金》疗男女因积冷气滞，或大病后不复常，苦四肢沉重，骨肉酸疼，吸吸少气，行动喘乏，胸满气急，腰背强痛，心中虚悸，咽干唇燥，面体少色，或饮食无味，胁肋腹胀，头重不举，多卧少起，甚者积年，轻者百日，渐至瘦弱，五脏气竭，则难可复常，六脉俱不足，虚寒乏气，少腹拘急，羸瘠百病，名曰黄芪建中汤，又有人参二两。

【提要】本条论述虚劳腹痛证属阴阳两虚的证治。

【图解】

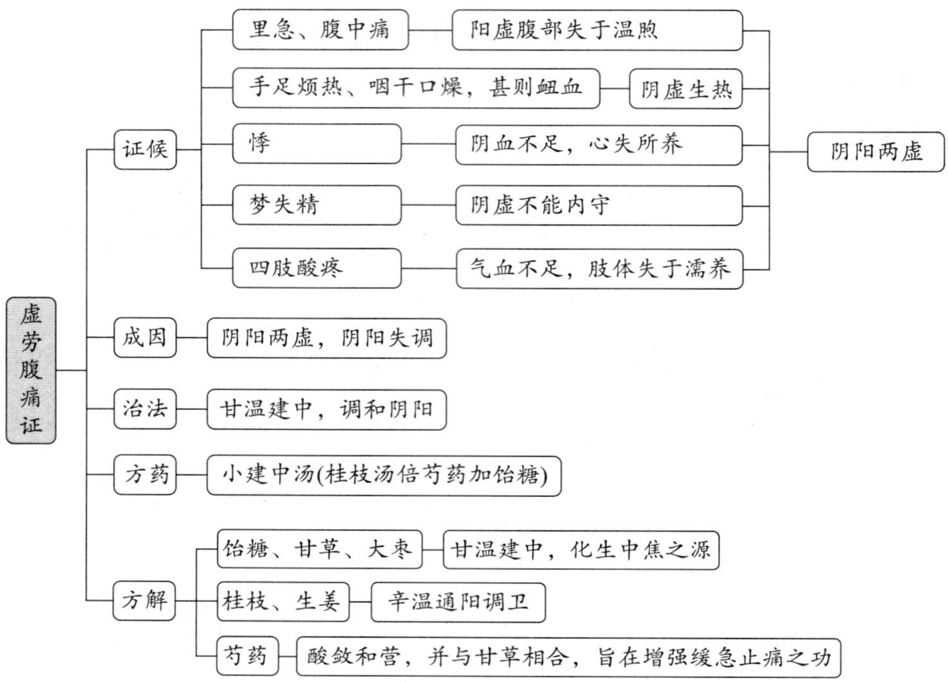

【按语】本证难点在于，虽证属阴阳两虚，有或寒或热之象，但却并未针对阴阳采取常规简单的以寒治热，以热治寒之治法，而是直接从调整中焦脾胃功能入手。这种独特治法是基于虚劳久病，脾胃虚弱，化源不继，气血亏虚之关键病机设立的，因脾胃为后天之本，气血营卫生化之源，且脾胃为阴阳升降之枢，中虚失运，则阴阳升降失序。所以，阴阳两虚宜补益脾胃，脾气血充裕，阴阳协调，则偏寒偏热症状自除。作为补益脾胃之名方，小建中汤常被视为仲景“保胃气”思想的典型示范，为后世从脾胃论治内伤发热乃至甘温除热治法的确立奠定基础，具有重要临床意义。

【常见考点】本条为中医经典等级考试一级条文，当重点掌握虚劳腹痛阴阳两虚的证候、病因病机、治法及方药。

2. 黄芪建中汤

【原文】虚劳里急，诸不足，黄芪建中汤主之。于小建中汤加黄芪一两半，余依上法。气短胸满者加生姜；腹满者去枣，加茯苓一两半；及疗肺虚损不足，补气加半夏三两。(14)

【提要】本条承上条，补论虚劳阴阳两虚腹痛的证治。

【图解】

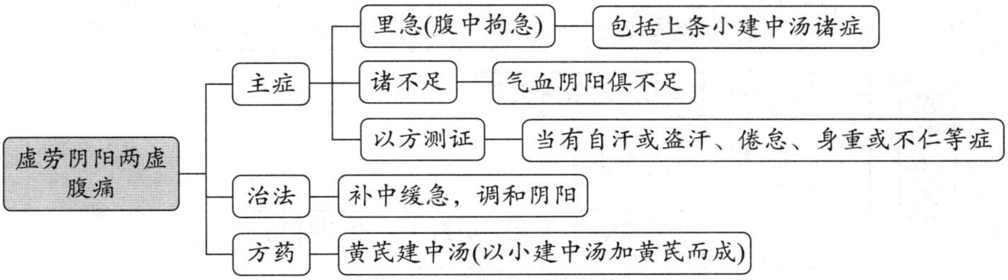

【按语】桂枝加龙骨牡蛎汤证、小建中汤证、黄芪建中汤证，上述三证均属阴阳两虚，其病机区别在于：桂枝加龙骨牡蛎汤证为失精在先，阴损及阳；小建中汤证是脾胃阳气先虚，阳损及阴；黄芪建中汤证是在小建中汤证基础上，气虚显著。三方皆由桂枝汤化裁而来，足证桂枝汤为虚劳主方。此方用之得当，外证得之能解肌去邪气，内证得之能补虚调阴阳，调和阴阳，通达表里，实无愧“群方之魁”的赞誉。

【常见考点】本条为中医经典等级考试二级条文，当掌握黄芪建中汤与小建中汤的区别。

（三）虚劳腰痛

【原文】虚劳腰痛，少腹拘急，小便不利者，八味肾气丸主之。方见脚气中①。(15)

八味肾气丸方

干地黄八两　山茱萸　薯蓣各四两　泽泻　茯苓　牡丹皮各三两　桂枝　附子各一两（炮）

上八味，末之，炼蜜和丸，梧子大。酒下十五丸，日再服。

【校勘】①方见脚气中：此指本书《中风历节病》篇之崔氏八味丸。《医统正脉》本作“方见妇人杂病中”。今将八味丸转引至此。

【提要】本条论述虚劳腰痛属肾气不足的证治。

【图解】

图见 104 页。

【按语】八味肾气丸的组方颇具特点。其一，方中阴阳两调，既有滋补肾阴的地黄、山茱萸、山药，又有温阳化气的桂枝、附子，且滋阴药重用，助阳药轻用，如此配伍，则阴得阳助而生化无穷，有阴中求阳之意；其二，方中有补有泻，本方虽侧重阴阳双补，但亦有泽泻、茯苓、牡丹皮等利湿泄浊之品，旨在邪去正安，有以通为补之意。此外，肾气丸在《金匮要略》中不仅应用于虚劳，也可用于痰饮、消渴、妇人转胞诸症，经加味化裁，其临床实际应用范围更广泛。

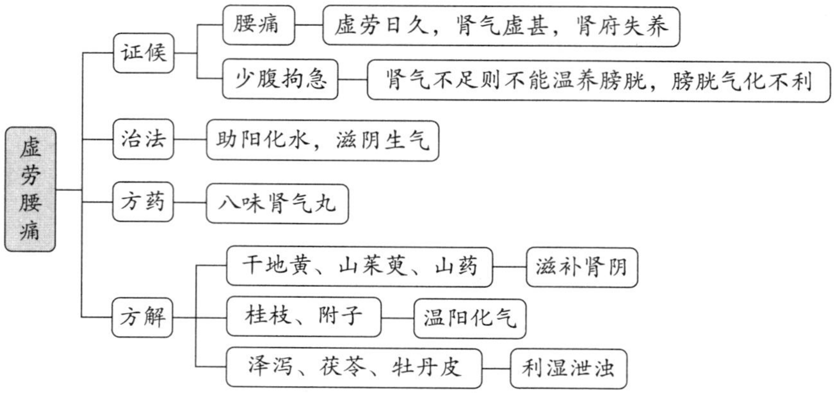

【常见考点】本条为中医经典等级考试一级条文，当重点掌握虚劳腰痛的证候、病因病机、治法及方药，掌握肾气丸在《金匮要略》中的五种用法。

（四）虚劳失眠

【原文】虚劳虚烦不得眠，酸枣仁汤主之。（17）

酸枣仁汤方

酸枣仁二升　甘草一两　知母二两　茯苓二两　芎䓖二两。《深师》有生姜二两

上五味，以水八升，煮酸枣仁，得六升，内诸药，煮取三升，分温三服。

【提要】本条论述虚劳阴血亏虚失眠的证治。

【图解】

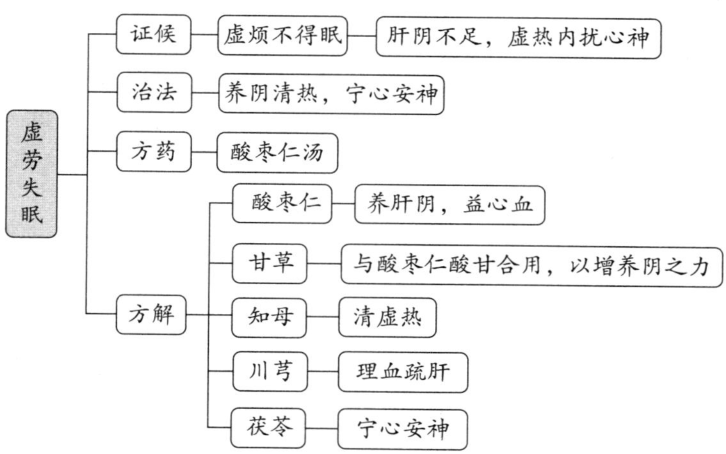

【按语】酸枣仁汤证以“不得眠”为主要临床表现，同时伴有心烦而身不觉热、口干咽燥不欲饮、舌红、脉弦细等“肝血不足，心失所养，虚热内生”之症状，其病位在心肝，病变核心在肝，辨证要点为“肝血不足”。本方多用于肝

阴不足，心血亏虚，虚热内扰引起的失眠、盗汗、眩晕、惊悸等。主要涉及与失眠、精神障碍相关的疾病，如更年期综合征、脑出血急性期狂躁型精神障碍、心脏β受体亢进症、焦虑性神经症、抑郁症、神经衰弱、神经官能症等疾病，符合上述病机者。

《伤寒论》栀子豉汤证亦有虚烦不得眠之症，但与本证病机不同。前者是无形之邪热郁于胸膈，其“虚”指无形之邪，是与有形之实邪比较而言，非正气虚；本证是阴血不足，虚热内扰。两者一虚一实，迥然不同。

【常见考点】本条为中医经典等级考试一级条文，当重点掌握虚劳失眠的证候、病因病机、治法及方药。

（五）虚劳兼风

【原文】虚劳诸不足，风气百疾[1]，薯蓣丸主之。（16）

薯蓣丸方

薯蓣三十分　当归　桂枝　曲　干地黄　豆黄卷各十分　甘草二十八分　人参七分　芎䓖　芍药　白术　麦门冬　杏仁各六分　柴胡　桔梗　茯苓各五分　阿胶七分　干姜三分　白敛二分　防风六分　大枣百枚，为膏

上二十一味，末之，炼蜜和丸，如弹子大，空腹酒服一丸，一百丸为剂。

【词解】[1] 风气百疾：风指病邪，指一切风邪侵袭而引起的疾病。

【提要】本条论述虚劳兼风证治。

【图解】

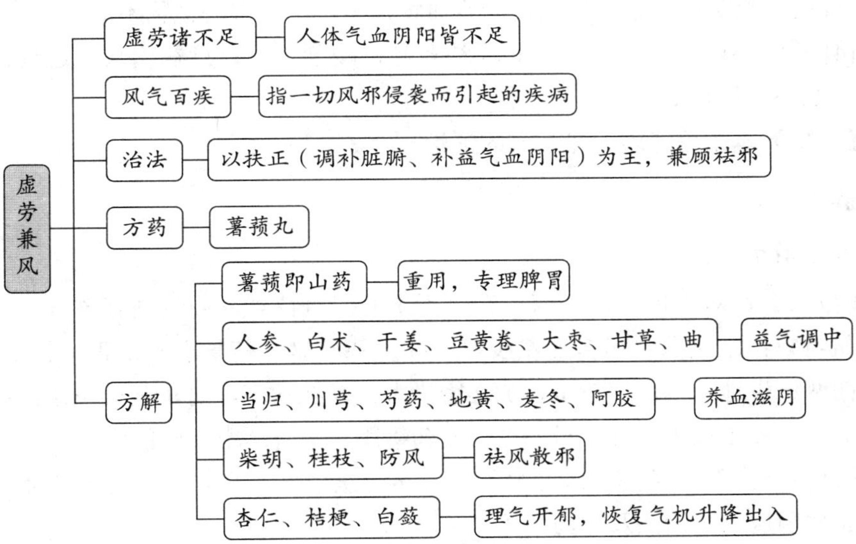

【按语】中医不传之秘在于剂量。此方中薯蓣用三十分，甘草二十八分，大枣百枚，此三者皆是培补中焦脾胃之药，用量之大，充分体现张仲景治疗内伤杂病时重视培补后天脾胃之思想。轻用祛邪之药，如柴胡、防风、白蔹等，则体现补虚为主、祛邪为辅的治法以及治病求本的宗旨。可作为素体气血阴阳俱虚，脾胃尤弱，又易感外邪而引发多种宿疾者的培补方，如用于具备上述病机特点的慢性肺心病、慢性荨麻疹、白细胞减少症、慢性肾炎、心功能减退、慢性疲劳综合征、脑卒中后遗症等，还可防治慢性乙型肝炎患者反复感冒。

【常见考点】本条为中医经典等级考试一级条文，当重点掌握虚劳兼风的证候、病因病机、治法及方药。

（六）虚劳兼干血

【原文】五劳虚极羸瘦，腹满不能饮食，食伤、忧伤、饮伤、房室伤、饥伤、劳伤、经络营卫气伤，内有干血[1]，肌肤甲错[2]，两目黯黑[3]。缓中补虚[4]，大黄䗪虫丸主之。（18）

大黄䗪虫丸方

大黄十分（蒸）　黄芩二两　甘草三两　桃仁一升　杏仁一升　芍药四两　干地黄十两　干漆一两　虻虫一升　水蛭百枚　蛴螬一升　䗪虫半升

上十二味，末之，炼蜜和丸小豆大，酒饮服五丸，日三服。

【词解】[1] 干血：蓄血是新瘀、实证，故汤剂以荡之；干血是久瘀，因虚而致，故缓中补虚。

[2] 肌肤甲错：皮肤干燥如鳞甲，为内有瘀血，津液不能外荣。

[3] 两目黯黑：白睛呈青黯色为瘀血特征之一；亦有为视物不清。

[4] 缓中补虚：治法名，取其攻补兼施，峻剂丸服，意在缓攻，达到扶正不留瘀，祛瘀不伤正的作用。

【提要】本条论述虚劳兼干血的证治。

【图解】

图见107页。

【按语】针对本证瘀血久留，新血不生的病机特点，仲景创制该方，体现如下配伍特点：祛瘀药物虽多而量少，药味多能破瘀，药量小不伤正；甘草三两、芍药四两、生地十两，用量重，加之蜜为丸，功在扶正，防止破血伤血；服药量极小，每服赤小豆大五丸，日三次，峻药缓服，故有缓中补虚的作用。

【常见考点】本条为中医经典等级考试一级条文，当重点掌握虚劳兼干血的证候、病因病机、治法及方药。

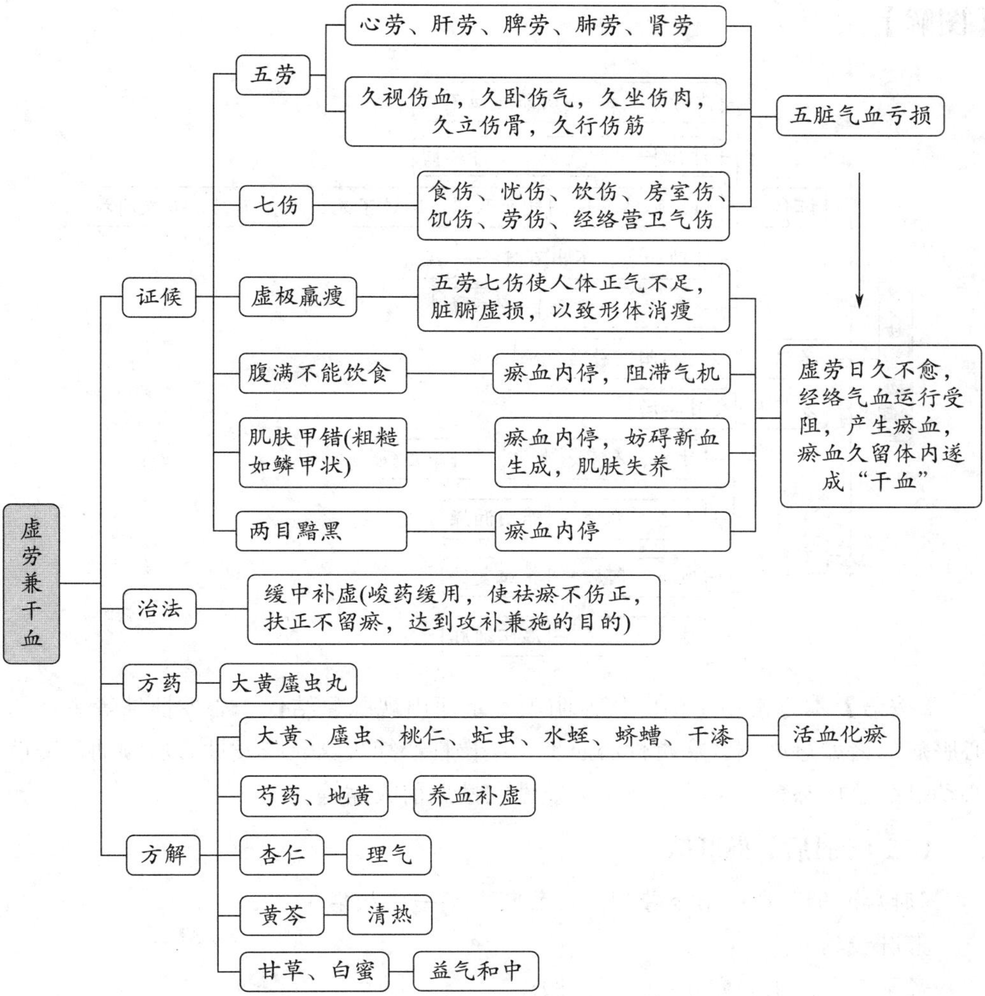

附方

(一)《千金翼》炙甘草汤

【原文】《千金翼》炙甘草汤一云复脉汤：治虚劳不足，汗出而闷，脉结悸[①]，行动如常，不出百日，危急者，十一日死。

甘草四两，炙　桂枝　生姜各三两　麦门冬半升　麻仁半升　人参　阿胶各二两　大枣三十枚　生地黄一斤

上九味，以酒七升，水八升，先煮八味，取三升，去滓，内胶消尽，温服一升，日三服。

【校勘】①悸：《千金方》卷十五上有“心”字。

【图解】

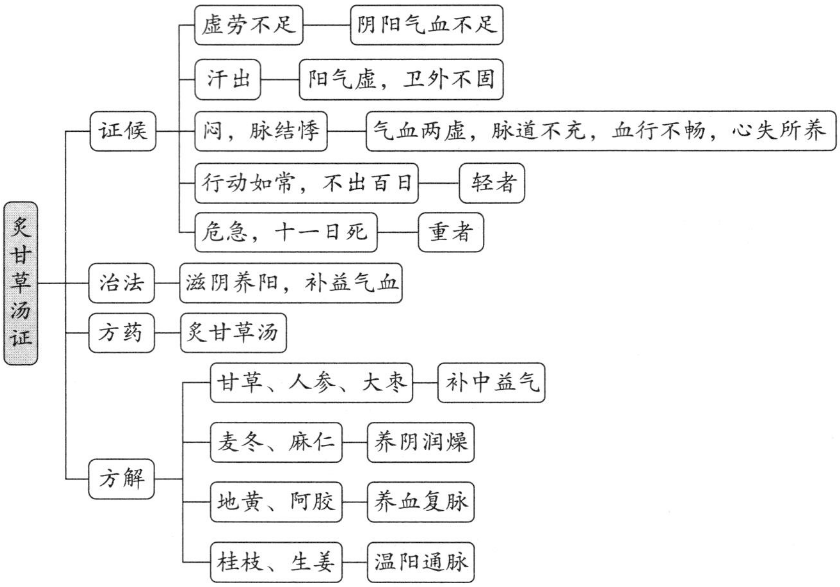

【按语】本方常用于治疗气血阴阳不足而出现脉象结代，心悸怔忡等主症的心脏病，诸如冠心病、病毒性心肌炎、缓慢性心律失常、阵发性心房颤动、窦性心动过缓、病态窦房结综合征、频发性室性期前收缩等。

（二）《肘后》獭肝散

《肘后》獭肝散：治冷劳[1]，又主鬼疰[2]一门相染。

獭肝一具

炙干末之，水服方寸匕，日三服。

【词解】[1] 冷劳：指寒性虚劳。

[2] 鬼疰：“疰”同“注”，形容病邪具有传染性，一人方死，另一人复得。其病邪隐蔽难见，似有鬼邪作祟，故名鬼疰，即今之肺痨。

【图解】

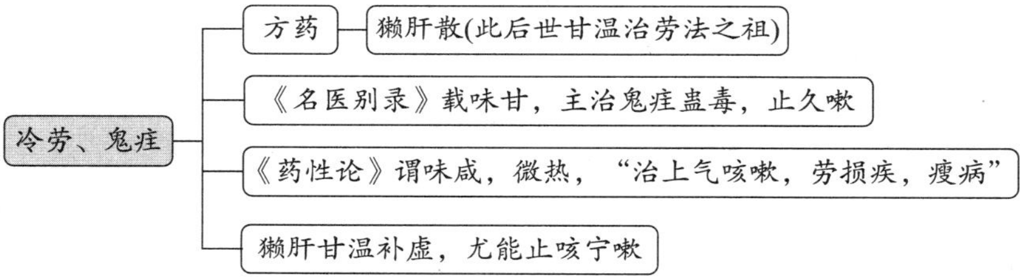

【本篇内容归纳】

- 血痹
  - 概论
    - 成因
      - 内因 — 营卫气血不足
      - 外因 — 感受风邪
      - → 血脉痹阻，血分滞而不通
    - 病位 — 肌肤、血分
  - 证治
    - 针灸 — 较轻证
      - 主症 — 脉自微涩，寸口关上小紧
      - 治法 — 针引阳气
    - 药物 — 较重证
      - 主症 — 身体麻木不仁，寸口关上微，尺中小紧
      - 病机 — 卫气营血俱不足，重感风寒之邪
      - 治法 — 温阳行痹
      - 方剂 — 黄芪桂枝五物汤

- 虚劳
  - 概论
    - 成因 — 先天禀赋不足，五脏气血、阴阳虚损，久虚不复，后天失养，包括起居失常，饮食不节，七情郁结，劳倦色欲过度，疾病误治或病后产后失于调理
    - 主脉 — 大脉、极虚脉
  - 证治
    - 虚劳失精
      - 阴阳两虚证
        - 主症 — 少腹弦急，阴头寒，目眩，发落，男子失精，女子梦交
        - 病机 — 阴阳两虚
        - 治法 — 调和阴阳，潜镇摄纳
        - 方剂 — 桂枝加龙骨牡蛎汤
      - 阳虚失精证
        - 主症 — 阳痿不举，腰膝酸软，精液清冷，早泄滑精，手足不温，怯冷，舌淡白苔薄润、脉沉无力
        - 病机 — 阳虚失精
        - 治法 — 补阳益气，固精止遗，补阳摄阴
        - 方剂 — 天雄散

- 脾阴阳两虚腹痛
  - 脾阳虚证
    - 主症：里急，悸，甚则衄血，腹中痛，梦失精，四肢酸疼，手足烦热，咽干口燥
    - 病机：阴阳两虚，阴阳失调
    - 治法：甘温建中，调和阴阳
    - 方剂：小建中汤
  - 脾气虚证
    - 主症：里急，诸不足
    - 病机：气血阴阳俱不足
    - 治法：补中缓急，调和阴阳
    - 方剂：黄芪建中汤
- 虚劳腰痛
  - 主症：腰痛、少腹拘急
  - 病机：肾气不足则不能温养膀胱，膀胱气化不利，小便不利
  - 治法：助阳化水，滋阴生气
  - 方剂：八味肾气丸
- 虚劳不得眠
  - 主症：心中郁郁而烦扰不宁，虽卧却不能安然入睡
  - 病机：肝阴不足，虚热，内扰心神
  - 治法：养阴清热，宁心安神
  - 方剂：酸枣仁汤
- 虚劳诸不足
  - 主症：正虚体弱，易受病邪侵袭
  - 病机：气血阴阳皆不足，外邪侵袭
  - 治法：以扶正（补益气血阴阳）为主，兼顾祛邪
  - 方剂：薯蓣丸
- 干血劳
  - 主症：五劳七伤，虚极羸瘦，腹满不能饮食，肌肤甲错，两目黯黑
  - 病机：五脏气血亏损，日久经络气血运行受阻，瘀血久留于内
  - 治法：祛瘀生新，缓中补虚
  - 方剂：大黄䗪虫丸
- 脉结悸
  - 主症：里急，诸不足
  - 病机：气血阴阳俱不足
  - 治法：补中缓急，调和阴阳
  - 方剂：《千金翼》炙甘草汤(附方)

【复习思考题】

1. 结合具体方证，论述张仲景论述虚劳病的特点。
2. 简述不寐在《黄帝内经》《伤寒论》《金匮要略》中的治疗代表方剂。
3. 虚劳里急、腹中痛与虚劳腰痛、少腹拘急有何异同？
4. 小建中汤治疗阴阳两虚证虚劳病的独特机制何在？
5. 血痹的病因、病机和主症是什么？与痹证有何不同？

肺痿肺痈咳嗽上气病脉证治第七

【学习目标】

掌握：肺痿、咳嗽上气病的病因、病机及证治。

熟悉：虚寒与虚热肺痿、肺痿与肺痈的鉴别。

了解：肺痈的病因、病机及证治。

背诵：第 1、5、6、10、11、12、13、14 条原文。

【篇名释义】

本篇论述肺痿、肺痈、咳嗽上气病，因三者病位均在肺，均可见咳嗽，病机上相互联系且可互相转化，故合为一篇。

肺痿病，因肺气痿弱不振，以口吐浊唾涎沫、短气为主症，有虚热与虚寒之分。

肺痈病，因风邪热毒蕴结肺中，以咳嗽、胸痛、吐腥臭脓痰为主症，分为表证期、酿脓期、溃脓期三个阶段。

咳嗽上气病，即肺气上逆所致的咳嗽、气喘之病，有虚实之辨。本篇所论，多为外邪内饮，肺失宣降所致的肺胀证，以咳嗽、气喘、不能平卧或喉间有痰鸣为主症。

肺痿病

一、成因、脉症与鉴别

【原文】问曰：热在上焦者，因咳为肺痿。肺痿之病，从何得之？师曰：或从汗出，或从呕吐，或从消渴，小便利数，或从便难，又被快药[1]下利，重亡津液，故得之。曰：寸口脉数，其人咳，口中反有浊唾涎沫[2]者何？师曰：为肺痿之病。若口中辟辟燥[3]，咳即胸中隐隐痛，脉反滑数，此为肺痈，咳唾脓血。脉数虚者为肺痿，数实者为肺痈。（1）

【词解】[1] 快药：指作用峻猛的攻下药。

[2] 浊唾涎沫：浊唾指稠痰，涎沫指稀痰。

[3] 辟辟燥：形容口中干燥状。

【提要】论述虚热肺痿的成因、主症及与肺痈的鉴别。

【图解】

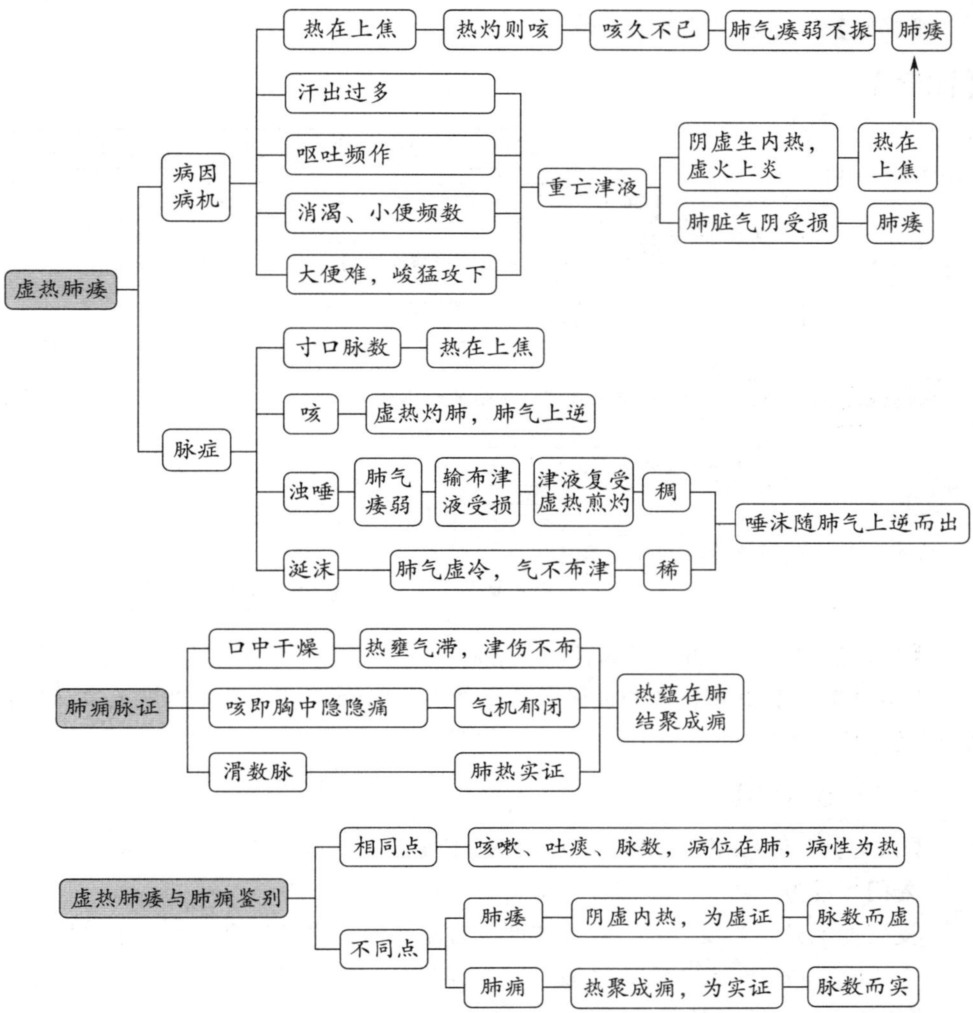

【常见考点】虚热肺痿的成因要点、主症及与肺痈的鉴别。

二、证治

（一）虚寒肺痿

【原文】肺痿吐涎沫而不咳者，其人不渴，必遗尿，小便数，所以然者，以上虚不能制下故也。此为肺中冷，必眩，多涎唾，甘草干姜汤以温之。若服汤已渴者，属消渴。（5）

甘草干姜汤方

甘草四两（炙） 干姜二两（炮）

上㕮咀，以水三升，煮取一升五合，去滓，分温再服。

【提要】论述虚寒肺痿的证治。

【图解】

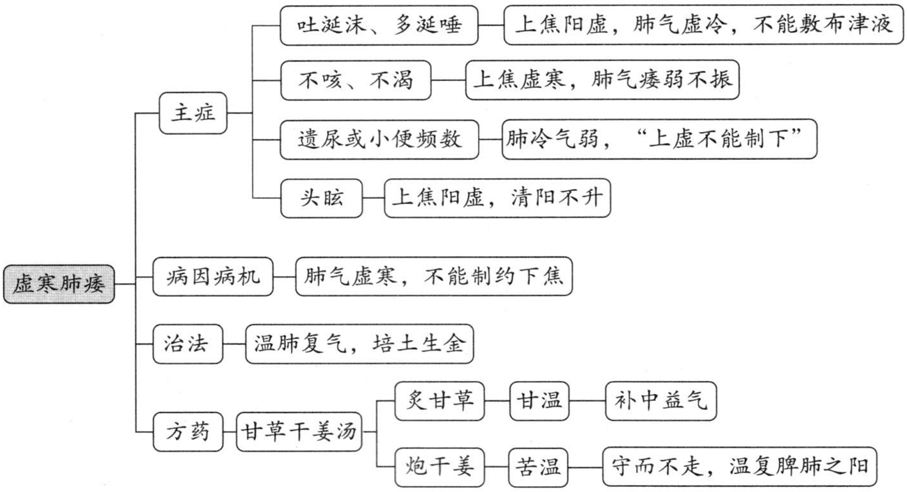

【按语】本段“若服汤已渴者，属消渴”九字，文义难明，存疑待考。

【常见考点】虚寒肺痿的证候、辨证要点、病因病机、治法“培土生金”的特点及方药的临床应用。

（二）虚热肺痿

【原文】大逆[①]上气，咽喉不利，止逆下气者，麦门冬汤主之。（10）

麦门冬汤方

麦门冬七升 半夏一升 人参二两 甘草二两 粳米三合 大枣十二枚

上六味，以水一斗二升，煮取六升，温服一升，日三夜一服。

【校勘】①大逆：徐彬、尤怡、吴谦等注本作“火逆”。

【提要】本条论述虚热肺痿的证治。

【图解】

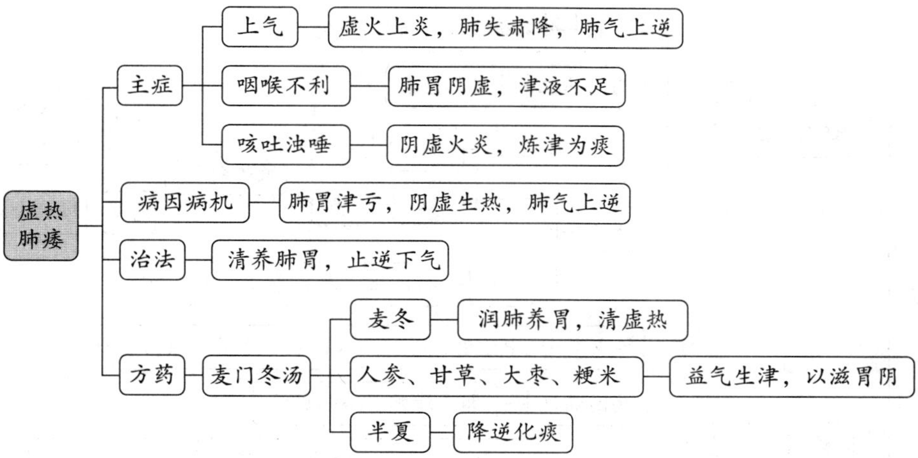

【按语】多数医家根据《肘后备急方》用本方“治肺痿咳唾涎沫不止，咽喉燥而渴”，认为此条属虚热肺痿之证治。清代沈明宗说：“余窃拟为肺痿之主方也。”

【常见考点】虚热肺痿的证候特点、病因病机、辨证要点、治法及方药的临床应用；同病异治的举例说明；以及本方的配伍特点。

肺痈病

一、病因病机、脉症及预后

【原文】问曰：病咳逆，脉之[1]何以知此为肺痈？当有脓血，吐之则死，其脉何类？师曰：寸口脉微①而数，微则为风，数则为热；微则汗出，数则恶寒。风中于卫，呼气不入；热过②于荣，吸而不出。风伤皮毛，热伤血脉③。风舍于肺，其人则咳，口干喘满，咽燥不渴，时唾浊沫④，时时振寒。热之所过，血为之凝滞，蓄结痈脓，吐如米粥。始萌可救，脓成则死。（2）

【校勘】①微：作“浮”字理解。《医宗金鉴》：“脉微之三‘微’字，当是三‘浮’字。”

② 过：作“至”字解。

③ 热伤血脉：邓珍作“热伤血肺”，据赵开美本作“脉”。

④ 时唾浊沫：“时唾浊沫”之“时”，赵开美本作“多”。浊沫，即浊唾涎沫。

【词解】[1] 脉之：脉字作动词，“脉之”即诊脉，此作“诊断”解。

【提要】本条论述肺痈的病因病机、脉症和预后。

【图解】

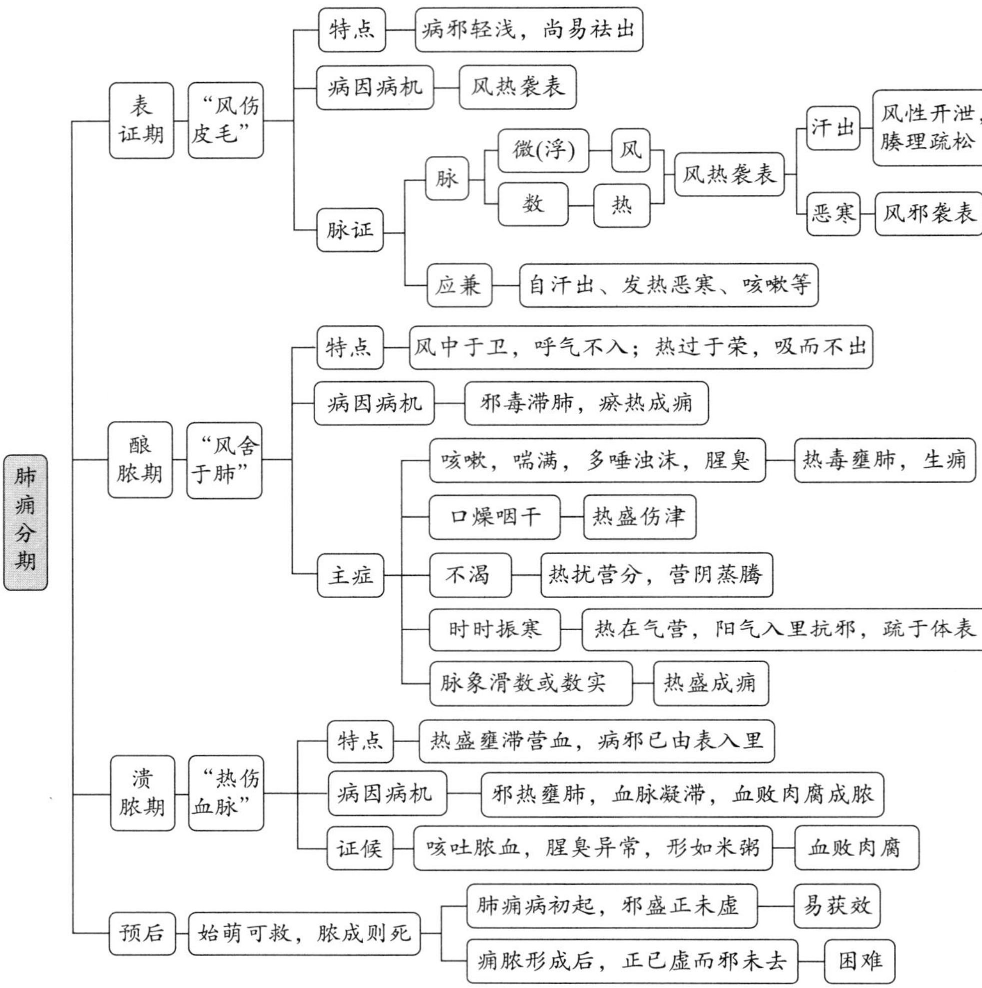

【按语】肺痈病初起，一般多见恶寒发热之表证，但在病机上与伤寒太阳表证有所不同，此为风邪热毒犯肺、阻遏营卫所致，病邪外祛、营卫畅行后，寒热方能尽退，故肺痈病初期服解表药而热不退者，应迅即转予清肺泻热，以免延误病机，故临床遇到肺痈病应早期治疗。

【常见考点】肺痈的病因，以及各分期的病因病机、特点。

二、证治

（一）邪实气壅

【原文】肺痈，喘不得卧，葶苈大枣泻肺汤主之。（11）

葶苈大枣泻肺汤方

葶苈（熬令黄色，捣丸如弹子大） 大枣十二枚

上先以水三升，煮枣取二升，去枣，内葶苈，煮取一升，顿服。

肺痈胸满胀，一身面目浮肿，鼻塞清涕出，不闻香臭酸辛，咳逆上气，喘鸣迫塞，葶苈大枣泻肺汤主之。方见上，三日一剂，可至三四剂，此先服小青龙汤一剂乃进。小青龙汤方见咳嗽门中。（15）

【提要】以上两条论述肺痈病邪实肺气壅滞的证治。

【图解】

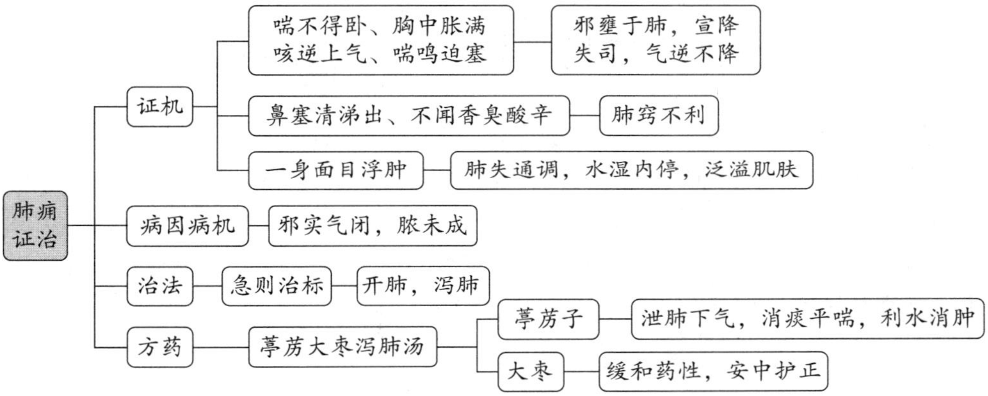

【按语】以上两条原文，病同证异，病机各有侧重，一为邪实气闭，痰热壅肺；一为痰饮壅盛，肺气壅逆。但均属邪实，导致肺气壅塞，故同用一方治疗，体现辨证论治的灵活性。虽为邪实证，却配以大枣十二枚，反映仲景治疗内伤杂病时时不忘顾护正气的精神。如有表证，宜先解表，表解后再用本方。

【常见考点】肺痈病邪实肺气壅滞的证候特点、病因病机、辨证要点、治法方药，以及本方临床应用。

（二）血腐脓溃

【原文】咳而胸满，振寒脉数，咽干不喝，时出浊唾腥臭[1]，久久吐脓如米粥者，为肺痈，桔梗汤主之。（12）

桔梗汤方亦治血痹。

桔梗一两 甘草二两

上二味，以水三升，煮取一升，分温再服，则吐脓血也。

【词解】[1] 浊唾腥臭：吐出脓痰，气味腥臭。

【提要】本条论述肺痈病成脓的证治。

【图解】

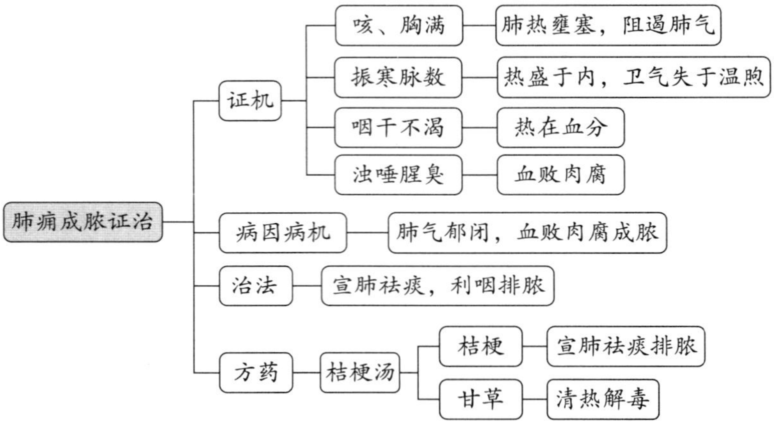

【按语】“振寒脉数”，是肺痈成脓的特征之一，也是病势发展的主要标志。所以第二条肺痈成脓时也提到“时时振寒”，这与一般表证的恶寒发热明显有别，故不用解表剂而用桔梗汤排脓解毒。

【常见考点】肺痈病成脓的证候、辨证要点、病因病机、治法及方药临床应用。特别是了解汉代肺痈成脓与否的鉴别方法。

咳嗽上气病

一、辨证与预后

【原文】上气[1]面浮肿，肩息[2]，其脉浮大，不治；又加利尤甚。（3）

上气喘而躁者，属肺胀，欲作风水，发汗则愈。（4）

【词解】[1] 上气：气逆不降之意。《周礼》郑玄注：“逆喘也。”

[2] 肩息：指气喘抬肩呼吸，是呼吸极端困难的表现。亦称“息高”或“息贲”。

【提要】以上两条论述咳嗽上气病的虚实辨证和预后。

【图解】

图见 119 页。

【按语】临床咳嗽上气的虚实辨证，宜脉证合参：气粗声高，以呼出为快，脉浮大有力者，多为实证；气怯声低，但得长引一息为快，脉浮大无根者，多为虚证。实证应宣肺祛邪、降气平喘，虚证应温肾纳气。实证病程一般较短，容易治愈；虚证病程一般较长，宜缓慢调理。

【常见考点】咳嗽上气的虚实辨证，以及证候分析、预后。

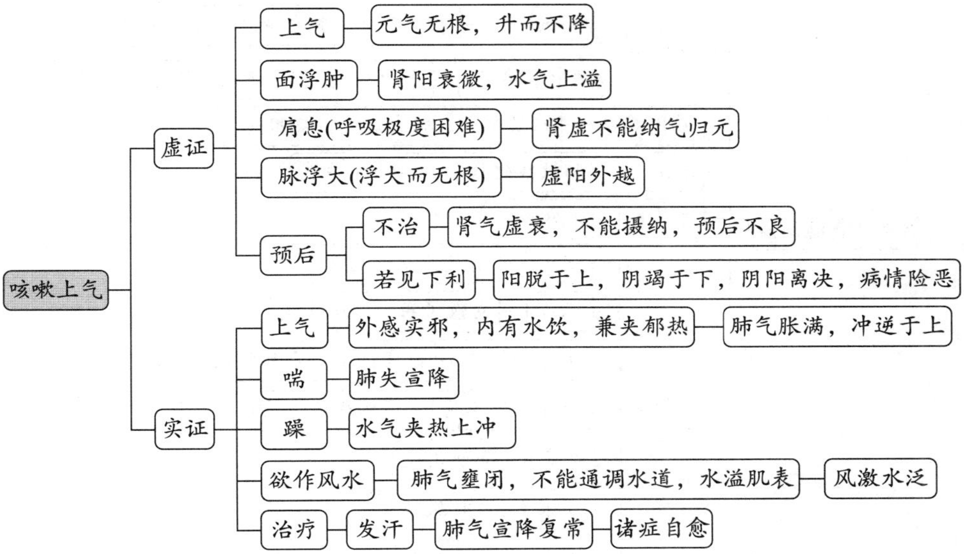

二、证治

（一）寒饮郁肺

【原文】咳而上气，喉中水鸡声[1]，射干麻黄汤主之。（6）

射干麻黄汤方

射干十三枚一法三两　麻黄四两　生姜四两　细辛　紫菀　款冬花各三两　五味子半斤　大枣七枚　半夏（大者八枚，洗）一法半升

上九味，以水一斗二升，先煮麻黄两沸，去上沫，内诸药，煮取三升，分温三服。

【词解】[1] 水鸡声：水鸡，即青蛙，俗名田鸡；水鸡声，形容喉中痰声犹如蛙鸣。

【提要】本条论述寒饮郁肺的咳嗽上气病证治。

【图解】

图见 120 页。

【按语】运用本方要紧扣寒饮郁肺的病机，其主症可见喉中痰鸣，痰白质稀，苔白滑。尤其辨属寒饮郁肺的哮喘发作期，可减轻症状，具有较好疗效，但不易根除，前人对哮喘病曾提出“在上治肺，在下治肾，发时治上，平时治下”的原则，以便分清虚实，辨别标本。

【常见考点】寒饮郁肺咳嗽上气的证候、辨证要点、病因病机、治法及临床应用。

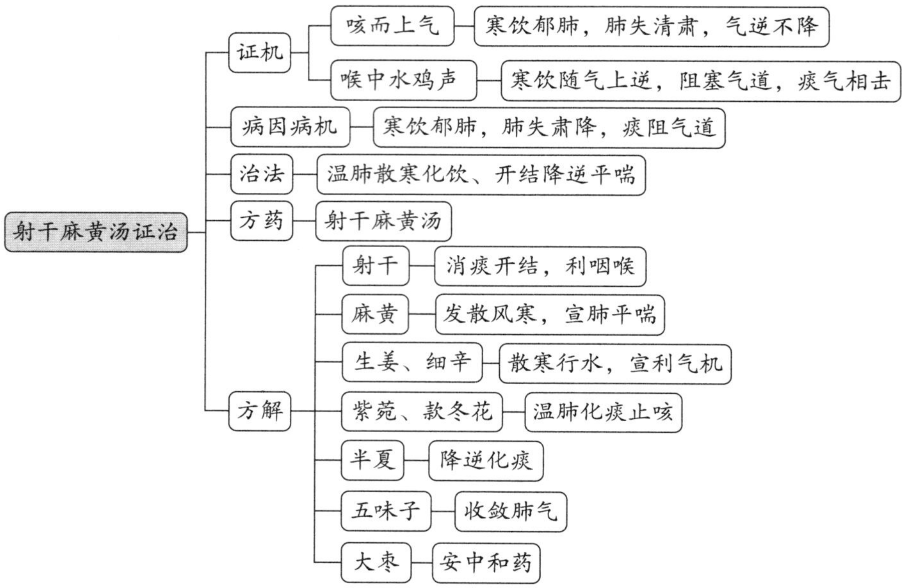

（二）痰浊壅肺

【原文】咳逆上气，时时吐唾浊，但坐不得眠，皂荚丸主之。（7）

皂荚丸方

皂荚八两（刮去皮，用酥炙[1]）

上一味，末之，蜜丸梧子大，以枣膏和汤取三丸，日三夜一服。

【词解】[1] 酥炙：用牛羊乳所制的奶油涂于皂荚上，用火烤制。

【提要】本条论述痰浊壅肺的咳嗽上气证治。

【图解】

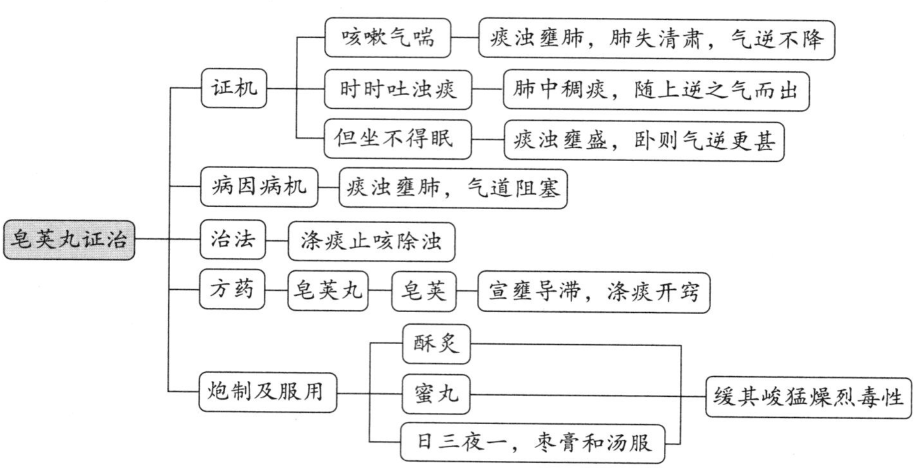

【常见考点】痰浊壅肺的咳嗽上气证候、病因病机、辨证要点、治法及方药临床应用。

（三）饮热迫肺

【原文】咳而上气，此为肺胀，其人喘，目如脱状[1]，脉浮大者，越婢加半夏汤主之。（13）

越婢加半夏汤方

麻黄六两　石膏半斤　生姜三两　大枣十五枚　甘草二两　半夏半升

上六味，以水六升，先煮麻黄，去上沫，内诸药，煮取三升，分温三服。

【词解】[1] 目如脱状：是形容两目胀突，有如脱出之状。

【提要】本条论述饮热迫肺的肺胀证治。

【图解】

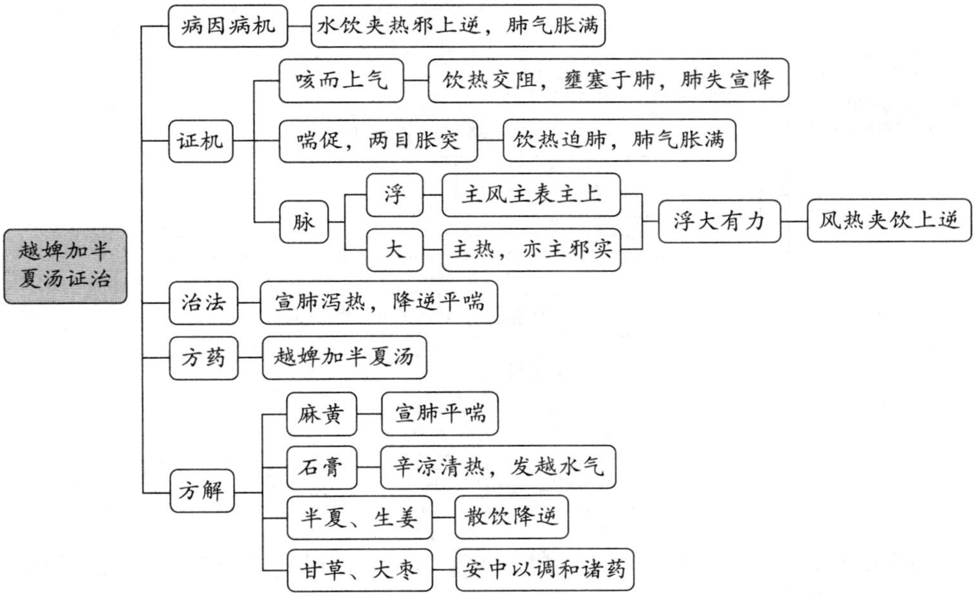

【常见考点】饮热迫肺的肺胀证候、辨证要点、病因病机、治法及方药临床应用。

（四）寒饮夹热

1. 寒饮夹热上迫于肺

【原文】咳而脉浮者，厚朴麻黄汤主之。（8）

厚朴麻黄汤方

厚朴五两　麻黄四两　石膏如鸡子大　杏仁半升　半夏半升　干姜二两　细

辛二两　小麦一升　五味子半升

上九味，以水一斗二升，先煮小麦熟，去滓，内诸药，煮取三升，温服一升，日三服。

【提要】本条论述寒饮夹热，上迫于肺的咳嗽上气证治。

【图解】

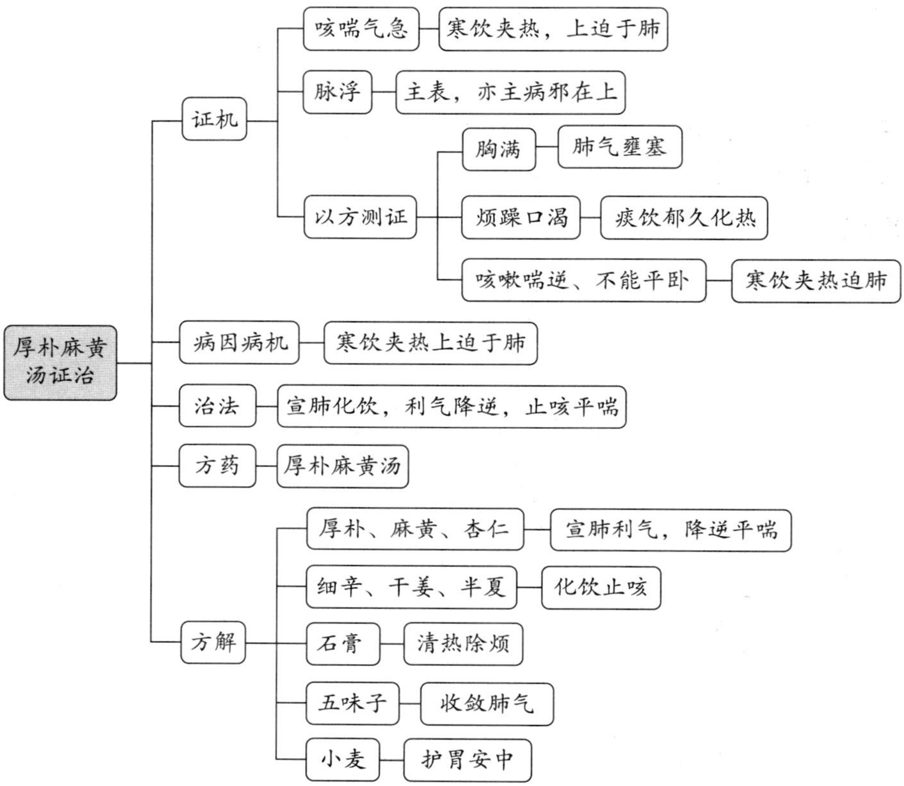

【常见考点】寒饮夹热，上迫于肺的咳嗽上气的证候、辨证要点、病因病机、治法及方药临床应用。

2. 水饮夹热内结胸胁

【原文】脉沉者，泽漆汤主之。(9)

泽漆汤方

半夏半升　紫参五两一作紫菀　泽漆三斤（以东流水五斗，煮取一斗五升）生姜五两　白前五两　甘草　黄芩　人参　桂枝各三两

上九味，㕮咀，内泽漆汁中，煮取五升，温服五合，至夜尽。

【提要】本条论述寒饮夹热，内结胸胁的咳嗽上气证治。

【图解】

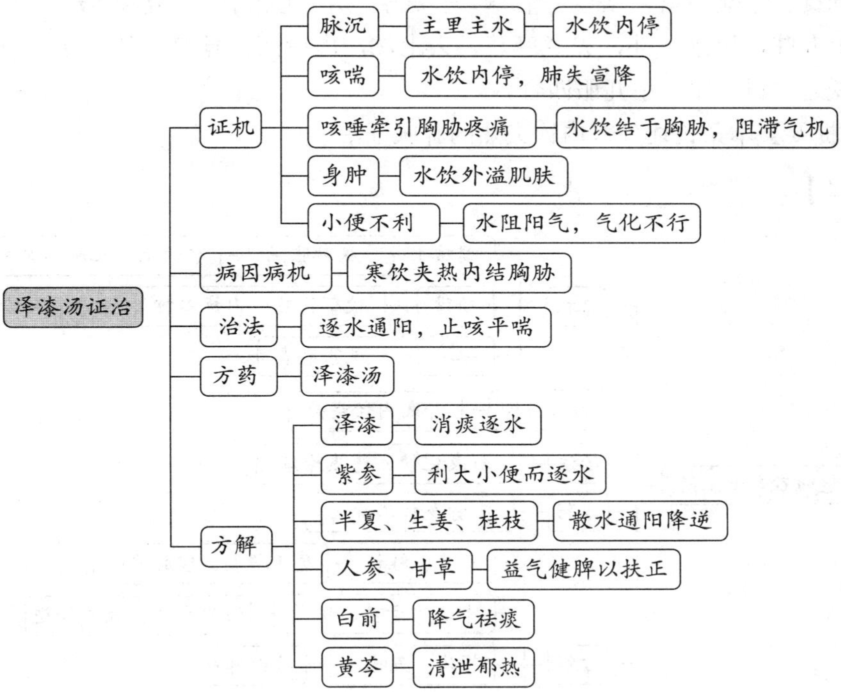

【按语】本方与厚朴麻黄汤均治疗寒饮夹热的咳嗽上气，治疗均以祛邪止咳为主，但脉象提示不同，两方鉴别于下。

表 7-1　厚朴麻黄汤证与泽漆汤证鉴别

鉴别		厚朴麻黄汤证	泽漆汤证
相同点		寒饮夹热的咳嗽上气，治疗均以祛邪止咳为主	
不同点	症状	咳逆胸满，烦躁，脉浮	咳喘，面目身体肿，胸胁引痛，或小便不利，脉沉
	病因病机	外寒内饮结于胸，寒饮郁肺化热，饮热于上，近于表	脾虚水饮上冲于肺，饮结于胸，偏于里
	治疗	利气降逆平喘为主，祛寒化饮为辅，长于降气	通阳逐水为主，止咳平喘为辅，长于利水
	特点	麻黄、杏仁利气降逆，小麦养正	泽漆行水消痰，人参、甘草以防伤正

【常见考点】寒饮夹热，内结胸胁的咳嗽上气的证候、病因病机、辨证要点、治法及方药；以及上述表里不同之鉴别。

3. 表寒里饮夹热

【原文】肺胀，咳而上气，烦躁而喘，脉浮者，心下有水，小青龙加石膏汤主之。（14）

小青龙加石膏汤方《千金》证治同，外更加胁下痛引缺盆。

麻黄　芍药　桂枝　细辛　甘草　干姜各三两　五味子　半夏各半升　石膏二两

上九味，以水一斗，先煮麻黄，去上沫，内诸药，煮取三升。强人服一升，羸者减之，日三服，小儿服四合。

【提要】本条论述外寒内饮夹热的肺胀证治。

【图解】

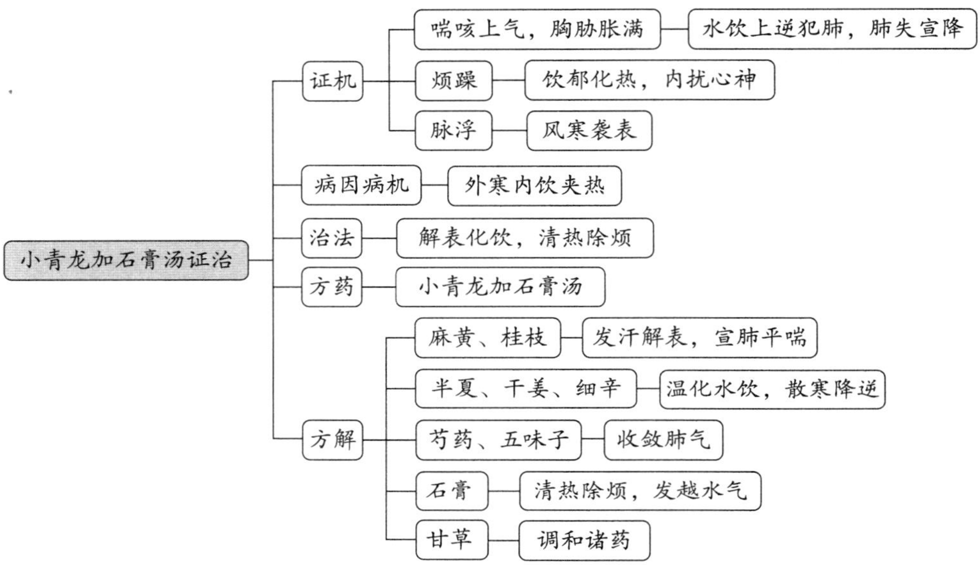

【按语】仲景善用石膏清肺胃之热，尤其水饮夹热，病位偏上或近表者，更是常与麻黄相配，如越婢加半夏汤、厚朴麻黄汤及本方。本方与越婢加半夏汤均治肺胀，两方鉴别于下。

表 7-2　小青龙加石膏汤证与越婢加半夏汤证鉴别

		小青龙加石膏汤证	越婢加半夏汤证
相同点		均治寒饮夹热的肺胀，方药中均有麻黄、石膏、姜、甘草等	
不同点	病因	外感风寒	外感风热
	病机	外寒内饮，郁而化热，饮 > 热	饮热互结，气壅于上，热 > 饮
	症状	咳而上气，烦躁，咳喘并重	喘，目如脱状，喘 > 咳
	治疗	解表化饮，清热除烦	宣肺泻热，降逆平喘
	方药	小青龙汤 + 石膏	草枣姜 + 夏麻石
	特点	温散里邪，佐石膏，辛温为主	重用石膏，辛凉配伍，泄里热

【常见考点】外寒内饮夹热的肺胀证候、辨证要点、病因病机、治法及方药。鉴别以上诸方剂的特点、适用范围、临床应用。以及本篇中肺胀诊断要点、辨证

特点、各方鉴别。

附方

（一）《外台》炙甘草汤

【原文】《外台》炙甘草汤：治肺痿涎唾多，心中温温液液[①]者。方见虚劳中。

【校注】①温温液液：温温，作蕴蕴解，即郁郁不舒。温温液液，此指郁郁不舒，泛泛欲吐。

【提要】本条为肺痿阴阳俱虚证治。

【图解】

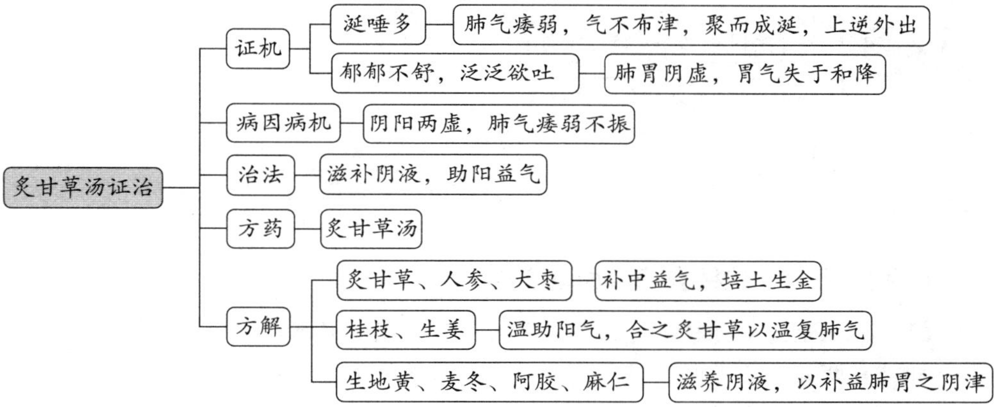

（二）《千金》甘草汤

【原文】《千金》甘草汤[①]

甘草

上一味，以水三升，煮减半，分温三服。

【校勘】①邓珍本缺主治和药量，《备急千金要方·卷十七·肺痿第六》："治肺痿涎唾多出血，心中温温液液，甘草汤方。《千金翼》名温液汤。甘草二两，㕮咀，以水三升，煮取一升半，去滓，分三服。"可参。

【提要】本条为肺痿轻症治疗之方。

【图解】

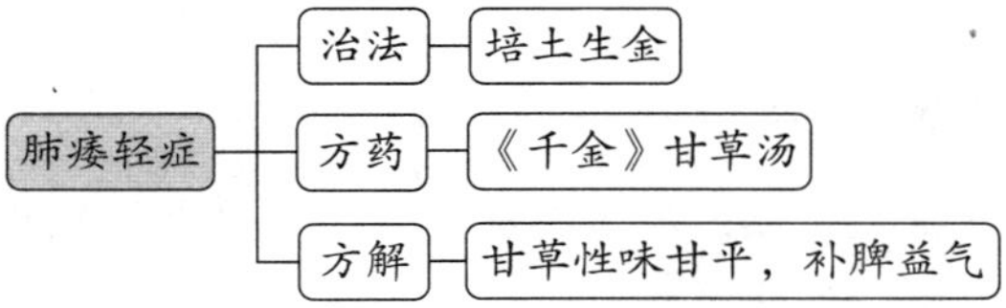

（三）《千金》生姜甘草汤

【原文】《千金》生姜甘草汤：治肺痿，咳唾涎沫不止，咽燥而渴。

生姜五两　人参三两　甘草四两　大枣十五枚①

上四味，以水七升，煮取三分，分温三服。

【校勘】①大枣十五枚：《备急千金要方·卷十七·肺痿第六》大枣作十二枚。

【提要】本条论述的肺痿气津两亏证治。

【图解】

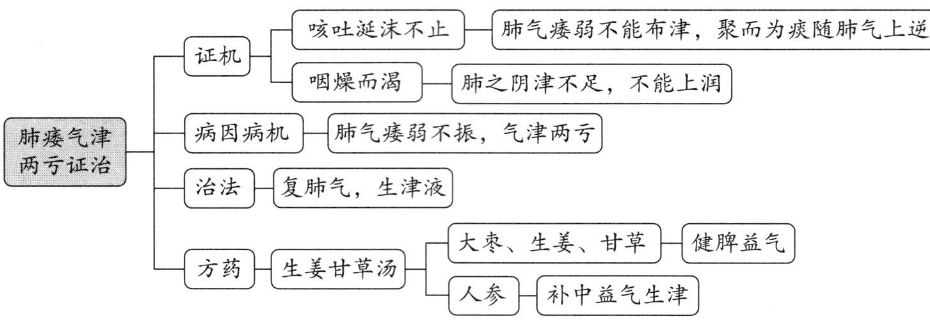

（四）《千金》桂枝去芍药加皂荚汤

【原文】《千金》桂枝去芍药加皂荚汤：治肺痿吐涎沫。

桂枝三两　生姜三两　甘草二两　大枣十枚　皂荚一枚（去皮子，炙焦）

上五味，以水七升，微微火煮取三升，分温三服。

【提要】本条论述的虚寒肺痿又一治法。

【图解】

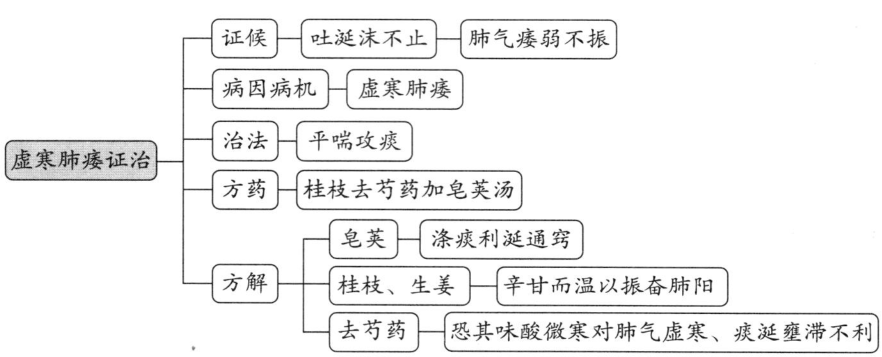

（五）《外台》桔梗白散

【原文】《外台》桔梗白散：治咳而胸满，振寒脉数，咽干不渴，时出浊唾腥臭，久久吐脓如米粥者，为肺痈。

桔梗　贝母各三分　巴豆一分（去皮，熬，研如脂）

上三味，为散，强人饮服半钱匕，羸者减之。病在膈上者吐脓血，膈下者泻出，若下多不止，饮冷水一杯则定。

【提要】本条论述肺痈脓成重证，且正气尚足之证治。

【图解】

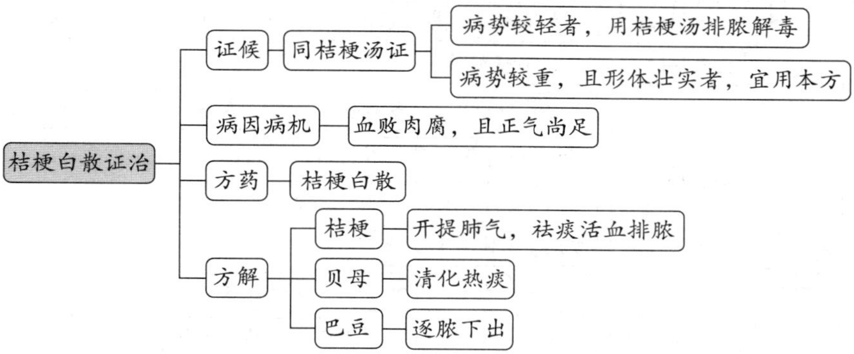

（六）《千金》苇茎汤

【原文】《千金》苇茎汤：治咳有微热、烦满、胸中甲错，是为肺痈。

苇茎二升　薏苡仁半升　桃仁五十枚　瓜瓣半升

上四味，以水一斗，先煮苇茎，得五升，去滓，内诸药，煮取二升，服一升，再服，当吐如脓。

【提要】本条论述肺痈成脓的证治。

【图解】

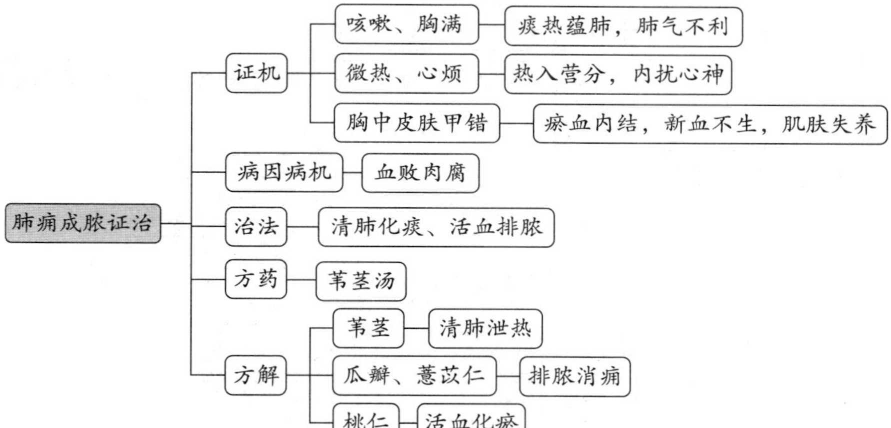

【常见考点】肺痈成脓的证候、病因病机、辨证要点、治法及方药临床应用。肺痈辨证与方证鉴别。

【本篇内容归纳】

- 肺痿
  - 概论
    - 概念：肺气痿弱，以咳嗽不已，多唾涎沫，脉数虚为主症的一类疾病
    - 病机
      - 虚热：阴虚内热，肺失清肃
      - 虚寒：素体阳虚，易从寒化；或虚热肺痿日久，阴损及阳
    - 主症：咳嗽不已，多唾涎沫
  - 证治
    - 虚寒肺痿
      - 主症：吐涎沫、多涎唾，不咳、不渴，遗尿或小便频数，头眩
      - 病机：肺气虚寒，不能制约下焦
      - 治法：温肺复气，培土生金
      - 方剂：甘草干姜汤
    - 虚热肺痿
      - 主症：上气，咽喉不利，咳吐浊唾
      - 病机：肺胃津亏，阴虚生热，肺气上逆
      - 治法：清养肺胃，止逆下气
      - 方剂：麦门冬汤

- 肺痈
  - 概论
    - 概念：肺气壅塞不通，热聚肺溃，以肺生痈疡为特征的一类疾病
    - 病机：邪热犯肺，蕴结不解，热壅血瘀，结聚成痈，腐溃脓出
    - 主症：口中辟辟燥，咳即胸中隐隐痛，脉反滑数，咳唾脓血
    - 治疗：分期论治
  - 证治
    - 表证期
      - 主症：自汗出、发热恶寒、咳嗽，脉微而数
      - 病机：风热袭表
      - 治法：辛凉解表法加清肺泄热
    - 酿脓期
      - 主症：咳嗽喘满，多唾浊沫，腥臭，时时振寒，脉象滑数或数实等
      - 病机：邪毒滞肺，瘀热成痈
      - 证治
        - 邪实气闭
          - 治法：开肺，泻肺
          - 方剂：葶苈大枣泻肺汤
        - 痈脓已成
          - 治法：清肺化痰，活血排脓
          - 方剂：苇茎汤
    - 溃脓期
      - 主症：咳吐脓血，腥臭异常，形如米粥
      - 病机：邪热壅肺，血脉凝滞，血败肉腐成脓
      - 治法：宣肺祛痰，利咽排脓

- 咳嗽上气
  - 概论
    - 概念：以咳嗽上气，喉中痰鸣，甚则喘不得卧为主症的一类疾病
    - 病因病机：素有内饮，复感外邪→内外合邪，肺气胀满
    - 主症：咳喘等
  - 证治
    - 寒饮郁肺
      - 主症：咳而上气，喉中水鸡声
      - 病机：寒饮郁肺，肺失肃降，痰阻气道
      - 治法：温肺散寒化饮，开结降逆平喘
      - 方剂：射干麻黄汤
    - 痰浊壅肺
      - 主症：咳嗽气喘，时时吐浊痰，但坐不得眠
      - 病机：痰浊壅肺，气道阻塞
      - 治法：涤痰止咳除浊
      - 方剂：皂荚丸
    - 饮热迫肺
      - 主症：咳而上气，喘促，两目胀突，脉浮大有力
      - 病机：水饮夹热邪上逆，肺气胀满
      - 治法：宣肺泻热，降逆平喘
      - 方剂：越婢加半夏汤
    - 寒饮夹热
      - 寒饮夹热上迫于肺
        - 主症：咳喘气急，脉浮，胸满，烦躁口渴，咳嗽喘逆，倚息不能平卧
        - 病机：寒饮夹热，上迫于肺
        - 治法：宣肺化饮，利气降逆，止咳平喘
        - 方剂：厚朴麻黄汤
      - 水饮夹热内结胸胁
        - 主症：咳喘，咳唾牵引胸胁疼痛，身肿，小便不利，脉沉
        - 病机：寒饮夹热，内结胸胁
        - 治法：逐水通阳，止咳平喘
        - 方剂：泽漆汤
      - 表寒里饮夹热
        - 主症：喘咳上气，胸胁胀满，烦躁，脉浮
        - 病机：外寒内饮夹热
        - 治法：解表化饮，清热除烦
        - 方剂：小青龙加石膏汤

【复习思考题】

1. 试述小青龙加石膏汤证、越婢加半夏汤证、射干麻黄汤证的异同。

2. 试述虚热肺痿吐浊唾涎沫的机制。

3. 虚热肺痿的主症、治法及方药是什么？

4. 仲景论治咳嗽上气病，麻黄与石膏同用的方剂有哪几首？说明其配伍作用及临床适应证。

5. 试述厚朴麻黄汤证与泽漆汤证的异同。

《金匮要略》
图表全解

奔豚气病脉证治第八

【学习目标】

掌握：奔豚气的主症，肝郁化热奔豚的症状、病机、治法及方药组成。

熟悉：阳虚寒逆和阳虚饮动奔豚的主症、病机、治法及方药组成。

了解：奔豚气、吐脓、惊怖和火邪的成因。

背诵：第 1、2 条原文。

【篇名释义】

本篇专论奔豚气病的成因与证治。奔豚气病特征明显，是一种发作性的疾病，以患者自觉气从少腹上冲胸咽，发作时胸腹闷痛或咽喉窒塞，痛苦难以忍受，发作后即如常人为特征的疾病。

奔豚气病的发生与肝、肾、心、冲脉关系密切，多因情志失调，肝气郁结，化火上逆；或误汗后心阳虚，肾中寒水之气上逆而成。治疗以平肝降逆、温阳降逆为主。本病应注意与肾积奔豚、冲疝相鉴别。

一、病因病机

【原文】师曰：病有奔豚，有吐脓，有惊怖，有火邪，此四部病，皆从惊发得之。

师曰：奔豚病，从少腹起，上冲咽喉，发作欲死，复还止，皆从惊恐得之。(1)

【提要】本条论述奔豚气病的主症和病因病机。

【图解】

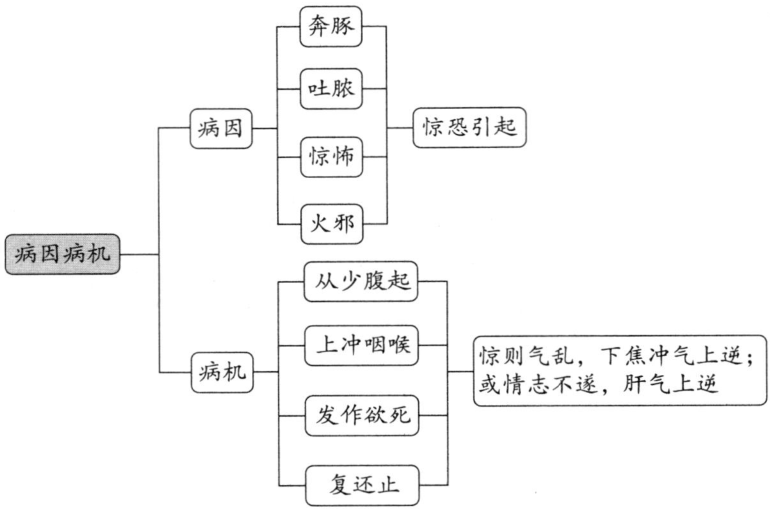

【常见考点】奔豚气病的病因、主症和发作特点。

二、证治

（一）肝郁化热

【原文】奔豚气上冲胸，腹痛，往来寒热，奔豚汤主之。（2）

奔豚汤方

甘草　芎䓖　当归各二两　半夏四两　黄芩二两　生葛五两　芍药二两　生姜四两　甘李根白皮一升

上九味，以水二斗，煮取五升，温服一升，日三夜一服。

【提要】论肝郁奔豚的证治。

【图解】

图见 133 页。

【按语】奔豚汤只宜用于肝郁化热证。如遇虚寒证，除用以下二方治疗外，可参考《外台秘要》治疗奔豚诸方。这类方剂大多由茯苓、人参、桂心、干姜、附子等组成，有临床实用价值。

【常见考点】肝郁化热奔豚的病因病机、症状分析、特点和临床应用。

（二）阳虚寒逆

【原文】发汗后，烧针令其汗，针处被寒，核起而赤者，必发奔豚，气从少腹上至心，灸其核上各一壮，与桂枝加桂汤主之。（3）

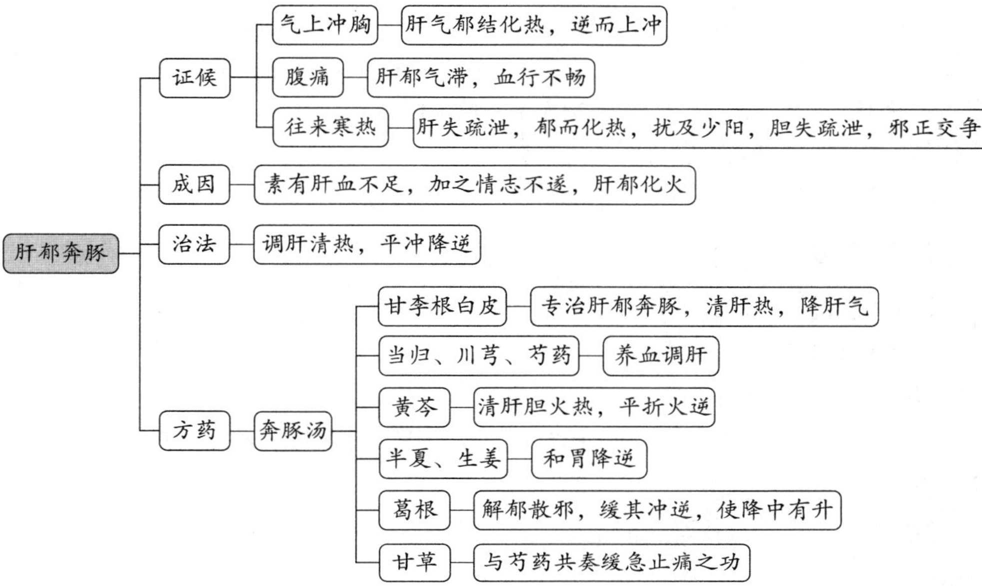

桂枝加桂汤方

桂枝五两　芍药三两　甘草二两（炙）　生姜三两　大枣十二枚

上五味，以水七升，微火煮取三升，去滓，温服一升。

【提要】论因误汗而发生奔豚的证治。

【图解】

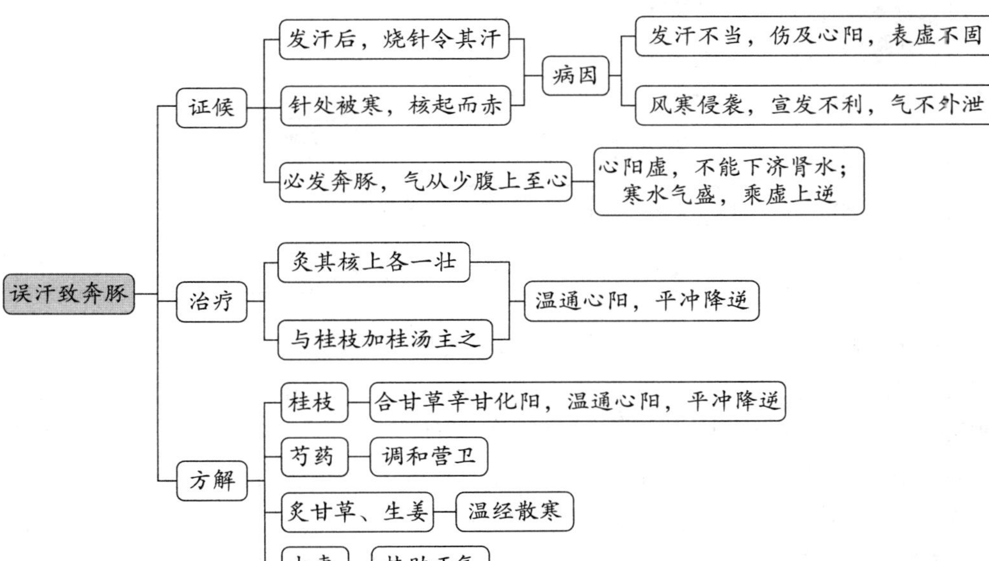

【按语】桂枝加桂汤有两种说法：一是加桂枝，振奋心阳，外固卫气，内平冲逆；二是加肉桂，味厚下行，散少腹之积寒，温纳肾气，使寒水返于下焦。然据考“肉桂”的使用始于《名医别录》，晚于汉代。但临床实践中当因人而异，或桂枝或肉桂，视患者情况而定。

【常见考点】阳虚寒逆奔豚的病因病机、症状分析、特点和临床应用。

（三）阳虚饮动

【原文】发汗后，脐下悸者，欲作奔豚，茯苓桂枝甘草大枣汤主之。(4)

茯苓桂枝甘草大枣汤方

茯苓半斤　甘草二两（炙）　大枣十五枚　桂枝四两

上四味，以甘澜水一斗，先煮茯苓，减二升，内诸药，煮取三升，去滓，温服一升，日三服。甘澜水法：取水二斗，置大盆内，以杓扬之，水上有珠子五六千颗相逐，取用之。

【提要】论水饮欲作奔豚的证治。

【图解】

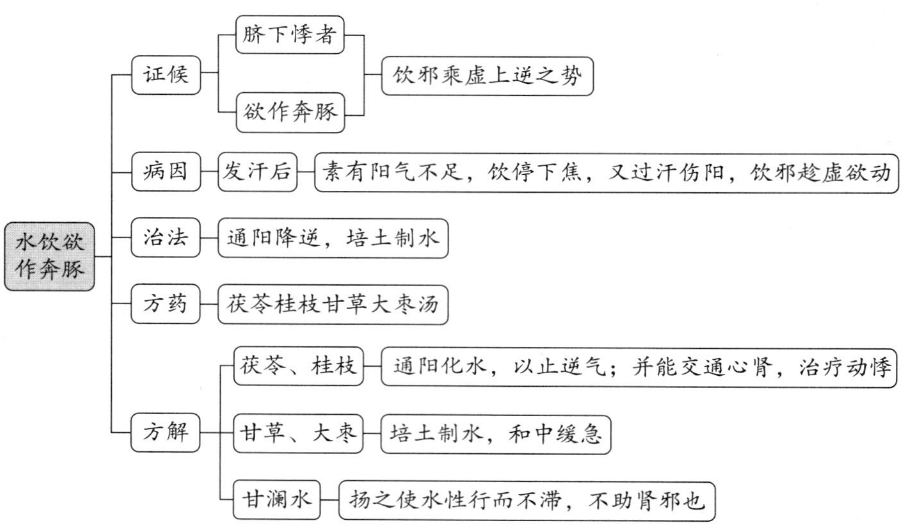

【按语】以上两条，均属误治的变法，但病机上有所不同，其区别之点，主要在于有无水饮。本条是汗后阳虚，水饮内动，所以重用茯苓，以散寒调营卫，平冲降逆；上条是因汗后感寒，阳虚阴乘，所以不重用茯苓而重用桂枝，以温阳制水，化气平冲。同时，上条是气从少腹上冲心，奔豚已发；本条为脐下悸，欲作奔豚，病情上亦有微甚的不同。

【常见考点】水饮欲作奔豚的病因病机、症状分析、特点和临床应用。

【本篇内容归纳】

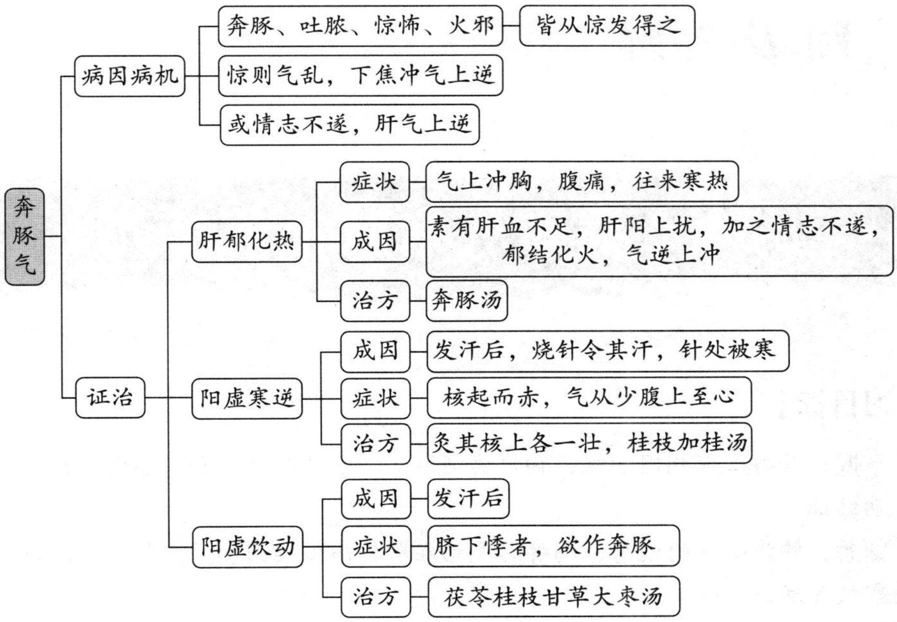

【复习思考题】

1. 桂枝加桂汤与茯苓桂枝甘草大枣汤同治奔豚气病，两者有何不同？
2. 简述奔豚汤方证。

胸痹心痛短气病脉证治第九

【学习目标】

掌握：胸痹心痛病因病机、胸痹典型证治、痰饮壅盛证和寒湿痹阻证，心痛阴寒痼结证。

熟悉：胸痹心痛的概念、胸痹的气结在胸偏虚偏实证和饮阻气滞证，以及心痛的寒饮气逆证。

背诵：第 1、3、4、5、9 条原文。

【篇名释义】

本篇篇名似为胸痹、心痛、短气三病，但实际论述胸痹与心痛病的病因病机和证治，其中又以胸痹为主。

胸痹是以病位和病机命名，“痹”即闭塞不通，不通则痛，故胸痹是以胸膺部满闷窒塞，甚至疼痛，影响及肺，而致喘息咳唾的病证。

心痛是以病位及症状命名，其病情复杂，在本篇主要是指正当心窝部的痛证。

短气是指呼吸短促不能相续，常为胸痹、心痛病的兼见症状。

由于胸痹和心痛两病，均有疼痛症状，病位邻近，病因病机相同，可相互影响或合并发生，而短气又是胸痹病的常见症状，故合为一篇讨论，有利于临床辨证论治。

一、胸痹、心痛病机

【原文】师曰：夫脉当取太过不及[1]，阳微阴弦[2]，即胸痹而痛，所以然者，责其极虚也。今阳虚知在上焦，所以胸痹、心痛者，以其阴弦故也。（1）

【词解】[1] 太过不及：指脉象改变。盛于正常为太过，弱于正常为不及。

[2] 阳微阴弦：关前为阳，关后为阴。阳微指寸脉微；阴弦指尺脉弦。

【提要】通过脉象论述胸痹、心痛的病机。

【图解】

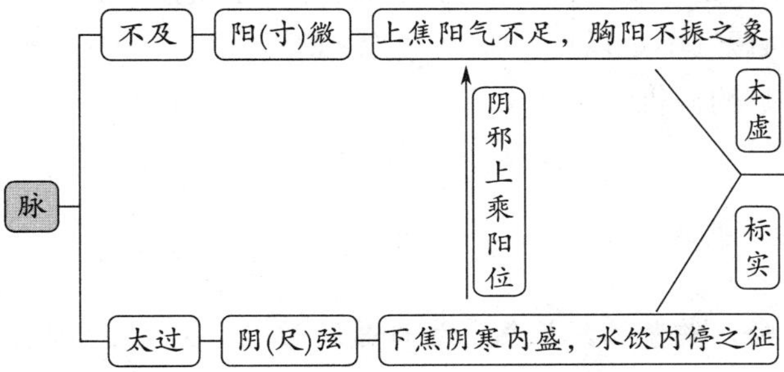

【按语】关于本条“阳微阴弦”之“阴阳”的认识，历代注家看法不一。归纳起来，有以下三种见解：①以“阴阳”指脉诊之尺寸，阳指寸脉，阴指尺脉；②以“阴阳”指脉诊之浮沉，阳指浮取，阴指沉取；③以左右分“阴阳”，阳指左脉，阴指右脉。根据本篇第 3 条将脉分为寸口、关上，则本条似以第一种见解为是。

原文“今阳虚知在上焦，所以胸痹、心痛者，以其阴弦故也”进一步指出“阳微”与“阴弦”是胸痹、心痛病机不可缺一的两个方面，仅有胸阳之虚，而无阴邪之盛，或仅有阴邪之盛，而无胸阳之虚，都不致发生本病；必须是胸阳不足，阴邪上乘阳位，二者相互搏结，才能成为胸痹、心痛之病。

【常见考点】掌握胸痹心痛的病机，掌握“阳微阴弦”“太过不及”的含义。

【原文】平人[1]无寒热，短气不足以息者，实也。（2）

【词解】[1] 平人：并非指健康无病者，而是指患者饮食起居同正常人一样，外形无病状或自觉无疾苦者。相当于冠心病心绞痛未发作期。

【提要】承上条进一步阐明胸痹、心痛的病机。

【图解】

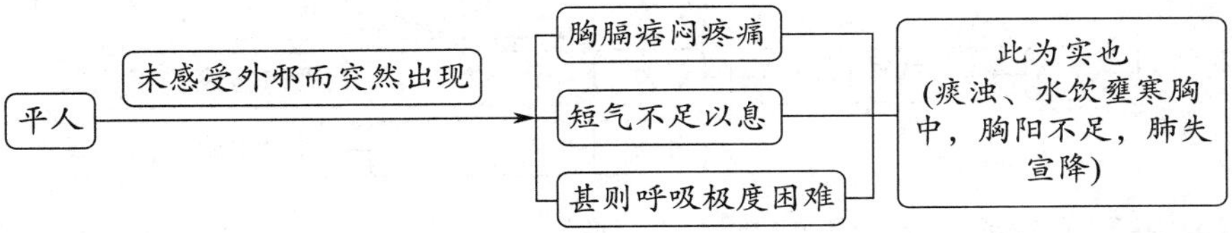

【按语】胸痹、心痛病的基本病机为正虚邪实。是与上条“极虚”所指的本虚相对照，上条强调正虚，本条强调邪实。二者指明胸痹、心痛既有胸阳不足而正虚的一面，又有阴邪内阻而邪实的一面，临证之时，或以本虚为主，或以邪实为主，应仔细辨别。

注家对本条有认为是论短气属实的病情，其病机是痰食中阻影响呼吸升降。因与胸痹的阳虚邪闭短气症状相类似，故列于此，以示医者当分辨虚实，审因察病，此说颇有参考价值。但胸痹病证，临床确有阵发性的特点，未发作前如同常人，而病作之时，无寒热外感而短气不足以息，临床尤当注意。

【常见考点】掌握胸痹、心痛的病机。

二、胸痹证治

（一）典型证治

【原文】胸痹之病，喘息咳唾，胸背痛，短气，寸口脉沉而迟，关上小紧数，栝楼薤白白酒汤主之。（3）

栝楼薤白白酒汤方

栝楼实一枚（捣）　薤白半斤　白酒七升

上三味，同煮，取二升，分温再服。

【校勘】《外台》“寸”下无“口”字，“上”作“脉”字，“白酒”作“白浆”。《直解》谓“数字误”。

【提要】论胸痹病的典型证候和主治方剂。

【图解】

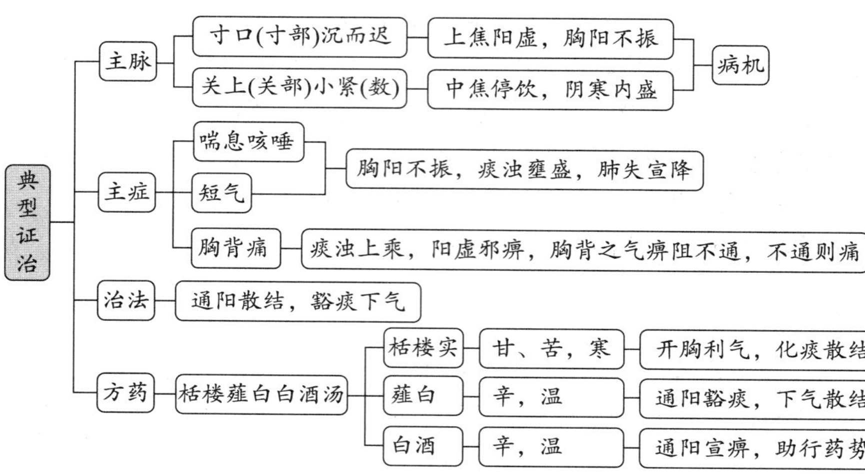

【按语】①胸痹病主症有喘息咳唾、胸背痛、短气，其中胸背痛、短气是辨病关键。本条所论为胸痹主要脉症，故以下条文凡冠以“胸痹”者，多包括本条脉症在内。②栝楼实长于涤痰利气宽胸，但性寒，故配辛温通阳散结的薤白，以去性取用，如此巧妙配伍，构成了宣痹通阳、涤痰宽胸的经典药对。③本方是治疗胸痹的主方，凡属痰饮痹阻胸中，胸阳被遏，以胸闷、胸痛、短气、喘息咳唾为主症的病证，皆可用之。临床常用于治疗符合上述证机的心、肺、胸胁等疾患，如冠心病心绞痛、肋间神经痛、支气管哮喘、胸部软组织损伤、非化脓性肋软骨炎等。临床应用时可酌情加入丹参、川芎等活血化瘀药或姜半夏等化痰药，提高疗效。

方中白酒，不必拘泥于米酒，可用高粱酒或绍兴酒等替代，用量因人因证而异。可与水同煎，也可以酒兑药服用。

【常见考点】胸痹典型证的病因病机、症状、特点和临床应用，以及相近方剂的鉴别。

（二）痰饮壅盛

【原文】胸痹不得卧，心痛彻背[1]者，栝楼薤白半夏汤主之。（4）

栝楼薤白半夏汤方

栝楼实一枚（捣）　薤白三两　半夏半斤　白酒一斗

上四味，同煮，取四升，温服一升，日三服。

【词解】[1] 心痛彻背：指心胸部疼痛牵引背部亦痛。

【提要】本条承上条进一步论述痰饮壅盛的胸痹证治。

【图解】

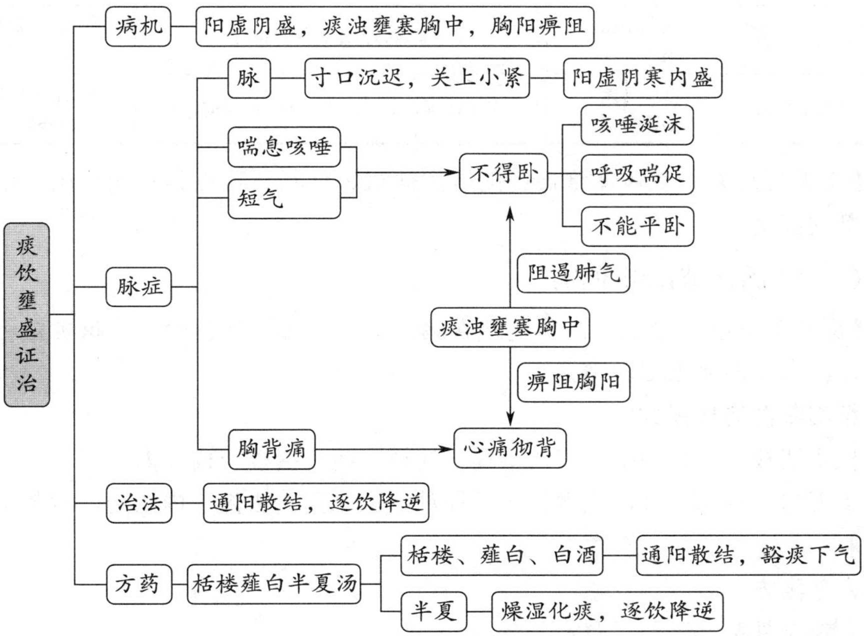

【按语】①本条胸痹病的主症是喘息不能平卧，心痛彻背，以方论证，当有苔腻等症状。②病有轻重，用药也应有相应的变化。本条胸痹病较栝楼薤白白酒汤证为重，故在加入半夏的基础上，白酒用至一斗，从日二服改至日三服。皆为增强通阳止痛、逐饮散结之目的。可见，证变，不仅药变，服药方法也应调整，方能切合病情。③本方常用于符合上述证机的心绞痛、慢性胃炎、胸膜炎、肋间神经痛、乳腺增生等。因痰饮壅阻易致气滞血瘀，故本方可适当加入活血化瘀之药。

表 9-1　不得卧诸证的鉴别

病名	不同证	病机	治则	方剂
咳喘	喘而胸满，频唾稠黏痰	痰浊壅肺	宣壅导滞 利窍除痰	皂荚丸
肺痈	喘咳甚，痰涎壅盛，甚则浮肿	痰热壅肺 邪实气闭	开泄肺气 泻水逐痰	葶苈大枣泻肺汤
支饮	咳逆倚息，胸胁满痛，兼风寒表证	寒饮内停 外感风寒	温肺化饮 解表散寒	小青龙汤
胸痹	喘息咳唾，短气，心痛彻背	胸阳不振 痰饮壅盛 阴乘阳位	通阳散结 祛痰降逆	栝楼薤白半夏汤

表 9-2　栝楼薤白白酒汤与栝楼薤白半夏汤方证比较

方剂	病机	症状	治则
栝楼薤白白酒汤	胸阳不振 痰阻轻证	喘息咳唾，胸背痛，短气	通阳散结 豁痰下气
栝楼薤白半夏汤	胸阳不振 痰阻重证	喘息咳唾，短气，不得卧，心痛彻背	通阳散结 祛痰降逆

【常见考点】胸痹痰饮壅盛证的病因病机、症状、特点和临床应用；以及相近方剂的鉴别。

（三）气结在胸偏虚偏实

【原文】*胸痹心中痞[1]，留气结在胸，胸满，胁下逆抢心[2]，枳实薤白桂枝汤主之；人参汤亦主之。*（5）

枳实薤白桂枝汤方

枳实四枚　厚朴四两　薤白半斤　桂枝一两　栝楼一枚（捣）

上五味，以水五升，先煮枳实、厚朴，取二升，去滓，内诸药，煮数沸，分温三服。

人参汤方

人参　甘草　干姜　白术各三两

上四味，以水八升，煮取三升，温服一升，日三服。

【校勘】《备急千金要方》作“心中痞，气结在心”。《外台秘要》作“心中痞坚，留气结于胸中”；“栝楼”,《古今医统大全》本作“栝楼实”,“痞”下有“气”字。《备急千金要方》《外台秘要》并无“人参汤亦主之”六字。《金匮玉函经》作“心下痞气，气结在胸”。

【词解】[1] 心中痞：《医宗金鉴》谓：“心中即心下也。”心中痞是指胃脘部位胀满不舒，有痞塞不通之感。

[2] 胁下逆抢心：指胁下气逆上冲心胸。

【提要】本条论述胸痹气结在胸偏虚、偏实的证治。

【图解】

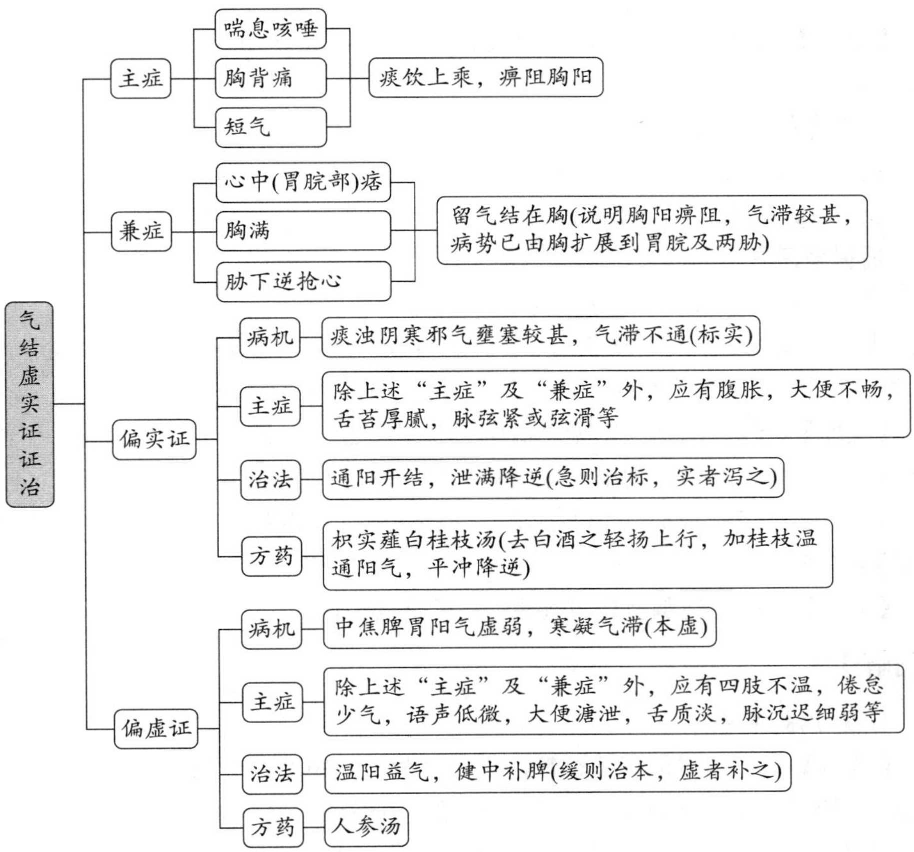

【按语】本条不仅同病，而且症有相似之处。但毕竟虚实有别，导致胸中气机郁滞的原因不一样，故辨证不同，用方亦异。体现了仲景辨证同中求异，注重比较的同病异治思想，同为胸痹，偏于实的用枳实薤白桂枝汤，偏于虚的用人参汤。

表 9-3　枳实薤白桂枝汤证与人参汤证鉴别表

鉴别		枳实薤白桂枝汤证	人参汤证
病机		阴寒邪气偏盛，有形之痰水内结	中焦阳气衰减，无形之气内结
症状	相同	胸痹，心中痞，胸满，胁下逆抢心	
	不同	可兼见腹胀、大便不畅、苔厚腻、弦紧有力等症状	可兼见四肢不温、倦怠少气、大便溏、舌质淡、脉弱而迟等症状
治则		急则治其标，通阳开结，泄满降逆	缓则治其本，补中助阳，扶正祛邪

【常见考点】本条是胸痹病同病异治的体现；掌握两方证的病因病机、症状分析、特点和临床应用，以及相近方剂的鉴别。

（四）饮阻气滞

【原文】胸痹，胸中气塞，短气，茯苓杏仁甘草汤主之；橘枳姜汤亦主之。（6）

茯苓杏仁甘草汤方

茯苓三两　杏仁五十个　甘草一两

上三味，以水一斗，煮取五升，温服一升，日三服。不差，更服。

橘枳姜汤方

橘皮一斤　枳实三两　生姜半斤

上三味，以水五升，煮取二升，分温再服。《肘后》《千金》云："治胸痹，胸中愊愊如满，噎塞习习如痒，喉中涩，唾燥沫。"

【校勘】《千金》《外台》无"橘枳姜汤亦主之"七字。《外台》另条，引仲景《伤寒论》云"治胸痹，胸中愊愊如满，噎塞，习习如痒，喉中涩，唾燥沫是也，橘皮枳实汤主之"，方后云"《肘后》《小品》、文仲、深师、范汪、《古今录验》《经心录》《千金》同"。

【提要】本条论述胸痹饮阻气滞轻证的不同证治。

【图解】

图见 143 页。

【按语】本条两方证病情较轻，用药平和，是药随证转的体现。茯苓杏仁甘草汤中，茯苓配杏仁渗利中有宣散，颇合肺气宣降之性；橘枳姜汤中，重用橘皮、生姜，取其理气降逆，兼以化饮，是仲景治胃的常用药对。

病同证异则要同病异治，以上两方均主治饮阻气滞的胸痹轻证，皆以胸中气塞、短气为主症，茯苓杏仁甘草汤证以饮阻于肺明显，橘枳姜汤证则偏重于气滞在胃。因饮阻气滞可互为因果，亦可同时并见，故临证时，两方可分可合。

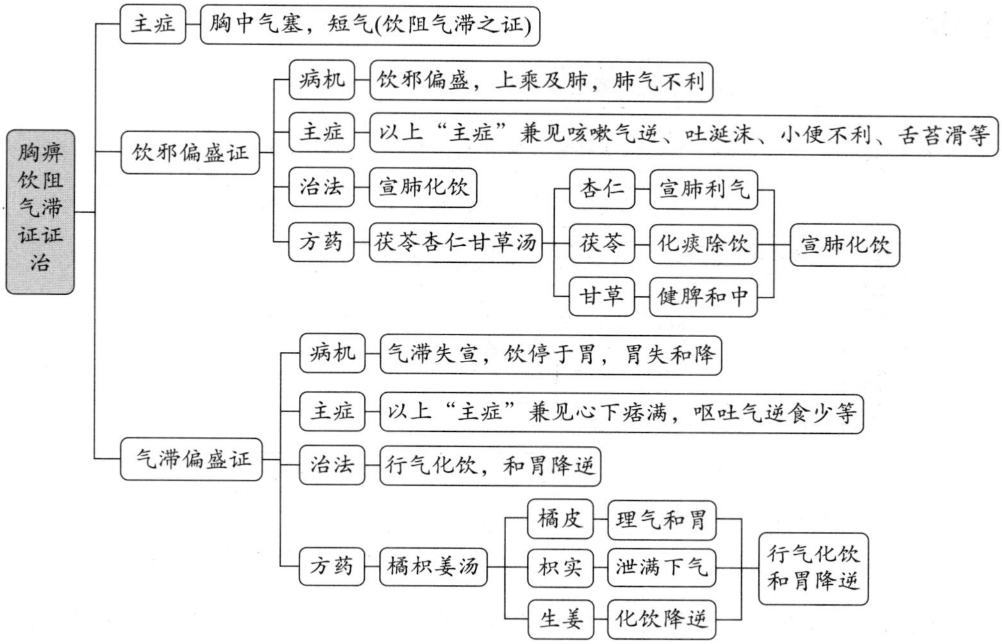

表 9-4 茯苓杏仁甘草汤证与橘枳姜汤证鉴别表

鉴别		茯苓杏仁甘草汤证	橘枳姜汤证
病机		饮邪上乘及肺，肺失宣降	气滞饮停，胃失和降
症状	相同	胸痹，胸中气塞，短气	
	不同	可兼咳嗽气逆、吐涎沫、小便不利等症状	可兼心下痞满、呕吐气逆等症状
治则		宣肺化饮	行气化饮，和胃降逆

【常见考点】本条是胸痹同病异治的体现，掌握两方证的病因病机、症状分析、特点和临床应用，以及相似方剂的鉴别。

（五）寒湿痹阻

【原文】胸痹缓急[1]者，薏苡附子散主之。（7）

薏苡附子散方

薏苡仁十五两　大附子十枚（炮）

上二味，杵为散，服方寸匕，日三服。

【校勘】《外台秘要》引《古今录验》“缓急”上，有“偏”字。

【词解】[1] 缓急：按《史记·游侠列传序》曰：“且缓急人之所时有也。”说明“缓急”一词的古义是困危、情势急迫之意。

【提要】本条论述胸痹寒湿急证的治疗。

【图解】

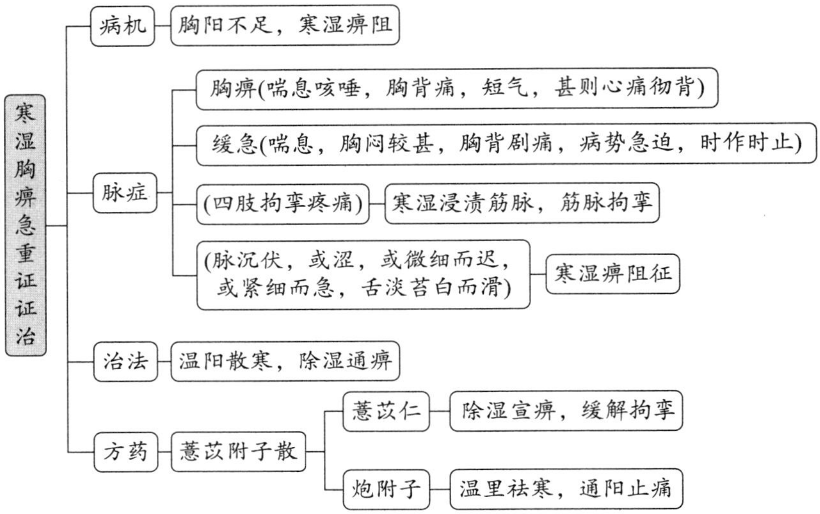

【按语】本条所述“缓急”，历来注家有不同见解，有人认为是指胸痹疼痛时发时止、时缓时急；有人认为是指四肢筋脉拘急；有人认为其中“缓”字为“缓解”，指治法。根据临床，推究词义，以第一种见解较切实。

病当虚实缓急分别而治。仲景论胸痹虽为“阳微阴弦”，但对其治疗则进一步区别阳微、阴弦的偏重，孰缓孰急。如胸痹偏于痰实的用栝楼薤白半夏汤，偏于阳气虚的用人参汤。胸痹证情轻缓，偏于气滞的用橘枳姜汤；证情急重，属于寒凝阳气痹阻的用薏苡附子散。

【常见考点】寒湿胸痹急证的病因病机、症状分析、特点和临床应用；以及相近方剂的鉴别。

三、心痛证治

（一）寒饮气逆

【原文】心中痞，诸逆[1]心悬痛[2]，桂枝生姜枳实汤主之。（8）

桂枝生姜枳实汤方

桂枝　生姜各三两　枳实五枚

上三味，以水六升，煮取三升，分温三服。

【校勘】“心悬痛”下，《肘后方》作“心下牵急懊痛”。

【词解】[1] 诸逆：指停留于心下的水饮或寒邪向上冲逆。

[2] 心悬痛：指心窝部分向上牵引疼痛。

【提要】本条论述心痛病寒饮上逆的证治。

【图解】

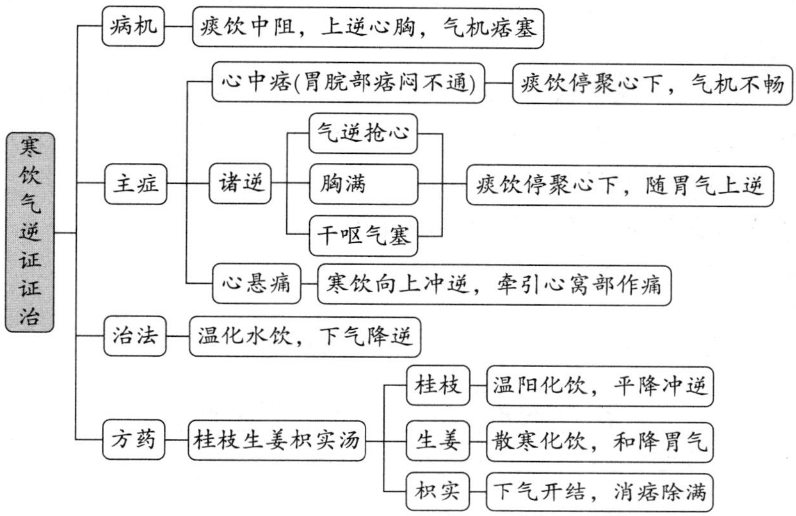

【按语】心痛彻背与心悬痛均可见于心痛病，但表现特点不同。可见细辨主症，有助于辨证识因。

表 9-5　桂枝生姜枳实汤证与枳实薤白桂枝汤证鉴别表

鉴别		桂枝生姜枳实汤证	枳实薤白桂枝汤证
病机		寒饮闭塞，胃失通降	阴寒邪气偏盛，有形之痰水内结
症状	相同	心中痞，气逆	
	不同	心中痞和心悬痛为主症，属心痛轻证	心中痞是兼症，属胸痹气结在胸之偏实证
治则		通阳化饮，降逆消痞	通阳宣痹，泄满降逆

表 9-6　桂枝生姜枳实汤证与橘枳姜汤证鉴别表

鉴别		桂枝生姜枳实汤证	橘枳姜汤证
病机		寒饮闭塞，胃失通降	气滞饮停，胃失和降
用药	相同	均有枳实、生姜	
	不同	桂枝配枳实、生姜	橘皮配枳实、生姜
治则		通阳化饮，降逆消痞	理气散结，宽胸除满

【常见考点】熟悉心痛病寒饮上逆证的病因病机、症状分析、特点和临床应用；以及相近方剂的鉴别。

（二）阴寒痼结

【原文】心痛彻背，背痛彻心[1]，乌头赤石脂丸主之。(9)

乌头赤石脂丸方

蜀椒一两一法二分　乌头一分（炮）　附子半两（炮）一法一分　干姜一两一法一分　赤石脂一两一法二分

上五味，末之，蜜丸如梧子大，先食服一丸，日三服。不知，稍加服。

【词解】[1] 心痛彻背，背痛彻心：指心窝部疼痛牵引及背，背部疼痛又牵引到心窝，形成心背互相牵引的疼痛症状。

【提要】本条论述心痛病阴寒痼结的证治。

【图解】

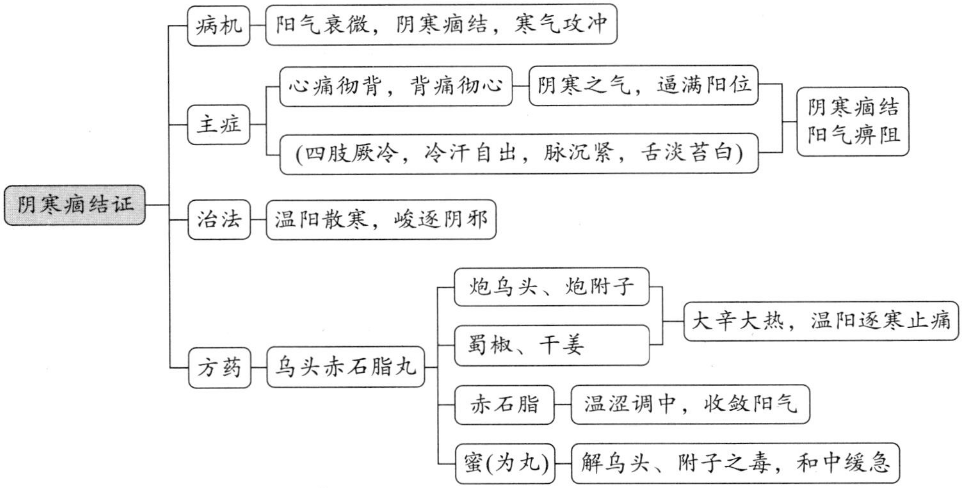

【按语】①本条心痛重证的辨证要点是心痛彻背，背痛彻心。②心痛与胸痹均应分别证情轻重而治，轻者用桂枝生姜枳实汤，重者用乌头赤石脂丸。③心痛彻背当区别轻重不同，栝楼薤白半夏汤证之心痛彻背为痰浊壅盛，胸阳痹阻所致，病变在胸中，病程较短，疼痛相对较轻，属胸痹病；乌头赤石脂丸证之心痛彻背为阴寒痼结、寒气攻冲所致，病变在心下，病程较长，疼痛急重，属心痛病。④乌头与附子同出一本，但其功用略有不同。乌头偏于治沉寒痼冷，疏散在经之风寒湿邪；附子偏于助阳散寒，温化在脏之寒湿。本证阴寒之邪侵袭心背内外脏腑经络，故乌头、附子同用，以温振阳气，逐寒散邪，达到迅速止痛的目的。⑤治疗痛证，包括关节炎、胸痛、腹痛等，尤其是疼痛重证，仲景喜用附子或乌头，或两者并用。这是仲景用药的特点之一。⑥本方适用于阴寒痼结，阳气痹阻之心痛病，主症可见心痛彻背，背痛彻心，痛势剧烈，痛无休止，甚者可伴四肢厥冷，冷汗出，面白唇青，脉沉紧等。临床可用于救治符合上述证机的心绞痛、心肌梗死、急性胃痛腹痛等。

表 9-7　乌头赤石脂丸证与栝楼薤白半夏汤证鉴别

<table>
<tr><td colspan="2">鉴别</td><td>乌头赤石脂丸证</td><td>栝楼薤白半夏汤证</td></tr>
<tr><td colspan="2">病机</td><td>阴寒痼结，寒气攻冲</td><td>痰浊壅盛，胸阳痹阻</td></tr>
<tr><td rowspan="2">症状</td><td>相同</td><td colspan="2">心痛彻背</td></tr>
<tr><td>不同</td><td>病变在心下，病程较长，疼痛急重，属心痛病</td><td>病变在胸中，病程较短，疼痛相对较轻，属胸痹病</td></tr>
<tr><td colspan="2">治则</td><td>温阳散寒，峻逐阴邪</td><td>通阳散结，祛痰降逆</td></tr>
</table>

【常见考点】心痛病阴寒痼结证的病因病机、症状分析、特点和临床应用；以及相近方剂的鉴别。

附方

九痛丸

【原文】九痛丸：治九种心痛。

附子三两（炮）　生狼牙一两（炙香）　巴豆一两（去皮心，熬，研如脂）　人参　干姜　吴茱萸各一两

上六味，末之，炼蜜丸如桐子大，酒下。强人初服三丸，日三服；弱者二丸。兼治卒中恶[1]，腹胀痛，口不能言；又治连年积冷，流注心胸痛[2]，并冷冲上气，落马坠车血疾等，皆主之。忌口如常法。

【校勘】《备急千金要方》第十三卷心腹痛门“心痛”下有：“一虫心痛，二注心痛，三风心痛，四悸心痛，五食心痛，六饮心痛，七冷心痛，八热心痛，九去来心痛，此方悉主之，并疗冷冲上气，落马坠车血疾等。”其方用生狼毒四两，无生狼牙，附子、干姜各二两，余与本方同。方后“末之”下作“蜜和丸如梧子大，空腹服一丸，卒中恶腹胀痛，口不能言者二丸，日一服；连年积冷流注心胸者亦服之，好好将息神验”。《外台秘要》第七卷心痛门引《备急千金要方》名附子丸，主治及药味均与《备急千金要方》同，唯分量稍有出入；方后注云：《必效》《经心录》同。《兰台轨范》“冷冲上气”作“冷气上冲”。《和剂局方》《三因方》“血疾等”并作“瘀血等疾”。

【词解】[1] 卒中恶：指感受外来邪气而突然发作的疾病。

[2] 流注心胸痛：“流”指移动，“注”指集中，此指心胸部疼痛，时而移动。

【提要】论九痛丸的适应证及药物组成。

【图解】

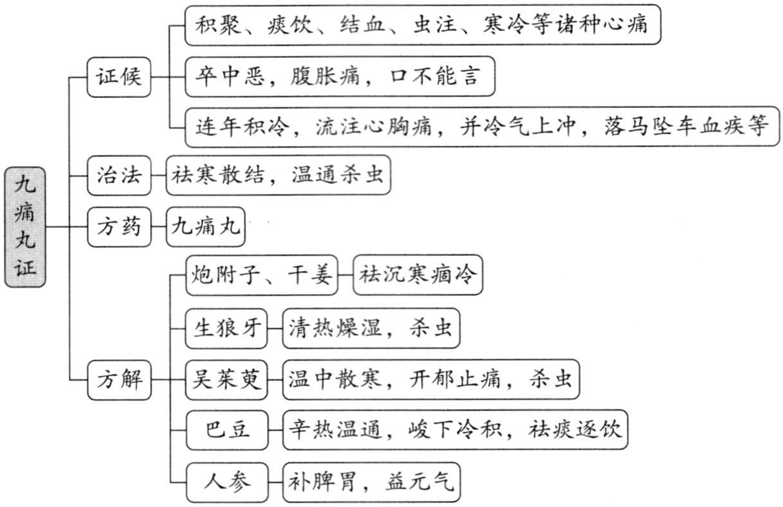

【按语】《备急千金要方》中“狼牙”作“狼毒”，比较恰当，因狼毒除杀虫外，并能破积聚、除寒热及水气，故有人认为狼牙为传抄之误。

【本篇内容归纳】

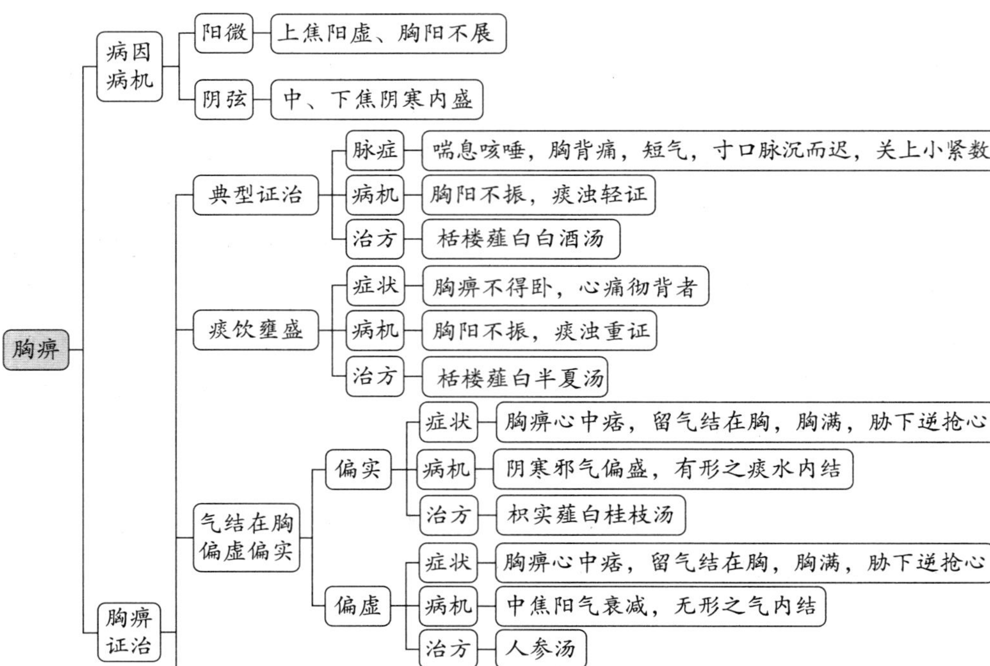

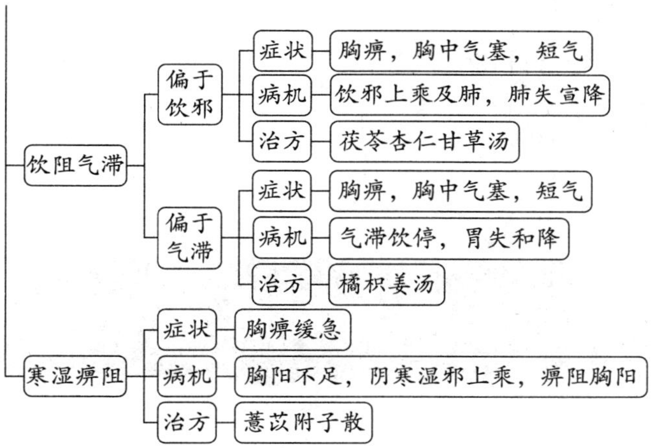

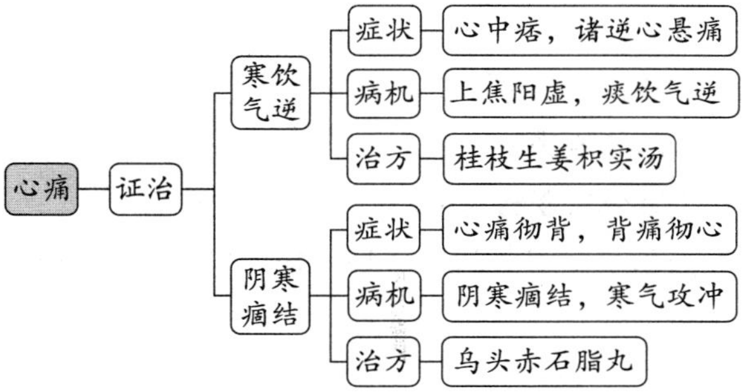

【复习思考题】

1. 胸痹、心痛的病机和主症特点是什么？

2. 胸痹、心痛的基本治法是什么？

3. 为什么“胸痹，胸中气塞，短气”既能用茯苓杏仁甘草汤治疗，又能用橘枳姜汤治疗？

4. 对胸痹病的急证如何辨证施治？

5. 仲景治疗胸痹病，为什么有的用酒煎，有的用水煎？

腹满寒疝宿食病脉证治第十

【学习目标】

掌握：腹满、寒疝的辨证论治。

熟悉：腹满寒热虚实证的辨证与治法。

了解：腹满、寒疝、宿食的概念及合篇意义。

背诵：第 9、10、11、12、15、18、1、2、3、14、16、17、19 条原文。

【篇名释义】

本篇论述腹满、寒疝、宿食病的脉症和治疗。

腹满是以腹中胀满为主，可以出现于多种不同的病变过程中，病机较为复杂。按照“阳道实，阴道虚”的理论，可以将本篇腹满概括为两类，即属于实证热证的病变多与胃肠有关，或涉及表；属于虚证寒证的，多与脾肾有关，或涉及肝。

寒疝是指因寒气攻冲而引起的以腹中拘急疼痛为特征的一种病证，与后世所说的疝气不同。本篇所论寒疝，在病情上有实有虚，在病位上有里寒与表里皆寒之别。

宿食，一般称为伤食或食积，是由脾胃功能失常，食物经宿不消而停积于胃肠所致。但由于停留的部位不同，其所反映的证候也就有差异。

因为三者皆有腹部胀满或疼痛，在症状上有其一定的联系，其所出方治多可互用，异病同治，故合为一篇。

腹 满

一、辨证与治则

【原文】趺阳脉微弦，法当腹满，不满者必①便难，两胠[1]疼痛，此虚寒从下上也，当以温药服之。(1)

【校勘】①《脉经》《千金》中“必”下有“下部闭塞大”五字。《千金》作“此虚寒气从下向上”，赵刻本脱“当以”之“当”字，今从徐本、俞桥本补。

【词解】[1] 胠（音区）：《说文解字》“亦（古腋字）下也”；《广雅》“胁也”；《素问》王冰注“胠，谓胁上也”。即胸胁两旁当臂之处。

【提要】论虚寒性腹满的病因、辨证和治法。

【图解】

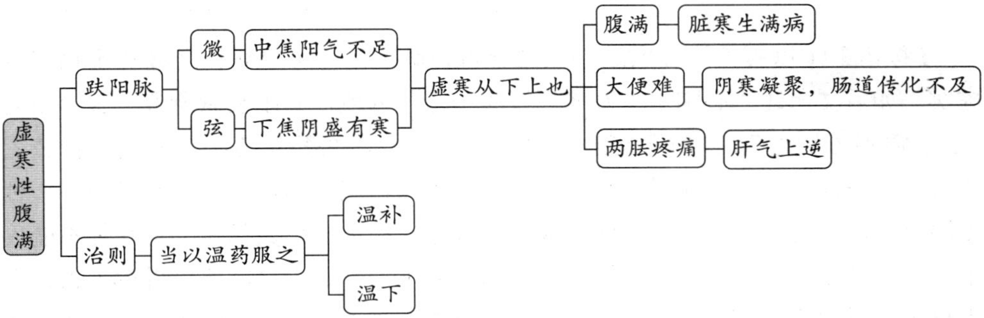

【按语】①本条有注家认为是论述腹满寒疝总的病机。寒气起于下焦，下焦寒气上逆，既可导致腹满，亦可以发生寒疝。前者是以腹满为主症；后者是以腹痛为主症。腹满有虚实寒热之分，属于虚寒者当温补；寒实者当温下；实热者应寒下。寒疝为寒证，固然当温，但必须结合具体病情进一步加以区别运用，属虚寒者当温补；属寒实者当温下。②前人对寒疝的认识，凡腹部攻冲作痛，病情属寒者，皆属寒疝范围的疾患。寒疝亦可有“大便难”和“两胠疼痛”的症状。阴凝寒聚，结于胃肠，故大便难；寒气随肝经上逆，故两胠疼痛。所以，对本条是总论腹满寒疝病机的说法，值得参考。

【常见考点】虚寒性腹满的治则。

【原文】病者①腹满，按之不痛为虚，痛者为实，可下之。舌黄未下者，下之黄自去。(2)

腹满时减，复如故，此为寒，当与温药。(3)

【校勘】①《玉函》："病者"作"伤寒"。

【提要】论腹满虚实的辨证及治法。

【图解】

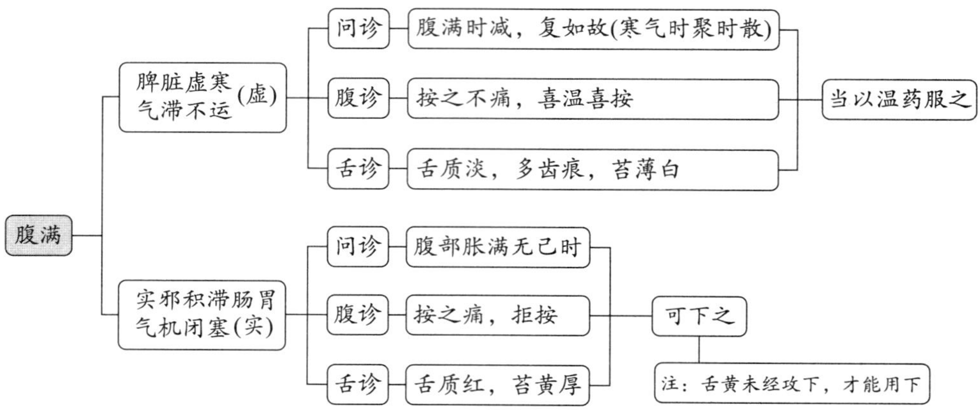

【按语】①以腹诊辨虚实还必须结合舌苔脉象，不可单凭按之痛与不痛来定虚实。如后文所述"心胸中大寒痛"属腹中寒气内盛，脾阳衰微所致，腹诊则为"上下痛不可触近"。此时不可当作"可下"治之。②并且还必须明确，舌黄固然是可下条件之一，假如已经攻下，而舌黄仍在，就应当从多方面来考虑。一种是湿温病，舌苔虽黄，但尚未化燥成实；或实证转虚，舌黄仍在，这些都不能攻下。另一种是病重药轻，未达到泻下作用；或下后余邪未尽，所以舌黄未去，则当再下，以尽去其邪。此外，如阳明热结津枯，燥屎不行，当"增水行舟"，邪正兼顾，若单用寒下，则大便难通，舌黄难去，此亦为用下法不当之例。

【常见考点】虚寒性腹满、实热腹满的鉴别，实热性腹满的治疗法则。

二、证治

(一)里实兼表证

【原文】病腹满，发热十日，脉浮而数，饮食如故，厚朴七物汤主之。(9)

厚朴七物汤方

厚朴半斤　甘草三两　大黄三两　大枣十枚　枳实五枚　桂枝二两　生姜五两

上七味，以水一斗，煮取四升，温服八合，日三服。呕者加半夏五合，下利去大黄，寒多者加生姜至半斤。

【提要】论里实兼表证的证治。

【图解】

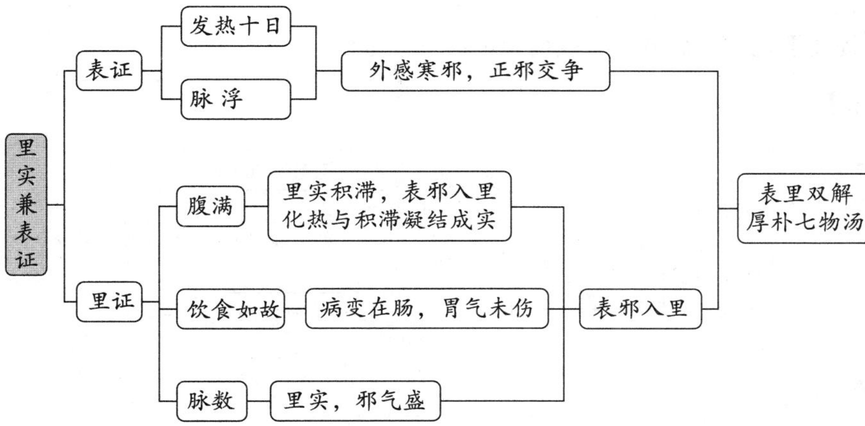

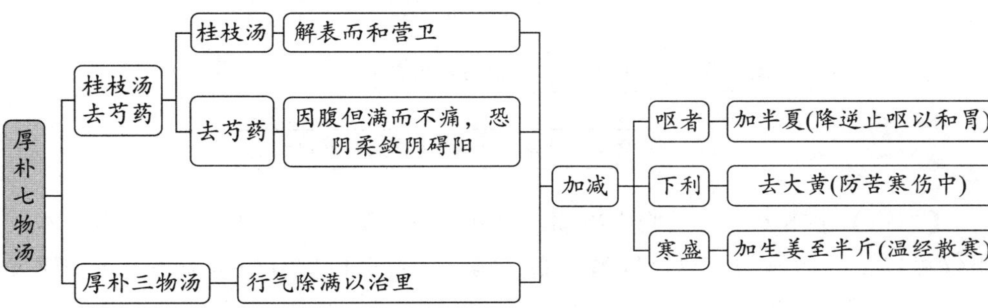

【按语】①表里同病的须根据其轻重缓急分别论治：表重里轻，先解表后治里；表轻里重，先救里后解表；表里并重，表里同治。本证表里并重，里证重于表证，本条如解表则里实加剧，仅攻里则表邪不解，反增里实，故用厚朴七物汤表里双解。②病腹满，发热十日，不是说先病腹满，后再发热，而是说腹满出现于发热之后。厚朴七物汤临床除了可以治疗表里同病，亦可以应用于治疗脾胃阳虚同时积滞化热的寒热错杂证。

【常见考点】厚朴七物汤的药物组成，厚朴七物汤证的病机。

（二）寒饮逆满

【原文】腹中寒气，雷鸣切痛①[1]，胸胁逆满，呕吐，附子粳米汤主之。（10）

附子粳米汤方

附子一枚（炮）　半夏半升　甘草一两　大枣十枚　粳米半升

上五味，以水八升，煮米熟，汤成，去滓，温服一升，日三服。

【校勘】①《千金》作“腹中寒气胀满，肠鸣切痛”。《外台》引范汪“寒气”，下有“胀”字，无“呕吐”二字。

【词解】[1] 雷鸣切痛：雷鸣，形容肠鸣重，如同雷鸣；切痛，指腹痛剧，如刀切之状。

【提要】论中焦虚寒、水饮内停的腹满痛证治。

【图解】

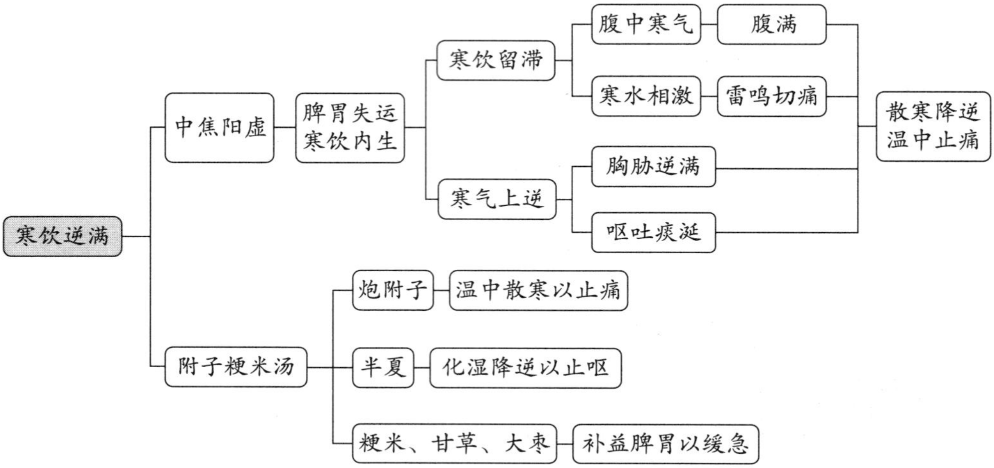

【按语】①本方主症是腹中冷痛、呕吐、肠鸣辘辘、苔白滑、脉沉迟。本方不仅可以治疗腹满病，也可以治疗寒疝病，二者病机均有中焦虚寒，正如《灵枢·五邪》所言："邪在脾胃，阳气不足，阴气有余，则中寒肠鸣腹痛。"②理中汤、附子粳米汤均治中焦虚寒证，二者最大区别：附子粳米汤证寒甚于虚。

【常见考点】雷鸣切痛的概念，附子粳米汤的药物组成，附子粳米汤证的病机，附子粳米汤与大建中汤的鉴别（详细见大建中汤）。

（三）里实胀重于积

【原文】痛而闭①[1]者，厚朴三物汤主之。（11）

厚朴三物汤方

厚朴八两　大黄四两　枳实五枚

上三味，以水一斗二升，先煮二味，取五升，内大黄，煮取三升②，温服一升，以利为度③。

【校勘】①痛而闭：《脉经》作"腹满痛"。

② 煮取三升："三升"，《千金要方》有"去滓"二字。

③ 以利为度：《千金要方》作"腹中转动者勿服，不动者更服"。

【词解】[1] 闭：大便闭结不通。

【提要】论胀重于积的腹满证治。

【图解】

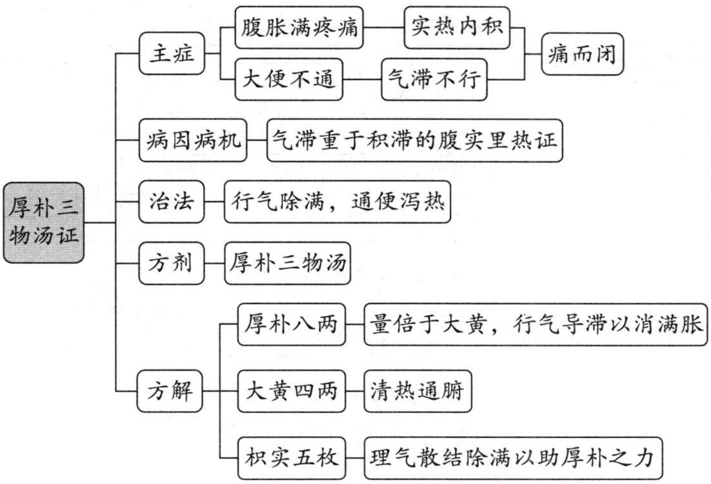

【按语】厚朴三物汤与小承气汤，药味同，而分量异，故主治亦有差别：厚朴三物汤病位偏上，胀重于积，故君厚朴；小承气汤病位偏下，积重于胀，故君以大黄。尤在泾曰："承气意在荡实，故君大黄；三物意在行气，故君厚朴。"可知古人立方命名，实包含辨证施治之意。

表 10-1　厚朴三物汤证与小承气汤证鉴别

鉴别	厚朴三物汤证	小承气汤证
主症	腹部胀满疼痛，大便秘结	下利谵语，并可见潮热，汗出，大便黏秽
病机	实热内积，气滞不行，气滞重于积滞，胀重于积	胃肠实热，燥屎内结而热结旁流，积重于胀
治法	行气除满，泻热荡实	通因通用，泻热荡实
方药	厚朴八两，大黄四两，枳实五枚	厚朴二两，大黄四两，枳实三枚

【常见考点】厚朴三物汤的药物组成，厚朴三物汤证的病机，厚朴三物汤与小承气汤的鉴别。

（四）里实兼少阳证

【原文】按之心下满痛者，此为实也，当下之，宜大柴胡汤。（12）

大柴胡汤方

柴胡半斤　黄芩三两　芍药三两　半夏半升（洗）　枳实四枚（炙）　大黄二两　大枣十二枚　生姜五两

上八味，以水一斗二升，煮取六升，去滓，再煎，温服一升，日三服。

【提要】论满痛在于心下，病属里实兼少阳的证治。

【图解】

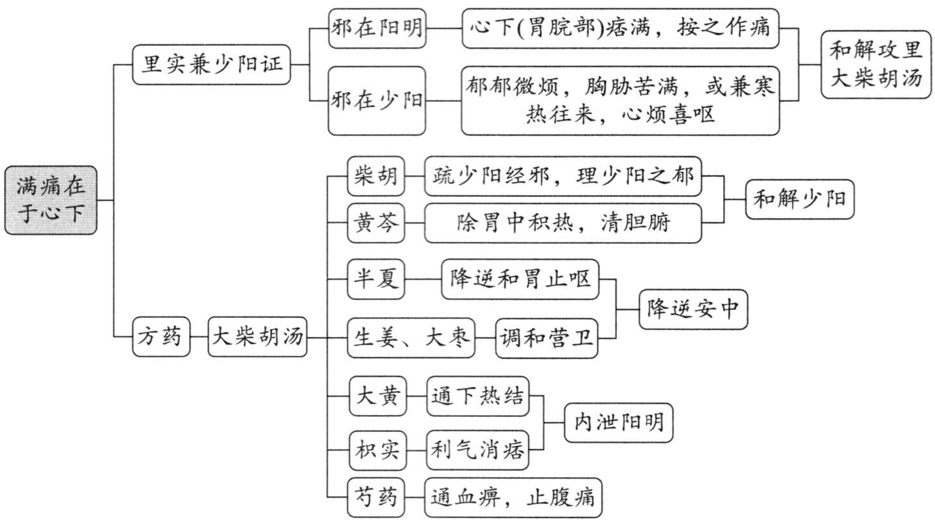

【按语】陈修园认为："大柴胡汤，下其邪气，而不攻其大便愈。"大黄、枳实的功效不只是通便，而是下其邪气。大柴胡汤主症是心下满且痛，故方中芍药不去，保留其通血痹、止腹痛之功，前述厚朴七物汤但满不痛，故去芍药，恐阴柔敛阴碍阳，不利于气机通畅，可见仲景取舍芍药在于有无疼痛。

【常见考点】大柴胡汤的药物组成，大柴胡汤证的病机。

（五）里实积胀俱重

【原文】腹满不减，减不足言①，当须下之②，宜大承气汤。（13）

大承气汤方： 见前痉病中③。

【校勘】①《千金》"减不足言"作"减不惊人"。

②《伤寒论·阳明病篇》"当"下无"须"字。《脉经》无"须"字及"宜大承气汤"五字。

③ 赵刻本载有大承气汤药物及煮服法，今从《医统》本改注"见前痉病中"。

【提要】论积和胀俱重的里实证治。

【图解】

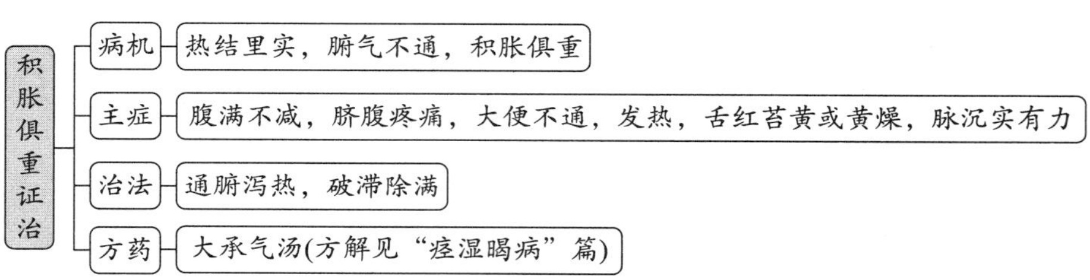

【按语】本条中“减不足言”一句是插笔，目的在于加强辨证，实说腹满有时减轻的即非实证。“不足言”是否定词，与前一句“不减”的肯定词对举。与前第 3 条“腹满时减，复如故，此为寒，当与温药”之证，须结合研究、学习，一虚一实，恰相对待。如果腹满有减轻的时候，那就是虚证，因为虚证里无实邪，故其满时减时增，与实证截然不同。

以上四方（厚朴七物汤、厚朴三物汤、大柴胡汤及大承气汤），皆具有攻泄的作用，但有缓急的不同，所以在主治上亦有区别。

表 10-2 厚朴七物汤、大柴胡汤、厚朴三物汤及大承气汤四方鉴别

鉴别	厚朴七物汤	厚朴三物汤	大柴胡汤	大承气汤
脉症	腹满，发热，饮食如故，脉浮数	腹部痞满胀痛，便秘	心下满痛，往来寒热，心烦喜呕，脉弦有力	腹满不减，痞满燥实俱全
病位	满痛在脐腹，病位在肠兼表	满痛在中脘，病位在胃	满痛在胁下旁及两胁，病位在胃胆	满痛在脐周，病位在胃肠
病机	表证未罢，邪热入里，壅滞于肠	实热内积胃腑，气机壅滞，胀重于积	病邪在里，并及少阳，阳明少阳合病	燥屎内结胃肠，积胀俱重
治则	双解表里	行气除满	和解攻里	荡涤肠胃
用药特点	以桂枝汤去芍药解表，厚朴三物汤攻里	君厚朴行气除满，臣大黄、枳实通腑泻热	以小柴胡汤和解少阳，大黄、黄芩、枳实通腑泻热	重用大黄、厚朴攻逐积滞，佐芒硝、枳实软坚除痞

【常见考点】厚朴七物汤、厚朴三物汤、大柴胡汤及大承气汤的鉴别。

（六）脾虚寒盛

【原文】心胸中大寒痛，呕不能饮食，腹中寒，上冲皮起，出见有头足[1]，上下痛而不可触近①，大建中汤主之。（14）

大建中汤方

蜀椒二合（去汗） 干姜四两 人参二两

上三味，以水四升，煮取二升，去滓，内胶饴一升，微火煎取一升半，分温再服；如一炊顷[2]，可饮粥二升，后更服，当一日食糜[3]，温覆之。

【校勘】①《千金》作：“心胁中大寒大痛，呕不能饮食，饮食下咽，自知偏从一面下流，有声决决然；若腹中寒气上冲皮起，出见有头足上下而痛，其头不可触近。”

【词解】[1] 上冲皮起，出见有头足：是形容腹中寒气攻冲，腹皮突起如头足样的块状物上下冲动。

[2] 如一炊顷：约当烧一顿饭的时间。

[3] 食糜：指吃粥。

【提要】论脾胃虚寒的腹满痛证治。

【图解】

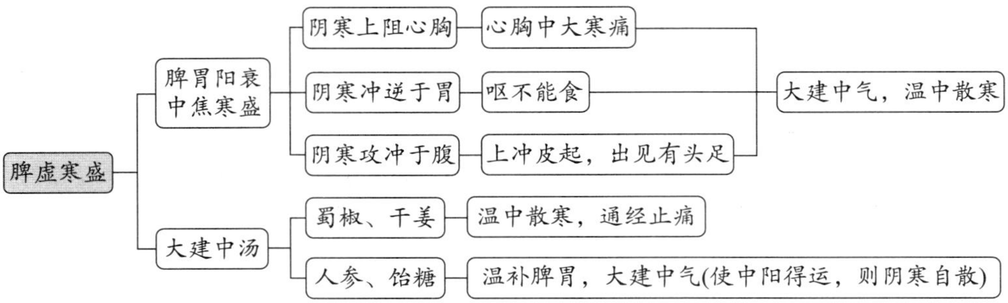

【按语】①本条“上下痛而不可触近”，并非实证，而是脾胃阳虚、阴寒内盛之重证，正所谓至虚有盛候。本条证候除如条文所述外，应当兼有腹痛时减，手足逆冷，脉象沉伏等。又，本方对于因寒疝或蛔虫引起的寒性腹痛，或大便不通属于寒结者，都有一定效果。②用药规律有三点注意：一是干姜“守而不走”，温中散寒，善治虚寒性腹痛；二是蜀椒温暖中焦，散寒止痛，善治虚寒性呕吐；三是人参、饴糖入肺脾，建上中焦之气，补上中焦之精微，善于温养脾胃。③本方证与附子粳米汤证同属于脾胃虚寒性腹满痛，又存在诸多差异，二者鉴别见下表。

表 10-3 附子粳米汤证与大建中汤证的鉴别

鉴别	附子粳米汤证	大建中汤证
主症	其满为胸胁逆满，痛为雷鸣切痛，呕吐，能食，可见四肢厥冷，舌淡苔白滑	其满为上冲皮起，出见有头足，其痛为上下痛而不可触近，呕不能食，心胸中大寒痛
病机	脾胃虚寒，水饮内停，上逆犯胃	脾胃阳微，中焦寒甚，寒气上冲
治法	化饮降逆，散寒止痛	大建中气，温中散寒
用药特点	散寒止痛用炮附子，降逆止呕用半夏，温补脾胃用粳米、甘草、大枣，作用较缓	散寒止痛用干姜，降逆止呕用蜀椒，补脾胃用人参、饴糖，作用较强

【常见考点】大建中汤的药物组成，大建中汤证的病机，附子粳米汤证与大建中汤证的鉴别。

（七）寒实内结

【原文】胁下偏痛，发热[①]，其脉紧弦，此寒也，以温药下之，宜大黄附子汤。（15）

大黄附子汤方

大黄三两　附子三枚（炮）　细辛二两

上三味，以水五升，煮取二升，分温三服。若强人煮取二升半，分温三服，服后如人行四、五里，进一服。

【校勘】①《脉经》无“发热”二字。

【提要】论寒实内结的腹满痛证治。

【图解】

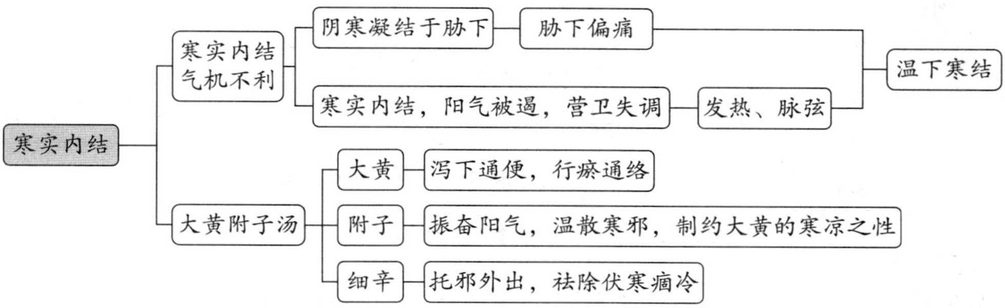

【按语】①本条所谓“胁下”，是包括两胁及腹部而言。胁下偏痛，谓左胁下或右胁下痛，而非两胁下俱痛。②唐容川认为紧是绞结迫切之形，无论寒热，简单说就是紧脉代表着郁滞，此处紧脉应是阴寒内据、郁滞。③本条的主症是腹痛大便不通。因此，预后的良恶，亦以服药后大便是否通利为准。因为寒实内结，阳气已经不足，是邪实正虚，如服温下剂后大便通利，即可转危为安；如服药后大便不通，反增呕吐肢冷，脉象转细，是病情已趋恶化。《普济本事方》中的温脾汤（厚朴、甘草、干姜、桂心、附子、大黄）即从本方加减而成，在药物组成方面，更为周到，可以采用。④仲景方中往往以细辛与附子同用，治疗寒邪伏于阴分，如本方与《伤寒论》麻黄附子细辛汤等，都是用附子配细辛以增强其祛寒邪的作用。但大黄附子汤配大黄，其侧重点在于治寒实积聚于里，属温阳通便法，麻黄附子细辛汤配麻黄，其侧重点在于温散寒邪，使寒从表而解，属温经解表法。两方仅在一味药和用量上的出入，而主治证候就有很大区别，这对临证用药很有启发。

【常见考点】大黄附子汤的药物组成，大黄附子汤证的病机，附子粳米汤证与大建中汤证的鉴别。

（八）寒饮腹痛

【原文】寒气厥逆[1]，赤丸主之。（16）

赤丸方

茯苓四两　乌头二两（炮）　半夏四两（洗）一方用桂　细辛一两《千金》作人参

上四味，末之，内真朱[2]为色，炼蜜丸如麻子大，先食酒饮下三丸，日再夜一服；不知，稍增之，以知为度。

【词解】[1] 厥逆：即指病机，又言症状，正如《伤寒论·辨厥阴病脉证并治》337 条指出："凡厥者，阴阳气不相顺接，便为厥；厥者，手足逆冷者是也。"

[2] 真朱：即朱砂。

【提要】论寒饮厥逆的证治。

【图解】

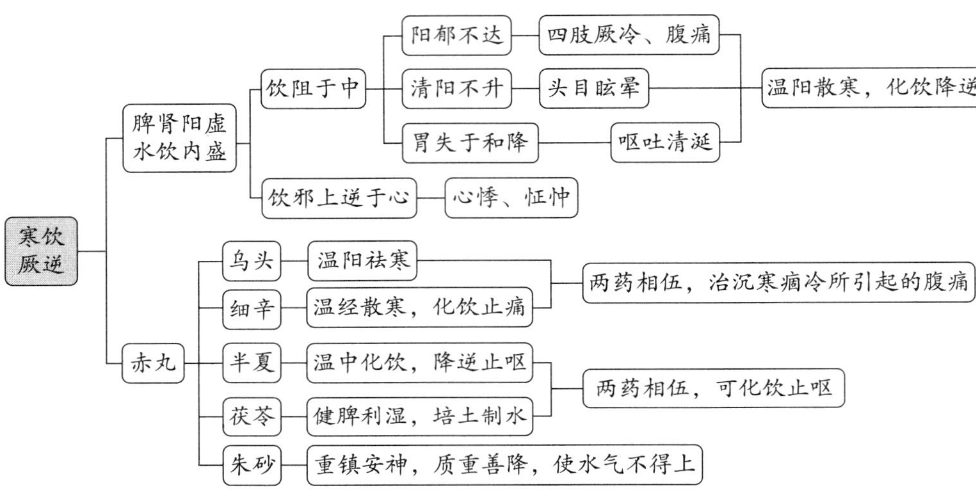

【按语】本方中乌头反半夏，但十八反、十九畏，在仲景书以及《备急千金要方》《外台秘要》等文献中多见同用。今人亦有动物实验证明：少量配伍可增强疗效。但十八反、十九畏毕竟是前人总结出来的经验教训，必定在以往的运用中发生过问题或有过血的教训。所以若欲应用，应慎之又慎，不可大意疏忽。

【常见考点】赤丸的病机。

寒　疝

证治

（一）阴寒痼结

【原文】腹痛①，脉弦而紧，弦则卫气不行，即恶寒，紧则不欲食，邪正相搏，即为寒疝。绕脐痛，若发则白汗②[1]出，手足厥冷，其脉沉弦者，大乌头煎主之。（17）

大乌头煎方

乌头（大者）五枚（熬，去皮，不㕮咀）

上以水三升，煮取一升，去滓，内蜜二升，煎令水气尽，取二升，强人服七合，弱人服五合。不差，明日更服，不可一日再服。

【校勘】①“腹痛”，徐、尤注本作“腹满”。

②“白汗”，《正脉》本及魏、徐、尤、陈注本作“白津”，赵刻本作“自汗”，今依俞本及《千金》《外台》改。

【词解】[1] 白汗：指因剧痛而出的冷汗。

【提要】论阴寒痼结寒疝的病机和证治。

【图解】

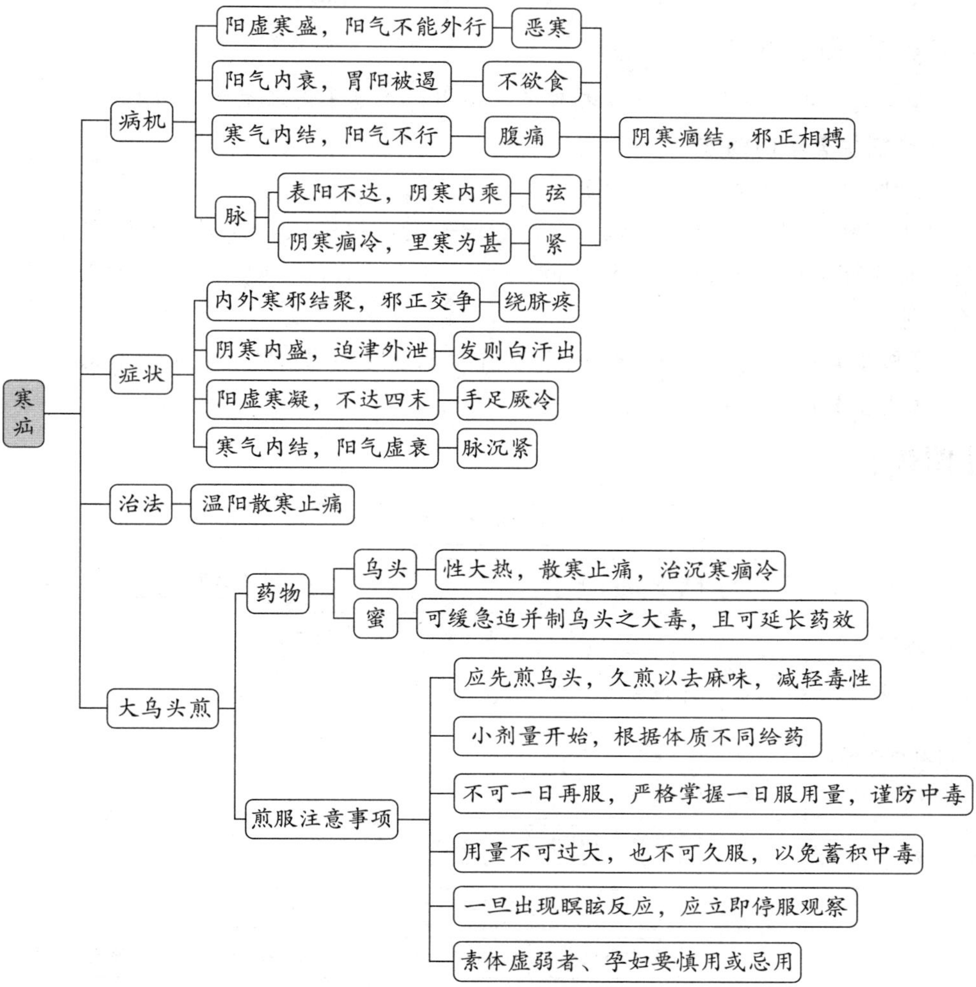

【按语】寒疝为发作性的腹痛。其病多在小肠，故一般又名小肠气。因其遇寒辄发，故称寒疝。正如《素问·长刺节论》言：“病在少腹，腹痛不得大小便，病名曰疝，得之寒。”寒疝之痛，往往牵引阴囊睾丸，易与阴囊睾丸病相混，因此阴囊睾丸之本病，一般亦混称小肠气，古书多名㿗。《金匮要略》所说的阴狐疝亦是，不是本篇所说的寒疝。

“弦”为寒疝的主脉。有人认为本篇第1条论寒疝的脉象是“微弦”，本条脉象是“弦而紧”，如从脉象来推测病机，则“弦紧”较“微弦”为重，如见“沉紧”则更重。本病发作时多见唇青面白，舌淡苔白等症状。

《外台秘要》解急蜀椒汤（蜀椒、附子、干姜、半夏、粳米、甘草、大枣）主治与大乌头煎同，而药性较平和，可参考运用。

【常见考点】大乌头煎证的病机，大乌头煎的煎煮服药注意事项。

（二）血虚内寒

【原文】寒疝腹中痛，及胁痛里急者，当归生姜羊肉汤主之。（18）

当归生姜羊肉汤方

当归三两　生姜五两　羊肉一斤

上三味，以水八升，煮取三升，温服七合，日三服。若寒多者加生姜成一斤；痛多而呕者，加橘皮二两、白术一两。加生姜者，亦加水五升，煮取三升二合，服之。

【校勘】《外台秘要》引《伤寒论》作“寒疝腹中痛引胁痛，及腹里急者”。

【提要】论血虚寒疝的证治。

【图解】

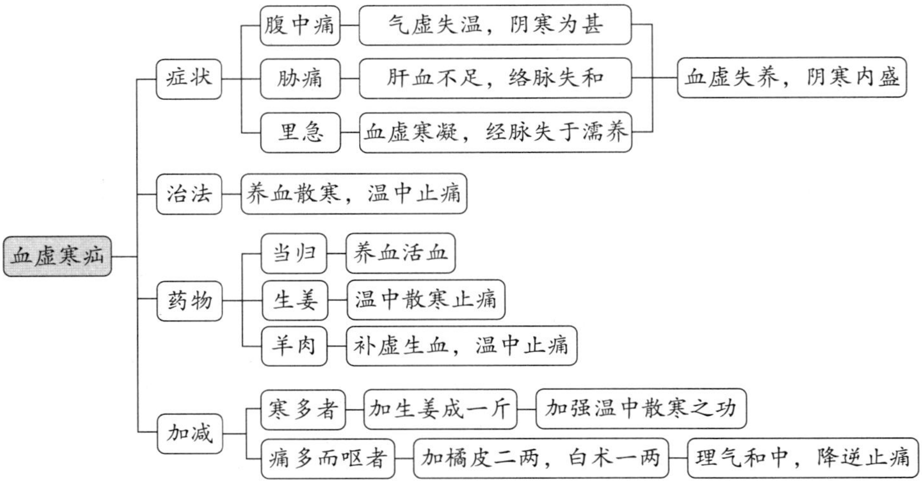

【按语】寒疝多由寒邪亢盛作祟，本证则为在寒盛的基础上加之血虚所引起的寒疝。机体阳气馁弱而阴寒内盛，盘踞于中，气血生化乏源，血不足则气亦不

足，气虚则寒自内生，肝络失养，经脉凝滞，胁腹失于阳气的温煦与气血的濡养，出现拘急疼痛，其痛隐隐，得温痛减，按之则舒。再参《妇人产后病篇》，产后腹中痛者，亦当归生姜羊肉汤主之。产后多虚多寒，阴血不足，阴寒之邪乘虚而入，寒凝腹中。仲圣先师不用辛温燥烈之品，转用甘温滋润，血肉有情之药，另辟新法。方中以味厚辛温之羊肉补虚养血，配以当归补血养肝，重以生姜散寒止痛，使血虚得养，虚寒得温，其病可愈。正是深发《素问·阴阳应象大论》"形不足者，温之以气；精不足者，补之以味"之古义。

【常见考点】当归羊肉汤治疗寒疝腹痛的特点。

（三）寒疝兼表

【原文】寒疝腹中痛，逆冷，手足不仁，若身疼痛[①]，灸刺诸药不能治，抵当[②]乌头桂枝汤主之。（19）

乌头桂枝汤方

乌头

上一味，以蜜二斤，煎减半，去滓，以桂枝汤五合解之，得一升后，初服二合，不知，即取三合；又不知，复加至五合。其知者，如醉状，得吐者，为中病。

桂枝汤方

桂枝三两（去皮）　芍药三两　甘草二两（炙）　生姜三两　大枣十二枚

上五味，剉，以水七升，微火煮取三升，去滓。

【校勘】①"若身疼痛"，《千金要方》作"若一身尽痛"。

②《千金要方》《医心方》引《小品方》及程本并无"抵当"二字。《医宗金鉴》认为"抵当"二字系衍文也。

【提要】论寒疝兼有表证的证治。

【图解】

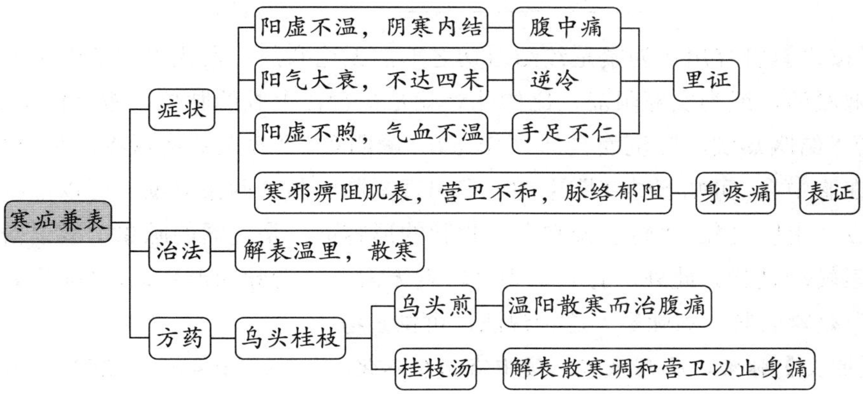

【按语】本方应用时应从小量开始，故服法中强调从二合始服，不知加至三合；又不知，加至五合，以防初服用量过大而中毒。

《尚书》载“若药不瞑眩，厥疾弗瘳”。说明应用药物，应有一定反应，但要掌握好药物的最大有效量与最小中毒量的界限，量小无效，过量则中毒；所谓“其知者，如醉状”，应是服本方的佳量反应，但若出现呼吸急促、心动过速、头痛、脉结代等症状，属中毒较重应予急救解毒。

第 17、18 及 19 条三方，后世称为“寒疝三方”。在治疗上的区别是：寒邪重，腹部剧痛而见肢冷白汗的，用大乌头煎；寒疝腹痛，寒而兼血虚的，用当归生姜羊肉汤；大乌头煎证而兼见手足不仁，身疼等表证的，用乌头桂枝汤。

【常见考点】乌头桂枝汤证的病机。

宿　食

脉证

（一）脉症

【原文】脉紧如转索无常者①，有宿食②也。（25）

【校勘】①《脉经》《千金》作“寸口脉紧如转索，左右无常者”。

②《千金》“有宿食”，作“脾胃中有宿食不消”。

【提要】进一步论宿食的脉象。

【图解】

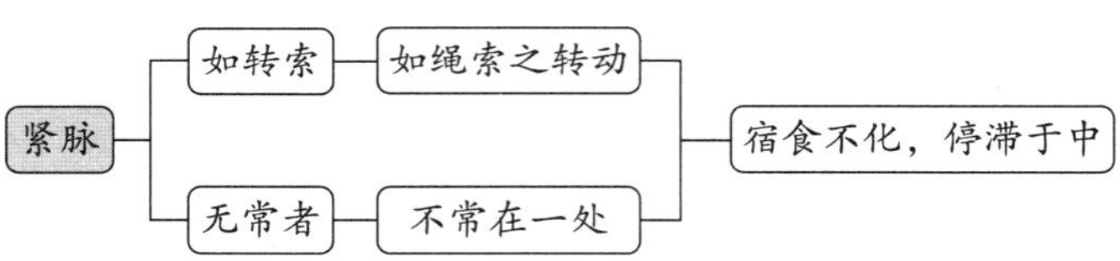

【按语】唐容川认为紧是绞结迫切之形，无论寒热，紧代表着郁滞不行，或为寒邪凝滞，或为实邪阻滞，比如此处就是宿食在上脘的脉象，考《伤寒论·太阳篇》“结胸热实，脉沉而紧”，《伤寒论·厥阴篇》“病人手足厥冷，脉乍紧者，邪结在胸中”，可知邪结在胸中的，多出现紧脉。与上两条对勘，可以理解脉紧为宿食在上脘之象。“转索无常”是紧脉的形容词，是说紧的脉象乍紧乍松，犹如绳索转动之状。此外，有人认为“转索无常”是滑脉的形容词，“脉紧如转索无常”是紧而兼滑的脉象。这种说法，可供参考。

【原文】脉紧，头痛风寒，腹中有宿食不化也。一云寸口脉紧①。（26）

【校勘】①“脉紧”上《脉经》有“寸口”二字，《千金要方》有“寸”字；“头”上并有“即”字，“腹上”均有“或”字。

【提要】论紧脉有外感风寒与宿食的不同。

【图解】

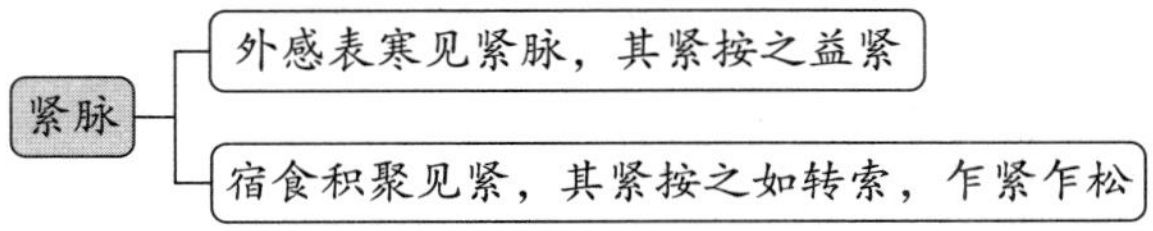

【按语】紧脉主寒、主痛，亦主宿食；而宿食亦可见浮大、滑数、涩、紧等脉，可见一脉可以主多病，一病也可以见多脉，必须脉证合参，全面诊察，才能做出正确的治疗。

【常见考点】宿食的脉象。

（二）证治

【原文】问曰：人病有宿食，何以别之？师曰：寸口脉浮而大，按之反涩，尺中亦微而涩，故知有宿食，大承气汤主之。（21）

脉数而滑者实也，此有宿食[①]，下之愈，宜大承气汤。（22）

下利不欲食者，有宿食也，当下之，宜大承气汤。（23）

大承气汤方： 见前痉病中

【校勘】①“此有宿食”，《千金要方》作“有宿食不消”。

【提要】从脉象的变化论宿食方治。

【图解】

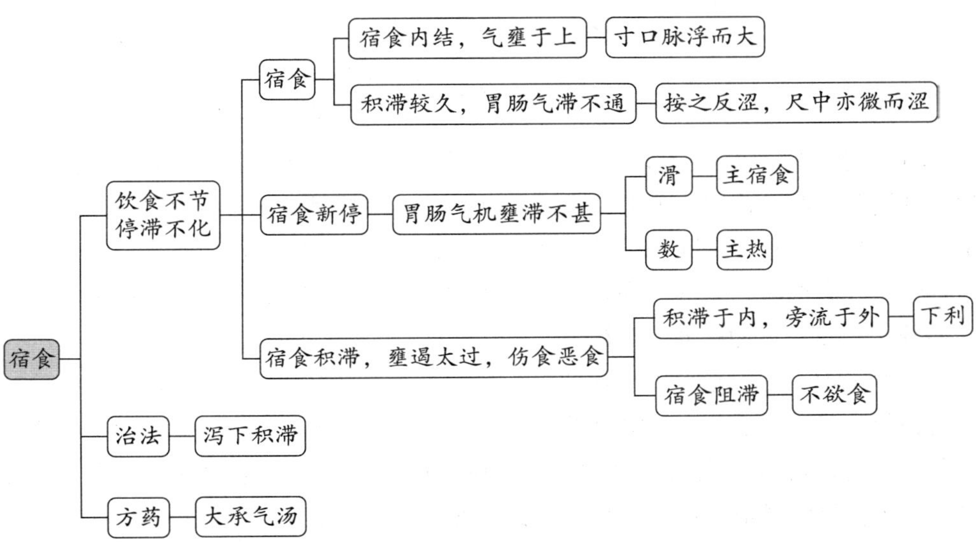

【按语】以上三条皆用大承气汤治疗宿食，但因叙证简略，故须前后互相联系研究。第 21 条属宿食久停，气机阻遏；第 22 条属宿食新停，湿热内蕴；第 23 条则属宿食下利，积滞未净。此外，还应结合病史有无暴食以及舌苔、腹候、大便等情况，多方考究，方能无误。

【原文】宿食在上脘[1]，当吐之，宜瓜蒂散。（24）

瓜蒂散方

瓜蒂一分（熬黄）　赤小豆一分（煮）

上二味，杵为散，以香豉七合煮取汁，和散一钱匕，温服之。不吐者，少加之，以快吐为度而止。亡血及虚者不可与之。

【校勘】①《脉经》《千金要方》，“脘”并作“管”。

【提要】论宿食停于上脘的治法。

【图解】

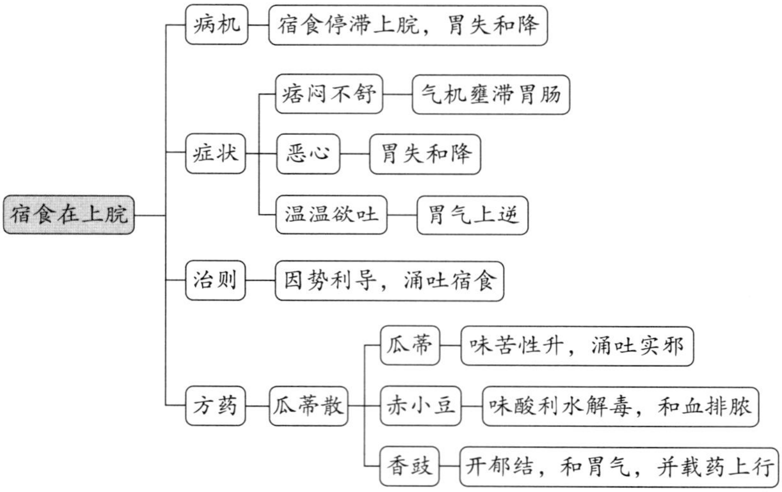

【按语】本方为涌吐剂，用于胃中宿食不化，或痰涎壅塞引起的胸膈胀满等症。凡属阳性实证，病势迫近胸咽，温温欲吐，俱可因势利导而用吐法，故不一定限于宿食。如仓促之际，药不及办，用咸盐汤一盏顿服，亦能催吐。

赤小豆有两种，瓜蒂散所用，俗称“蟹眼豆”，性酸温，有涌吐作用，所谓“酸苦涌泄为阴”，即指此类药而言。

一般来说，治疗宿食，应按照停积的部位和食积的新久来施治，方不致误。宿食初起，多见脘痞胸满，嗳腐吞酸，或恶寒发热，此时病尚在胃，绝不能使用下剂；如有泛泛欲吐之势，是宿食在上脘，可用吐法以排除宿食。如无欲吐之势，可用消导法以消化宿食。必须宿食在肠，且又化燥成实的，方可用攻下法。

【本篇内容归纳】

- 腹满
  - 虚实辨证
    - 虚证 — 腹满时减，按之不痛
    - 实证 — 腹满拒按，按之疼痛
  - 寒热鉴别
    - 寒
      - 虚寒 — 按之不痛者为虚，腹满时减，复如故 — 治以温补
      - 实寒 — 胁下偏痛，发热，其脉紧弦 — 治以温下
    - 实热 — 按之心下满痛者，腹满不减，减不足言 — 寒下
  - 辨证施治
    - 实热腹满
      - 里实兼表证 — 厚朴七物汤 — 解表通里
      - 里实气滞证 — 厚朴三物汤 — 行气除满，通里泻下
      - 热结在里证 — 大柴胡汤 — 和解少阳，清泄里热
      - 胃肠实热证 — 大承气汤 — 泄热通便
    - 寒实腹满 — 寒实内结证 — 大黄附子汤 — 温阳通便
    - 虚寒腹满
      - 寒饮逆满证 — 附子粳米汤 — 散寒降逆，温中止痛
      - 寒饮腹痛证 — 赤丸 — 散寒止痛，化饮降逆
      - 中焦阳微寒甚证 — 大建中汤 — 温中散寒，大建中气

- 寒疝
  - 病因病机 — 阳气馁弱，阴寒内盛，卫阳不固，内外相引，邪正相搏，阴寒之邪乘虚上攻
  - 辨证论治
    - 阴寒痼结证 — 大乌头煎 — 温阳散寒，破积止痛
    - 血虚内寒证 — 当归生姜羊肉汤 — 养血散寒，温中止痛
    - 寒疝兼表证 — 乌头桂枝汤 — 解表温里，散寒止痛

- 宿食
  - 病因病机 — 饮食不节，停滞肠胃，经宿不化，阻滞气机
  - 脉象 — 脉紧如转索无常
  - 证治
    - 宿食在上脘 — 瓜蒂散 — 因势利导，涌吐宿食
    - 宿食在下脘 — 大承气汤 — 攻下实泄热，荡涤积滞

【复习思考题】

1. 试述虚寒性腹满、实热腹满的鉴别。
2. 试述厚朴三物汤与小承气汤的鉴别。
3. 厚朴七物汤、厚朴三物汤、大柴胡汤及大承气汤如何区别应用？
4. 试述附子粳米汤证与大建中汤证的鉴别。
5. 试述大乌头煎证的病机，大乌头煎的煎煮服药注意事项。

五脏风寒积聚病脉证并治第十一

【学习目标】

掌握：肝着、脾约、肾着三种病证的治疗。

熟悉：积、聚、槃气三者之鉴别。

了解：五脏风寒和真脏脉象、三焦各部病证及脏腑积聚脉证。

背诵：第 7、16 条原文。

【篇名释义】

本篇论述五脏风寒、五脏死脉、三焦各部病证及积、聚、槃气的鉴别。以上诸病均与五脏有关，故合为一篇讨论。

本篇以五脏为纲，对疾病进行分类。五脏风寒部分脱简较多，脾中寒、肾中风、肾中寒和肺、脾、肝、肾四脏“所伤”未论及，三焦各部病证和积聚病证亦不详。肝着、脾约、肾着证治论述较为完整具体，为本篇重点。

一、五脏风寒

（一）五脏中风

【原文】肺中风者，口燥而喘，身运[1]而重，冒[2]而肿胀。（1）

【词解】[1] 身运：指身体运转摇动。

[2] 冒：《说文解字》：“冒，冢而前也。从冃、从目。”以物自蒙而前，此处指头目眩冒。

【提要】论肺中风的证候。

【图解】

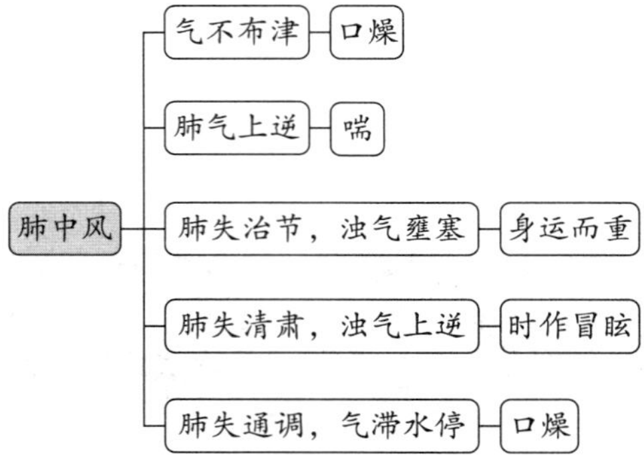

【按语】《黄帝内经》曰："肺风之状，多汗恶风，色皏然白，时咳短气，昼日则差，暮则甚，诊在眉上，其色白。"此论对本条可谓有所补充，当互参。

【原文】肝中风者，头目瞤[1]，两胁痛，行带伛[2]，令人嗜甘。(4)

【词解】[1] 瞤：动也。

[2] 行带伛：伛（音"予"），《说文解字》："伛，背曲也。"驼背。经常曲背而行。

【提要】论肝中风的证候。

【图解】

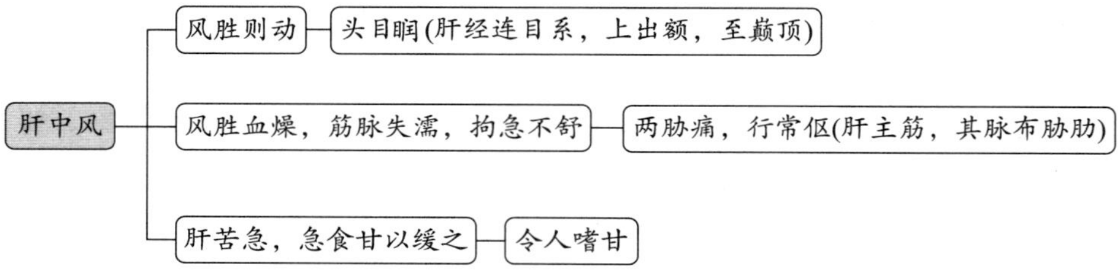

【按语】历代医家对此条注解不甚一致，曹颖甫认为血虚生风；高学山认为肝脏阴阳两虚而中风；黄坤载认为"经气壅塞""木郁风动"，各持其说，实因认识角度不同所致。

《黄帝内经》曰："肝风之状，多汗恶风，善悲，色微苍，嗌干善怒，时憎女子，诊在目下，其色青。"可与本条互参。

【原文】心中风者，翕翕[1]发热，不能起，心中饥，食即呕吐。(8)

【词解】[1] 翕：《尔雅·释诂》翕，合也。合羽之状，形容发热在表。

【提要】论心中风的证候。

【图解】

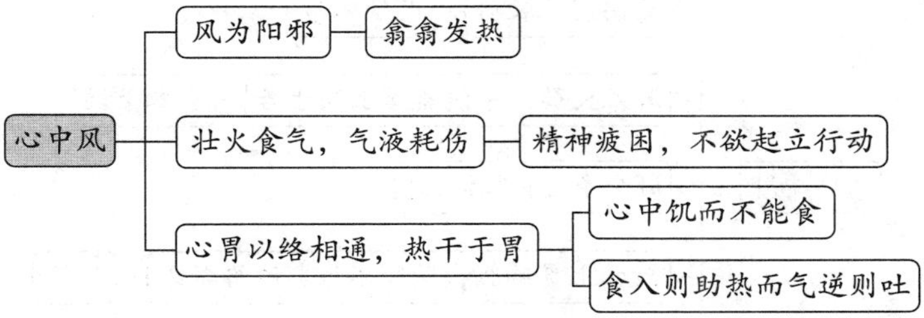

【按语】《黄帝内经》曰："心风之状，多汗恶风，焦绝，善怒吓，赤色，病甚则言不可快，诊在口，其色赤。"可与本条互参。

【原文】脾中风者，翕翕发热，形如醉人，腹中烦重[1]，皮目瞤瞤而短气。(13)

【词解】[1] 烦重：心烦而腹重，一解为腹重为甚。

【提要】论脾中风的证候。

【图解】

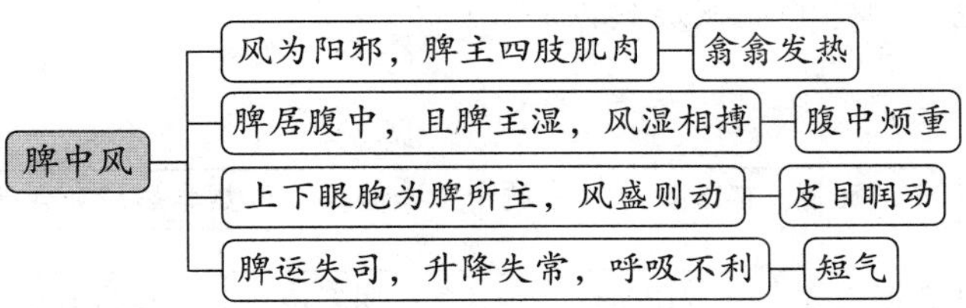

（二）五脏中寒

【原文】肺中寒，吐浊涕[1]。(2)

【词解】[1] 浊涕：涕，《说文解字》"泣也。从水弟声"，浊涕即痰。

【提要】论肺中寒的证候。

【图解】

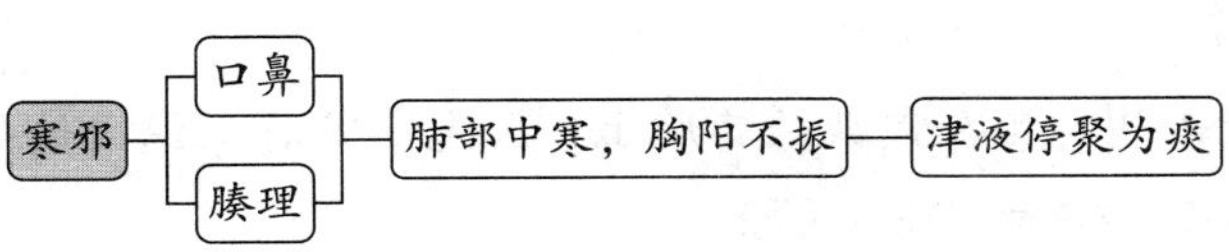
寒邪
口鼻
腠理
肺部中寒，胸阳不振
津液停聚为痰

【原文】肝中寒者，两臂不举，舌本[1]燥，喜太息，胸中痛，不得转侧，食则吐而汗出也。脉经、千金云：时盗汗、咳，食已吐其汁。(5)

【词解】[1] 舌本：一指舌根，一指舌体；此处应指舌体而言。

【提要】论肝中寒的证候。

【图解】

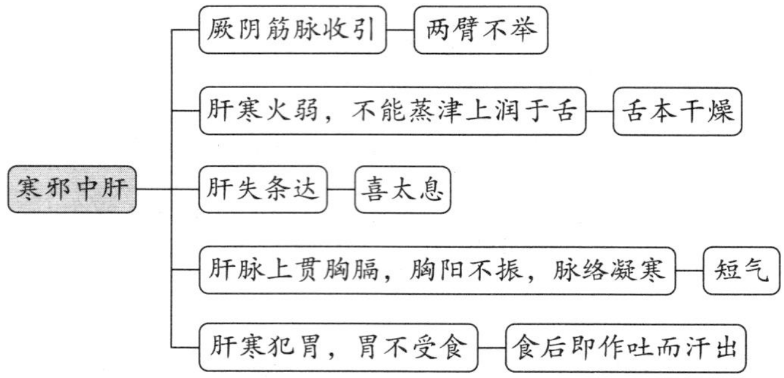

【原文】心中寒者，其人苦病心如噉蒜状[1]，剧者心痛彻背，背痛彻心，譬如蛊注[2]。其脉浮者，自吐乃愈。(9)

【词解】[1] 心如噉蒜状：噉（dàn），同啖，吃的意思。此句形容心中辛热之感，犹如吃了生蒜一样。

[2] 蛊注：病名。发作时胸闷腹痛，如虫咬状。

【提要】论心中寒的症状及其预后。

【图解】

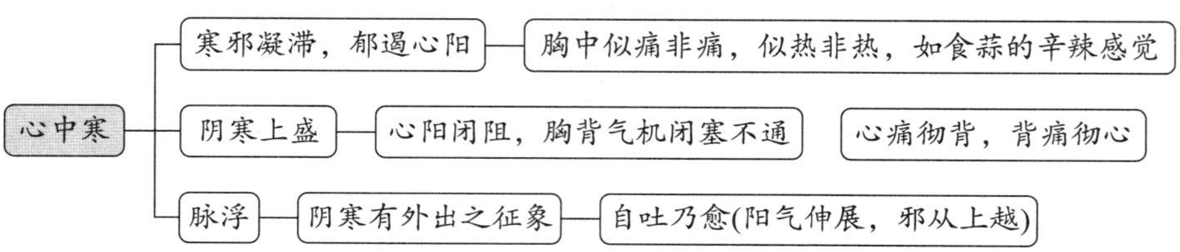

【按语】对本条的看法，周扬俊认为犹胸痹痛；陆渊雷认为属“胃中寒”。临床上确有些心病而表现出胃胀胃痛等胃部不适，但从心从胃仍当四诊合参方能定论。

二、五脏病证治举例

（一）肝着

【原文】肝着[1]，其人常欲蹈其胸上[2]，先未苦时，但欲饮热，旋覆花汤主之。臣亿等校诸本旋覆花汤方；皆同。(7)

旋覆花汤方

旋覆花三两　葱十四茎　新绛少许

上三味，以水三升，煮取一升，顿服之。

【校勘】旋覆花汤方药物及服法，乃据赵刻本《妇人杂病脉证并治》所载增补。

【词解】[1] 肝着（zhuó）：指肝经气血郁滞，着而不行所致之病证。

[2] 蹈其胸上：蹈，原为足踏之意，此处可理解为用手推揉按压，甚则捶打胸部。

【提要】论肝着病的证治。

【图解】

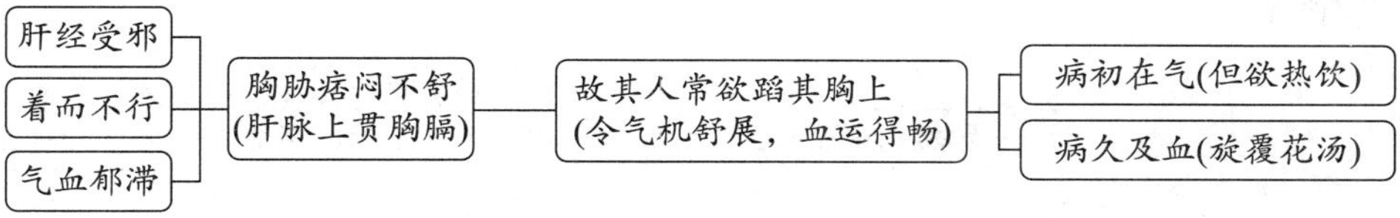

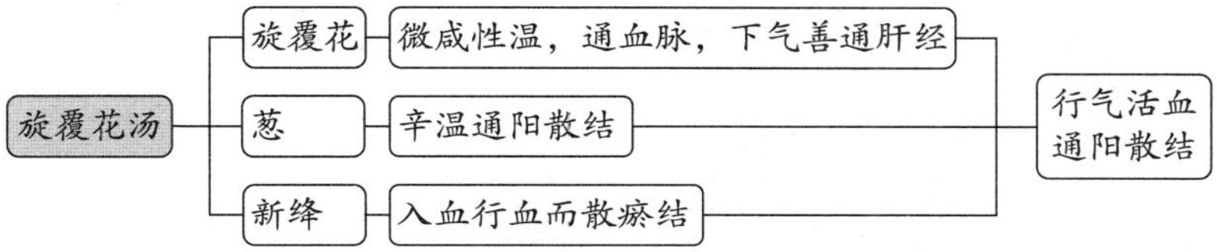

【按语】本方之新绛，《神农本草经》未载，医家认识不一，有作绯帛，将已染成大红色丝织品作新绛；但对所用染料认识有别，有谓茜草汁、有谓猩猩血、有谓红花汁等所染的不同说法。而陶弘景则称绛为茜草，新绛为新刈之茜草，用治肝着及妇人半产漏下属于瘀血者，确有实效。故有学者提出，临床应用可以茜草、红花、苏木、郁金等代新绛。以上新绛用法，可供参考。

旋覆花汤为治络瘀肝着要方。王清任用血府逐瘀汤治愈“胸任重物”；陶葆荪用通窍活血汤治愈“常欲人足蹈其胸”的验案；叶天士治胁痛擅用辛温通络、辛泄通瘀等法取效，都是在本方用法基础上的进一步发展。

结合《胸痹心痛短气病脉证治第九》，仲景胸膺部不适的治法，除了通阳宣痹，豁痰下气，温经止痛，还应包括行气活血化瘀。张仲景应用本方有两处，“五脏风寒积聚病”篇用治肝着，“妇人杂病”篇用治半产漏下。

【常见考点】肝着的病机，用方；旋覆花汤的主症。

（二）脾约

【原文】趺阳脉浮而涩，浮则胃气强，涩则小便数，浮涩相搏，大便则坚，其脾为约[1]，麻子仁丸主之。（15）

麻子仁丸方

麻子仁二升　芍药半斤　枳实一斤　大黄一斤（去皮）　厚朴一尺（去皮）　杏仁一升

上六味，末之，炼蜜和丸梧子大，饮服十丸，日三，以知为度。

【词解】[1] 脾为约：即脾约，病名。脾胃互为表里，脏腑互为相通，脾为胃行津液。当阳明胃气强盛，胃热而脾阴虚，脾不能为胃行津液，则肠道失于濡润，以致大便干结；脾不能布散水津，津液上不能归于肺，下迫膀胱而小便频数。此称为胃强脾弱，弱者被强者约束，故为脾约。

【提要】论述脾约的病机、症状及治法。

【图解】

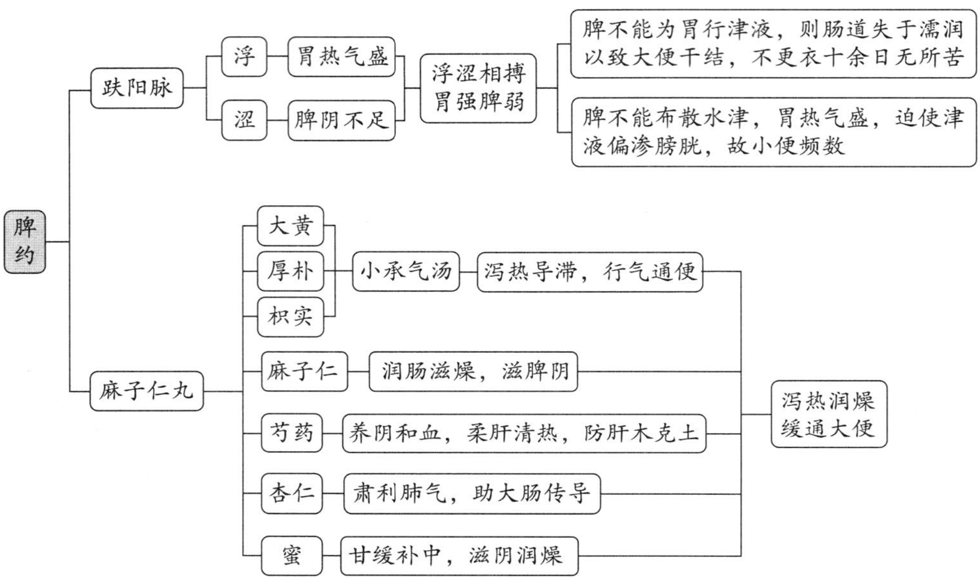

【按语】本条亦见于《伤寒论》阳明病篇。

脾约之证乃胃强脾弱，故应与“胃家实”与“脾阴虚便秘”二证相鉴别。胃家实者，邪犯阳明，痞、满、燥、实为主，故以大承气汤攻下通腑泻热。脾阴虚者，形体消瘦，皮肤干燥，口干消渴，治以甘淡养阴为主，多用沙参麦冬汤可愈。

麻于仁丸用于燥结、微痞、微满、按不痛、饮食正常的习惯性便秘，以及痔疮便秘而偏于实证者，肛肠外科手术后大便干燥者；热性病后大便干结或大便多日不通引起头痛眩晕、食欲不振者，均有较好的疗效，且无腹痛等副作用。但高年津枯、阳虚体弱者仍宜斟酌使用。

麻子仁丸攻下之中寓有滋润之意，对后世温病学家启发甚大。如吴鞠通治阴虚便秘的增液汤，以补药之体作泻药之用，实从本方脱胎而来。

【常见考点】脾约的概念、病机、用方。

（三）肾着

【原文】肾著①[1]之病，其人身体重，腰中冷，如坐水中，形如水状，反不渴，小便自利，饮食如故，病属下焦，身劳汗出，衣一作表里冷湿，久久得之，腰以下冷痛，腹重如带五千钱②，甘姜苓术汤主之。(16)

甘草干姜茯苓白术汤方

甘草二两　白术二两　干姜　茯苓各四两

上四味，以水五升，煮取三升，分温三服，腰中即温。

【校勘】①“肾著”，程、尤、《金鉴》注本作“肾着”。

②“腹重如带五千钱”《脉经》《千金》作“腰重如带五千钱”。

【词解】[1] 著：著此处音义同“着”(zhuó)，留滞附着也，强调湿邪黏滞重浊。

【提要】论述肾着病的成因和证治。

【图解】

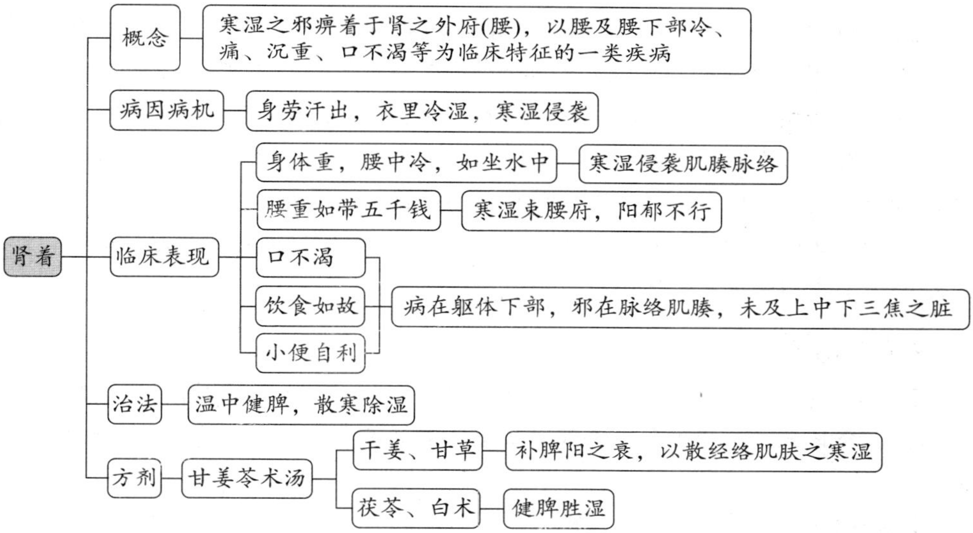

【按语】后世医家用甘姜苓术汤治疗呕吐腹泻，妊娠下肢浮肿，或老年人小便失禁，男女遗尿，妇女年久腰冷带下等病证，属于脾阳不足而有寒湿者，为本方临床运用的发展。

后世医家尤怡指出这是“燠土以胜水”的治法，《尔雅》：“燠，煖也。”火热之意，燠土以胜水即补土制水，从中焦而治，中焦立则肌腠、经络之寒湿得祛，阳气得温而行。

【常见考点】肾着的概念、病机、用方。

(四)心伤

【原文】心伤者，其人劳倦，即头面赤而下重，心中痛而自烦，发热，当脐

跳，其脉弦，此为心脏伤所致也。（10）

【提要】论心伤的脉症。

【图解】

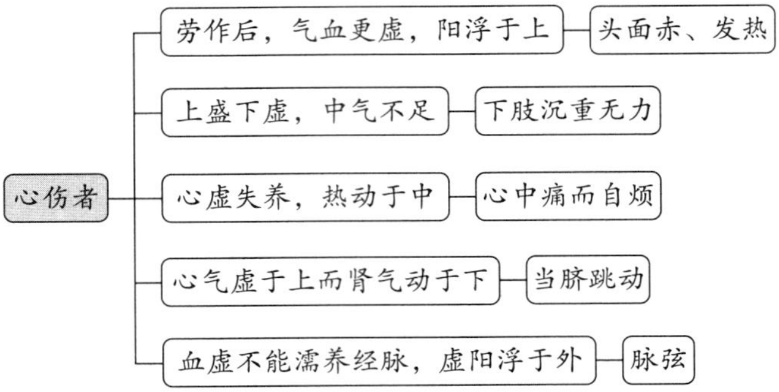

【按语】本条病机，“心伤”者，尤怡认为主心虚失养；曹家达认为属营虚证；高学山认为主心气、心血两伤，与理相契。“当脐跳”者，尤氏认为心虚于上而肾动于下；曹氏则认为心阳虚而冲气上僭；高氏则认为心气虚，浊阴上乘阳位；魏念庭则认为心与小肠相表里，小肠属脾，土为火之子，母病及子而有是证。本条仲景未出方剂，后世有不同见解，然总以辨证论治为原则，不必拘泥一方一药。

关于本条的下重，有两种解释：一是心气损伤，下身沉重无力，不耐劳作；二是心与小肠相表里，清气下陷导致脱肛。

（五）癫狂

【原文】邪哭[1]使魂魄不安者，血气少也；血气少者属于心，心气虚者，其人则畏，合目欲眠，梦远行，而精神离散，魂魄妄行。阴气衰者为癫，阳气衰者为狂。（12）

【词解】[1] 邪哭：指患者精神失常，有如邪鬼作祟，无故悲伤哭泣。

【提要】论心之血气虚少，发生精神错乱的病证。

【图解】

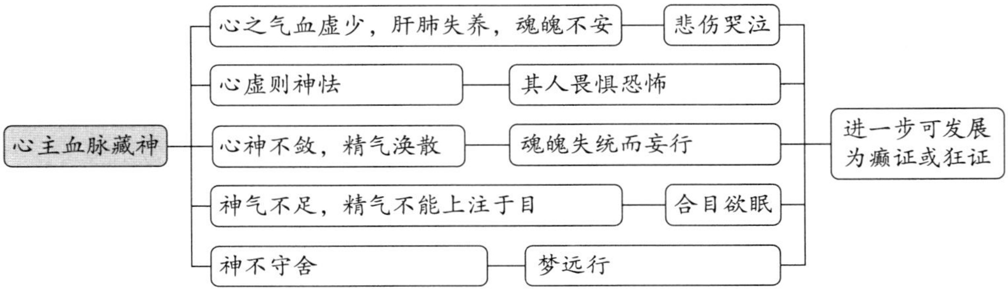

【按语】对“阴气衰者为癫，阳气衰者为狂”大体有以下几种见解：①吴谦等认为此处是“传写之讹”；②李今庸等认为“衰”形象“蓑”，重叠之义，与《难经》所言“重阴者癫，重阳者狂”一致；③赵以德等认为阴阳指部位；④尤怡在《心典》写：“经云邪入阳则狂，邪入阴则癫，此云阴气衰者为癫，阳气衰者为狂。盖必正气虚而后邪气入。”以其为代表认为阴阳指人体正气。后世医家也大多认同第四种观点，即《难经》之癫狂属实，本条之癫狂属虚，各有所指。

三、三焦病证治举例

（一）三焦竭部

【原文】问曰：三焦竭部[1]，上焦竭善噫[2]，何谓也？师曰：上焦受中焦气未和①，不能消谷，故能噫耳。下焦竭，即遗溺失便。其气不和，不能自禁制，不须治，久则愈。（18）

【校勘】①“上焦受中焦气未和”句，据《伤寒论·平脉法》成无己注引本条条文，作“上焦受中焦气，中焦未和”。

【词解】[1] 三焦竭部：三焦各部所属脏器生理功能暂时衰退。

[2] 噫：嗳气。

【提要】论上中下三焦各部脏腑生理功能暂时衰退，互相影响或直接发生的病变。

【图解】

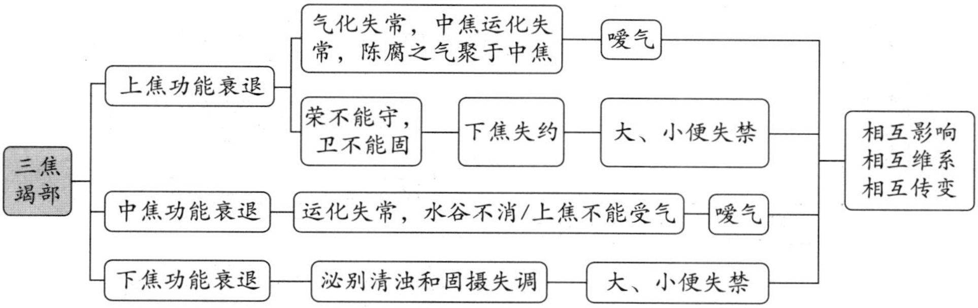

【按语】历代注家对“不须治，久则愈”有不同的看法。如吴谦等认为可能是脱简，或文句次第错乱，或提出存疑。程林等认为是待营卫调，正气复则自愈，不必药物治疗。陈念祖等认为不须治其下焦或上焦，但须调治中焦。徐彬则提出：“若遗溺失便，果属下焦肾虚，亟当益火之源，以消阴翳，何云不须治也。”注家虽看法各异，但从事于临床，亦不必拘泥，当灵活对待，以不离辨证论治为原则。

（二）热在三焦与大小肠寒热

【原文】师曰：热在上焦者，因咳为肺痿；热在中焦者，即为坚[1]；热在下焦者，则尿血，亦令淋秘[2]不通。大肠有寒者，多鹜溏[3]；有热者，便肠垢[4]。小肠有寒者，其人下重便血，有热者，必痔。（19）

【词解】[1] 坚：指大便坚硬。

[2] 淋秘：淋是指小便滴沥涩痛，秘做闭字解，小便闭塞不通。

[3] 鹜溏：鹜即鸭。鹜溏，是说如鸭的大便，水粪杂下。

[4] 肠垢：肠中的黏液垢腻。

【提要】论热在三焦的病证和大、小肠有寒、有热的病变。

【图解】

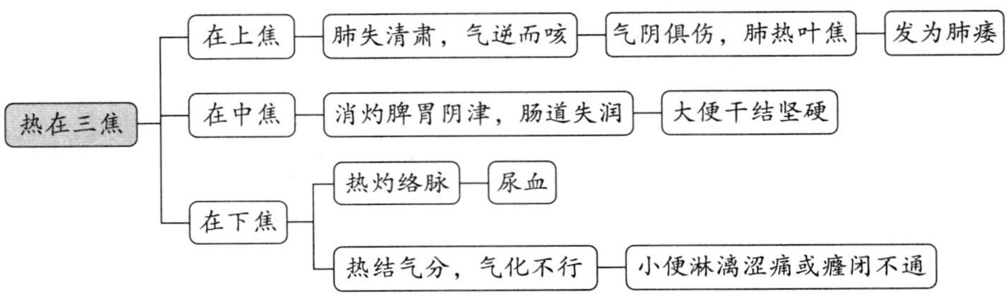

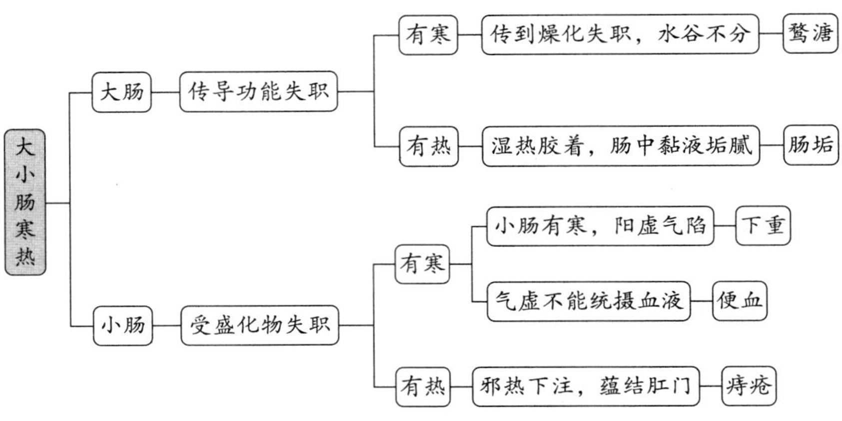

四、积、聚、檗气

【原文】问曰：病有积、有聚、有檗气[1]，何谓也？师曰：积者，脏病也，终不移；聚者，腑病也，发作有时，展转痛移，为可治；檗气者，胁下痛，按之则愈，复发为檗气。诸积[2]大法，脉来细而附骨者，乃积也。寸口，积在胸中；微出寸口，积在喉中；关上，积在脐旁；上关上[3]，积在心下；微下关[4]，积在

少腹；尺中，积在气冲[5]。脉出左，积在左；脉出右，积在右；脉两出，积在中央。各以其部处之。（20）

【词解】[1] 槃气：槃同谷；槃气即水谷之气停积留滞之病。

[2] 诸积：包括《难经·五十六难》所称五脏之积，即心积曰伏梁；肝积曰肥气；脾积曰痞气：肺积曰息贲；肾积曰奔豚。其病因皆由气、血、食、痰、虫等的积滞所引起。

[3] 上关上：关上即关部，上关上，指关脉的上部。

[4] 下关：指关脉的下部。

[5] 气冲：即气街，穴名，在脐腹下横骨两端，在此代表部位。

【提要】论积、聚、槃气三者的区别和积病的主要脉象。

【图解】

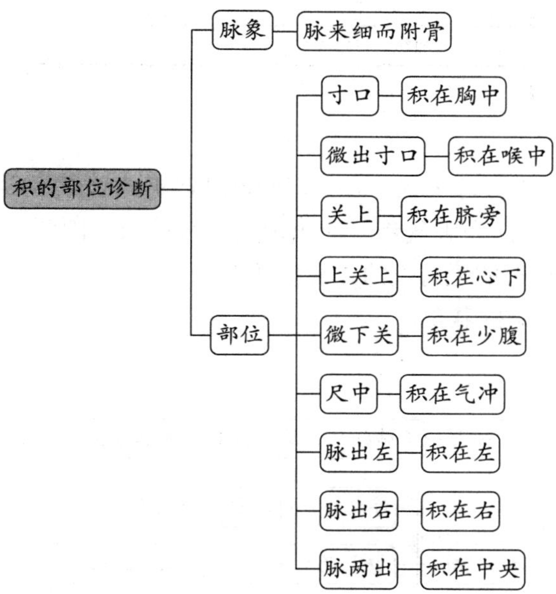

【按语】由于积与聚在病机和治疗上有一定的联系，气滞则血瘀，治血当理气，故一般常积聚并提。至于积聚的具体治法可参阅本书鳖甲煎丸、大黄䗪虫丸、桂枝茯苓丸、下瘀血汤等有关条文，这些方剂体现了行气、活血、化瘀、通络、祛痰、利水、攻补兼施等方法，说明积聚又有气、血、痰、瘀、水之不同类别，这对后世治疗积聚有很大启发。本条积聚与槃气虽都有疼痛症状，但病因、病位、病机都有不同，故提出以资鉴别。至于槃气虽与饮食有关，但和宿食病也有差异，前者重在谷气为患，按之痛止，治宜消食之中偏重理气；后者重在宿食蓄积，按之痛不减，治宜消食之中偏重化积，二者不能混淆。

表 11-1　积与聚的鉴别

鉴别	积	聚
病位	在脏，属阴，在血分	在腑，属阳，在气分
病因	气滞血瘀，阴凝积结	气郁而滞，感寒而聚
性质	有形之邪	无形之邪
症状	肿块推之不移，痛有定处	肿块痛无定处，发作有时，推之能移，时聚时散
预后	难治	易治

表 11-2　檕气与宿食的鉴别

鉴别	檕气	宿食
病位	脾胃、肝	胃肠
病因	谷气壅塞，肝气郁结	宿食停滞不行
性质	无形之邪	有形之邪
症状	按之痛缓，气结腹痛	按之疼痛

五、五脏死脉

【原文】肺死脏[1]，浮之虚，按之弱如葱叶，下无根者，死。（3）

【词解】[1] 死脏：为脏气将绝而出现的一种脉象。因此脉出现时多为死证，故称“死脏”，即所谓的无胃气的“真脏脉”。下同。

【提要】论肺死脏的脉象。

【图解】

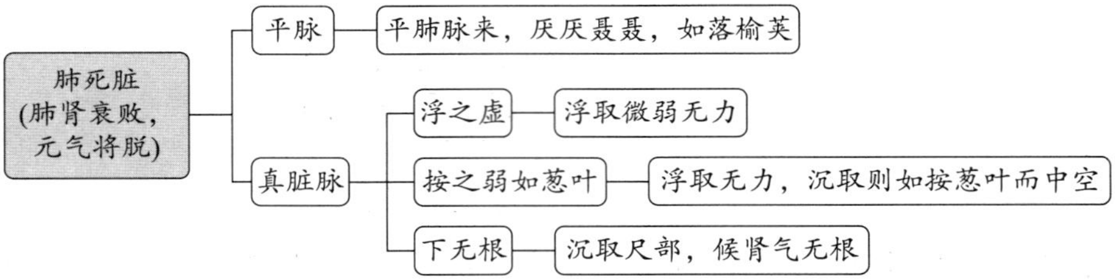

【按语】原文“下无根”的理解，注家略有不同，李彣曰：“若下无根，则不惟中间无，而沉之亦无矣。”黄树曾认为：“下无根，谓尺脉无根，重按空豁也。”高学山谓：“关上寸下，又无上引之机，是无根也。”总体来说，脉之无根有两种解释。一以尺部脉为根，人之有尺，犹树之有根，尺脉候肾，内舍真阴真阳，即先天之命根；二以沉候为根，诸死脏见浮虚无根之脉，是因阴阳离决，阳浮越于外无阴以济所致。此条从“浮”“按”“下”来看，可理解为沉取，沉以候肾气之根。肺主气，而气又根于肾，今在上之肺气绝，在下之肾气亦绝，故有此虚极无力的死脉。

至于本条脉象主死的机制，注家亦仁者见仁，智者见智：赵一德责之于阴亡；徐忠可归咎于元气虚脱；李彣认为是气血俱脱。临证时需四诊合参，方能确切诊断。

【原文】肝死藏，浮之弱，按之如索不来[1]，或曲如蛇行[2]者，死。(6)

【词解】[1] 如索不来：脉象如绳索之悬空，轻飘游移，应手即去，不能复来。

[2] 曲如蛇行：脉象如蛇行之状，曲折逶迤而不能畅达，无柔和感。

【提要】论肝死脏的脉象。

【图解】

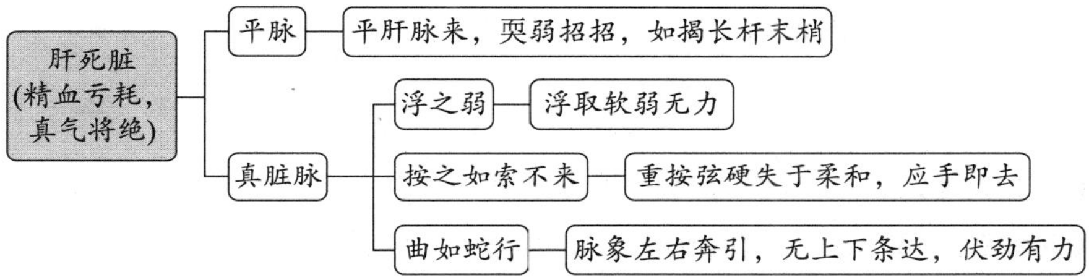

【按语】本条“如索不来”或“曲如蛇行”的脉象，注家描述略有不同。如“如索不来”，尤怡认为“伏而不起，劲而不柔”；曹家达云“如绳索之弦急，忽然中止”；周扬俊“今曰不来但去，是直上下无胃气”。所谓“劲而不柔”“如绳索之弦急”“无胃气”，均为失从容和缓之象。对“曲如蛇行”，尤怡说“左右牵引，而不能夭矫上行，亦伏而劲之意”；曹家达云“其脉如蛇之证，盖筋脉以燥而强急也”；周扬俊云“出入勉强，有委而不前，屈且难伸之状”。尤氏言左右，曹氏言弯曲，周氏言出入即上下，临床实践当合参为是。

【原文】心死脏，浮之实如丸豆①，按之益躁疾者，死。(11)

【校勘】①“丸豆”，赵刻本作“麻豆”，今据《医统本》改为“丸豆”。

【提要】论心死脏的脉象。

【图解】

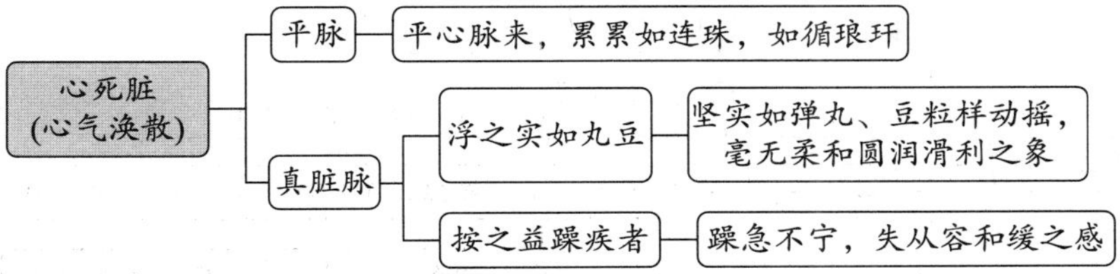

【按语】本条当与心死证合参为全面。如《伤寒论·辨脉法》言：“阳反独留，形体如烟熏，直视摇头者，此为心绝也。”临床尚可见到肩息、昏瞀、舌短、口开、面黑如黧等。

【原文】脾死脏，浮之大坚，按之如覆杯洁洁[1]，状如摇者，死。臣亿等详五脏各有中风中寒，今脾只载中风，肾中风中寒俱不载者，以古文简乱极多，去古既远，无它可以补缀也。（14）

【词解】[1] 洁洁：形容里面空无所有的样子。

【提要】论脾死脏的脉象。

【图解】

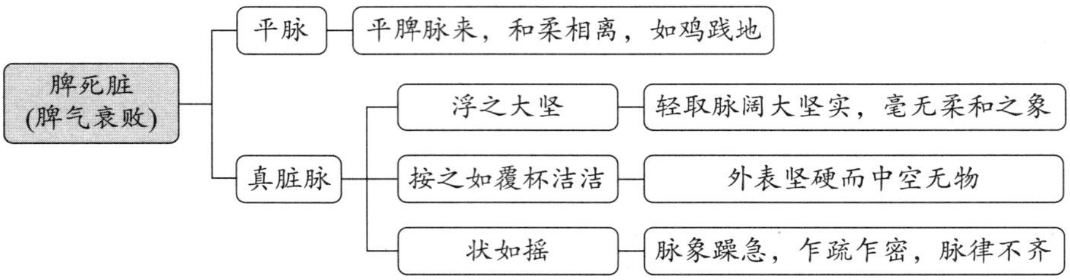

【原文】肾死藏，浮之坚，按之乱如转丸[1]，益下入尺中者，死。（17）

【词解】[1] 乱如转丸：形容脉象躁动，如弹丸之乱转。

【提要】论肾死脏的脉象。

【图解】

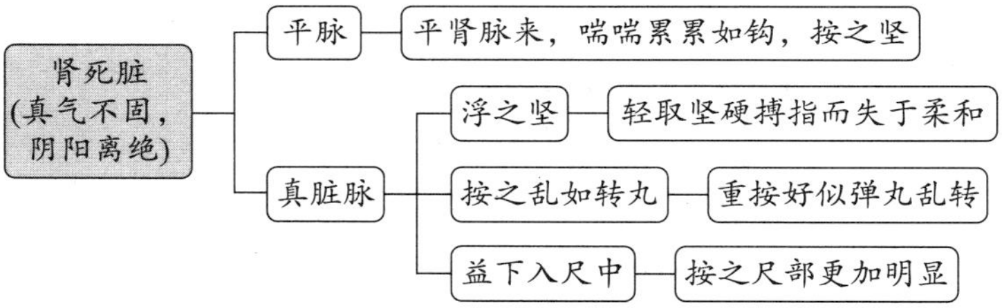

【按语】本篇所缺肾中风、肾中寒两条，后世《三因极一病证方论》的“五脏中风证”与“五脏中寒证”中有所叙述，可供参考。

【本篇内容归纳】

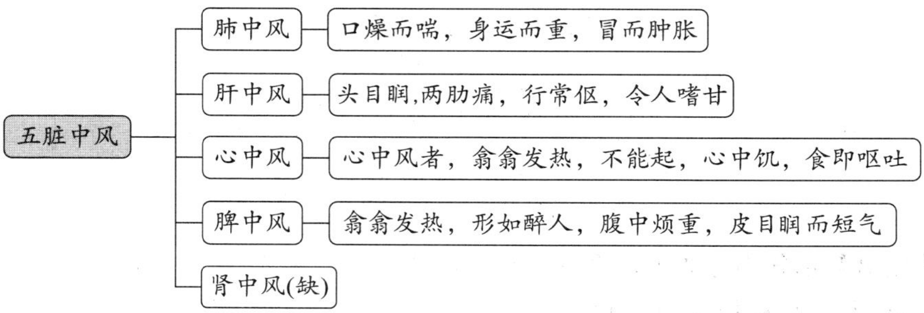

- 五脏中寒
  - 肺中寒——吐浊涕
  - 肝中寒——两臂不举，舌本燥，喜太息，胸中痛不得转侧，食则吐而汗出
  - 心中寒——其人苦病心如噉蒜状，剧者心痛彻背，背痛彻心，譬如蛊注
  - 脾中寒(缺)
  - 肾中寒(缺)

- 五脏病证治举例
  - 肝着
    - 病因病机——肝经受邪，气血郁滞，着而不行
    - 症状——其人常欲蹈其胸上，先未苦时，但欲饮热
    - 治疗——旋覆花汤（行气活血，通阳散结）
  - 脾约
    - 病因病机——胃强脾弱
    - 症状——趺阳脉浮而涩，大便干结，不更衣十余日无所苦，小便频数
    - 治疗——麻子仁丸（泄热润燥，缓通大便）
  - 肾着
    - 病因病机——身劳汗出，衣里冷湿，寒湿侵袭
    - 症状——身体重，腰中冷，如坐水中，腰重如带五千钱
    - 治疗——甘姜苓术汤（温中健脾，散寒除湿）
  - 心伤（略）
  - 邪哭（略）

- 五脏死脉
  - 肺死脏脉——浮之虚，按之弱如葱叶，下无根者，死
  - 肝死脏脉——浮之弱，按之如索不来，或曲如蛇行者，死
  - 脾死脏脉——浮之大坚，按之如覆杯洁洁，状如摇者，死
  - 心死脏脉——浮之实如丸豆，按之益躁疾者，死
  - 肾死脏脉——浮之坚，按之乱如转丸，益下入尺中者，死

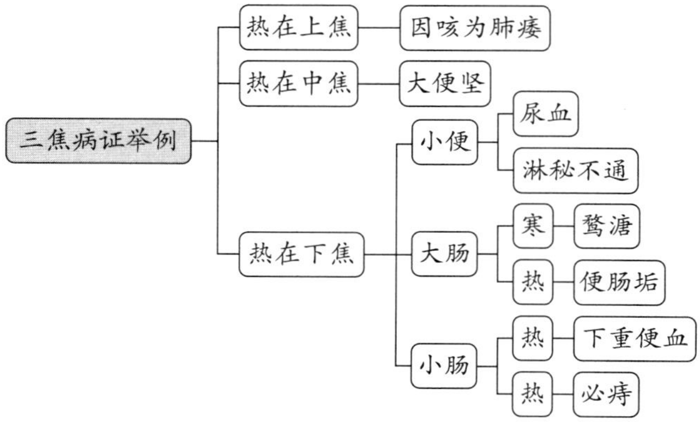

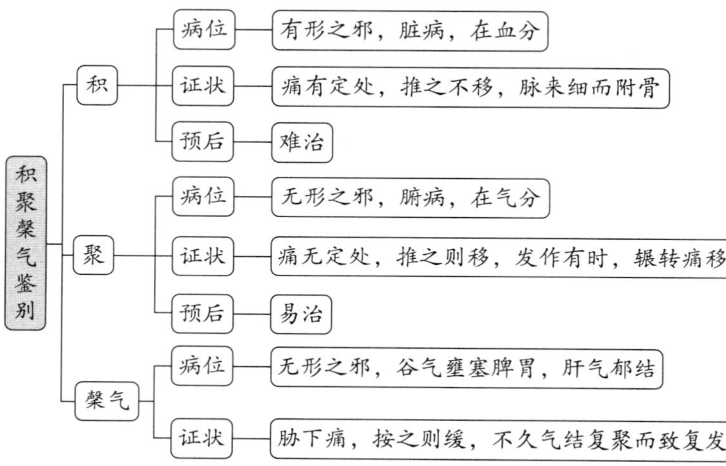

【复习思考题】

1. 试述肝着的病机、症状以及治法用药。
2. 试述脾约的病机、症状以及治法用药。
3. 试比较积、聚、檠气三者的区别。

《金匮要略》图表全解

痰饮咳嗽病脉证并治第十二

【学习目标】

掌握：痰饮的治疗原则及四饮的辨证论治。

熟悉：痰饮的成因、分类及变证、举例证治。

了解：痰饮的概念、总脉象。

背诵：第 1、2、15、16、18、22、23、24、25、26、29 条原文。

【篇名释义】

本篇专论痰饮病。“痰饮”有广义、狭义之别，广义“痰饮”为病名，指水饮停积为患的一种杂病；狭义“痰饮”系四饮之一，指饮在肠胃的病变。痰饮病的形成与脾胃纳运失常有关，因饮停的位置和症状不同，分为痰饮、悬饮、溢饮、支饮四类。提出“温药和之”的治疗原则，并据虚实缓急之异，兼用利小便、逐饮、发汗、清热、通腑、分消、补益诸法。全篇理法方药丰富，为后世痰饮学说的重要组成部分。

一、成因、脉症、分类与预后

（一）成因与脉症

【原文】夫病人饮水多，必暴喘满。凡食少饮多，水停心下。甚者则悸，微者短气。脉双弦者寒也，皆大下后善虚①。脉偏弦者，饮也。（12）

肺饮[1]不弦，但苦喘短气。（13）

支饮亦喘而不能卧，加短气，其脉平也。（14）

脉浮而细滑，伤饮。（19）

【校勘】①善虚：《医宗金鉴》作“里虚”。

【词解】[1] 肺饮：支饮的轻证。

【提要】第 12 条论述广义痰饮病成因和脉症，第 13 和第 14 条论述四饮之一的支饮脉症；第 19 条指出伤饮脉象。

【图解】

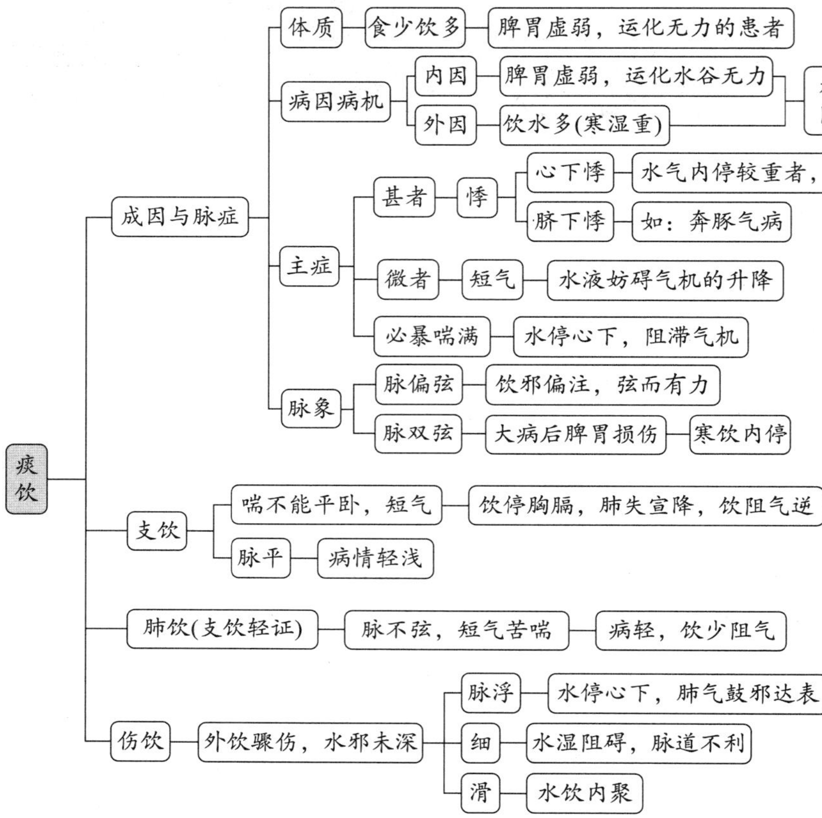

【按语】此四条列举痰饮病脉弦、不弦、脉平、脉浮而细滑等不同脉象，表明饮停深浅、饮邪轻重、饮病久新有别，其脉可各异。说明痰饮病并非只见弦脉。

【常见考点】了解广义痰饮的脉象和体质因素。

（二）四饮脉症

【原文】问曰：夫饮有四，何谓也？师曰：有痰饮，有悬饮，有溢饮，有支饮。（1）

问曰：四饮何以为异？师曰：其人素盛今瘦，水走肠间，沥沥有声，谓之痰饮。饮后水流在胁下，咳唾引痛，谓之悬饮。饮水流行，归于四肢，当汗出而不

汗出，身体疼重，谓之溢饮。咳逆倚息，短气不得卧，其形如肿，谓之支饮。(2)

【提要】此两条论痰饮病分类及其主症。

【图解】

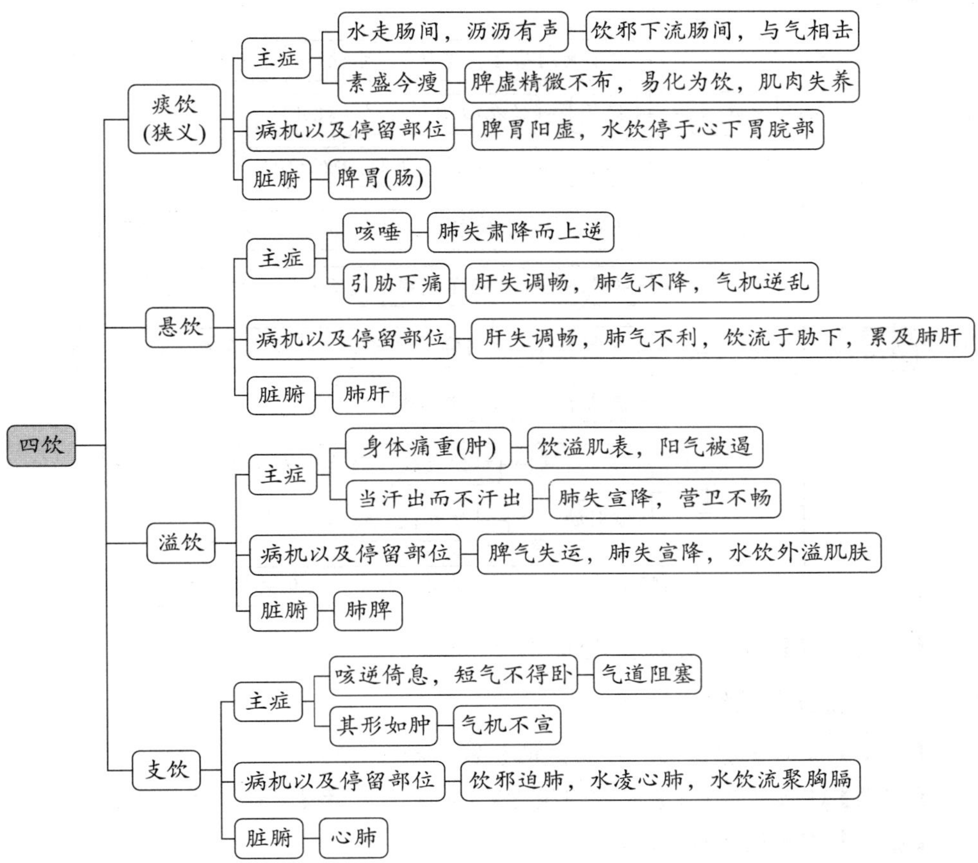

【常见考点】广义痰饮的分类，分类依据，四饮的主症以及涉及的脏腑，四饮的鉴别等。

（三）水在五脏

【原文】水在心，心下坚筑[1]，短气，恶水不欲饮。(3)

水在肺，吐涎沫，欲饮水。(4)

水在脾，少气身重。(5)

水在肝，胁下支满，嚏而痛。(6)

水在肾，心下悸①。(7)

【校勘】①心下悸：《医宗金鉴》作“脐下悸”。

【词解】[1] 心下坚筑：《说文解字》“筑，捣也”；心下坚筑，指胃脘处满闷痞坚，悸动不宁。

【提要】上五条论水饮在五脏的临床表现。

【图解】

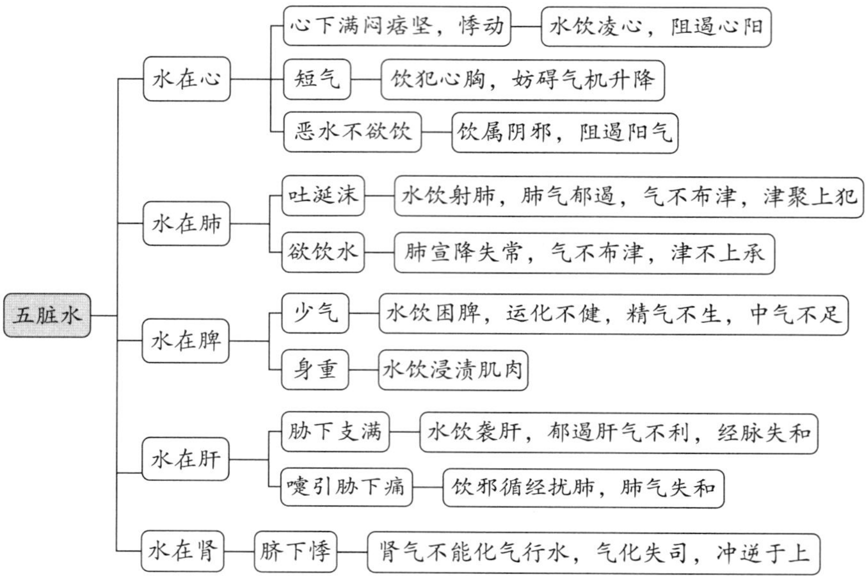

【常见考点】痰饮病涉及的脏腑以及症状。

（四）留饮与伏饮

【原文】夫心下有留饮，其人背寒冷如手大①。（8）

【校勘】①如手大：《金匮要略论注》《金匮方论衍义》等作“如掌大”。

【提要】本条论述水饮停留心下的症状。

【图解】

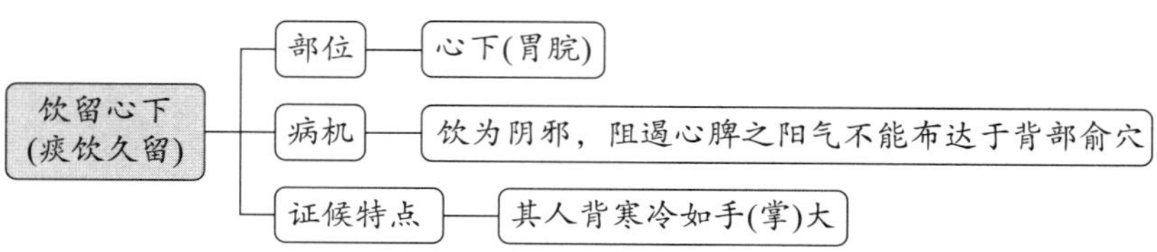

【原文】留饮者，胁下痛引缺盆[1]，咳嗽则辄已[2]。一作转甚。（9）

【词解】[1] 缺盆：穴位名称。锁骨上窝中央，距前正中线 4 寸。

[2] 咳嗽则辄已：辄已作转甚解，即加剧；指咳嗽时痛势更加剧烈。

【提要】本条论述水饮停留在胁下的症状。

【图解】

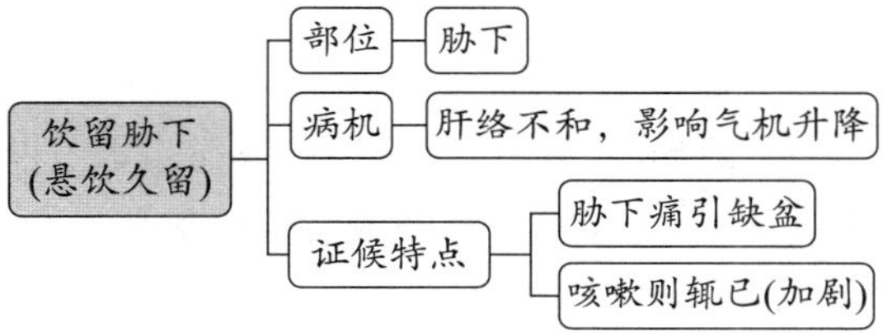

【原文】胸中有留饮，其人短气而渴；四肢历节痛。脉沉者，有留饮。(10)

【提要】本条论述水饮停留在胸中或四肢的病变及留饮的主脉。

【图解】

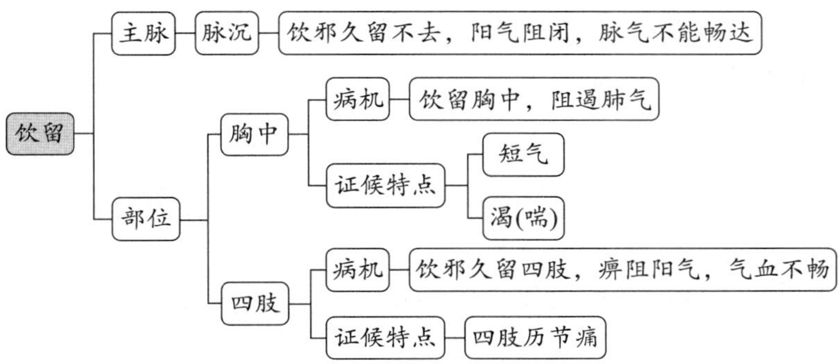

【原文】膈上病痰，满喘咳吐，发则寒热，背痛腰疼，目泣自出，其人振振身瞤剧[1]，必有伏饮。(11)

【词解】[1] 振振身瞤剧：指全身震颤动摇。

【提要】论述膈上伏饮发作前后的症状。

【图解】

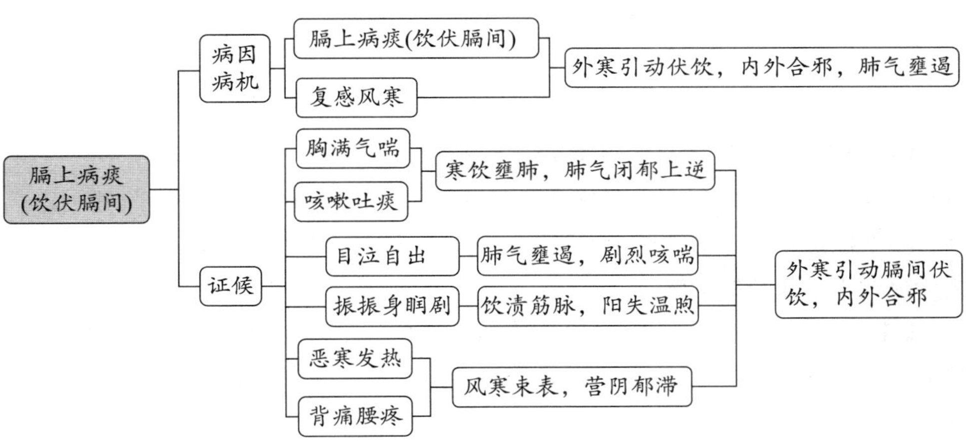

【按语】“留饮”之名，揭示了饮病顽固难去，且日久生变，故当强化治疗程度及随“变”治之。背冷如手大，启示观察背冷范围有辨证意义。饮停致背寒冷如手大，应与外感风寒之背恶寒区别。临床治疗该证可酌选苓桂术甘汤加味。饮邪也可流注经络肌肉筋骨致病，需与历节鉴别或合参：历节以关节疼痛为主，留饮阻滞关节除疼痛外，多有关节腔内积液或者筋膜肿胀；历节治疗侧重温阳除湿，散寒止痛；留饮阻滞关节治当重视温阳利饮，化痰散结。

【常见考点】以上4条主要为补充痰饮分类，为后方证提供基础；考点主要为鉴别痰饮的类型。

二、治则

【原文】病痰饮者，当以温药和之。(15)

【提要】本条论痰饮病治疗原则。

【图解】

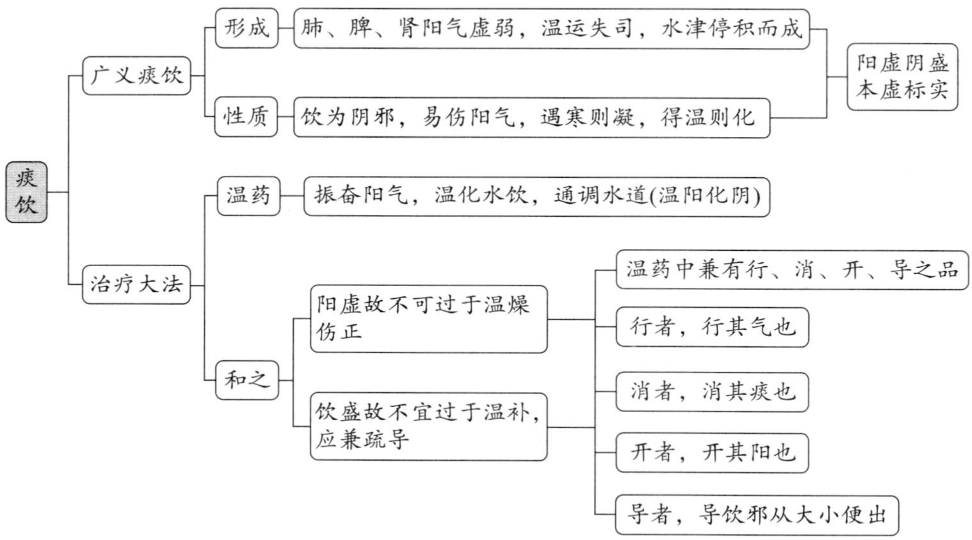

【按语】“温药和之”是痰饮病治本之法，治痰饮阴邪虽宜温药，但须适度，以免温燥伤阴、温补碍邪。若饮邪壅盛或饮郁化热等标急时，不可拘泥“温药”而畏用寒凉，本篇证治中所用石膏、大黄、木防己、葶苈子、甘遂、大戟等，皆为治痰饮不避寒药的范例。

【常见考点】本条为重点，考点多为分析痰饮病性、温药作用等方面论述本病的治疗大法，以及该方法的具体临床应用。

三、证治

（一）狭义痰饮证治

1. 脾虚，饮停心下

【原文】心下有痰饮，胸胁支满，目眩，苓桂术甘汤主之。（16）

苓桂术甘汤方

茯苓四两　桂枝三两　白术三两　甘草二两

上四味，以水六升，煮取三升，分温三服，小便则利。

【提要】本条论脾阳虚饮停心下证治。

【图解】

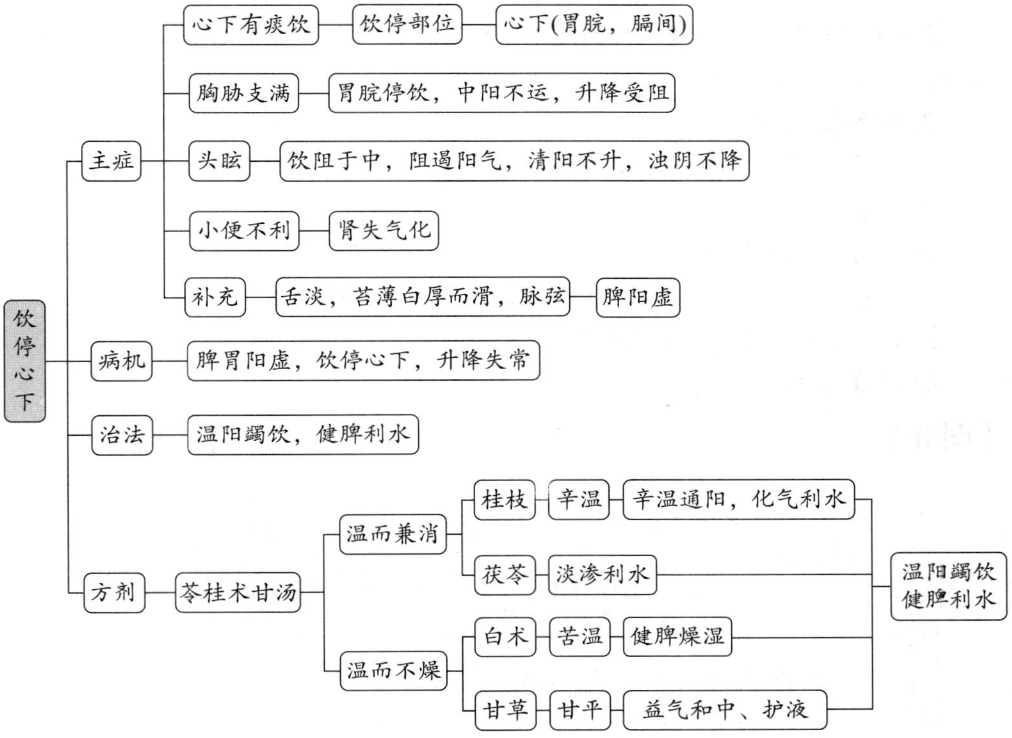

【常见考点】本条为狭义痰饮的主症主方，病因病机、症状分析、饮停的位置、涉及脏腑、方药分析以及临床应用。

2. 阳虚微饮短气

【原文】夫短气有微饮，当从小便去之，苓桂术甘汤主之；方见上。肾气丸亦主之。方见脚气中。（17）

【提要】本条论阳虚微饮证治。

【图解】

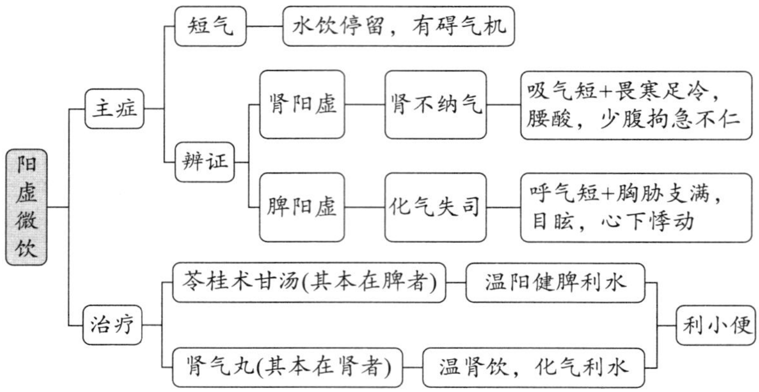

【常见考点】可用于同病异治的举例说明，亦可分析短气的虚实病性，以及从脾、肾两方面考量微饮的临床治疗和症状特点。

3. 心下饮泛冒眩

【原文】心下有支饮，其人苦冒眩[1]，泽泻汤主之。（25）

泽泻汤方

泽泻五两　白术二两

上二味，以水二升，煮取一升，分温再服。

【词解】[1] 冒眩：指头目眩晕。

【提要】论水饮冒眩的证治。

【图解】

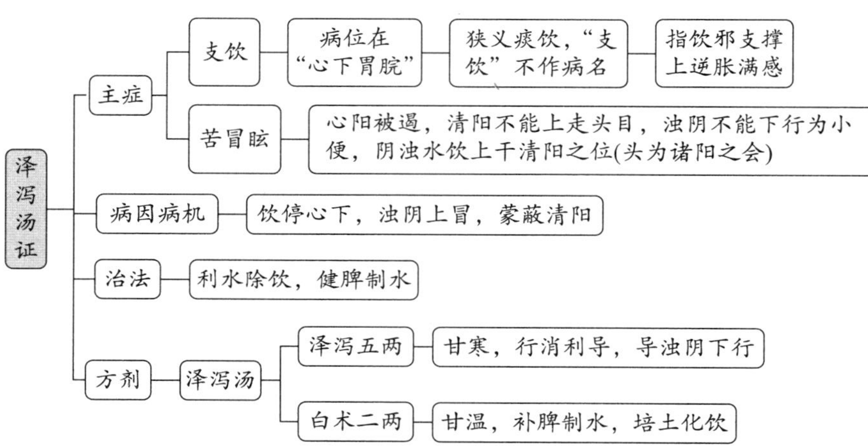

【按语】泽泻汤证与苓桂术甘汤证均可以治疗痰饮所致的头昏眩晕证，二者有何区别，见下表。

表 12-1　泽泻汤证与苓桂术甘汤证鉴别

鉴别		泽泻汤证	苓桂术甘汤证
相同点		均有头昏目眩，脾虚水饮为患的症状，故用白术补脾利水	
不同点	病位	水饮停滞于膈间与心下	水饮停留于心下脾胃
	主症	不动亦眩晕，较重。可兼见咳逆，身浮肿，呕吐清水，或小便不利，水饮上逆部位较高	胸胁支满，起即头眩，小便不利，舌淡
	病机	脾虚饮泛，蒙蔽清阳	脾胃阳虚，饮停心下
	治法	利饮补脾	健脾燥湿，化气行水，温阳蠲饮
	药物	泽泻五两，白术二两	茯苓四两，白术三两，桂枝三两，甘草二两

【常见考点】支饮在此处的不同理解；该病病因病机、症状分析，饮停的位置、涉及脏腑、方药分析以及临床应用；以及相似的痰饮证型、支饮的鉴别。

4. 心下饮逆呕吐

【原文】呕家本渴，渴者为欲解，今反不渴，心下有支饮故也，小半夏汤主之。《千金》云：小半夏加茯苓汤。（28）

小半夏汤方

半夏一升　生姜半斤

上二味，以水七升，煮取一升半，分温再服。

【提要】本条论心下饮逆致呕的预后及治疗。

【图解】

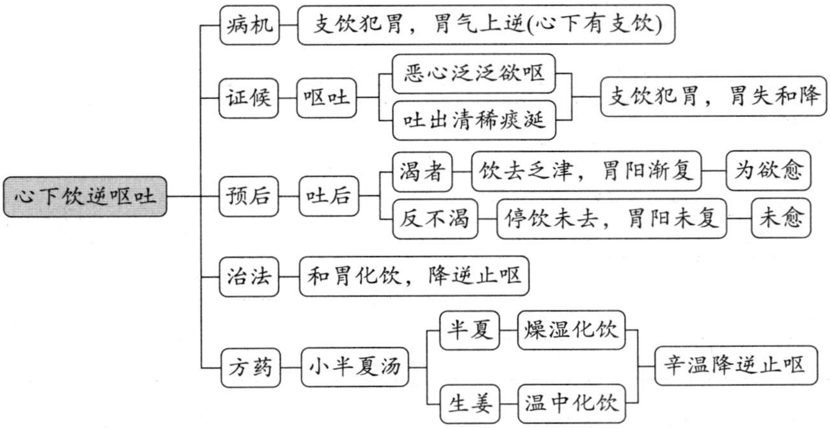

5. 膈间饮逆呕痞眩

【原文】卒呕吐，心下痞，膈间有水，眩悸者，小半夏加茯苓汤主之。（30）

先渴后呕，为水停心下，此属饮家，小半夏加茯苓汤主之。方见上。（41）

小半夏加茯苓汤方

半夏一升　生姜半斤　茯苓三两一法四两

上三味，以水七升，煮取一升五合，分温再服。

【提要】第30条论膈间饮停呕吐兼痞眩悸证治。第41条论心下饮停呕吐证治。

【图解】

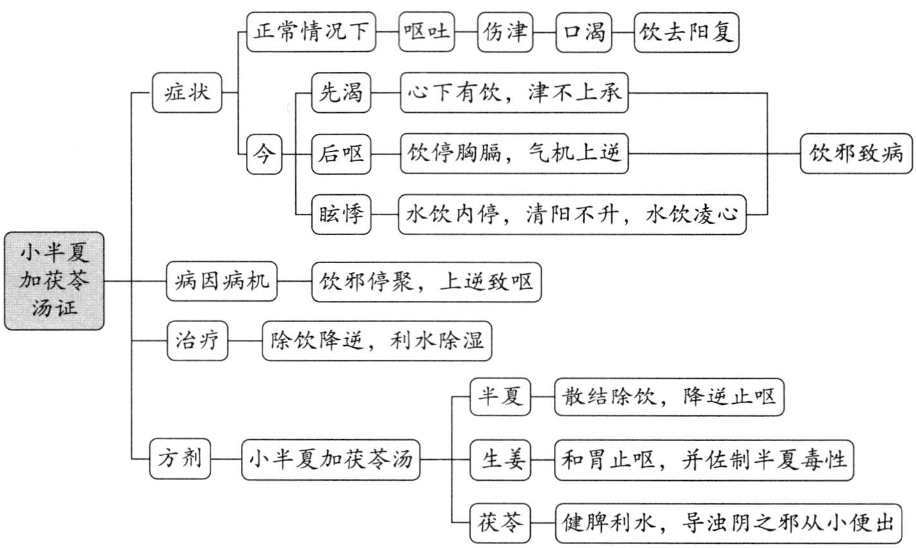

【按语】注重呕、渴的先后顺序，有利于辨别病情病机。小半夏汤证与小半夏加茯苓汤证二者鉴别如下。

表12-2　小半夏汤证与小半夏加茯苓汤证鉴别

鉴别		小半夏汤证	小半夏加茯苓汤证
相同点		病机为饮邪中阻，胃气上逆；临床皆见恶心呕吐，吐出大量清稀痰涎，治疗都以生姜、半夏和胃化饮，降逆止呕	
不同点	病机	饮阻胃气上逆为主	除饮阻胃逆外，兼水气凌心及上蒙清阳
	证候	呕而不渴	呕吐、心下痞、头眩、心悸
	治法	和胃化饮，降逆止呕	和胃化饮，降逆止呕，引水下行，宁心定悸
	方药	半夏一升，生姜半斤	半夏一升，生姜半斤，茯苓三两

【常见考点】以上三条小半夏汤证以及小半夏加茯苓汤证的病因病机、症状分析和临床应用；以及相近似的痰饮其他类型、呕吐病的鉴别。

6. 下焦饮逆悸吐眩

【原文】假令瘦人脐下有悸，吐涎沫而癫眩，此水也，五苓散主之。（31）

五苓散方

泽泻一两一分　猪苓三分（去皮）　茯苓三分　白术三分　桂枝二分（去皮）

上五味，为末，白饮服方寸匕，日三服，多饮暖水，汗出愈。

【提要】本条论下焦饮逆致悸吐眩证治。

【图解】

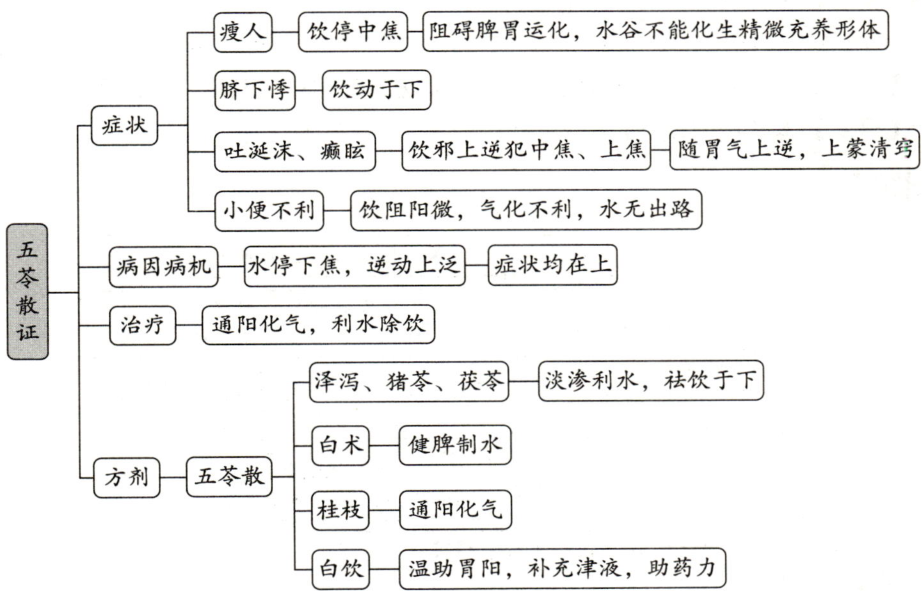

【按语】本方与第16条苓桂术甘汤、第25条泽泻汤及第30条小半夏加茯苓汤均可治水饮致眩症，宜加鉴别。

表12-3　五苓散证、苓桂术甘汤证、泽泻汤证、小半夏加茯苓汤证鉴别

鉴别	五苓散证	苓桂术甘汤证	泽泻汤证	小半夏加茯苓汤证
病因病机	饮停于下，泛于中上焦	脾阳虚，饮停心下，升降失常	心下水饮上泛，蒙蔽清阳	饮停膈间，扰及心胃
主症	水逆证：脐下悸，吐涎沫，头眩，小便不利	胸胁支满，目眩，短气，后背冷，心下悸，小便不利	苦冒眩	心下痞，呕吐，头晕，心下悸
治法	化气利水，浊饮下行	温阳蠲饮，健脾利水	利水消饮，健脾利水	利水蠲饮，降逆止呕
用药	泽泻、猪苓、茯苓、白术、桂枝	茯苓、桂枝、白术、甘草	泽泻、白术	半夏、生姜、茯苓

【常见考点】本方的病因病机、症状分析和临床应用；以及相近似的方剂的鉴别，如五苓散与猪苓汤的鉴别。

7. 留饮邪实欲去

【原文】病者脉伏，其人欲自利，利反快，虽利，心下续坚满，此为留饮欲去故也[①]，甘遂半夏汤主之。(18)

甘遂半夏汤方

甘遂（大者）三枚　半夏十二枚（以水一升，煮取半升，去滓）　芍药五枚　甘草（如指大）一枚（炙）一本作无

上四味，以水二升，煮取半升，去滓，以蜜半升，和药汁煎取八合，顿服之。

【校勘】①此为留饮欲去故也：《医宗金鉴》此句在“利反快”之下。

【提要】本条论留饮证治。

【图解】

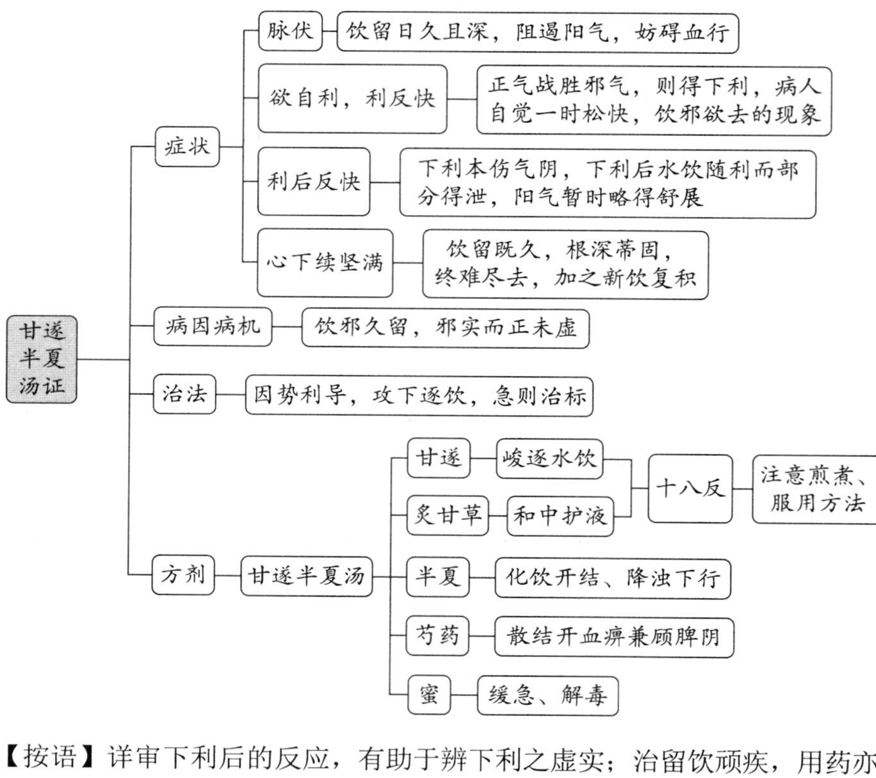

【按语】详审下利后的反应，有助于辨下利之虚实；治留饮顽疾，用药亦不拘常法，故甘遂甘草同用。应用本方要注意以下两点。①甘遂与甘草的剂量比：据临床用法，二药均入水煎剂时，甘草应小于甘遂，或者二药等量；若甘草入水煎，甘遂为末冲服，二药可等量，甘草或可大于甘遂。②煎服法：宜遵《千金要方·卷十八·痰饮第六》记载，甘遂与半夏同煮，芍药与甘草同煮，然后将二药汁加蜜合煎；亦可将半夏、甘草、芍药同煎，取其药汁兑入白蜜后再煎，送服甘遂末。

【常见考点】本方的病因病机、症状分析、饮停的位置和临床应用；以及相近似的方剂的鉴别。因势利导的治疗法则特点以及十八反药物的使用煎煮方法。

8. 肠间饮结成实

【原文】腹满，口舌干燥，此肠间有水气，己椒苈黄丸主之。（29）

防己椒目葶苈大黄丸方

防己　椒目　葶苈（熬）　大黄各一两

上四味，末之，蜜丸如梧子大，先食饮服一丸，日三服，稍增，口中有津液。渴者加芒硝半两。

【提要】本条论肠间饮结成实证治。

【图解】

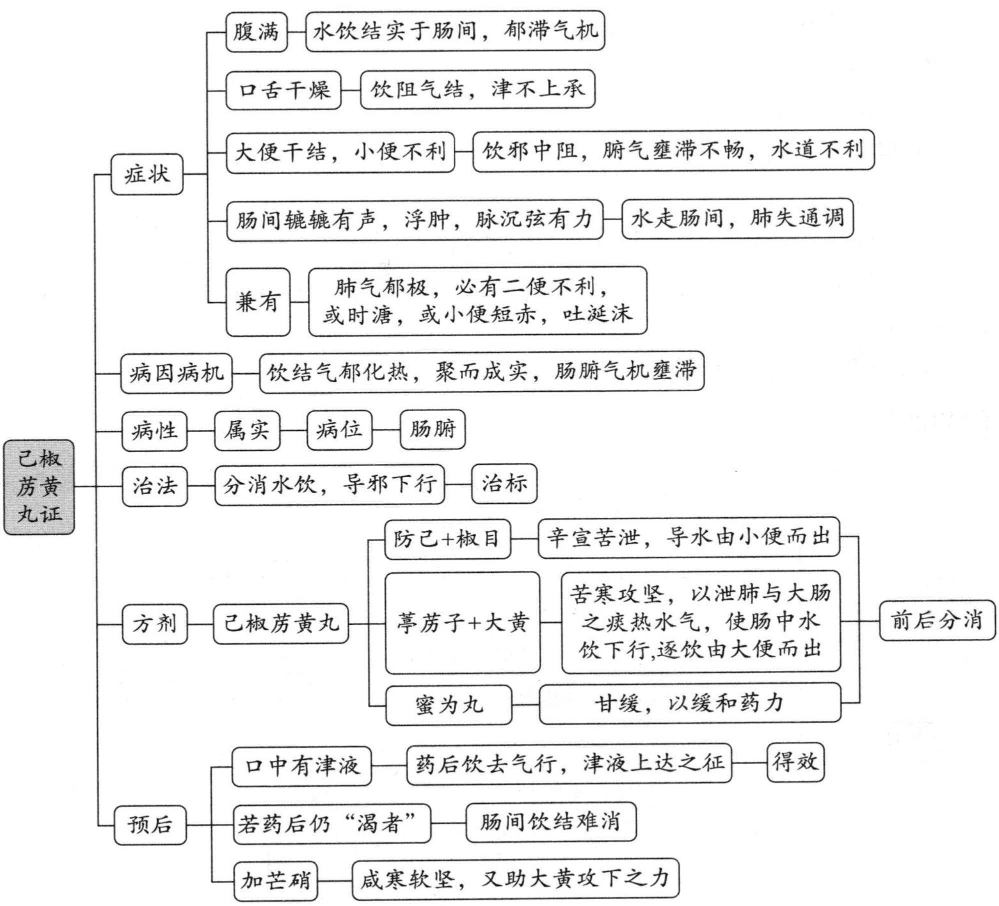

【按语】第18条甘遂半夏汤与第29条己椒苈黄丸均属攻下逐饮剂，主疗痰饮实证，但同中有别。

表 12-4　甘遂半夏汤证、己椒苈黄丸证鉴别

鉴别	甘遂半夏汤证	己椒苈黄丸证
病因病机	胃肠留饮邪实，欲去未尽，正气未虚	饮热聚肠间成实，气机壅阻
主症	腹泻清稀，心下坚满，伏脉	口干舌燥，二便不利，或小便短黄，或大便时溏，或见浮肿
治疗	因势利导，大便出	前后分消，大小便出
用药特点	甘遂泻下逐饮，半夏散结化饮，芍药顾脾阴，甘遂甘草同用	防己、椒目、葶苈子利水，导饮从小便出；大黄泻实，从大便出

【常见考点】本方的病因病机、症状分析、饮停的位置和临床应用，以及相似方剂的鉴别。特别是本证的口干舌燥原因与特点的鉴别，己椒苈黄丸治法特点以及预后用药。

（二）悬饮证治

【原文】脉沉而弦者，悬饮内痛。（21）

病悬饮者，十枣汤主之。（22）

十枣汤方

芫花（熬）　甘遂　大戟各等分

上三味，捣筛，以水一升五合，先煮肥大枣十枚，取九合，去滓，内药末，强人服一钱匕，羸人服半钱，平旦温服之；不下者，明日更加半钱，得快下后，糜粥自养。

【提要】上两条分别论悬饮脉症及悬饮邪实证治。

【图解】

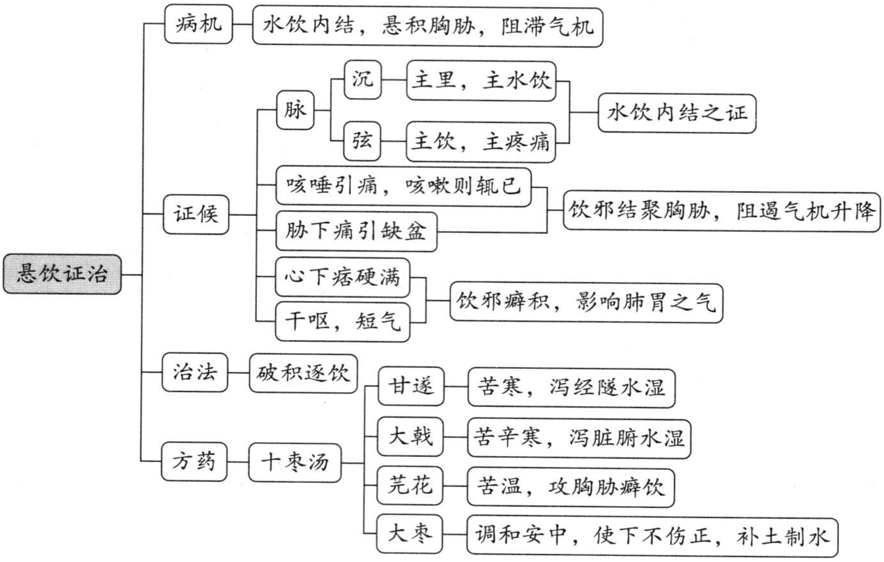

【常见考点】本方的病因病机、症状分析、饮停的位置和临床应用，以及相似方剂的鉴别。十枣汤既能治疗支饮又可治疗悬饮的原因。

（三）溢饮证治

【原文】病溢饮者，当发其汗，大青龙汤主之，小青龙汤亦主之。(23)

大青龙汤方

麻黄六两（去节） 桂枝二两（去皮） 甘草二两（炙） 杏仁四十个（去皮尖） 生姜三两 大枣十二枚 石膏如鸡子大（碎）

上七味，以水九升，先煮麻黄，减二升，去上沫，内诸药，煮取三升，去滓，温服一升，取微似汗。汗多者，温粉粉之。

小青龙汤方

麻黄三两（去节） 芍药三两 五味子半升 干姜三两 甘草三两（炙） 细辛三两 桂枝三两（去皮） 半夏半升（汤洗）

上八味，以水一斗，先煮麻黄，减二升，去上沫，内诸药，煮取三升，去滓，温服一升。

【提要】本条论溢饮证治。

【图解】

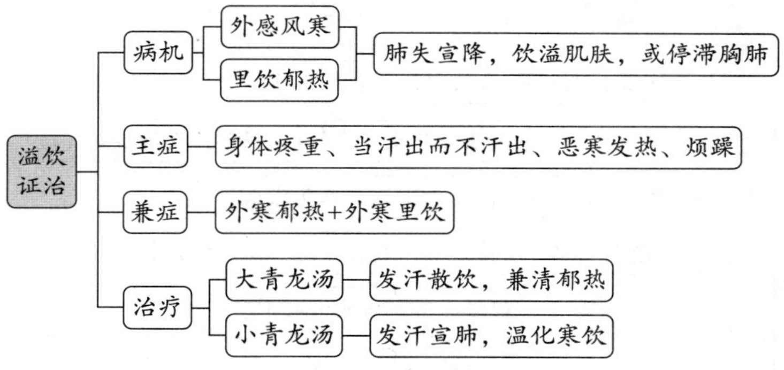

【常见考点】本方的病因病机、症状分析、饮停的位置和临床应用；以及相近似的方剂的鉴别，如大小青龙汤之间的鉴别、本方与葶苈大枣泻肺汤鉴别等；本方既能治疗支饮又可治疗溢饮以及原因。

（四）支饮证治

1. 膈间支饮

【原文】膈间支饮，其人喘满，心下痞坚[1]，面色黧黑[2]，其脉沉紧，得之数十日，医吐下之不愈，木防己汤主之。虚者[3]即愈，实者[4]三日复发，复与不愈者，宜木防己汤去石膏加茯苓芒硝汤主之。(24)

木防己汤方

木防己三两　石膏十二枚[1]（如鸡子大）　桂枝二两　人参四两

上四味，以水六升，煮取二升，分温再服。

木防己去石膏加茯苓芒硝汤方

木防己　桂枝各二两　人参　茯苓各四两　芒硝三合

上五味，以水六升，煮取二升，去滓，内芒硝，再微煎，分温再服，微利则愈。

【校勘】①十二枚：《述义》旧本作十二枚，今从《外台秘要》改，本书编者注：《外台秘要》作石膏鸡子大，三枚。

【词解】[1] 心下痞坚：胃脘部位有痞塞坚实感。

[2] 黧（lí）黑：黧，黑中带黄的颜色。黧黑，面色黑而晦黄。

[3] 虚者：指心下痞坚变虚软。

[4] 实者：指心下痞坚结实如故。

【提要】本条论述支饮喘满痞坚的证治。

【图解】

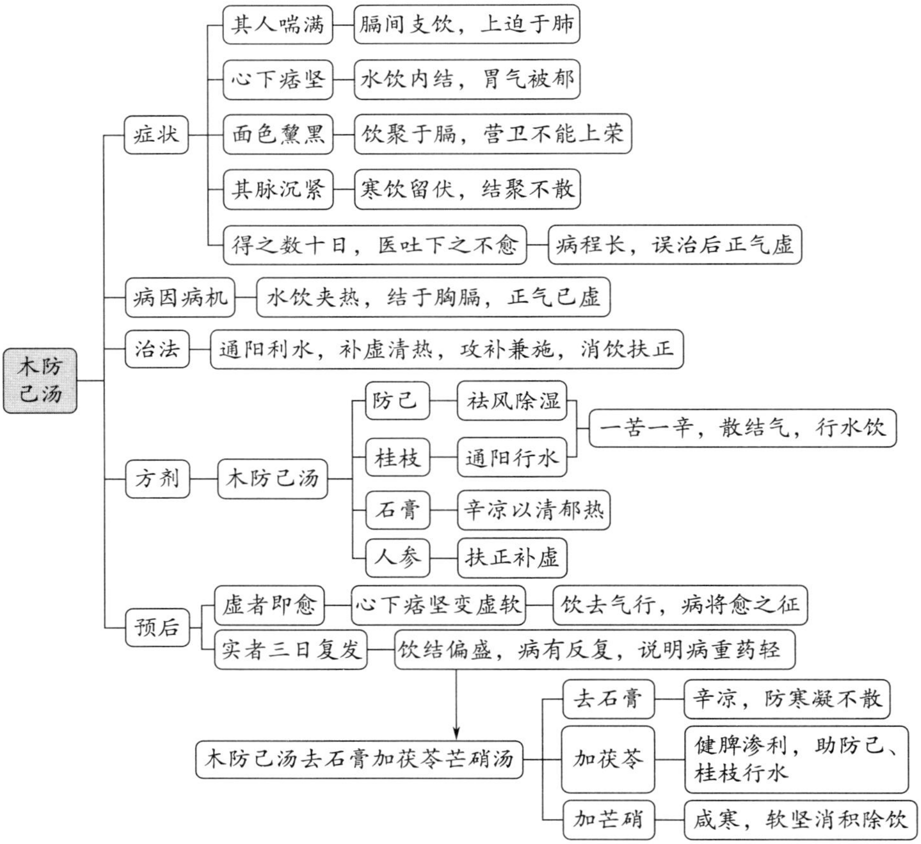

【按语】本证“心下痞坚”与甘遂半夏汤证“心下续坚满”相似，宜加区别。本证属饮聚胸膈，兼气虚郁热的支饮，必伴喘满、面色黧黑、脉沉紧及正虚征象；甘遂半夏汤证为饮留胃肠，欲去未尽，正气未虚的狭义痰饮，必见脉伏、下利，且利后反觉畅快。

【常见考点】本方的病因病机、症状分析以及特点，如面色黧黑、心下痞坚的鉴别，饮停的位置和临床应用；和相似方剂的鉴别；以及对虚者、实者的正确理解。

2. 支饮腹满

【原文】支饮胸满[①]者，厚朴大黄汤主之。（26）

厚朴大黄汤方

厚朴一尺　大黄六两　枳实四枚

上三味，以水五升，煮取二升，分温再服。

【校勘】①胸满：《医宗金鉴》作“腹满”。

【提要】本条论述支饮腹满的腑实证治。

【图解】

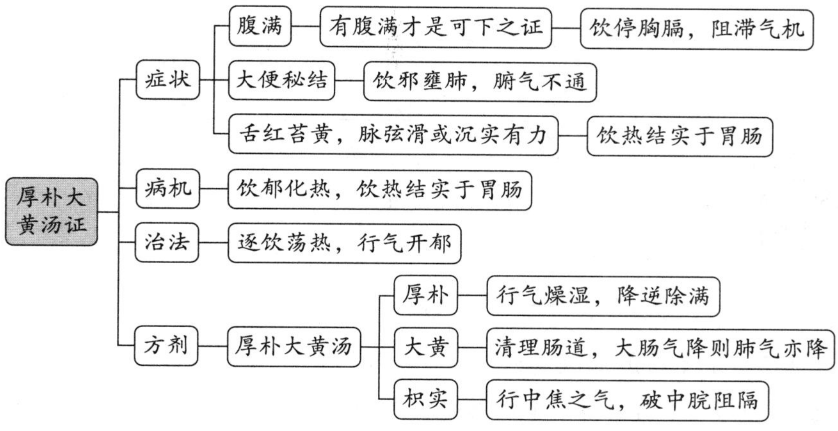

【按语】本方与厚朴三物汤、小承气汤组成相同，但药量不同，功效各有侧重，主治亦不同。

表 12-5　厚朴大黄汤证、小承气汤证、厚朴三物汤证鉴别

鉴别		厚朴大黄汤证	小承气汤证	厚朴三物汤证
相同点	方药组成	大黄、厚朴、枳实		
	证候	大便秘结，腹部胀痛，脉实体实		
	病机	热结气滞		
	治法	泻热行气		

鉴别		厚朴大黄汤证	小承气汤证	厚朴三物汤证
不同点	主症	支饮胸腹胀满	痛而闭为主	下利谵语为主，有潮热
	病机	饮热互结，气机郁阻	阳明热结，气滞不行	阳明实热，热结旁流
	治则	逐饮荡热	行气除满，泻热止痛	泻热导滞，通因通用
	主药及药量	厚朴、大黄为主（厚朴一尺枳实四枚大黄六两）	厚朴为主（厚朴八尺枳实五枚大黄四两）	大黄为主（厚朴二尺枳实三枚大黄四两）
	煎服法	以水五升，煮取二升，分温再服	以水一斗二升，先煮两味，内大黄，煮取三升，温服一升，以利为度	以水四升，煮取一升二合，分温二服，得利则止

【常见考点】本方的病因病机、症状分析、饮停的位置和临床应用，以及相似方剂的鉴别，如上表之间的鉴别等。

3. 支饮不得息

【原文】支饮不得息，葶苈大枣泻肺汤主之。方见肺痈篇中。（27）

【提要】本条论述支饮壅肺证治。

【图解】

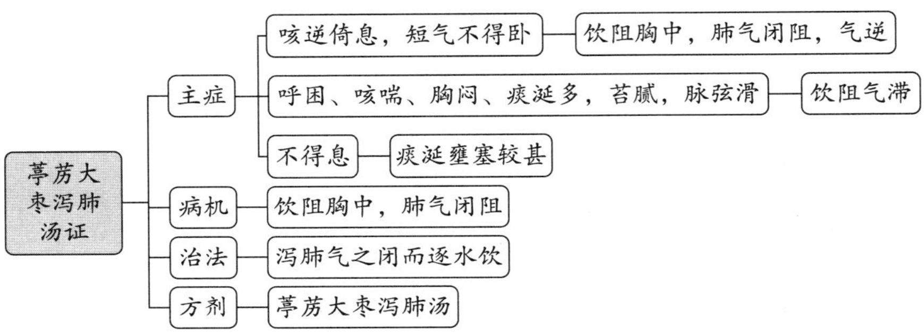

【常见考点】本方的病因病机、症状分析及特点和临床应用；以及相近似的方剂的鉴别，如与小青龙汤之间的鉴别，此方既治肺痈，又疗痰饮，皆因痰涎壅肺，邪实气逆，异病同治；注意分析所有方剂中“不得息”“不得卧”的原因和各自特点。

4. 支饮邪实咳嗽

【原文】咳家其脉弦，为有水，十枣汤主之。方见上。（32）

夫有支饮家，咳烦胸中痛者，不卒死，至一百日或一岁，宜十枣汤。方见上。（33）

久咳数岁，其脉弱者可治；实大数者死；其脉虚者必苦冒。其人本有支饮在胸中故也，治属饮家。（34）

【提要】第 32 条论述水饮咳嗽实证证治；第 33 条论述支饮邪实咳烦胸痛证治；第 34 条论支饮久咳的脉症和预后。

【图解】

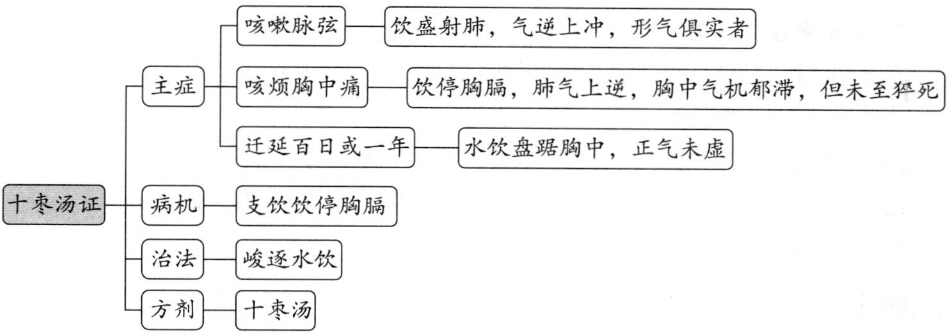

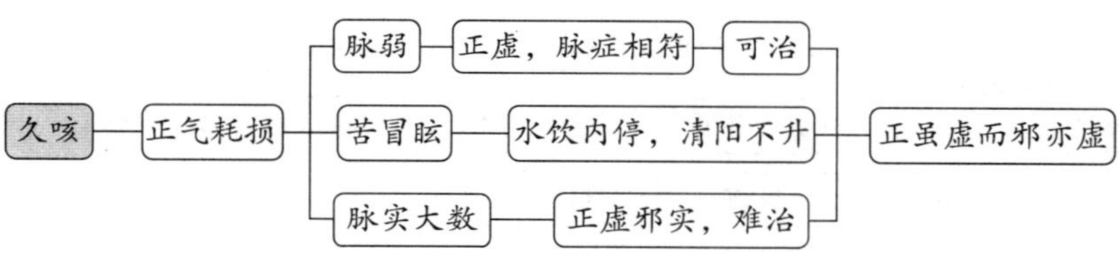

【常见考点】悬饮十枣汤主症，分析症状等特点。无论其病程长短，关键在于水饮邪实，积结胸胁，邪盛正实。

5. 支饮兼外寒咳逆

【原文】咳逆倚息不得卧，小青龙汤主之。方见上。（35）

【提要】本条论述支饮兼外寒咳逆的证治。

【图解】

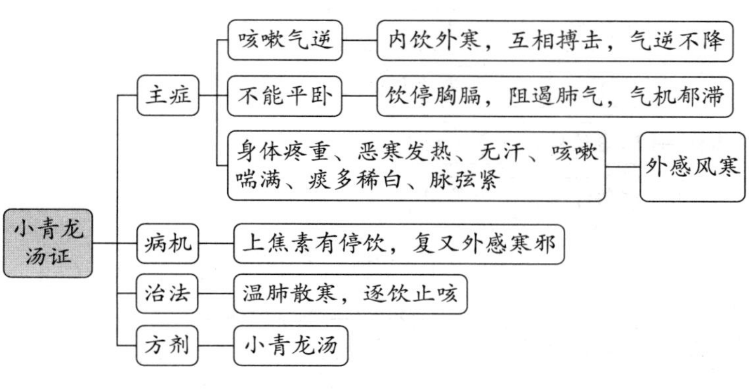

【常见考点】小青龙汤证的证治，本方既治溢饮，又可治支饮咳嗽。注意分析所有方剂中“不得息”“不得卧”的原因和各自特点。

6. 支饮随证辨治举例

【原文】青龙汤下已，多唾口燥，寸脉沉，尺脉微，手足厥逆，气从小腹上冲胸咽，手足痹，其面翕热如醉状[1]，因复下流阴股[2]，小便难，时复冒者，与茯苓桂枝五味甘草汤，治其气冲。（36）

桂苓五味甘草汤方

茯苓四两　桂枝四两（去皮）　甘草三两（炙）　五味子半升

上四味，以水八升，煮取三升，去滓，分温三服。

【词解】[1] 面翕热如醉状：形容面部微红乍热如酒醉样子。

[2] 阴股：指大腿内侧。下流阴股指虚火冲气下流到两腿的内侧。

【提要】本条论述支饮体虚者服小青龙汤后引发冲气上逆的证治。

【图解】

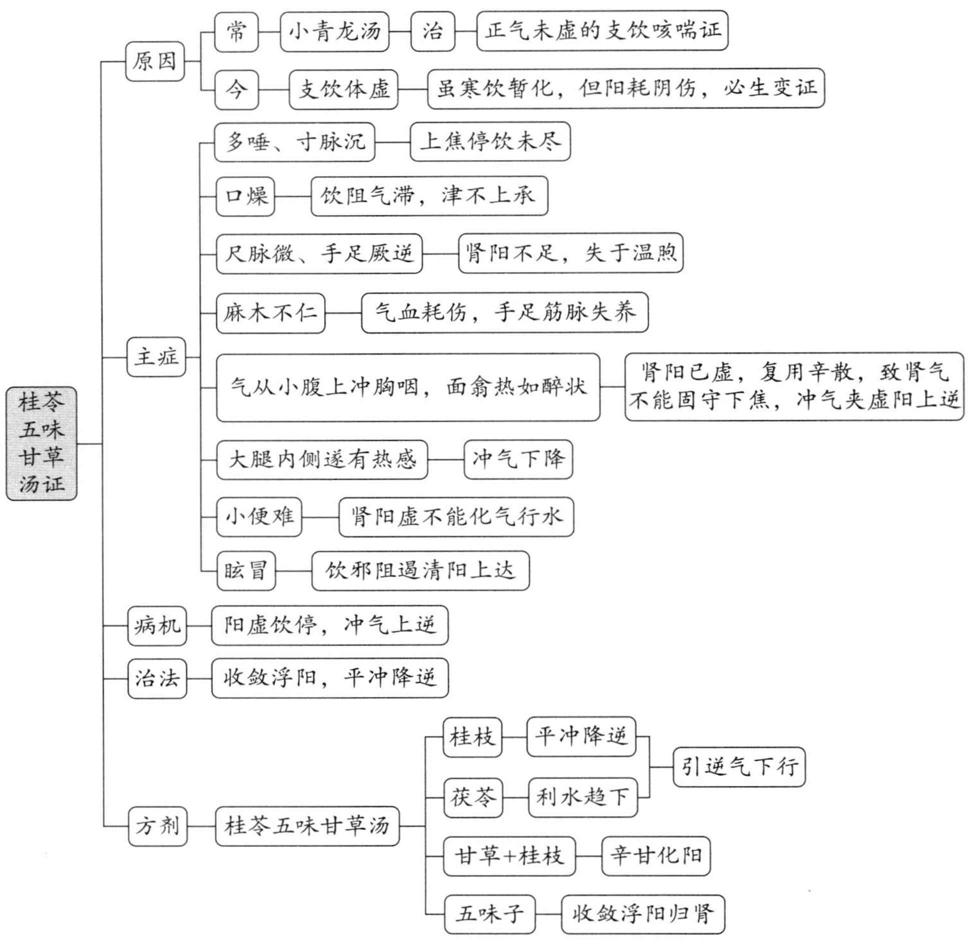

【按语】本证见“气从小腹上冲胸咽”，与奔豚气病之气“从少腹起，上冲胸咽”颇为相似，宜加区别。此属阳虚饮停为本，冲气上逆为标，当见多唾口燥，面部翕热如醉状，手足厥逆且麻痹不仁，小便难等；彼以冲气上逆为主，或因肝郁化火，或由下焦水饮，或阴寒邪气诱发，以发作时痛苦异常、气复还则诸症消失为特点。

本方证与苓桂草枣汤证都有汗后伤阳，饮逆气冲的病机及小便不利见症，方中均有桂枝、茯苓、甘草，但茯苓、甘草用量及配伍不同，故其主治、功效有别。

【原文】冲气即低，而反更咳、胸满者，用桂苓五味甘草汤去桂加干姜、细辛，以治其咳满。（37）

苓甘五味姜辛汤方

茯苓四两　甘草三两　干姜三两　细辛三两　五味子半升

上五味，以水八升，煮取三升，去滓，温服半升，日三服。

【提要】本条承前论述支饮冲气已平而寒饮复动的证治。

【图解】

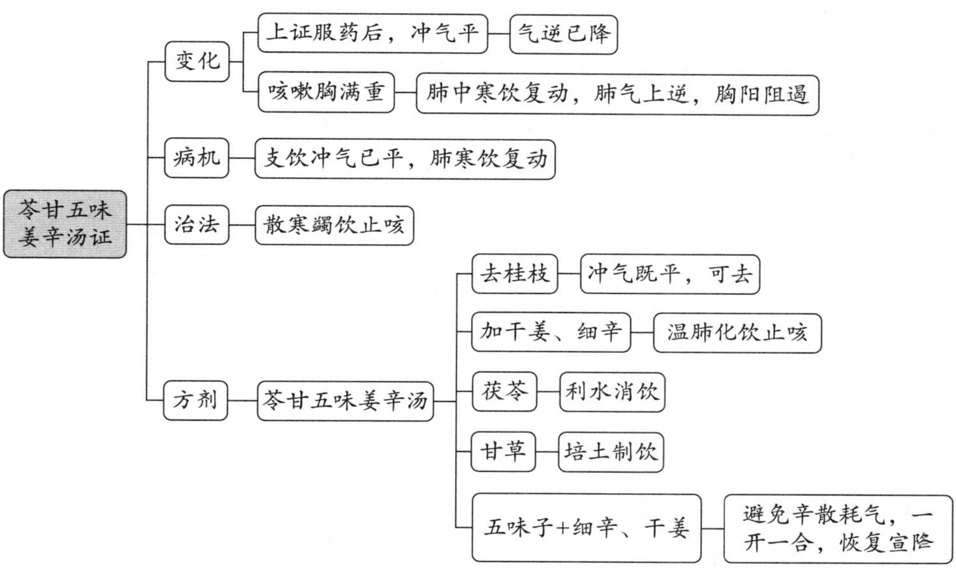

【按语】本方与小青龙汤皆能温肺化饮，都有干姜、细辛、五味子、甘草，用量也相等，但配伍不同，主治有别。前者配伍茯苓利水祛饮，培土制水，主治寒饮在肺之体虚者；后者有麻黄、桂枝辛散外寒，半夏温化寒饮，桂枝合芍药调和营卫，主治外寒里饮之体实者。

“奔豚气病”篇的桂枝加桂汤与桂苓五味甘草汤，两用桂枝，可知桂枝具有平冲之效。因服桂苓五味甘草汤，冲气即低，故去桂加干姜、细辛以治咳满。

【原文】咳满即止，而更复渴，冲气复发者，以细辛、干姜为热药也。服之当遂渴，而渴反止者，为支饮也。支饮者法当冒，冒者必呕，呕者复内半夏以去其水。（38）

桂苓五味甘草去桂加干姜细辛半夏汤方

茯苓四两　甘草二两　细辛二两　干姜二两　五味子　半夏各半升

上六味，以水八升，煮取三升，去滓，温服半升，日三服。

【提要】本条承前论述服上药后转归及兼冒呕的证治。

【图解】

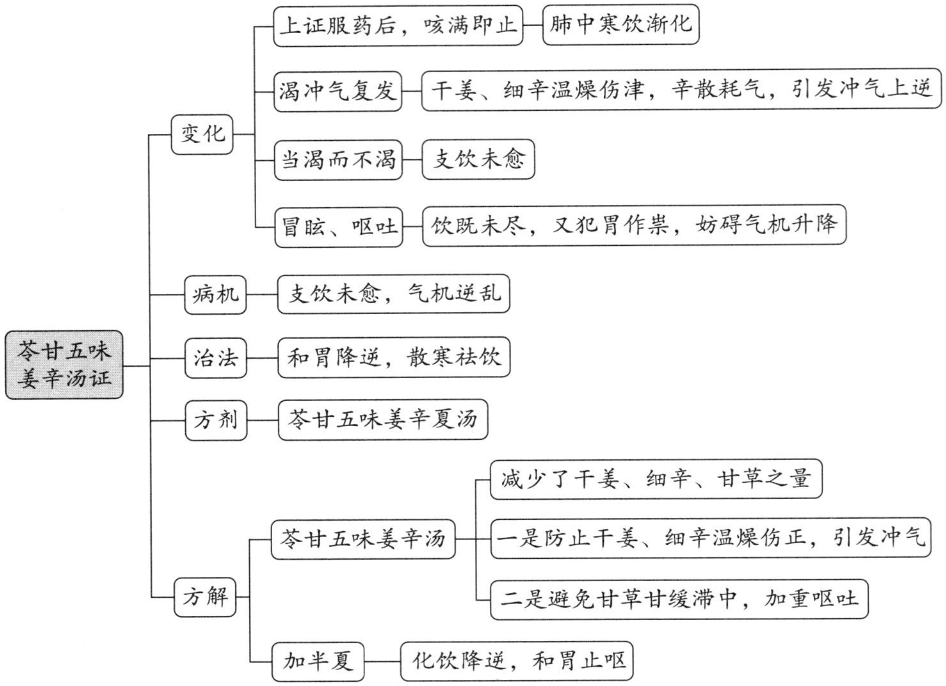

【原文】水去呕止，其人形肿者，加杏仁主之。其证应内麻黄，以其人遂痹，故不内之。若逆而内之者，必厥，所以然者，以其人血虚，麻黄发其阳故也。（39）

苓甘五味加姜辛半夏杏仁汤方

茯苓四两　甘草三两　五味半升　干姜三两　细辛三两　半夏半升　杏仁半升（去皮尖）

上七味，以水一斗，煮取三升，去滓，温服半升，日三服。

【提要】本条承前论述体虚支饮兼形肿的证治。

【图解】

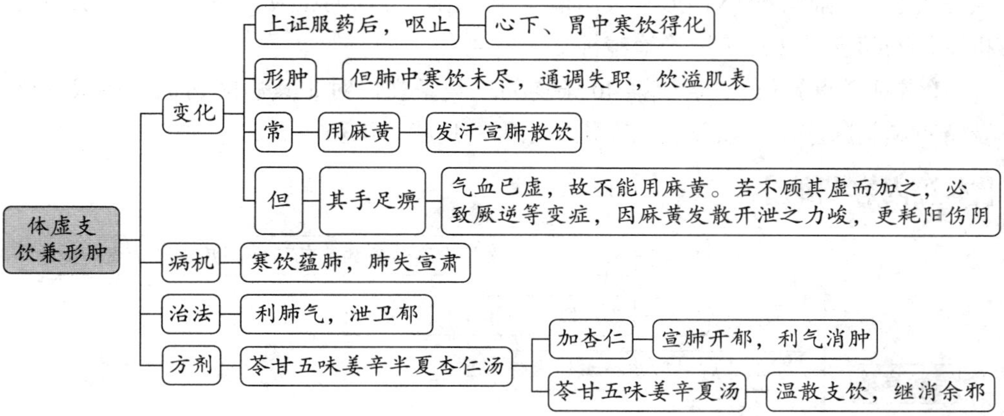

【原文】若面热如醉，此为胃热上冲熏其面，加大黄以利之。(40)

苓甘五味加姜辛半杏大黄汤方

茯苓四两　甘草三两　五味半升　干姜三两　细辛三两　半夏半升　杏仁半升　大黄三两

上八味，以水一斗，煮取三升，去滓，温服半升，日三服。

【提要】本条承前论述支饮兼胃肠实热上冲的证治。

【图解】

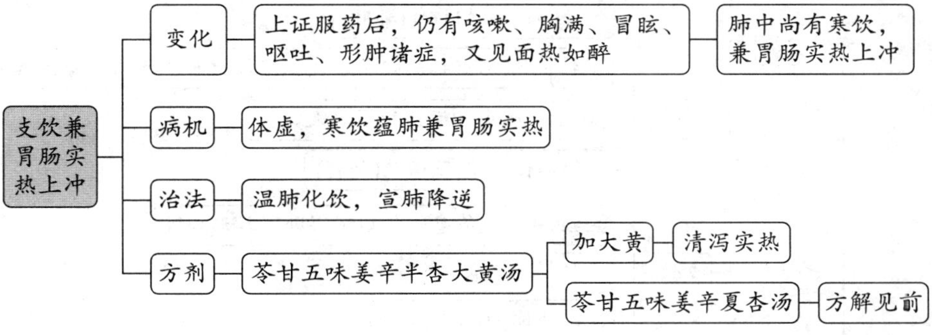

【按语】本证“面热如醉”与第36条“面翕热如醉状”形似而实异。此“面热如醉”为胃肠实热上冲，病性属实，故呈持续面红赤，并伴其他胃肠实热现象，如便秘腹胀、口臭、苔黄；彼“面翕热如醉状”是冲气夹虚阳上逆，病性属虚，其面微红乍热，时有时无，当有冲气夹虚阳时上时下的见症，如气从小腹上冲胸咽，手足厥逆而痹，阴股时有热感，小便难。

第36条至第40条，相当于一个体虚支饮咳逆患者用小青龙汤后证治变化的病历记录。诸条紧扣体虚支饮之本，逐一列举了冲气上逆、胃肠实热上冲以及寒饮复动引发咳满、冒呕、形肿等病情变化及治法方药的相应调整，展现了法随病机变，药随证候转的辨证论治精神。

【常见考点】第 36 条至第 40 条均为三类条文，对比其病因病机、症状分析及特点和临床应用，以及加减变化的原因、症状、用药。

【本篇内容归纳】

- 痰饮概论
  - 概念
    - 广义 — 泛指一切以饮邪为患的疾病，包括悬、痰、溢、支四饮
    - 狭义 — 是指饮邪停留心下，是四饮之一
  - 成因 — 脾胃阳虚，水饮内停
  - 总脉象 — 弦脉
  - 治法 — 温药和之

- 分类
  - 四饮
    - 痰饮
      - 主症 — 其人素盛今瘦，水走肠间，沥沥有声
      - 病机 — 脾失健运
      - 饮停部位 — 心下(胃)、肠
    - 悬饮
      - 主症 — 饮后水流在胁下，咳唾引痛
      - 病机 — 肺气不降，肝气不畅
      - 饮停部位 — 胸胁部(肺肝)
    - 溢饮
      - 主症 — 饮水流行，归于四肢，当汗出而不汗出，身体疼重
      - 病机 — 脾失健运，饮溢肌表四肢
      - 饮停部位 — 肌肤四肢(肺脾)
    - 支饮
      - 主症 — 咳逆倚息，气短不得卧，其形如肿
      - 病机 — 水凌心肺
      - 饮停部位 — 胸膈(心肺)
  - 五脏水
    - 水在心 — 心下坚筑，短气，恶水不欲饮 — 水饮凌心，阻遏心阳
    - 水在肺 — 吐涎沫，欲饮水 — 肺失宣降，水饮上逆
    - 水在脾 — 少气身重 — 水饮困脾
    - 水在肝 — 胁下支满，嚏而痛 — 水饮侵肝
    - 水在肾 — 脐下悸 — 水饮犯肾，饮动于下

- 其他分类
  - 留饮
    - 概念：指饮邪留而不去，分属于四饮中
    - 主症：背寒冷如手大、胁下痛引缺盆、咳嗽、短气而渴、四肢历节痛，脉沉
  - 伏饮
    - 概念：指饮邪潜伏不出，属于支饮的一个类型
    - 主症：满喘咳吐，发则寒热，背痛腰疼，目泣自出，其人振振身瞤剧
  - 微饮
    - 概念：指狭义痰饮之轻证
    - 主症：短气
    - 治疗：肾气丸，苓桂术甘汤
  - 肺饮
    - 概念：归属支饮，肺气上逆，促急短气为主，支饮轻证
    - 主症：喘、短气、不能卧

- 证治
  - 狭义痰饮
    - 苓桂术甘汤 — 胸胁支满，目眩 — 脾胃阳虚，饮停心下胃脘
    - 苓桂术甘汤、肾气丸 — 短气 — 肾气虚，肾不纳气
    - 泽泻汤 — 苦冒弦 — 水饮上逆(上病下取)
    - 小半夏汤以及+茯苓 — 呕吐 — 饮阻气逆(引水下行)
    - 五苓散 — 水逆(吐涎沫而癫眩) — 表里分消 — 汗出(得效)
    - 甘遂半夏汤 — 下利 — 留饮欲去(因势利导)
    - 己椒苈黄丸 — 口渴 — 饮结成实 — 前后分消 — 口中有津液(得效)
  - 悬饮
    - 主方：十枣汤
    - 主症：咳嗽，喘，胸胁间疼痛
  - 溢饮
    - 主方：大小青龙汤
    - 主症：四肢肌表浮肿，咳嗽，喘等
  - 支饮
    - 支饮重证 — 木防己汤加减
    - 支饮腑实 — 厚朴大黄汤
    - 支饮咳喘 — 葶苈大枣泻肺汤
    - 支饮实证 — 十枣汤
    - 支饮主证 — 小青龙汤

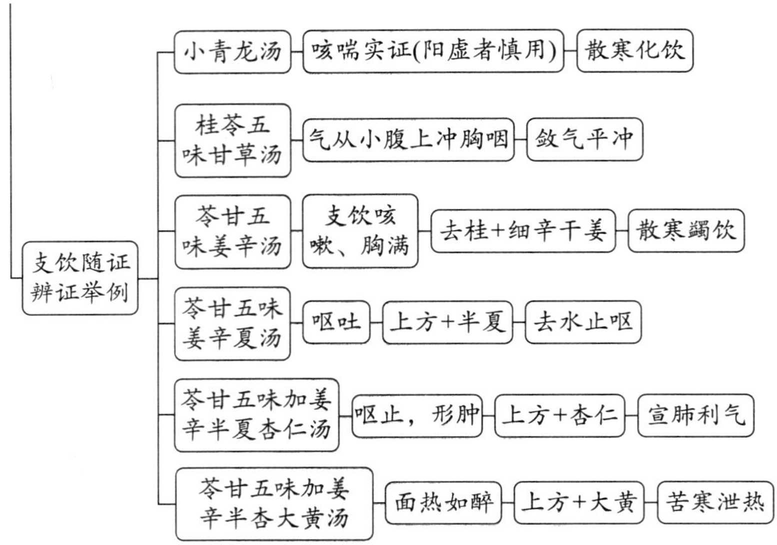

【复习思考题】

1. 为何“病痰饮者，当以温药和之”?

2. 己椒苈黄丸证出现“口舌干燥”的机制是什么？为何“渴者加芒硝”?

3. 苓桂术甘汤和泽泻汤均可治疗饮病眩晕，都有利水之功，二者在病机、主症、治法、用药上有何异同？

4. 五苓散、苓桂术甘汤、小半夏加茯苓汤均可治疗“悸”症，有何不同？

5. 桂枝加龙骨牡蛎汤证、泽泻汤证、甘草干姜汤证均可见“眩”，其产生机制、治法有何不同？

消渴小便不利淋病脉证并治第十三

【学习目标】

掌握：消渴、小便不利的脉因证治。

熟悉：淋病的症状、治疗禁忌。

了解：消渴、小便不利、淋病的概念及合篇的意义。

背诵：第 3、4、5、10、12、13 条原文。

【篇名释义】

本篇论述消渴、小便不利、淋病三种疾病的病因病机、辨证治疗。

消渴有两种含义，一指口渴症，一指消渴病，即以口渴多饮、饮不解渴为主要临床表现，可兼多食易饥、小便频多，久则形体消瘦等。本篇对消渴病的发生，突出了胃热、肺胃津伤、肾虚三个方面。

小便不利，指小便短少或尿出不畅，是许多疾病过程中的一个症状。从本篇内容来看，既可见于伤寒太阳、阳明病，也可见于杂病。病变均与肾及膀胱有关。

淋病是以小便淋沥涩痛为主的病证。本篇所论仅涉及淋病的主症和治疗禁忌。

由于这三种病都有口渴或小便异常的表现，病变部位主要在肾与膀胱，有的方证可以互相通用，故合为一篇论述，以资鉴别。论述的重点是消渴和小便不利。

消 渴

一、病机与脉症

（一）厥阴消渴

【原文】厥阴之为病，消渴[1]，气上冲心，心中疼热，饥而不欲食，食即吐，下之不肯止。（1）

【词解】[1] 消渴：此指渴饮无度的症状。

【提要】本条论述厥阴病消渴证禁用下法。

【图解】

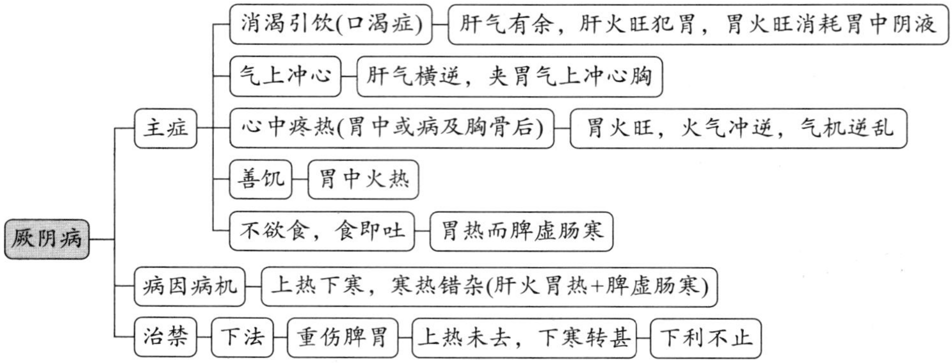

【按语】本条为伤寒厥阴病提纲。因有消渴之症，特置此与杂病中的消渴进行鉴别。杂病消渴，消谷善饥，饮一溲一；厥阴消渴，饥而不欲食，食即吐。二者差异迥然，临床不可混淆。

【常见考点】鉴别广义与狭义消渴的特点。

（二）杂病消渴

【原文】寸口脉浮而迟，浮即为虚，迟即为劳；虚则卫气不足，劳则荣气竭。趺阳脉浮而数，浮即为气，数即为消谷而大坚①一作紧；气盛则溲数，溲数即坚，坚数相搏，即为消渴。（2）

【校勘】①大坚：《金鉴》《本义》等注本均作“大便坚”。

【提要】本条论述消渴分属虚劳和胃热的病机。

【原文】趺阳脉数，胃中有热，即消谷引食①，大便必坚，小便即数。（8）

【校勘】①引食：徐、尤、陈、黄诸注本均作“引饮”。

【提要】承第 2 条，继续论消渴的病机及脉症。

【图解】

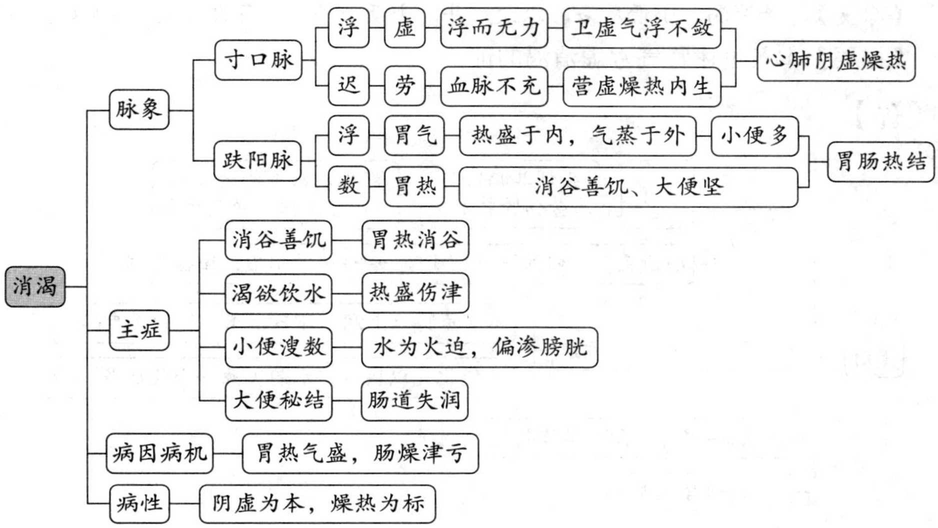

【常见考点】消渴病的病因病机、主症与病性。

二、证治

（一）肺胃热盛、津气两伤

【原文】渴欲饮水，口干舌燥者，白虎加人参汤主之。方见中暍中。（12）

【提要】本条论述肺胃热盛，津气两伤之消渴证治。

【图解】

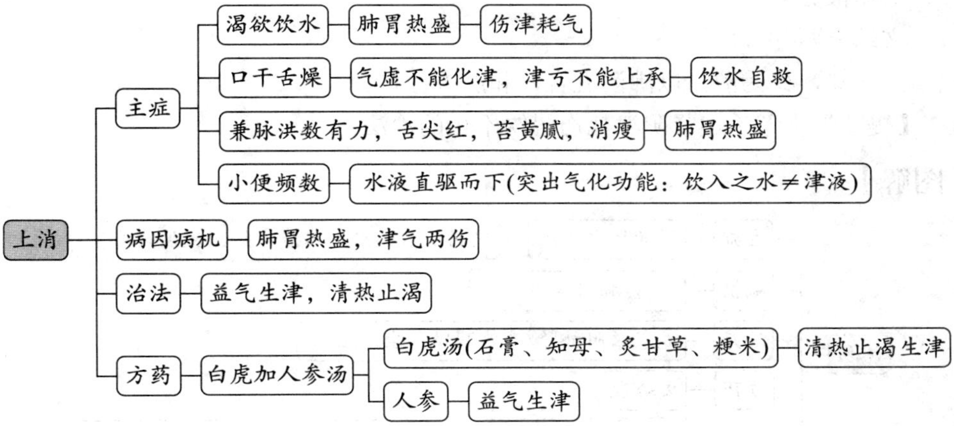

【常见考点】本方的病因病机、症状分析以及特点、临床应用；和相似的方剂的鉴别；以及主症中“口干舌燥”方证鉴别与特点；与中暍该方的联系与区别。

（二）肾气亏虚

【原文】男子消渴，小便反多，以饮一斗，小便一斗，肾气丸主之。方见脚气中。(3)

【提要】本条论述肾气亏虚消渴的证治。

【图解】

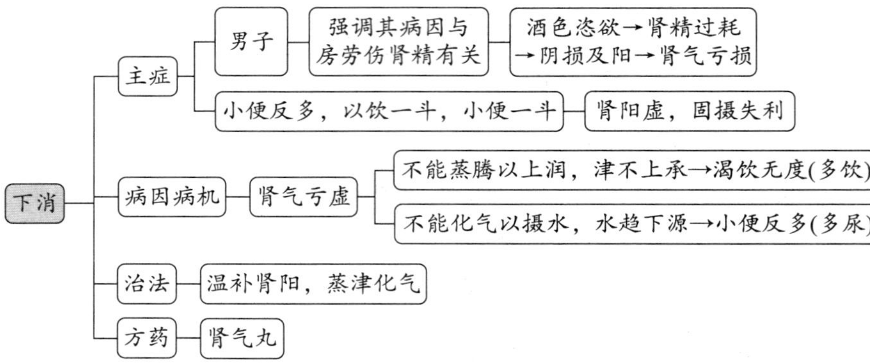

【按语】肾气丸在《血痹虚劳病》篇和《痰饮咳嗽病》篇中均治小便不利，在本篇则治小便过多。虽然表现不同，但本质都是肾气亏虚，主水失职。

【常见考点】本方的病因病机、症状分析以及特点、临床应用；和相似的方剂的鉴别；理解肾气丸在本书中五次出现的意义；既能治疗小便量多，又能治疗小便量少的异病同治的仲景治疗思维。

（三）津伤

【原文】渴欲饮水不止者，文蛤散主之。(6)

文蛤散方

文蛤五两

上一味，杵为散，以沸汤五合，和服方寸匕。

【提要】本条论述肾阴津耗伤渴饮不止的治法。

【图解】

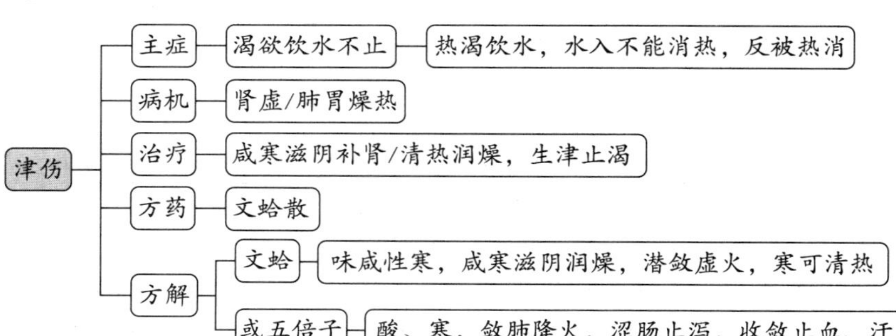

小便不利

证治

（一）水停气不化津

【原文】脉浮，小便不利，微热消渴者，宜利小便发汗，五苓散主之。方见上。（4）

渴欲饮水，水入则吐者，名曰水逆[1]，五苓散主之。方见上。（5）

【词解】[1] 水逆：指饮水即吐。

【提要】此两条论述水停气不化津致小便不利和水逆的证治。

【图解】

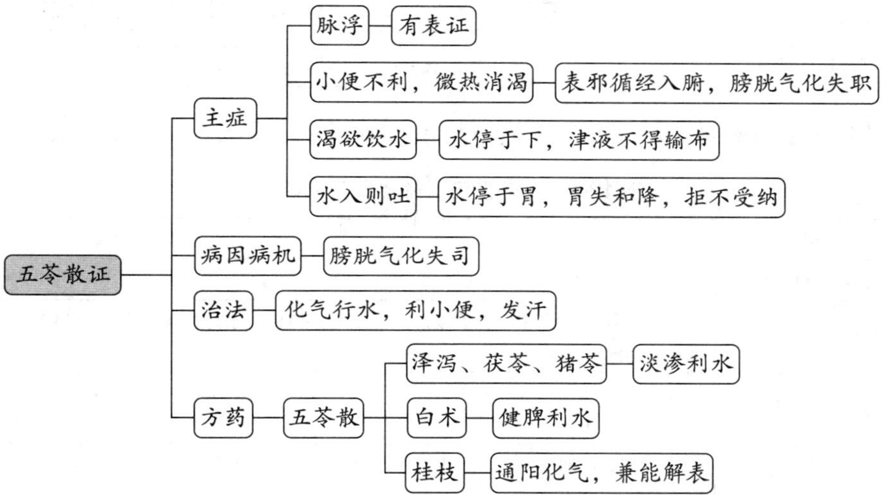

【常见考点】本方的病因病机、症状分析及特点，如水逆，以及临床应用；和相似的方剂的鉴别。

（二）上燥下寒水停

【原文】小便不利者，有水气，其人若渴①，栝楼瞿麦丸主之。（10）

栝楼瞿麦丸方

栝楼根二两　茯苓三两　薯蓣三两　附子一枚（炮）　瞿麦一两

上五味，末之，炼蜜丸梧子大，饮服三丸，日三服；不知，增至七八丸，以小便利，腹中温为知。

【校勘】①若渴："若"《医统正脉》本作"苦"，宜从。

【提要】本条论述上燥下寒水停小便不利的证治。

【图解】

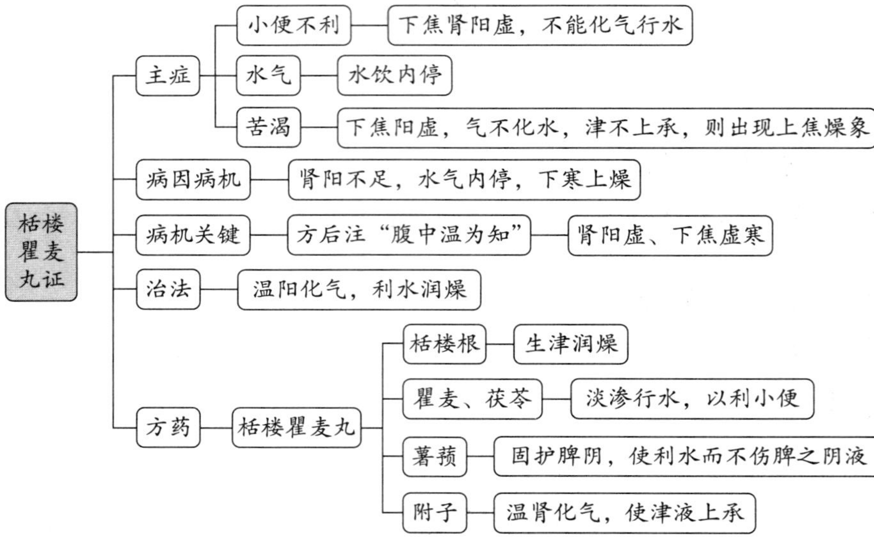

【按语】五苓散、栝楼瞿麦丸两方均治小便不利，口渴症，主要鉴别见下表。

表 13-1　五苓散证、栝楼瞿麦丸证鉴别

鉴别		五苓散证	栝楼瞿麦丸证
相同点		均有渴、小便不利；下焦气化不利；均用茯苓利水	
不同点	主症	脉浮、微热、水逆、脐下悸、眩晕吐涎沫、水肿	口渴、水肿、腹中冷、腰痛、脉沉细、无热
	病因病机	太阳风寒随经入里，三焦膀胱气化不行，水饮停蓄	燥热聚于上，中焦脾虚水饮内停，下焦肾虚——上燥下寒。病在肺、脾、肾
	用药特点	桂枝解肌，通阳化气，白术运脾，猪苓、茯苓以利小便	附子壮元阳，温肾化气；栝楼、瞿麦润上利下

【常见考点】本方的病因病机、症状分析以及特点、病性、临床应用；和相似的方剂的鉴别，如与肾气丸鉴别等。

（三）湿热夹瘀与脾虚湿盛

【原文】小便不利，蒲灰散主之；滑石白鱼散、茯苓戎盐汤并主之。（11）

蒲灰散方

蒲灰七分　滑石三分

上二味，杵为散，饮服方寸匕，日三服。

滑石白鱼散方

滑石二分　乱发二分（烧）　白鱼二分

上三味，杵为散，饮服方寸匕，日三服。

茯苓戎盐汤方

茯苓半斤　白术二两　戎盐弹丸大一枚

上三味，先将茯苓、白术煎成，入戎盐，再煎，分温三服。

【提要】本条论述小便不利的三种治法。

【图解】

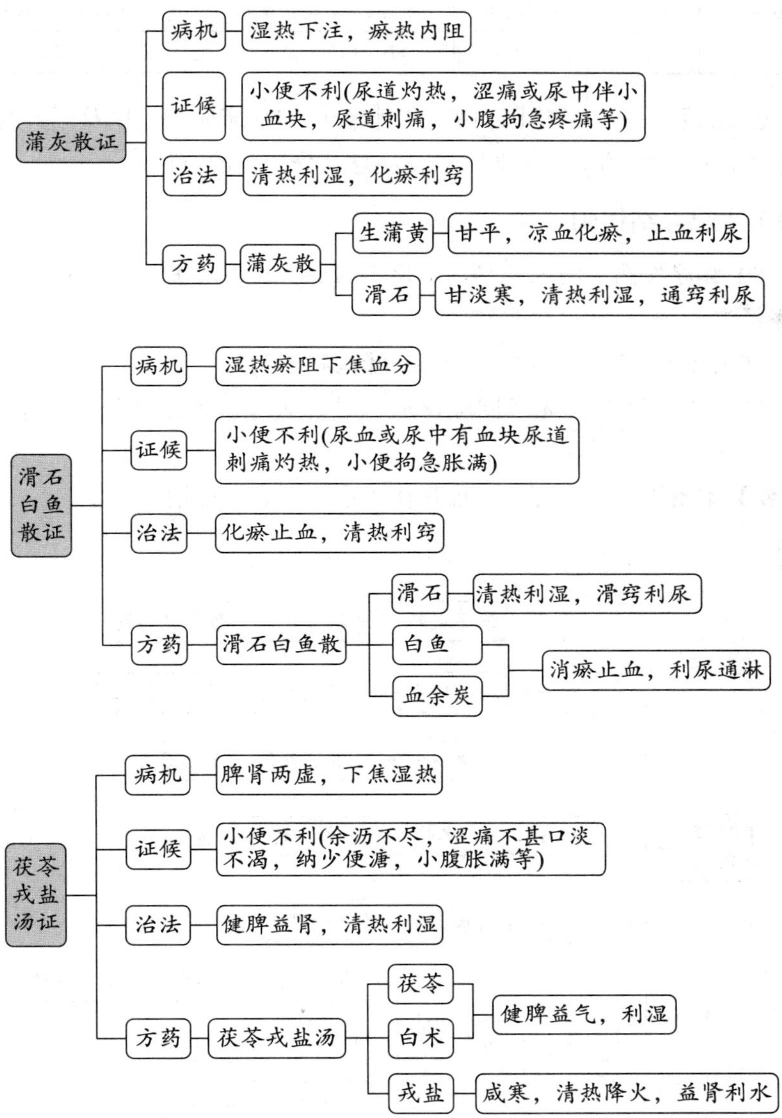

【按语】论述小便不利的三种治法，看似主症相似，实则不同，注意鉴别。

表 13-2　蒲灰散证、滑石白鱼散证、茯苓戎盐汤证鉴别

鉴别		蒲灰散证	滑石白鱼散证	茯苓戎盐汤证
病机		湿热下注，气阻血瘀，膀胱气化不利（热淋）	湿热瘀阻下焦血分，膀胱气化不利（血淋）	脾肾两虚，下焦湿浊郁热，膀胱气化不利（膏淋、劳淋）
主症	相同	小便不利，淋病		
	不同	尿道疼痛，小便短赤，或有血尿，少腹急痛等	尿道灼热赤痛，尿中有血或血块，少腹胀满急痛等	小便混浊不爽，余沥不尽，小腹胀满，纳呆等
治则		凉血化瘀，利湿泻热	消瘀止血，清热利湿	益肾清热，健脾利湿
方药		蒲灰（生用）、滑石	滑石、白鱼、乱发	茯苓、白术、戎盐

【常见考点】上三方的病因病机、症状分析和临床应用，以及三者间的鉴别；以上三条是同病异治的举例说明，以及注意部分用药的特色。

（四）水热互结伤阴

【原文】脉浮发热，渴欲饮水，小便不利者，猪苓汤主之。（13）

猪苓汤方

猪苓（去皮）　茯苓　阿胶　滑石　泽泻各一两

上五味，以水四升，先煮四味，取二升，去滓，内胶烊消，温服七合，日三服。

【提要】本条论述水热互结、郁热伤阴小便不利的证治。

【图解】

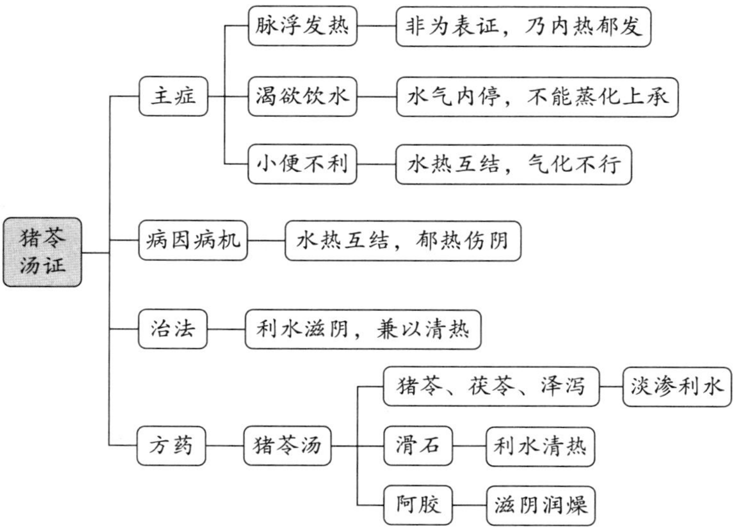

【按语】五苓散与猪苓汤均有利水通小便作用，主要鉴别如下表。

表 13-3　五苓散证与猪苓汤证鉴别

鉴别	五苓散证	猪苓汤证
证候特点	先见小便不利，随之津液不升而微热消渴，饮入即吐，吐涎沫、癫眩、脐下悸动、小便不利而无热感，不见脓血，舌质淡苔薄白，脉浮缓	先见发热，渴欲饮水，后见小便不利，尿黄且有热感，多带脓血，见心烦不得眠、下利、咳、呕、舌质红绛苔少津或苔黄少津，脉浮数或细数
病因病机	① 素体阳虚，太阳伤寒病发汗后表阳虚而表邪未尽解，膀胱气化失职 ② 水停于下，津乏于上，寒与水互结而阴未伤之太阳蓄水证 ③ 表邪不解，小便不利为病之本	① 素体阴虚，伤寒阳明病误下，津液损伤，余热未清，致心肾肺脾胃脏腑受累 ② 热与水互结，而阴已伤 ③ 渴欲饮水、三焦气化失职，热灼津伤、肾阴不足的小便不利为病之本
治则	温阳化气利水	清热育阴利水
用药	桂枝、白术化气行水，健脾燥湿以治湿盛	阿胶、滑石滋养阴液，清热利水以治热盛

【常见考点】本方的病因病机、症状分析以及特点、临床应用；以及相似的方剂的鉴别，如与五苓散鉴别。

淋　病

一、主症

【原文】淋之为病，小便如粟状[1]，小腹弦急[2]，痛引脐中。(7)

【词解】[1] 小便如粟状：小便排出粟状之物。

[2] 弦急：即拘急。

【提要】本条论述淋病的症状。

【图解】

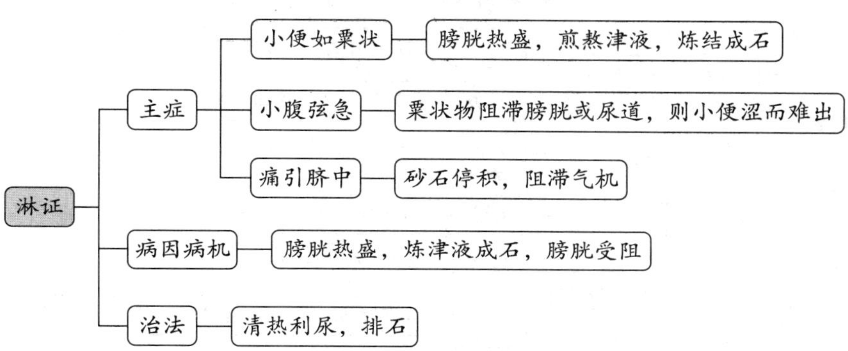

【常见考点】本证的病因病机、症状分析。

二、治禁

【原文】淋家不可发汗，发汗则必便血[1]。（9）

【词解】[1] 便血：这里指尿血。

【提要】本条论述淋家治禁。

【图解】

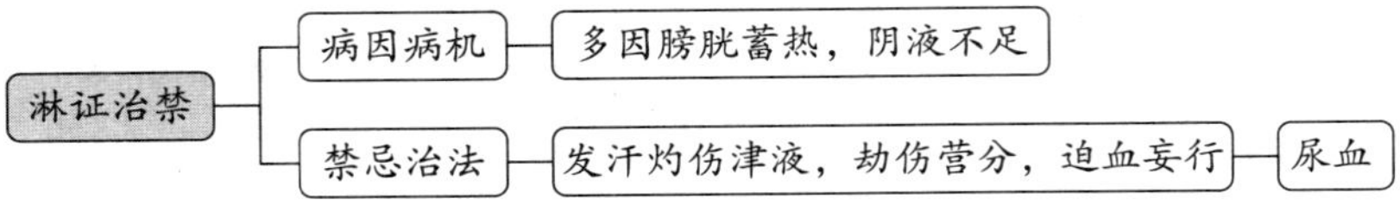

【常见考点】淋证的治疗禁忌以及原因，特别注意此处的便血为小便改变。

【本篇内容归纳】

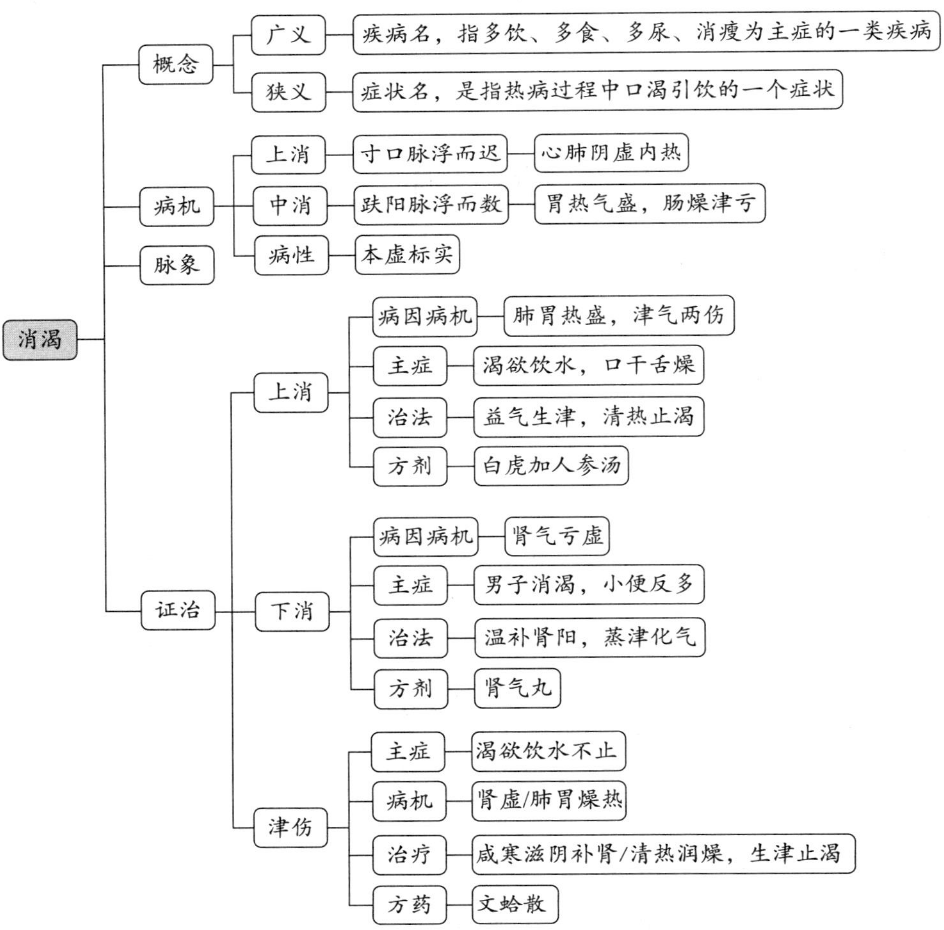

- 淋证
  - 主症
    - 小便如粟状 — 膀胱热盛，煎熬津液，炼结成石
    - 小腹弦急 — 粟状物阻滞膀胱或尿道，则小便涩而难出
    - 痛引脐中 — 砂石停积，阻滞气机
  - 病因病机 — 膀胱热盛，炼津液成石，膀胱受阻
  - 治法 — 清热利尿，排石
  - 治禁
    - 病因病机 — 多因膀胱蓄热，阴液不足
    - 禁忌治法 — 发汗 — 尿血

- 小便不利
  - 五苓散证
    - 主症 — 脉浮，小便不利，消渴，渴欲饮水，水逆
    - 病因病机 — 膀胱气化失司
    - 治法 — 化气行水，利小便，发汗
    - 方药 — 五苓散
  - 栝楼瞿麦丸证
    - 主症 — 小便不利，苦渴
    - 病因病机 — 肾阳不足，水气内停，下寒上燥
    - 治法 — 温阳化气，利水润燥
    - 方药 — 栝楼瞿麦丸
  - 蒲灰散证
    - 主症 — 小便不利
    - 病因病机 — 湿热夹瘀，气机不利
    - 治法 — 凉血化瘀，泻热利窍，消肿
    - 方药 — 蒲灰散
  - 滑石白鱼散证
    - 主症 — 小便不利
    - 病因病机 — 下焦湿热夹瘀，瘀血较重
    - 治法 — 通利小便、止血散瘀
    - 方药 — 滑石白鱼散
  - 茯苓戎盐汤证
    - 主症 — 小便不利
    - 病因病机 — 脾肾亏虚，湿热内蕴
    - 治法 — 健脾益肾，清热利尿
    - 方药 — 茯苓戎盐汤

【复习思考题】

1. 消渴病的发生机制是什么？
2. 简述肺胃热盛消渴病的证治。
3. 简述肾虚消渴病的主症主方。
4. 简述上燥下寒小便不利的证治。
5. 蒲灰散证、滑石白鱼散证与茯苓戎盐汤证鉴别比较。

水气病脉证并治第十四

【学习目标】

掌握：水气病的治则；风水、皮水的辨证论治以及气分证治。
熟悉：水气病的成因、分类；黄汗病机、症状、治疗以及水气与黄汗的区别。
了解：水气病、黄汗、气分、血分、水分及五脏水的概念。
背诵：第1、5、10、18、22、23、24、25、26条原文。

【篇名释义】

本篇主要论述水气病的脉因证治。是人体水液运行障碍，水湿停聚，泛溢于身体各个部位而形成的以水肿为主症的疾病。篇中将水气病分为风水、皮水、正水、石水及黄汗，讨论了发病机制，在治疗上明确提出了发汗、利小便，以及攻下逐水的治法，并重点论述了风水、皮水、气分、黄汗的证治。另外，本篇还提到五脏水和气分、水分、血分等概念以及相应的证治。

一、分类与辨证

（一）四水与黄汗

【原文】师曰：病有风水、有皮水、有正水、有石水、有黄汗。风水其脉自浮，外证骨节疼痛，恶风。皮水其脉亦浮，外证胕肿[1]，按之没指，不恶风，其腹如鼓，不渴，当发其汗。正水其脉沉迟，外证自喘。石水其脉自沉，外证腹满不喘。黄汗其脉沉迟，身发热，胸满，四肢头面肿，久不愈，必致痈脓。（1）

【词解】[1] 胕肿：胕，通“肤”。胕肿，指肌肤浮肿。《素问·水热穴论》：“上下溢于皮肤，故为胕肿。胕肿者，聚水而生病也。”

【按语】本条论述水气病分类、主症及风水、皮水的治法，黄汗的转归。

【图解】

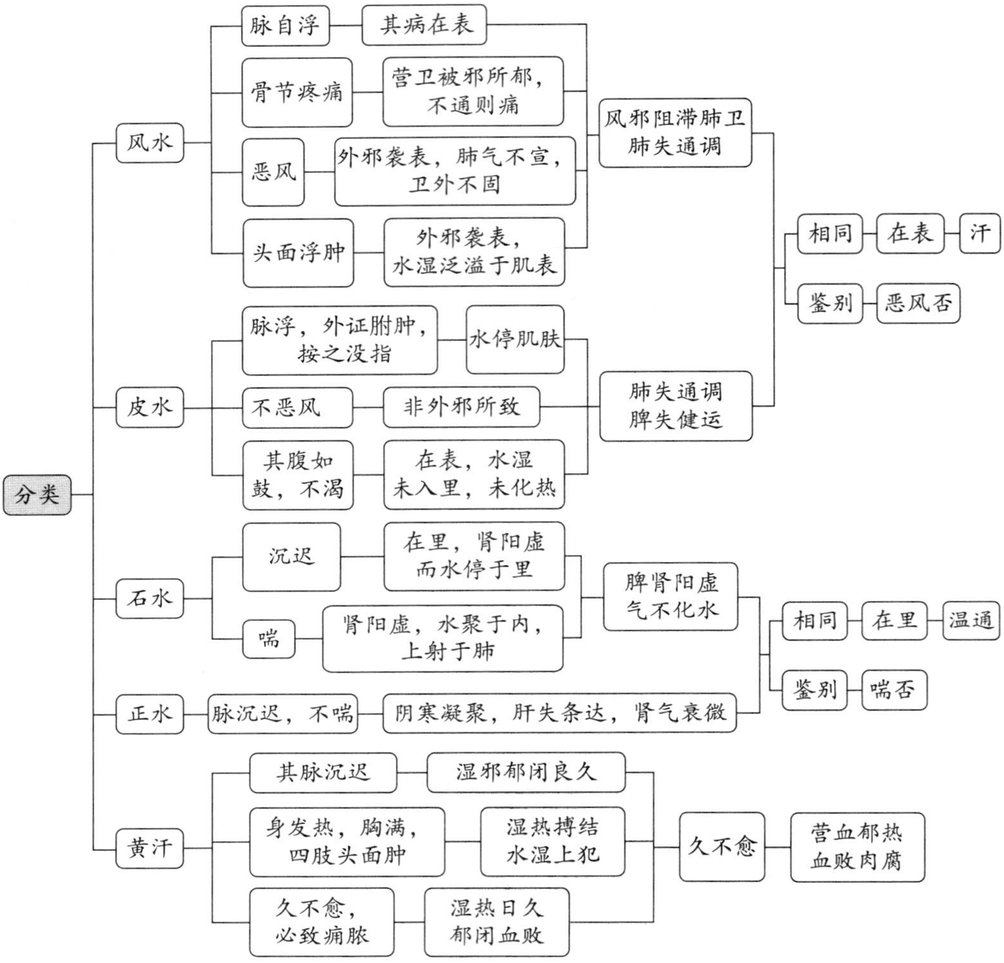

【常见考点】水气病的分类、主要症状、涉及的脏腑、治疗原则等。风水与皮水、正水与石水的鉴别要点。注意与痰饮病分类的鉴别。

【原文】寸口脉沉滑者，中有水气，面目肿大，有热，名曰风水。视人之目窠上微拥①，如蚕②新卧起状，其颈脉[1]动，时时咳，按其手足上，陷而不起者，风水。(3)

【校勘】①目窠上微拥："窠"，邓珍本作"裹"，赵开美本为"里"，《二注》本作"目窠"，《论注》《心典》《浅注》诸本同，今据改。

②如蚕：《脉经》无"蚕"字。

【词解】[1] 颈脉：指足阳明人迎脉，在喉结两旁。

【提要】本条进一步论述风水脉症。

【图解】

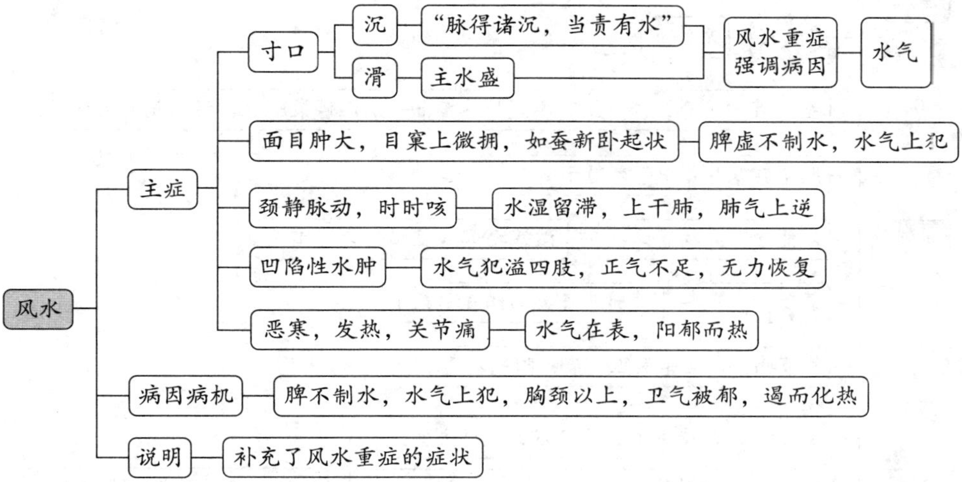

【常见考点】风水的症状，结合上条归纳总结；重点分析几组症状特点，如颈脉动，时时咳；按其手足上，陷而不起者与气肿症状的鉴别等。

【原文】太阳病，脉浮而紧，法当骨节疼痛，反不疼，身体反重而酸，其人不渴，汗出即愈，此为风水。恶寒者，此为极虚发汗得之。

渴而不恶寒者，此为皮水。

身肿而冷，状如周痹[1]，胸中窒，不能食，反聚痛，暮躁不得眠，此为黄汗。痛在骨节。咳而喘，不渴者，此为脾胀①，其状如肿，发汗即愈。

然诸病此者，渴而下利，小便数者，皆不可发汗。(4)

【校勘】①脾胀：《论注》《心典》《金鉴》等注本均作"肺胀"，宜从。

【词解】[1] 周痹：病名，以周身上下游走作痛为主症。

【提要】本条再论水气病的辨证、鉴别、治疗原则和禁忌。

【图解】

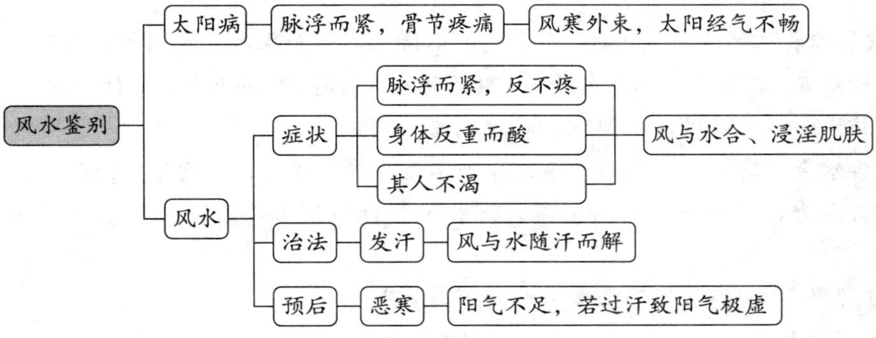

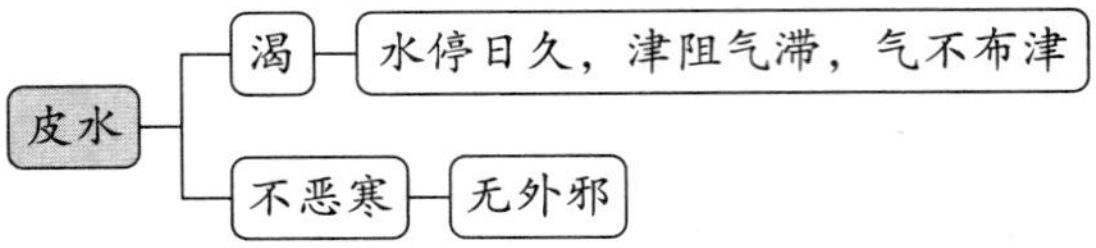

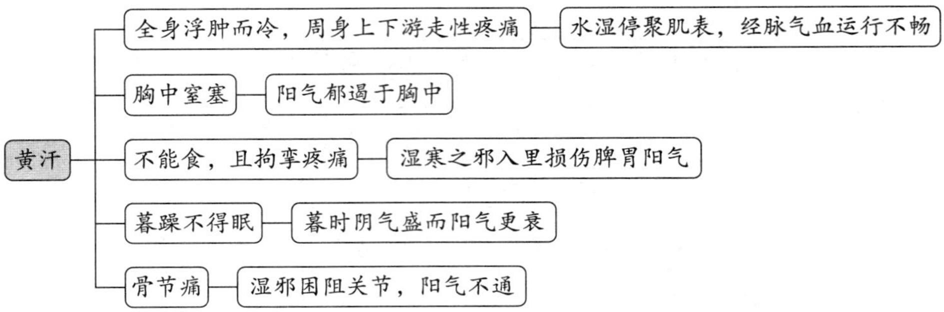

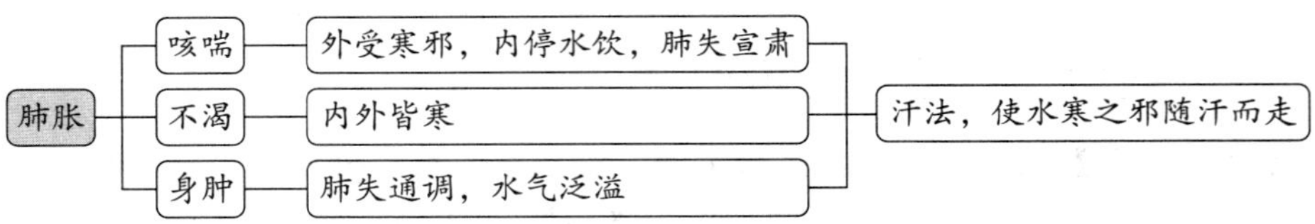

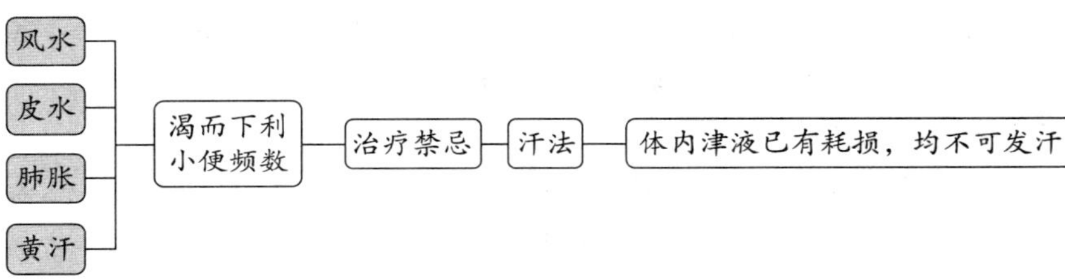

【按语】黄汗病在骨节和历节病黄汗出宜加区别，二者虽均可见黄汗出、疼痛，而黄汗者疼痛较轻且无关节变形；历节病痛甚且关节肿大变形，甚至痿废不用。

【常见考点】太阳病与风水鉴别，风水、皮水的症状，与肺胀的鉴别以及治疗禁忌。

（二）五脏水

【原文】心水者，其身重①而少气，不得卧，烦而躁，其人阴肿。（13）

肝水者，其腹大，不能自转侧，胁下腹痛，时时津液微生[1]，小便续通[2]。（14）

肺水者，其身肿，小便难，时时鸭溏。（15）

脾水者，其腹大，四肢苦重，津液不生，但苦少气，小便难。（16）

肾水者，其腹大，脐肿腰痛，不得溺，阴下湿如牛鼻上汗，其足逆冷，面反瘦。（17）

【校勘】①身重：《千金要方》作“身肿”。

【词解】[1] 津液微生：指口中时时微微有津液。

[2] 小便续通：指小便时通时不通。

【提要】以上五条，分别论述心肝脾肺肾水病证。

【图解】

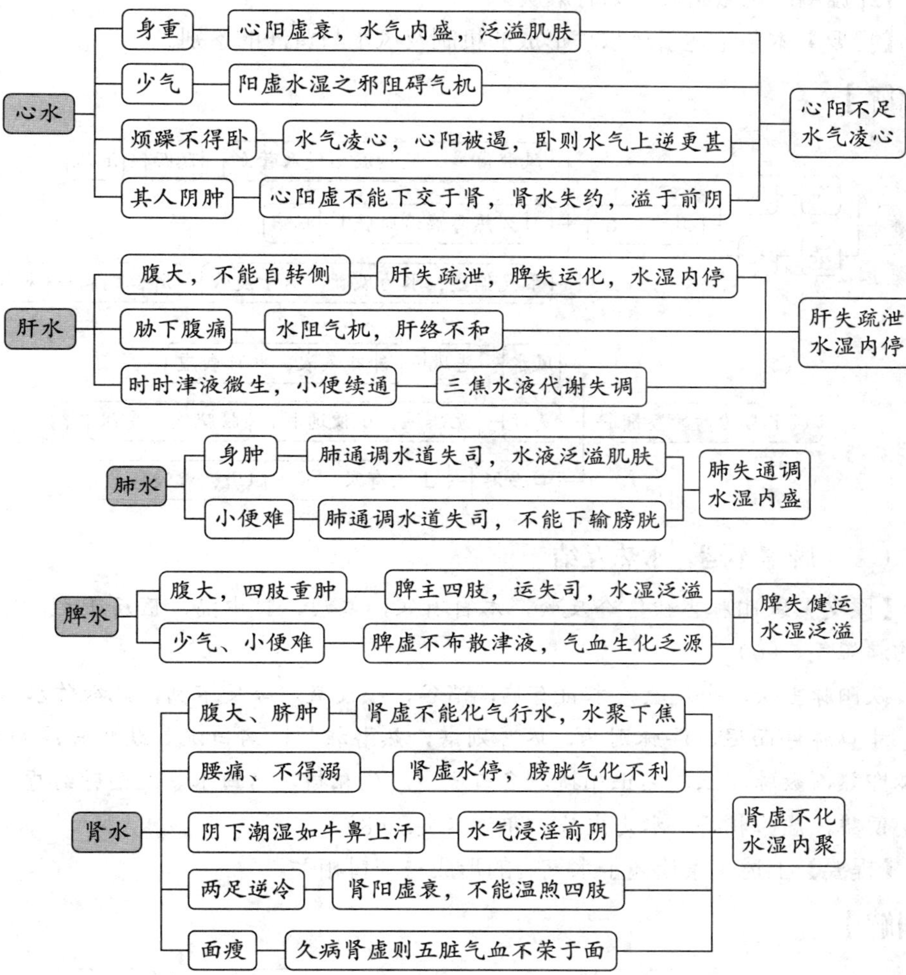

【常见考点】五脏水与痰饮篇水在五脏的鉴别；以及部分症状的理解，如“时时津液微生，小便续通”等。

二、脉症与病因病机

（一）风气相搏

【原文】脉浮而洪，浮则为风，洪则为气，风气相搏，风强则为隐疹，身体为痒，痒为泄风[1]，久为痂癞[2]；气强则为水，难以俯仰。风气相击，身体洪

肿，汗出乃愈。恶风则虚，此为风水；不恶风者，小便通利，上焦有寒，其口多涎，此为黄汗。(2)

【词解】[1] 泄风：因风邪外泄而致隐疹身痒，故名。

[2] 痂癞：化脓结痂，如有癞疾。

【提要】本条论述了风水病形成的机制及风水与黄汗的鉴别。

【图解】

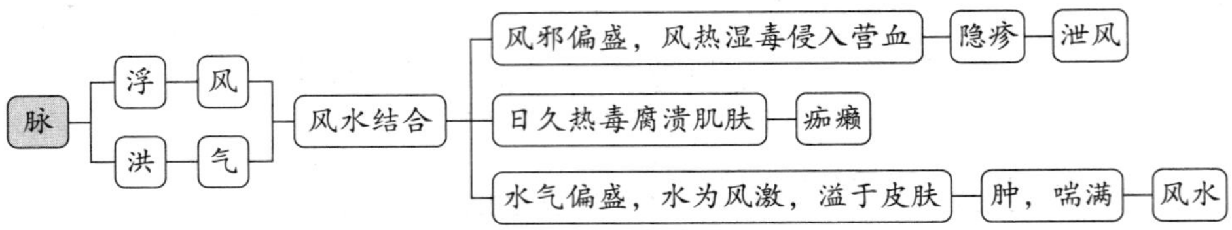

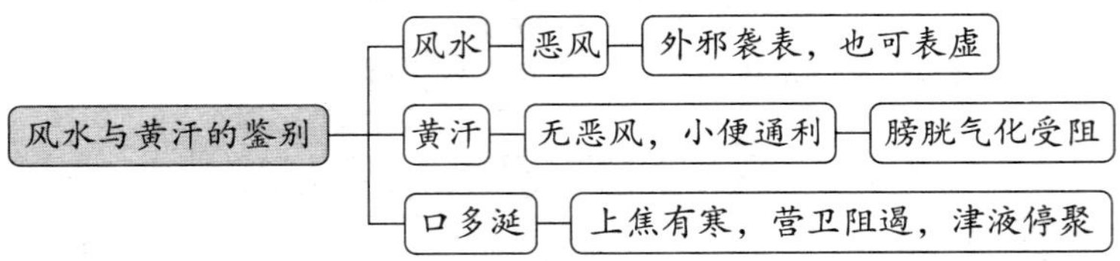

（二）脾虚不运，水热互结

【原文】趺阳脉当伏，今反紧，本自有寒，疝瘕，腹中痛，医反下之，下之即胸满短气。(6)

趺阳脉当伏，今反数，本自有热，消谷，小便数，今反不利，此欲作水。(7)

寸口脉浮而迟，浮脉则热，迟脉则潜，热潜相搏，名曰沉。趺阳脉浮而数，浮脉即热，数脉即止，热止相搏，名曰伏。沉伏相搏，名曰水。沉则脉络虚，伏则小便难，虚难相搏，水走皮肤，即为水矣。(8)

【提要】上述 3 条论述了水气病的形成与脾胃相关。

【图解】

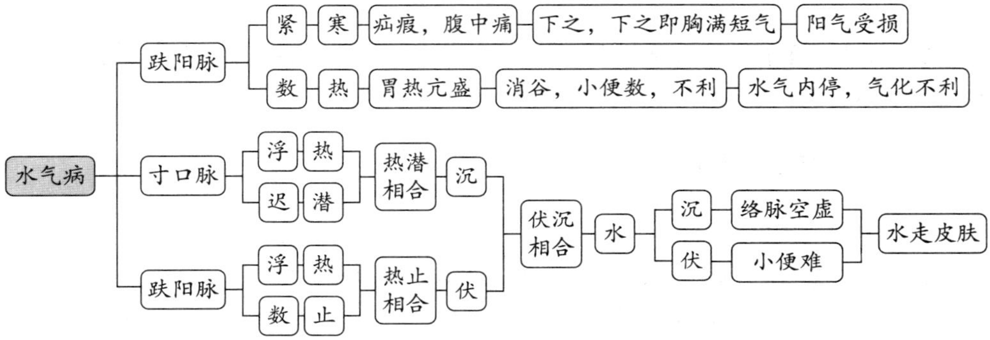

（三）肺失通调，肾虚水泛

【原文】寸口脉弦而紧，弦则卫气不行，即恶寒，水不沾流[1]，走于肠间。少阴脉紧而沉，紧则为痛，沉则为水，小便即难。（9）

【词解】[1] 水不沾流：津液不能流通输布，不循常道运行。

【提要】本条论述水气病的形成与肺肾相关。

【图解】

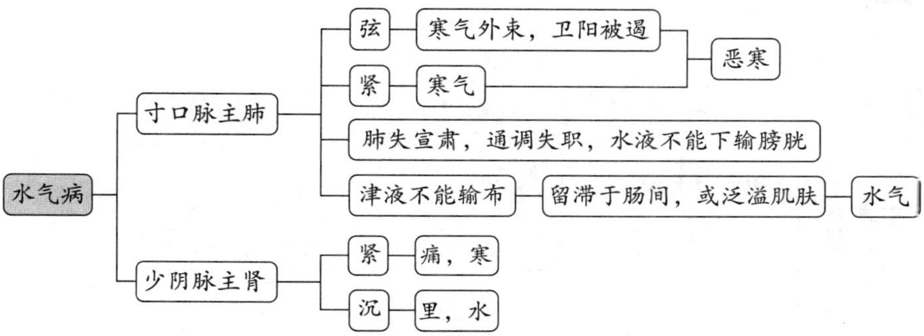

（四）脾肾阳虚

【原文】问曰：病下利后，渴饮水，小便不利，腹满因肿①者，何也？答曰：此法当病水，若小便自利及汗出者，自当愈。（12）

【校勘】①因肿：《脉经》作“阴肿”。

【提要】本条论述下利后由脾肾虚衰所致的水肿及阳气通利而自愈。

【图解】

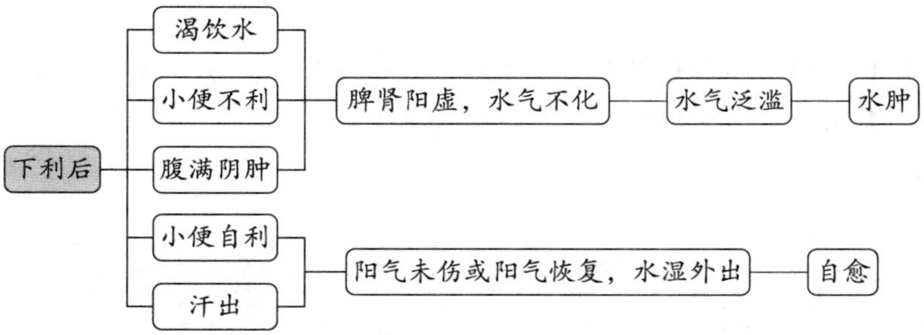

（五）肺脾肾三焦功能失常

【原文】师曰：寸口脉沉而迟，沉则为水，迟则为寒，寒水相搏。趺阳脉伏，水谷不化，脾气衰则鹜溏，胃气衰则身肿。少阳脉卑[1]，少阴脉细[2]，男子则小便不利，妇人则经水不通，经为血，血不利则为水，名曰血分①。（19）

【校勘】①《脉经》“血分”下注云“一云水分”。

【词解】[1] 少阳脉卑：少阳，此指和髎部位之脉，在上耳根之前，鬓发之后，即耳门微前上方；脉卑，是指脉按之沉而弱。

[2] 少阴脉细：少阴，此指肾脉太溪，在足内踝后与跟腱之间的凹陷处；少阴脉细，表示血少、肾虚。

【提要】本条分别从寸口、趺阳、少阳、少阴脉的变化论述了肺脾肾三焦与水气为病的关系以及由血而病水的机制。

【图解】

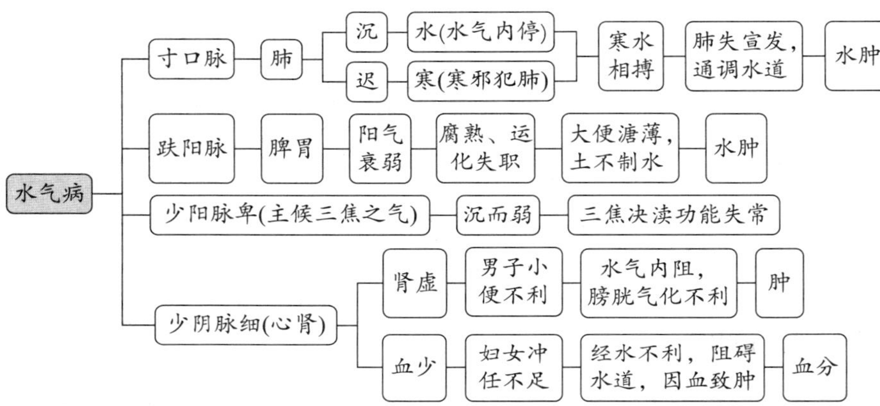

【常见考点】仲景水血论治观点"血不利则为水"的理解和应用。

（六）水分、血分

【原文】问曰：病有血分水分，何也？师曰：经水前断，后病水，名曰血分，此病难治；先病水，后经水断，名曰水分，此病易治。何以故？去水，其经自下①。（20）

【校勘】①问曰……其经自下：邓珍本原无此条，此据《脉经》补入。

【提要】本条论述水气病血分与水分的区别。

【图解】

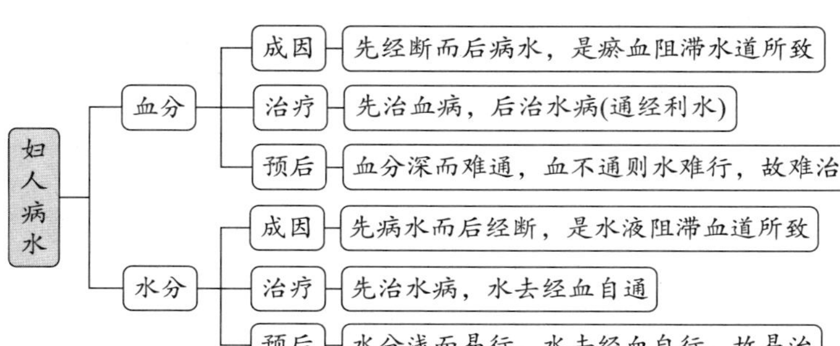

妇人病水
血分
成因
先经断而后病水，是瘀血阻滞水道所致
治疗
先治血病，后治水病(通经利水)
预后
血分深而难通，血不通则水难行，故难治
水分
成因
先病水而后经断，是水液阻滞血道所致
治疗
先治水病，水去经血自通
预后
水分浅而易行，水去经血自行，故易治

【常见考点】血分和水分的因果关系，以及如何应用。

（七）气分

【原文】师曰：寸口脉迟而涩，迟则为寒，涩为血不足。趺阳脉微而迟，微则为气，迟则为寒。寒气不足[1]，则手足逆冷；手足逆冷，则荣卫不利；营卫不利，则腹满胁鸣①相逐；气转膀胱；荣卫俱劳；阳气不通即身冷，阴气不通即骨疼；阳前通[2]则恶寒，阴前通则痹不仁；阴阳相得，其气乃行，大气[3]一转，其气乃散；实则失气，虚则遗尿，名曰气分。（30）

【校勘】①胁鸣：《直解》《本义》及《金鉴》均为“肠鸣”，宜从。

【词解】[1] 寒气不足：指有寒气而又存在气血不足。

[2] 前通：《说文解字》注：“前，齐断也……古假借作剪。”前通，此处是指不通。

[3] 大气：指膻中之宗气。

【提要】本条论述了水气病气分病的脉症、病机以及治疗原则。

【图解】

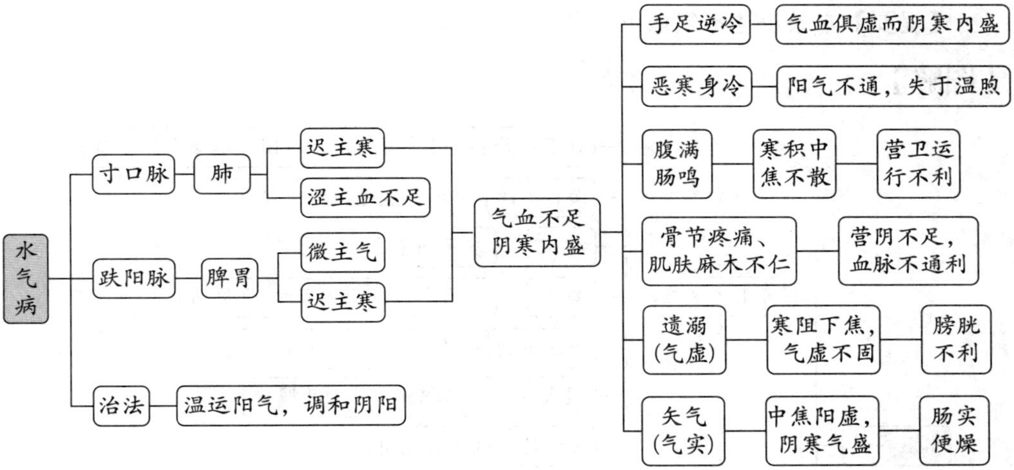

【常见考点】气分病的脉症、病机以及治疗原则，如“阴阳相得，其气乃行，大气一转，其气乃散”的应用。

三、治法

（一）利小便、发汗

【原文】师曰：诸有水者，腰以下肿，当利小便；腰以上肿，当发汗乃愈。（18）

【提要】本条论述了水气病的一般治疗方法。

【图解】

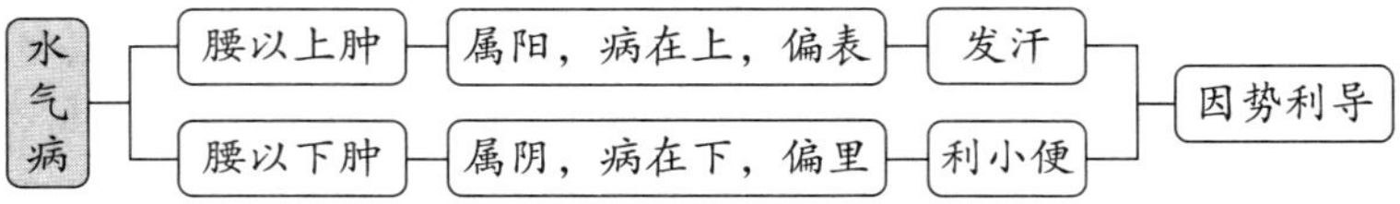

【按语】临床上应分清水气病的虚实寒热，上下分利之法只可用于阳证实证，不可单独用于阴证虚证。如心脾俱虚，或虚中夹瘀之证，虽肿势在下，而不可单纯利水，每用补益心脾，佐以化瘀；又如肾阳虚，肿势在上者，可用温阳化气法。此外，在两法的应用过程中，当注意应用的先后次序，两法亦可配合使用，以提高疗效。

【常见考点】本条是治法中重要考点，具体治疗应用，以及因势利导的特点；证治方剂如何符合本治疗法则。

（二）攻下逐水

【原文】夫水病人，目下有卧蚕，面目鲜泽，脉伏，其人消渴。病水腹大，小便不利，其脉沉绝者，有水，可下之。（11）

【提要】本条论述水气病可下之症。

【图解】

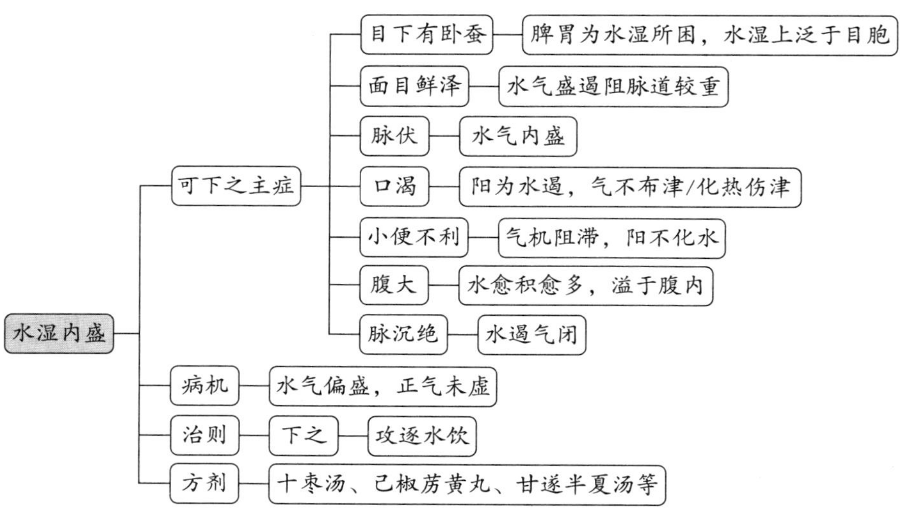

【按语】本条从因、症、脉、色四方面提出了诊断水气病的方法。如消渴引饮、小便不利，是水病之因；目下状如卧蚕，是水病之症；沉伏欲绝，是水病之脉；面目鲜艳光泽，是水病之色。临床要注意正气尚可则可下，正气已衰不可下。

【常见考点】本条结合上条亦是治法中重要考点，与痰饮病治疗法则的区别与联系，证治方剂如何符合本治疗法则；以及具体哪些症状和体征可适用本法；本治法的适应范围和特点等。

（三）误治证救治原则

【原文】问曰：病者苦水，面目身体四肢皆肿，小便不利，脉之，不言水，反言胸中痛，气上冲咽，状如炙肉，当微咳喘，审如师言，其脉何类？

师曰：寸口脉沉而紧，沉为水，紧为寒，沉紧相搏，结在关元[1]，始时尚微，年盛不觉，阳衰之后，荣卫相干[2]，阳损阴盛，结寒微动，肾气上冲，喉咽塞噎，胁下急痛。医以为留饮而大下之，气击不去，其病不除。后重吐之，胃家虚烦，咽燥欲饮水，小便不利，水谷不化，面目手足浮肿。又以葶苈丸下水，当时如小差，食饮过度，肿复如前，胸胁苦痛，象若奔豚，其水扬溢，则浮咳喘逆。当先攻击冲气，令止，乃治咳；咳止，其喘自差。先治新病，病当在后。（21）

【词解】[1] 关元：任脉穴，脐下三寸，此处指下焦。

[2] 荣卫相干：营卫相互触犯，营卫不和之意。干，触犯。

【提要】本条论述了水气病形成的经过及误治情况。

【图解】

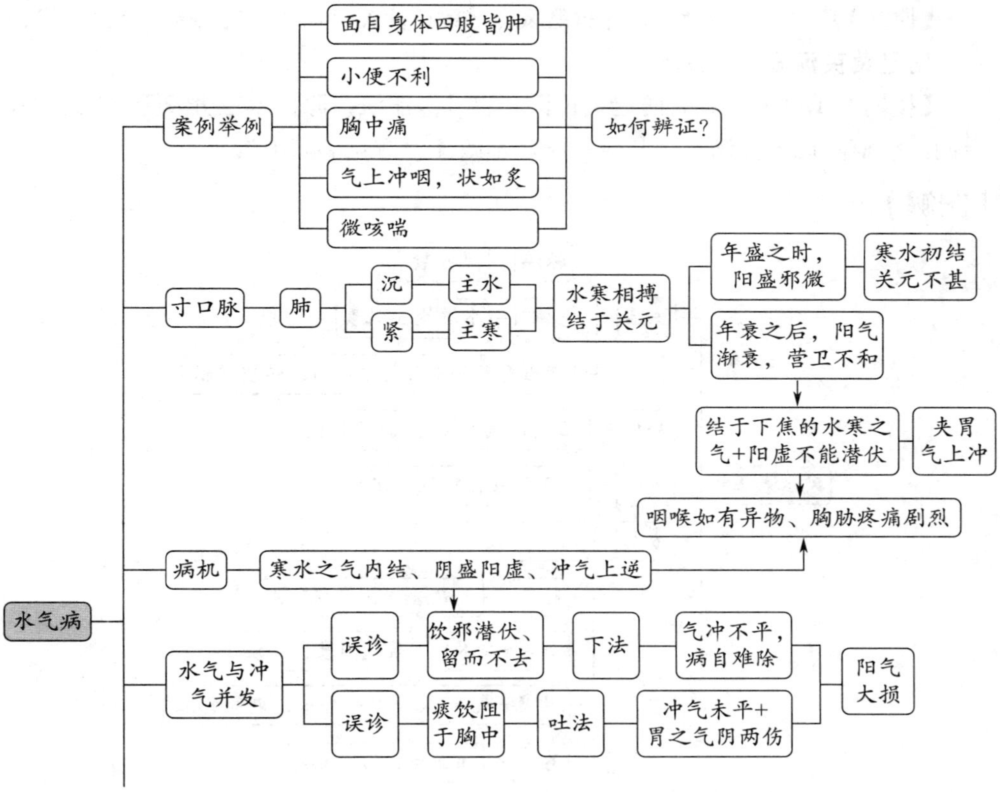

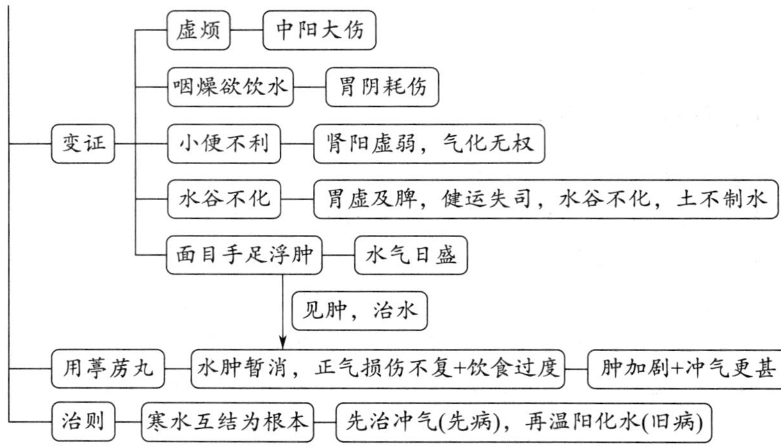

【常见考点】水气病形成的经过及误治情况，以及如“荣卫相干”等含义。

四、证治

（一）风水

1. 表虚

【原文】风水，脉浮身重，汗出恶风者，防己黄芪汤主之。腹痛者加芍药。（22）

防己黄芪汤方：方见湿病中①。

【校勘】①赵刻本载有防己黄芪汤药物及煮服法，除白术三分及无加减法外，余同湿病篇防己黄芪汤。今从《医统》本改注“方见湿病中”。

【图解】

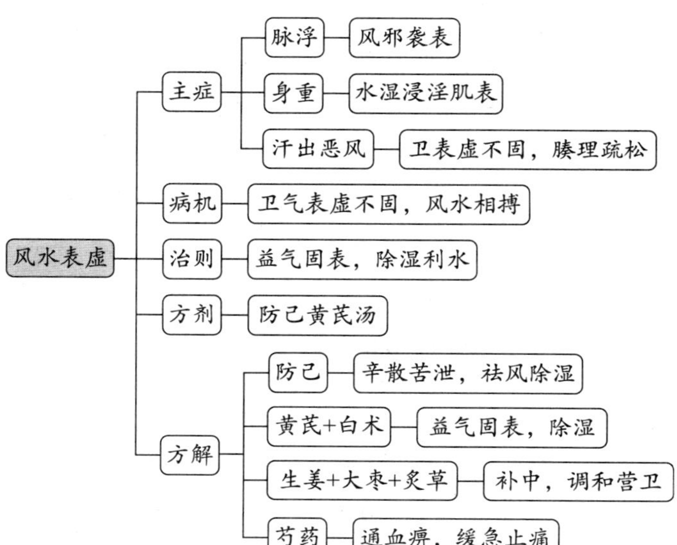

【常见考点】本条内容两次出现，可用于同病异治法的举例说明，亦可病案分析。

2. 风水夹热

【原文】风水恶风，一身悉肿，脉浮不渴[①]，续自汗出，无大热，越婢汤主之。(23)

越婢汤方

麻黄六两　石膏半斤　生姜三两　大枣十五枚　甘草二两

上五味，以水六升，先煮麻黄，去上沫，内诸药，煮取三升，分温三服。恶风者加附子一枚，炮。风水加术四两。《古今录验》。

【校勘】①不渴：《心典》作“而渴”，宜从。

【提要】本条论述了风水夹热的证治。

【图解】

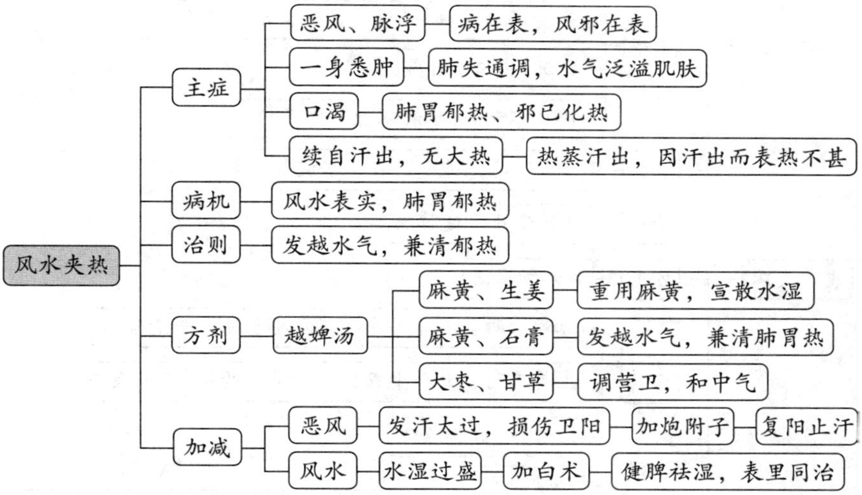

【按语】风水病两方鉴别于下：

表 14-1　越婢汤证与防己黄芪汤证鉴别

鉴别点		越婢汤证	防己黄芪汤证
相同点	主症	浮肿、汗出、恶风、脉浮	
	药物	甘草、生姜、大枣	
不同点	主症	一身悉肿，汗出而不畅，身有热不甚，口渴	身重，或腰以下肿及阴肿，自汗出，可恶寒，不发热
	病机	风水相搏，兼夹郁热（邪实为主）	风水相搏，表虚不固（正虚为主）
	汗出机制	热迫津液外出	表虚卫外不固
	治则	发散风湿，清解郁热	补卫固表，利水除湿
	药物	麻黄、石膏	防己、黄芪、白术

【常见考点】本方的病因病机、症状分析、特点和临床应用，以及相似方剂的鉴别。

（二）皮水

1. 皮水夹热

【原文】里水[①]者，一身面目黄肿，其脉沉，小便不利，故令病水。假如小便自利，此亡津液，故令渴也，越婢加术汤主之。方见下。（5）

【校勘】①里水：应作“皮水”，《脉经》注“一云皮水”，可知里水为皮水。“黄肿”，《脉经》作“洪肿”。

【提要】本条论述了皮水夹热的证治。

【图解】

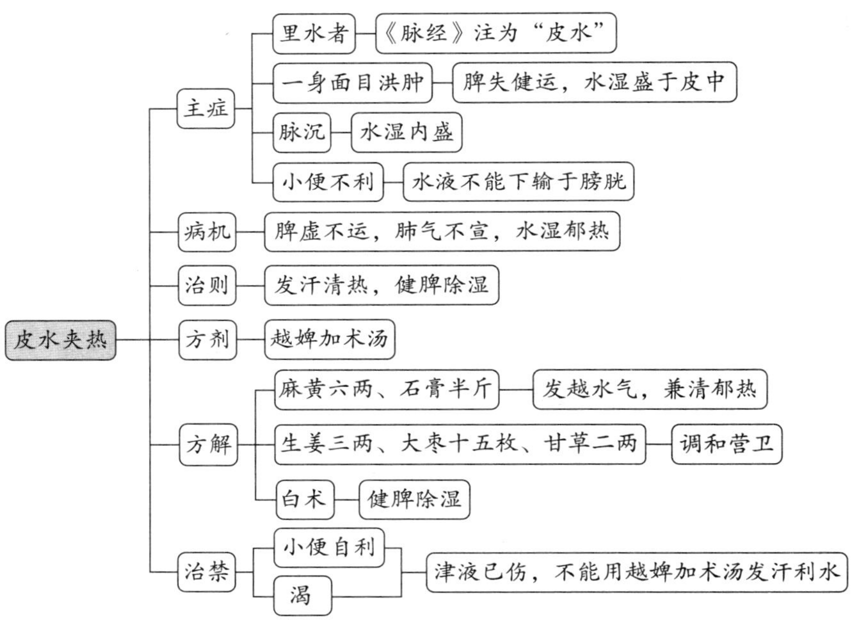

【常见考点】本方的病因病机、症状分析、特点和临床应用；以及相似的方剂的鉴别。

2. 皮水表实

【原文】里水，越婢加术汤主之；甘草麻黄汤亦主之。（25）

越婢加术汤：见上。于内加白术四两，又见脚气中。

甘草麻黄汤方

甘草二两　麻黄四两

上二味，以水五升，先煮麻黄，去上沫，内甘草，煮取三升，温服一升，重覆汗出，不汗，再服。慎风寒。

【提要】本条论述了皮水表实证的治疗。

【图解】

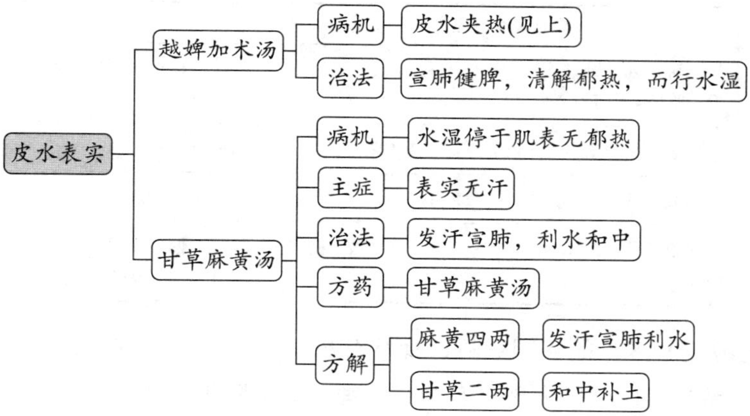

【常见考点】本方的病因病机、症状分析、特点和临床应用；以及相似方剂的鉴别，一证两方的虚实区别。

3. 皮水阳郁

【原文】皮水为病，四肢肿，水气在皮肤中，四肢聂聂动者，防己茯苓汤主之。（24）

防己茯苓汤方

防己三两　黄芪三两　桂枝三两　茯苓六两　甘草二两

上五味，以水六升，煮取二升，分温三服。

【提要】本条论述皮水气虚阳郁的证治。

【图解】

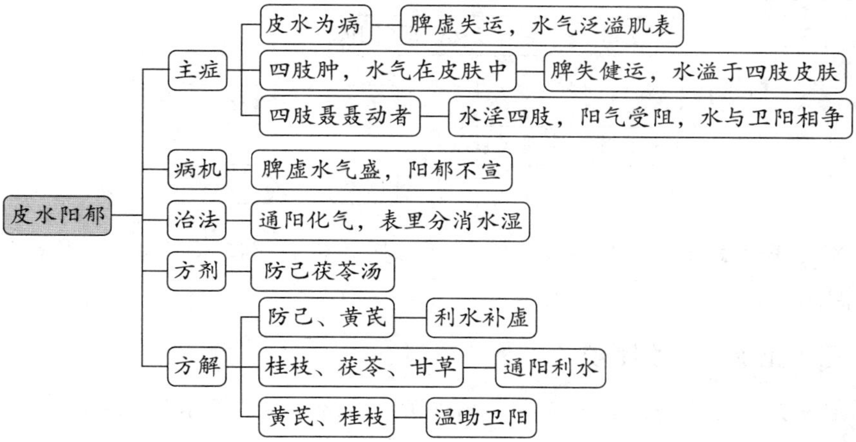

【按语】本方即防己黄芪汤去白术加桂枝、茯苓而成。两方所治病证均为水气在表，故同用防己、黄芪、甘草以走表行水、制水。两方证比较如下：

表 14-2 防己茯苓汤证与防己黄芪汤证鉴别

鉴别	防己茯苓汤证	防己黄芪汤证
主症	水肿，四肢肿聂聂动，小便不利，无汗。肿势重，肌表水为主	脉浮，身重，汗出恶风，水肿。汗出恶风为主
病因病机	脾虚失运，皮中水气盛而不行。皮水阳郁	风水兼表虚不固
治法	温阳化气，表里分消	益气固表，除湿利水
药物	防己三两，黄芪三两，甘草二两 +（桂枝三两，茯苓六两）	防己一两，黄芪一两一分，甘草半两 +（白术七钱半，大枣一枚，生姜四片）

【常见考点】本方的病因病机、症状分析、特点和临床应用；以及相似的方剂的鉴别；特别是阳郁的表现以及治疗；理解湿必阻阳的病机发展趋势。

4. 皮水湿热内壅

【原文】厥而皮水者，蒲灰散主治。方见消渴中。（27）

【提要】本条论述了皮水湿热内壅的证治。

【图解】

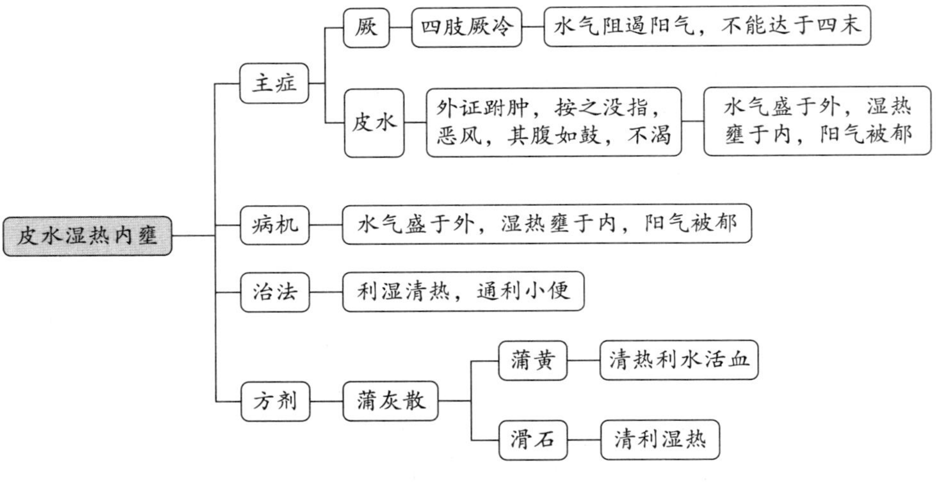

【常见考点】本方的病因病机、症状分析、特点和临床应用；以及相似的方剂的鉴别。

（三）正水与风水比较

【原文】水之为病，其脉沉小，属少阴；浮者为风。无水虚胀者，为气。水，

发其汗即已。脉沉者宜麻黄附子汤；浮者宜杏子汤。(26)

麻黄附子汤方

麻黄三两　甘草二两　附子一枚（炮）

上三味，以水七升，先煮麻黄，去上沫，内诸药，煮取二升半，温服八分，日三服。

杏子汤方：未见，恐是麻黄杏仁甘草石膏汤。

【提要】本条论述了风水与正水证治及水气病和虚胀的鉴别。

【图解】

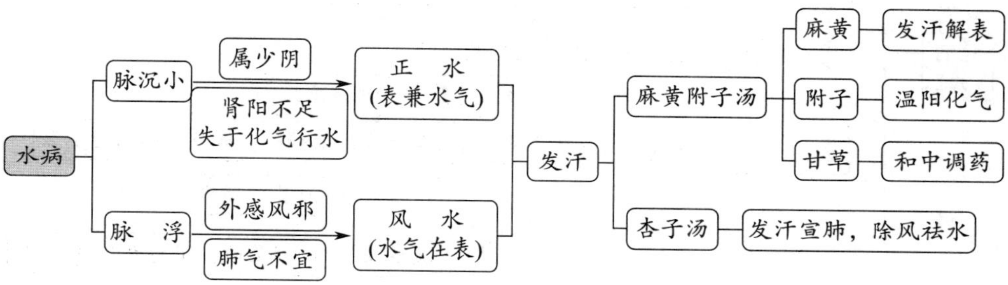

【按语】本条原文体现了仲景重视鉴别诊断的精神，正水与风水皆可影响肺，都可用汗法，故比较之；正水与虚胀皆见腹满，一属气滞，一为水停，亦须比较。另，本条再次反映了治疗水气病，祛除水气当因势利导的思想。

条文中的杏子汤未见方，后世多认为系麻杏甘石汤或甘草麻黄汤加杏仁。前方适用于风水兼肺有郁热，后方适用于风水而肺无郁热。

【常见考点】本方的病因病机、症状分析、特点和临床应用。

（四）黄汗

1. 卫郁营热，表虚湿遏

【原文】问曰：黄汗之为病，身体肿，一作重。发热汗出而渴，状如风水，汗沾衣，色正黄如柏汁，脉自沉，何从得之？师曰：以汗出入水中浴，水从汗孔入得之，宜芪芍桂酒汤主之。(28)

黄芪芍药桂枝苦酒汤方

黄芪五两　芍药三两　桂枝三两

上三味，以苦酒一升，水七升，相和，煮取三升，温服一升，当心烦，服至六七日乃解。若心烦不止者，以苦酒阻故也。一方用美酒醢代苦酒。

【提要】本条论述黄汗的病机与证治。

【图解】

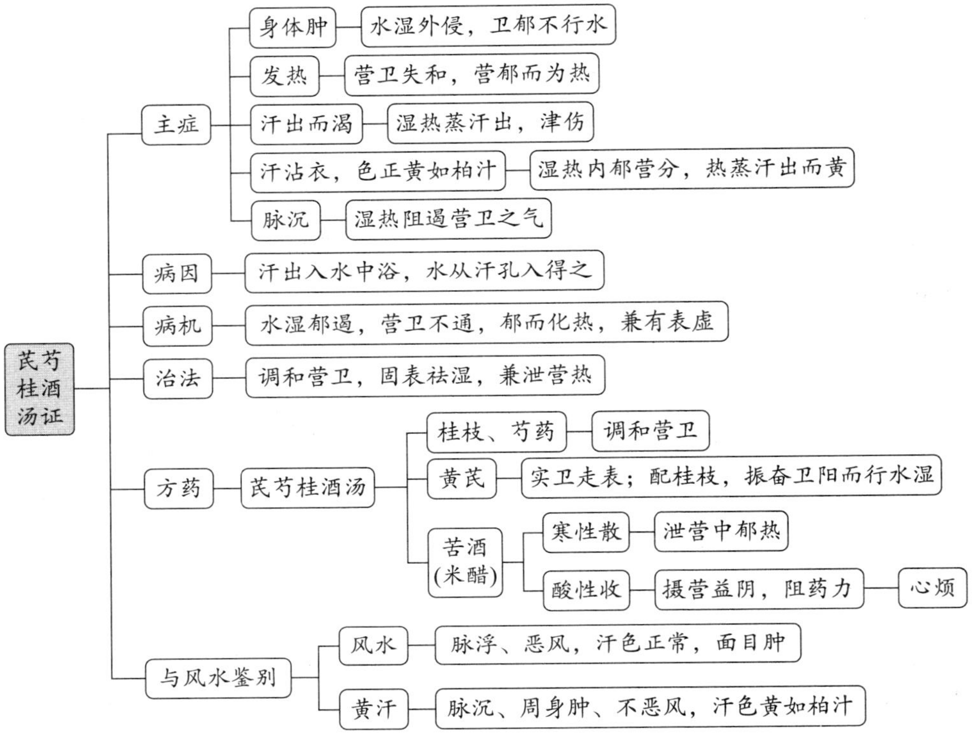

【常见考点】本方的病因病机、症状分析、特点和临床应用；以及相似的方剂的鉴别。

2. 气虚湿盛阳郁

【原文】黄汗之病，两胫自冷；假令发热，此属历节。食已汗出，又身常暮①盗汗出者，此劳气也。若汗出已反发热者，久久其身必甲错；发热不止者，必生恶疮。若身重，汗出已辄轻[1]者，久久必身瞤。瞤即胸中痛，又从腰以上必汗出，下无汗，腰髋弛痛[2]，如有物在皮中状，剧者不能食，身痛重，烦躁，小便不利，此为黄汗，桂枝加黄芪汤主之。(29)

桂枝加黄芪汤方

桂枝三两　芍药三两　甘草二两　生姜三两　大枣十二枚　黄芪二两

上六味，以水八升，煮取三升，温服一升，须臾饮热稀粥一升余，以助药力，温服取微汗；若不汗，更取。

【提要】本条论述了黄汗病与历节病、劳气病的鉴别，以及黄汗气虚湿盛阳郁证的证治。

【校勘】①暮：《医统正脉》在“暮”字后有“卧”字。“劳”作“荣”。“温服”作“温覆”。

【词解】[1] 辄轻：指感到轻快。

[2] 腰髋弛痛：指腰部和大腿上的筋肉松弛无力而疼痛。

【图解】

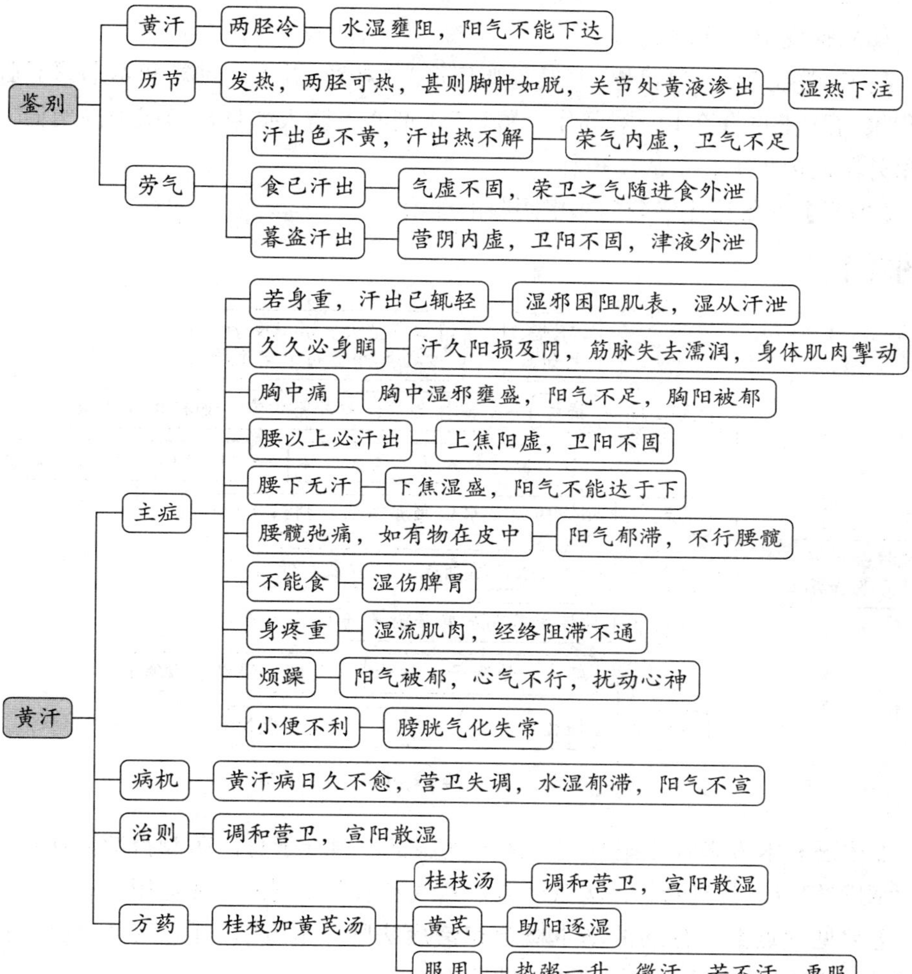

【常见考点】本方的病因病机、症状分析、特点和临床应用；以及黄汗两型间鉴别。

（五）气分病

1. 阳虚阴凝

【原文】气分，心下坚，大如盘，边如旋杯[①]，水饮所作，桂枝去芍药加麻辛附子汤主之。（31）

桂枝去芍药加麻黄细辛附子汤方

桂枝三两　生姜三两　甘草二两　大枣十二枚　麻黄二两　细辛二两　附子一枚（炮）

上七味，以水七升，煮麻黄，去上沫，内诸药，煮取二升，分温三服，当汗出，如虫行皮中，即愈。

【校勘】①旋杯：《灵枢·邪气脏腑病形》《难经·五十六难》和本书《五脏风寒积聚病脉证并治第十一》都作“覆杯”，谓心下坚大如盘，形状中高边低，按之虽外坚而内如无物，故曰覆杯。

【提要】本条论述气分病阳虚阴凝的证治。

【图解】

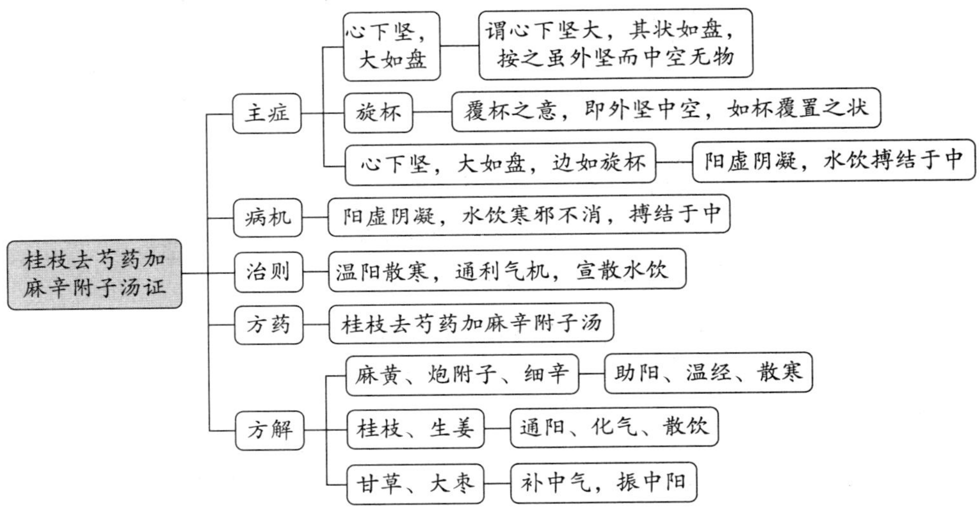

【按语】本方辛甘化阳行气，使阳气振奋，周行于身，阴凝得散而病愈。此乃“阴阳相得，其气乃行，大气一转，其气乃散”治则的具体运用。

【常见考点】气分病的基本概念和治疗法则，本方的病因病机、症状分析、特点和临床应用；以及相似的方剂的鉴别。

2. 脾虚气滞

【原文】心下坚，大如盘，边如旋盘，水饮所作，枳术汤[①]主之。（32）

枳术汤方

枳实七枚　白术二两

上二味，以水五升，煮取三升，分温三服，腹中软即当散也。

【校勘】①枳术汤：《脉经》作“枳实术汤”。《肘后》卒心痛门作“心下坚痛，大如碗，边如旋柈，名曰气分，水饮所结”。（柈，即盘字。）

【提要】本条论述了气分脾虚气滞的证治。

【图解】

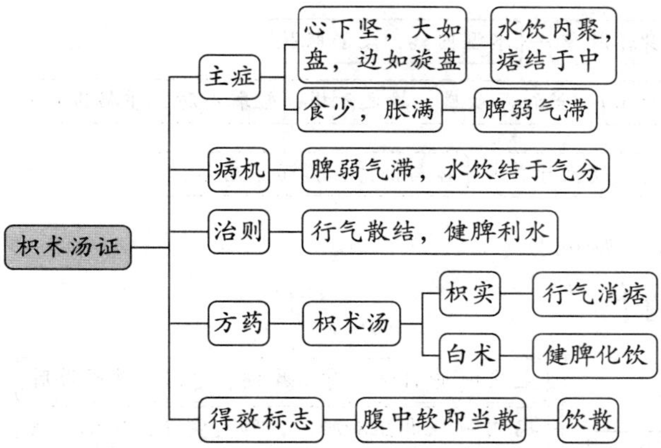

【按语】《景岳全书》称水气本为同类，故“治水者当兼理气，治气亦当先行气，以气行则水亦行也”，此即水气同治法，为行气利水进一步发展。

仲景于气分心下坚大如盘者，出其两方，一方治阴气凝结于心下，用桂枝去芍药加麻黄细辛附子汤，一方治水饮痞结于心下，用枳术汤，两方对比如下：

表 14-3　桂枝去芍药加麻黄细辛附子汤证与枳术汤方证鉴别

鉴别		桂枝去芍药加麻黄细辛附子汤证	枳术汤证
症状	相同	心下坚，大如盘	
	不同	手足逆冷，身冷恶寒，腹满肠鸣，骨疼，肌肉麻痹不仁	脘腹痞满而胀
病机	相同	水饮于心下而积	
	不同	心阳不足，肾阳微弱，水寒凝结心下，表里同病	脾虚气滞，水饮痞结心下，病在中焦
治则	相同	阴阳相得，其气乃行，大气一转，其气乃散	
	不同	温阳散寒，通利气机，宣散水饮	行气散结，健脾利水
药物组成		桂枝，生姜，甘草，大枣，麻黄，细辛，炮附子	枳实，白术

【常见考点】本方的病因病机、症状分析、特点和临床应用；以及气分两个方剂的鉴别与应用范围。

五、预后

【原文】脉得诸沉，当责有水，身体肿重。水病脉出[1]者，死。（10）

【词解】[1] 脉出：指脉象浮而散大无根。

【提要】本条论述水气病的脉症及预后。

【图解】

- 主症
  - 脉沉 — 水气停滞，阳气受阻不能外达
  - 身体肿重 — 水湿内盛，泛溢肌肤
- 预后
  - 脉出 — 虽浮而躁盛，按之无根，轻取有脉，重按则散 — 阴盛格阳
  - 真气涣散于外 — 脉与证悖，提示预后不良

【常见考点】气病的脉象。

【本篇内容归纳】

- 分类
  - 四水
    - 风水
      - 主症 — 脉自浮、骨节疼痛、恶风、头面浮肿
      - 病机 — 风邪阻滞肺卫，肺失宣降，风水相击，泛溢全身
      - 脏腑 — 肺
      - 治法 — 补卫固表，微发汗
    - 皮水
      - 主症 — 水肿，腹胀，不恶风，脉浮
      - 病机 — 脾失健运，肺失通调，与外感湿邪有关
      - 脏腑 — 肺、脾
      - 治法 — 温阳健脾，宣肺利水
    - 正水
      - 主症 — 自喘，肿，大腹胀(按之软)，沉迟脉
      - 病机 — 脾肾阳虚，气不化水
      - 脏腑 — 脾、肾
      - 治法 — 补益脾肾，利水微汗
    - 石水
      - 主症 — 少腹胀(按之硬)，不喘
      - 病机 — 阴寒凝聚，肝失条达，肾气衰微
      - 脏腑 — 肝、肾
      - 治法 — 温肾化气，疏肝通络
  - 五脏水
    - 心水 — 身重而少气，不得卧，烦而躁，其人阴肿 — 心阳不足，水气凌心
    - 肺水 — 小便难，时时鸭溏 — 肺失通调，水湿内盛
    - 脾水 — 腹大，四肢苦重 — 脾失健运，水湿泛溢
    - 肝水 — 腹大，不能自转侧，胁下腹痛 — 肝失疏泄，水湿内停
    - 肾水 — 腹大，脐肿，腰痛 — 肾虚不化，水湿内聚

- 病因病机
  - 风气相搏
  - 脾虚不运，水热互结
  - 肺失通调，肾虚水泛
  - 脾肾阳虚
  - 肺脾肾三焦功能失常
  - 血分，水分

- 治疗大法
  - 发汗利小便——因势利导
  - 攻逐水饮——可下
  - 误治救治原则

- 证治
  - 风水
    - 风水表虚
      - 主症——脉浮，身重，汗出恶风
      - 病机——卫气表虚不固，风水相搏
      - 治法——益气固表，除湿利水
      - 方剂——防已黄芪汤
    - 风水夹热
      - 主症——恶风、脉浮，身肿，口渴，续自汗出，无大热
      - 病机——风水表实，肺胃郁热
      - 治法——发越水气，兼清郁热
      - 方剂——越婢汤
  - 皮水
    - 皮水夹热
      - 主症——肿，小便不利，脉沉
      - 病机——脾虚不运，肺气不宣，水湿郁热
      - 治法——发汗清热，健脾除湿
      - 方剂——越婢加术汤
    - 皮水表实
      - 主症——水肿
      - 皮水，表实里热——越婢加术汤
      - 皮水，表实无汗——甘草麻黄汤
    - 气虚阳郁
      - 主症——四肢肿，聂聂动
      - 病机——脾虚水气盛，阳郁不宣
      - 治法——通阳化气，表里分消水湿
      - 方剂——防已茯苓汤
    - 皮水湿热内壅
      - 主症——厥而皮水
      - 病机——气盛于外，湿热壅于内，阳气被郁
      - 治法——通阳利小便
      - 方剂——蒲灰散
  - 正水（表兼水气）
    - 主症——水肿，脉沉小
    - 病机——肾阳不足，水气内停，上犯射肺
    - 治法——发汗，顾肾阳
    - 方剂
      - 沉脉——麻黄附子汤
      - 浮脉——杏子汤

- 黄汗
  - 概论
    - 病因：汗出入水中浴，水从汗孔入，留滞肌肤，湿热交蒸，营卫郁滞
    - 病机：脾虚失运，水湿外淫；卫郁营热，湿热交蒸
    - 主症：汗出色黄
    - 转归：久不愈，必致痈脓
  - 证治
    - 卫郁营热表虚湿遏
      - 主症：身体重，汗出发黄，色正黄如柏汁，口渴，沉脉
      - 病机：水湿郁遏，营卫不通，郁而化热，兼有表虚
      - 治法：调和营卫，固表祛湿，兼泄营热
      - 方药：芪芍桂酒汤
    - 气虚湿盛阳郁
      - 主症：身瞤，腰以上必汗出，腰下无汗，腰髋弛痛，如有物在皮中
      - 病机：日久不愈，营卫失调，水湿郁滞，阳气不宣
      - 治法：调和营卫，宣阳散湿
      - 方剂：桂枝加黄芪汤

- 气分
  - 概论
    - 概念：水肿因气机不利而出现胀满为主的疾病
    - 病因病机：阳虚衰微，大气不转，寒气凝滞
    - 主症：水肿，心下胀满，恶寒身冷，骨节疼痛，失气，遗尿
    - 治疗：阴阳相得，其气乃行，大气一转，其气乃散
  - 证治
    - 阳虚阴凝
      - 主症：心下坚，大如盘，边如旋杯
      - 病机：阳虚阴凝，水饮寒邪不消，搏结于中
      - 治法：温阳散寒，通利气机，宣散水饮
      - 方药：桂枝去芍药加麻辛附子汤
    - 脾虚气滞
      - 主症：心下坚，大如盘，边如旋盘
      - 病机：脾弱气滞，水饮结于气分
      - 治则：行气散结，健脾利水
      - 方药：枳术汤

【复习思考题】

1. 试述水气病之脉症特点。
2. 风水表虚与风水夹热两证如何鉴别？
3. 试比较桂枝去芍药加麻辛附子汤证与枳术汤证的异同。
4. 水气病的主要治法有哪些？

黄疸病脉证并治第十五

【学习目标】

掌握：黄疸的辨证论治以及兼证与变证的证治。

熟悉：黄疸病的病因、病机与辨证。

了解：黄疸病的概念、分类。

背诵：第 1、13、14、15、18、19 条原文。

【篇名释义】

本篇专论黄疸病的病因病机、辨证治疗。

黄疸病以目黄、身黄、小便黄为临床特征。本篇论述黄疸病因有湿热、寒湿、火劫、女劳及虚劳，但以湿热发黄为主因，同时与脾肾有关。“脾色必黄，瘀热以行”是黄疸病的主要病机，立足于血分是《金匮要略》治疗黄疸的一大特色。本篇从病因角度，将黄疸分为谷疸、酒疸、女劳疸，而黑疸则是黄疸病内有瘀血的一种证候。

黄疸治法有汗、吐、下、清、温、消、补、和等多种治法，以清热利湿为常法，以治血为突出特点，为后世治疗黄疸病广开法门。

一、病因病机

（一）湿热发黄

【原文】寸口脉浮而缓，浮则为风，缓则为痹。痹非中风，四肢苦烦[1]，脾色必黄，瘀热以行。（1）

【词解】[1] 苦烦：重滞不舒的意思。

【提要】本条论述湿热黄疸的病因病机。

【图解】

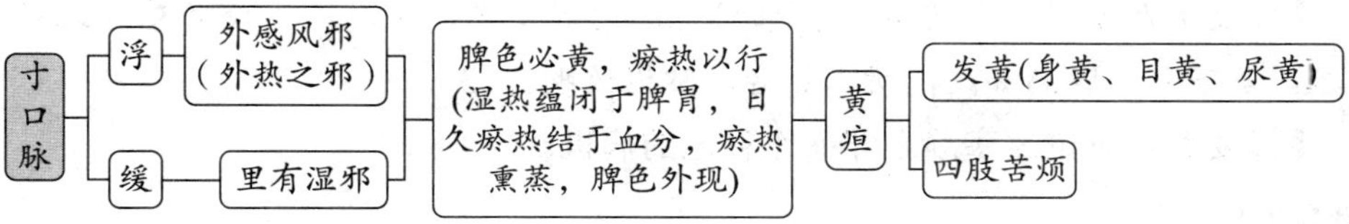

【按语】本条理论对黄疸的治疗有重要的指导意义。“脾色必黄，瘀热以行”是仲景对湿热黄疸病机的高度概括，湿热入于血分是黄疸形成的最关键病机，提示治黄当治血。肝胆病治疗名家关幼波在本条的启发下提出：“阳黄的治疗，以清热利湿为常法，重视疏肝利水之惯例。以治中焦为要害，突出活血、解毒、化痰。即：治黄必活血，血行黄易却；治黄需解毒，毒解黄易除，治黄要化痰，痰化黄易散。”

【常见考点】对黄疸的病因病机的理解。

【原文】师曰：病黄疸，发热烦喘，胸满口燥者，以病发时，火劫其汗[1]，两热所得[2]。然黄家所得，从湿得之。一身尽发热而黄，肚热，热在里，当下之。(8)

【词解】[1] 火劫其汗：指用艾灸、温针或熏法，强迫其出汗。

[2] 两热所得：此指误治之火与原有之热相搏结。

【提要】本条论述黄疸病误用火劫的证候与治则。

【图解】

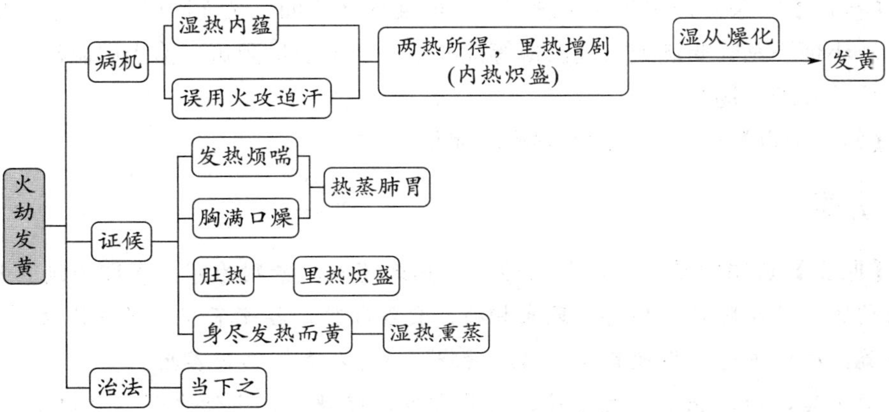

【按语】“然黄家所得，从湿得之”强调了湿邪是引起黄疸病各种病理因素中的基本要素。人体感邪，是否发黄，关键在于脾胃是否健旺，若里无湿邪内蕴，则不致发黄；脾不运化，脾湿郁遏是导致黄疸发病的重要环节。本条为“诸病黄家，但利其小便”的治则以及后世“无湿不作疸”之说奠定了理论基础。

【常见考点】火劫其汗的解释，对“然黄家所得，从湿得之”的理解。

（二）寒湿发黄

【原文】阳明病，脉迟者，食难用饱，饱则发烦，头眩，小便必难，此欲作谷疸。虽下之，腹满如故，所以然者，脉迟故也。（3）

【提要】本条论述寒湿之邪欲作谷疸的病机。

【图解】

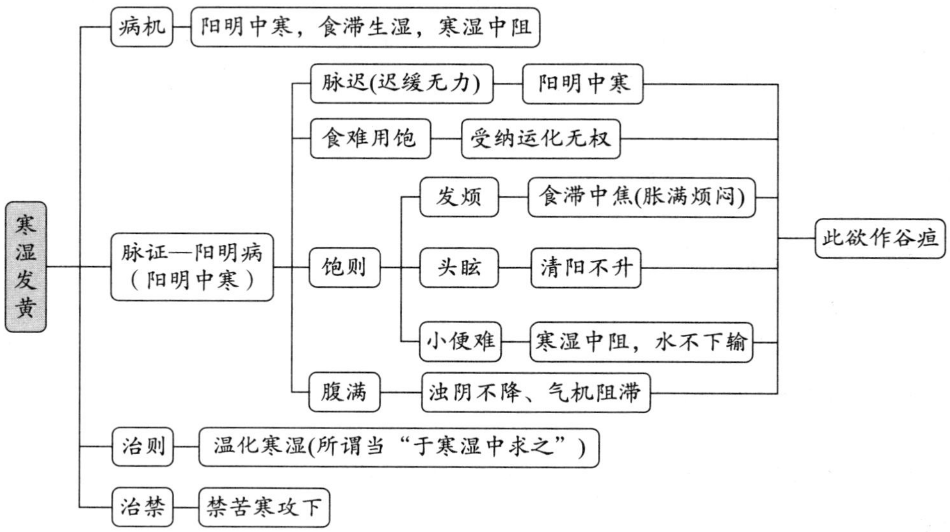

【按语】本条辨证关键在于脉迟，同时还应伴有面色黄而晦暗、神疲、纳差、头眩、小便不利、腹满或大便溏薄等症。本证属于后世阴黄，治当用温法，可酌情选用茵陈理中汤等。

【常见考点】寒湿之邪欲作谷疸的症状。

二、分类

【原文】趺阳脉紧而数，数则为热，热则消谷，紧则为寒，食即为满。尺脉浮为伤肾，趺阳脉紧为伤脾。风寒相搏，食谷即眩，谷气不消，胃中苦浊[1]，浊气下流，小便不通，阴被其寒，热流膀胱，身体尽黄，名曰谷疸。

额上黑，微汗出，手足中热，薄暮即发，膀胱急，小便自利，名曰女劳疸。腹如水状，不治。

心中懊侬而热，不能食，时欲吐，名曰酒疸。（2）

夫病酒黄疸，必小便不利，其候心中热，足下热，是其证也。（4）

【词解】[1] 苦浊：苦作“病”解。浊指湿热。下“浊气”亦为湿热。

【提要】论述黄疸病的分类、病机和主症。

【图解】

1. 谷疸

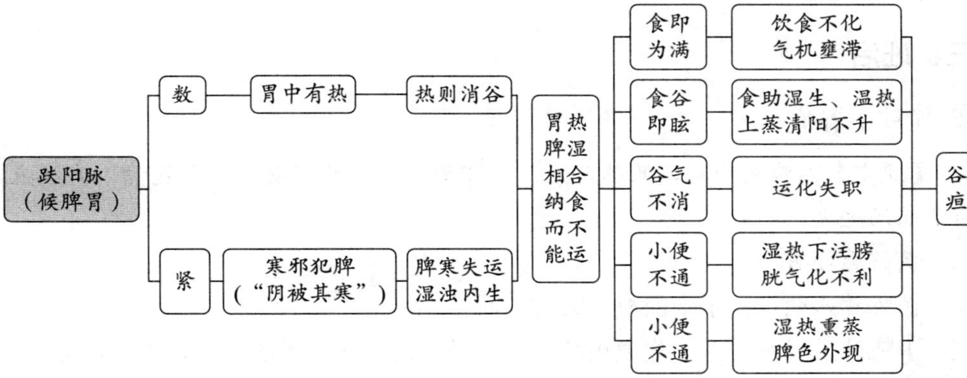

2. 女劳疸

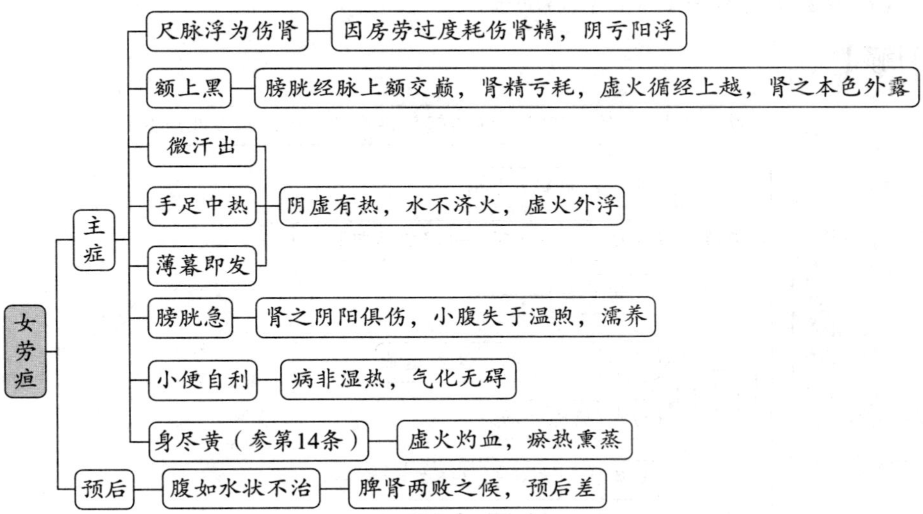

3. 酒疸

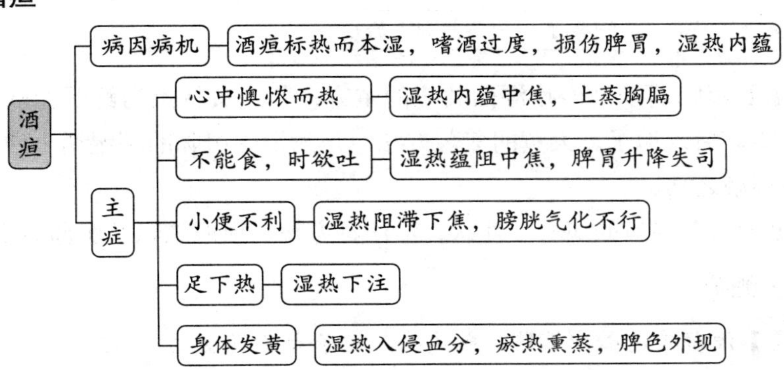

【按语】谷疸发病与饮食有关，为脾湿胃热，属湿热发黄；酒疸由嗜酒过度所致，属热盛发黄；女劳疸与肾虚有关，属肾虚内热。

【常见考点】谷疸、酒疸、女劳疸的定义、病机、症状。

三、证治

（一）谷疸

【原文】谷疸之为病，寒热不食，食即头眩，心胸不安，久久发黄，为谷疸，茵陈蒿汤主之。（13）

茵陈蒿汤方

茵陈蒿六两　栀子十四枚　大黄二两

上三味，以水一斗，先煮茵陈，减六升，内二味，煮取三升，去滓，分温三服。小便当利，尿如皂角汁状，色正赤，一宿腹减，黄从小便去也。

【提要】论述谷疸属湿热俱盛的证治。

【图解】

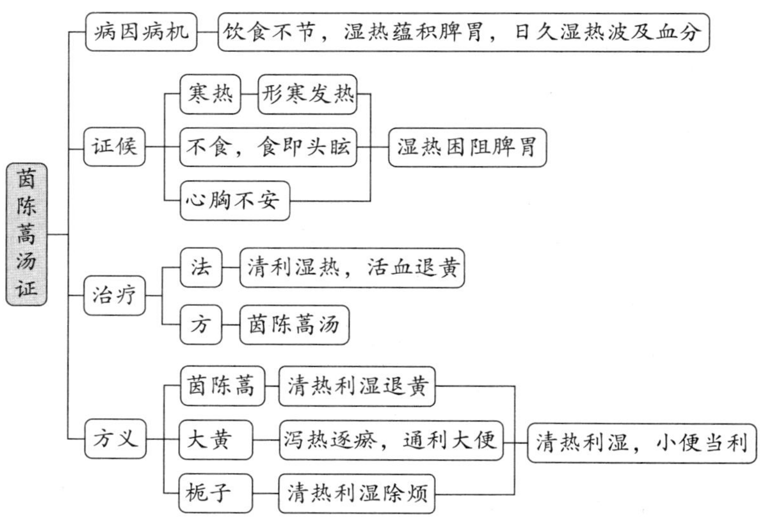

【按语】茵陈蒿汤是治疗湿热黄疸的主方，其发黄特点为鲜明如橘子色。本方先煮茵陈，后入栀子、大黄的煎药方法，是为增强茵陈的利湿通小便之力与大黄的泻热逐瘀之功。

【常见考点】谷疸的病机、症状、治法、方解、煎服法以及服药后反应。

（二）酒疸

【原文】酒黄疸，心中懊侬，或热痛，栀子大黄汤主之。（15）

栀子大黄汤方

栀子十四枚　大黄一两　枳实五枚　豉一升

上四味，以水六升，煮取二升，分温三服。

【提要】论述酒疸证治。

【图解】

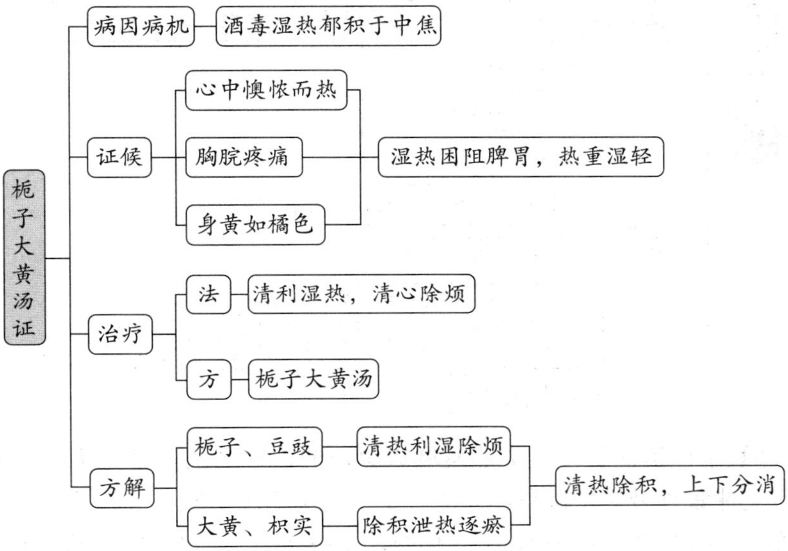

【按语】本方适宜于湿热黄疸热重于湿，病位偏于中上二焦者，其主症除“心中懊憹或热痛”外，还当有不能食、小便不利、足下热、腹满欲吐、鼻燥等。临床主要用于治疗热重湿轻之肝胆疾患或心经郁热者，如急性黄疸型肝炎、急性胆囊炎、胆道感染等疾病。

【常见考点】酒疸的病机、症状、治法以及方解。

（三）女劳疸

【原文】黄家，日晡所发热，而反恶寒，此为女劳得之。膀胱急，少腹满，身尽黄，额上黑，足下热，因作黑疸。其腹胀如水状，大便必黑，时溏，此女劳之病，非水也。腹满者难治，硝石矾石散主之。(14)

硝石矾石散方

硝石　矾石（烧）等分

上二味，为散，以大麦粥汁，和服方寸匕，日三服。病随大小便去，小便正黄，大便正黑，是候也。

【提要】论述女劳疸兼瘀血证治。

【图解】

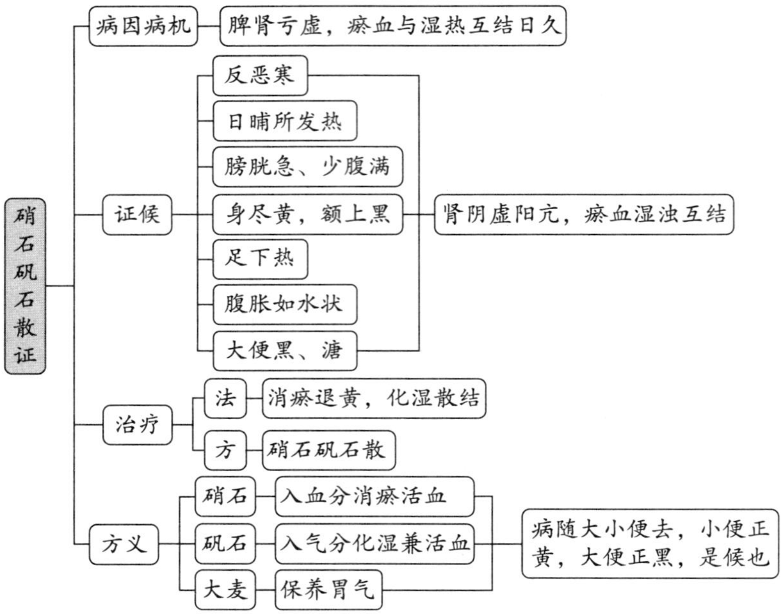

【按语】本证治法属于女劳疸发展成黑疸的治标之法。另，从本方用大麦粥调服，可见仲景处处顾护脾胃的思想。本方适用于湿热瘀血互结的黑疸，其主症可见膀胱急，额上黑，足下热，手足中热，少腹满，大便黑、时溏等。方后注本方为散剂入药，临床应用可将本方制作成丸剂、片剂或胶囊，分次以大麦粥服用。

【常见考点】女劳疸的病机、症状、治法、方解以及服药后反应。

（四）湿重于热黄疸

【原文】黄疸病，茵陈五苓散主之。一本云：茵陈汤及五苓散并主之。（18）

茵陈五苓散方

茵陈蒿末十分　五苓散五分方见痰饮中

上二物，和，先食饮方寸匕，日三服。

【提要】本条论述湿重于热的黄疸证治。

【图解】

图见255页。

【按语】本方适用于湿重于热的黄疸，其主症可见身黄如橘子色，小便不利，呕恶纳呆，腹胀体倦，苔腻淡黄等。可用于符合上述证机的急性黄疸型肝炎、肝硬化、多种心脏病心力衰竭而见黄疸者。

【常见考点】茵陈五苓散证的病机。

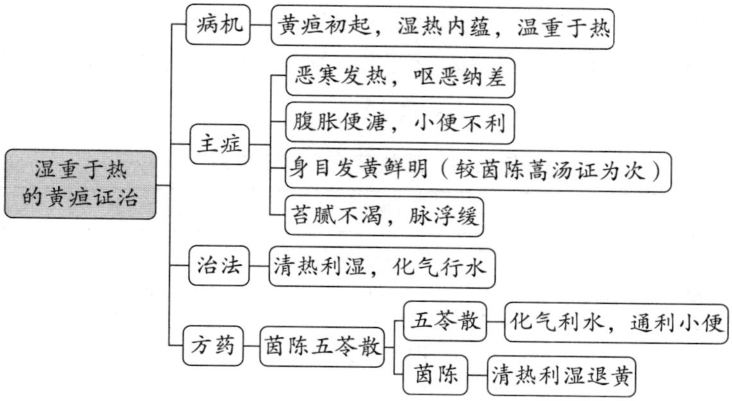

（五）热盛里实黄疸

【原文】黄疸腹满，小便不利而赤，自汗出，此为表和里实，当下之，宜大黄硝石汤。（19）

大黄硝石汤方

大黄　黄柏　硝石各四两　栀子十五枚

上四味，以水六升，煮取二升，去滓，内硝，更煮，取一升，顿服。

【提要】本条论述热盛里实黄疸的证治。

【图解】

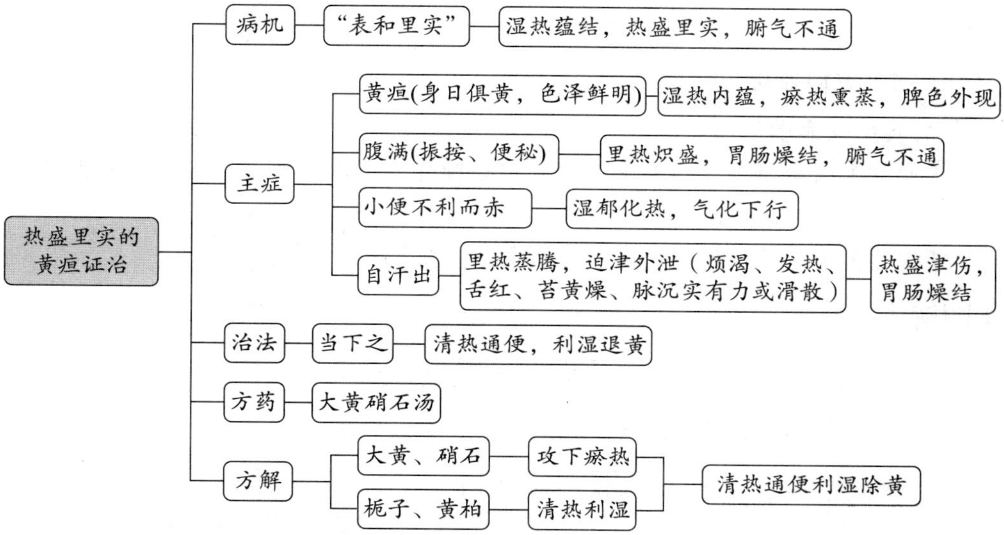

【按语】本方适宜于湿热黄疸中热盛里实者，其主症除身目黄如橘子色、小便黄赤不利、汗出外，必有腹部胀满拒按，大便不通，脉滑数有力等。可用于符

合上述证机的急性传染性肝炎、黄疸出血型钩端螺旋体病等。

本篇治疗湿热发黄，共有茵陈五苓散、茵陈蒿汤、栀子大黄汤、大黄硝石汤四方，临床应用时注意鉴别运用。（表 15-1）

表 15-1　湿热黄疸四方证鉴别

鉴别		茵陈五苓散证	茵陈蒿汤证	栀子大黄汤证	大黄硝石汤证
相同点		皆属湿热蕴阻所致黄疸，皆能清热利湿			
不同点	证型	湿重于热	湿热并重	热重于湿	热盛里实
	病位	中下焦	中焦（腹中）	偏上（心中、心下）	偏于中下焦
	症状特点	形寒发热，困倦、纳呆、腹满、小便不利，苔腻	食谷即眩，心胸不安，腹满，小便不利	心中懊侬或心中懊侬热痛	腹满便秘，汗出小便不利而赤
	治法	长于利水退黄	长于泻热除湿	长于和胃除烦	药力较峻，攻下瘀热
	配伍特点	五苓散化气行水，通利小便，茵陈利湿退黄	重用茵陈清热利湿为主，辅以栀子清三焦而利水道，大黄泻热通便退黄。三药合用，使瘀热湿浊从二便排泄	栀子、豆豉清心除烦，大黄、枳实除积泻热，清上导中泻下为用	栀子、黄柏清里泻热，大黄、硝石攻下瘀热，全方共奏清热通便、利湿退黄之功

【常见考点】大黄硝石汤证的病机、症状、治法、方解；治疗湿热黄疸四方的鉴别。

（六）黄疸兼证

1. 黄疸兼表虚

【原文】诸病黄家，但利其小便。假令脉浮，当以汗解之，宜桂枝加黄芪汤主之。方见水气病中。（16）

【提要】本条论述黄疸的基本治则及黄疸兼表虚证的证治。

【图解】

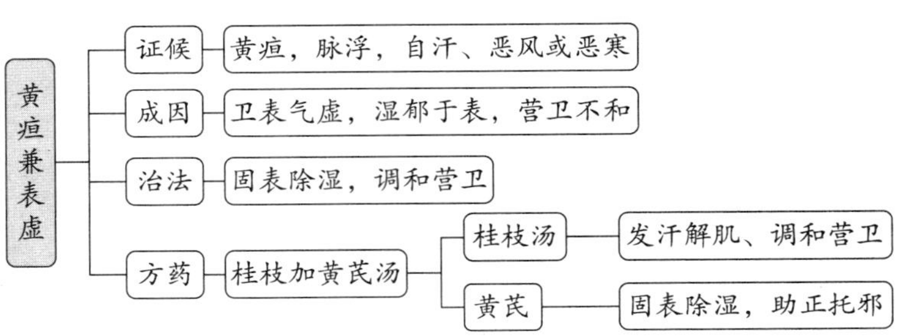

【按语】由于“黄家所得，从湿得之”，无论湿热发黄或寒湿发黄或湿瘀发黄，总离不开一个“湿”字。湿邪往往贯穿黄疸始终，利小便可使湿邪从小便外泄，有利于黄疸消退，故言“诸病黄家，但利其小便”。本条既示人常法，又示人变法，通利小便是黄疸的正治法，而发汗解表为黄疸的变治法。今并列之，提示医者贵在知常达变，灵活变通。

本方适宜于黄疸初起伴恶寒发热、脉浮，属表虚而内热不重的黄疸。若表实而内有湿热者，可用《伤寒论》麻黄连翘赤小豆汤。本方还可用于表虚之人外感汗多、湿疹、中耳炎、痔瘘、脐炎、化脓症、小儿汗多易外感、放化疗后以及原因不明之白细胞减少者。

【常见考点】对“诸病黄家，但利其小便”的理解；黄疸兼表虚证的病机、治法、方药。

2. 黄疸兼少阳

【原文】诸黄，腹痛而呕者，宜柴胡汤。必小柴胡汤，方见呕吐中。（21）

【提要】本条论述湿热反侮少阳的黄疸证治。

【图解】

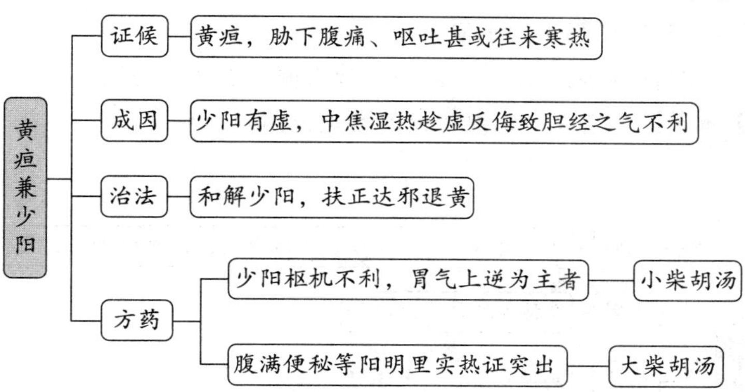

【按语】如黄疸初期或恢复期湿热不甚，以少阳枢机不利，胃气上逆为主者，用小柴胡汤和解少阳、疏肝和胃为宜；若表现以腹满便秘等阳明里实热证突出，则当用大柴胡汤通下里实，和解少阳。

【常见考点】湿热反侮少阳的黄疸的病机、治法。

（七）黄疸误治变哕

【原文】黄疸病，小便色不变，欲自利，腹满而喘，不可除热，热除必哕。哕者，小半夏汤主之。方见痰饮中。（20）

【提要】本条论述黄疸误治变哕的证治。

【图解】

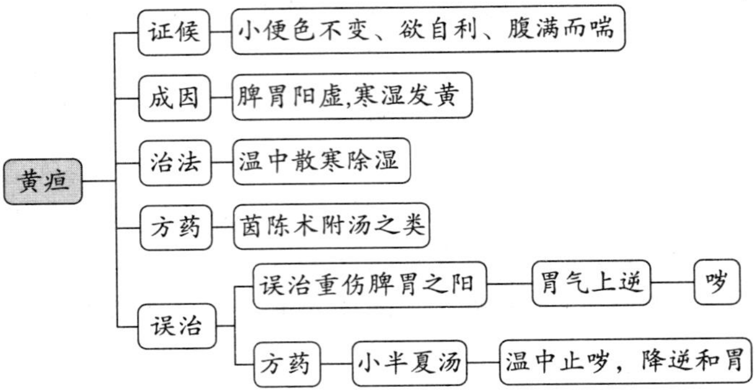

【按语】本证当属脾胃阳虚寒湿发黄，理应温中散寒除湿，当误治后出现哕逆变证，仲景先用小半夏汤治其变证，哕止后再从本治。

【常见考点】黄疸误治变证的病机、治法。

（八）燥结血瘀发黄

【原文】诸黄，猪膏发煎主之。（17）

猪膏发煎方

猪膏半斤　乱发如鸡子大三枚

上二味，和膏中煎之，发消，药成，分再服，病从小便出。

【提要】本条论述胃肠燥结兼瘀血的萎黄证治。

【图解】

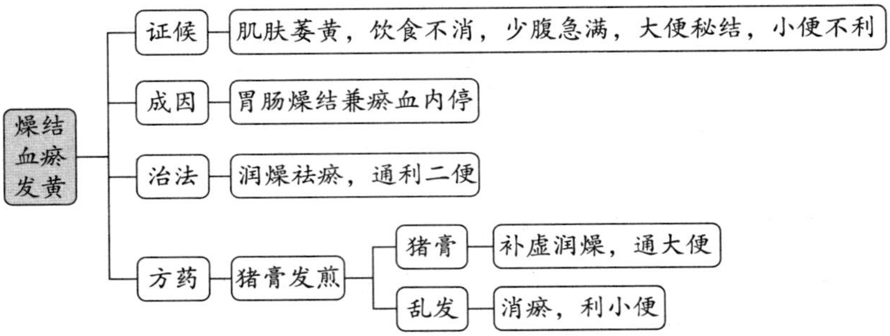

【按语】本方适用于肠燥津亏血瘀之萎黄证，湿热及寒湿黄疸不可用。

【常见考点】胃肠燥结兼瘀血的黄疸证的病机、证候、治法、用药。

（九）萎黄证

【原文】男子黄，小便自利，当与虚劳小建中汤。方见虚劳中。（22）

【提要】本条论述脾胃虚弱萎黄的证治。

【图解】

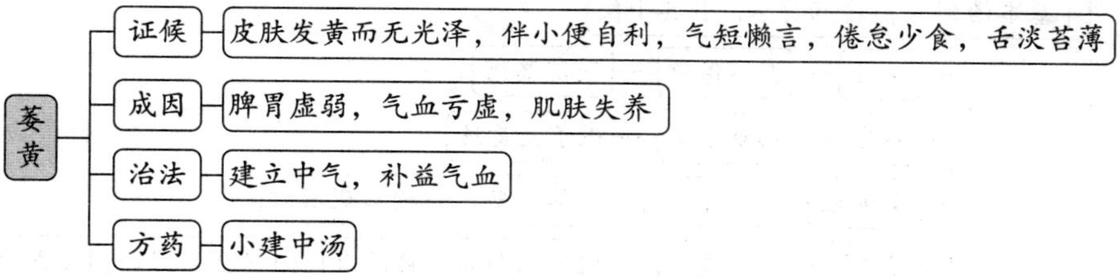

【按语】小建中汤适宜于脾胃虚弱，气血亏虚，肌肤失养所致的萎黄，其主症为皮肤发黄而无光泽，伴气短懒言，倦怠少食，舌淡苔薄等。本方可用于符合上述证机的溶血性黄疸及黄疸型肝炎恢复期。本条为“虚劳”而致发黄，故凡补益气血方剂均可酌情选用，临床可辨证选用归芪建中汤、人参养荣汤、八味肾气丸等。

【常见考点】脾胃虚弱萎黄证的病机、证候、治法、方药。

【本篇内容归纳】

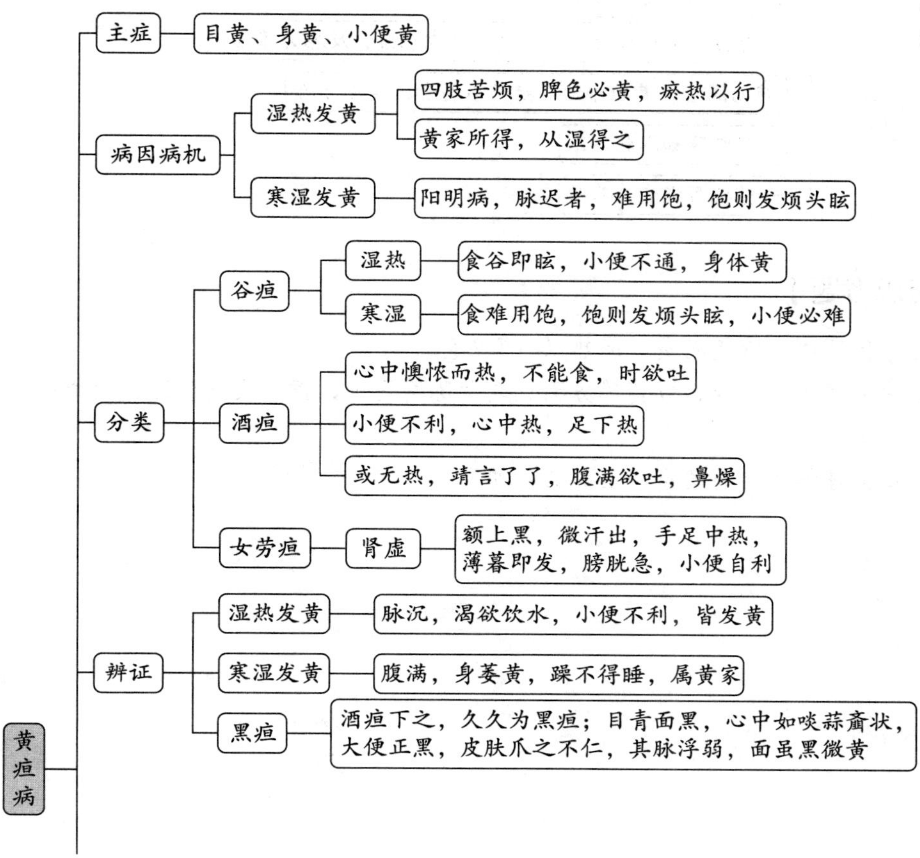

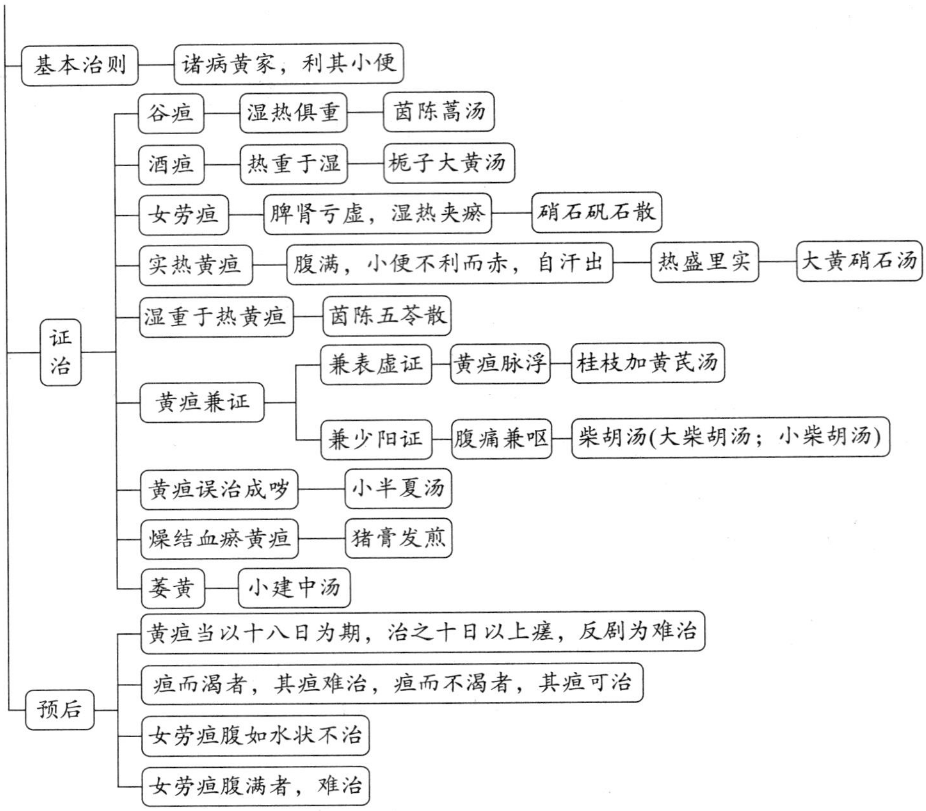

【复习思考题】

1. 如何理解“脾色必黄，瘀热以行”？

2. 试从病机、证候、方药等方面比较茵陈蒿汤证、栀子大黄汤证、大黄硝石汤证的异同。

3. 如何理解“诸病黄家，但利其小便”?

《金匮要略》图表全解

惊悸吐衄下血胸满瘀血病脉证治第十六

【学习目标】

掌握： 吐、衄、下血的辨证论治及瘀血的脉症。

熟悉： 惊悸的成因及证治，吐、衄、下血的成因及预后。

了解： 惊、悸、吐、衄、下血、瘀血病证的概念及合篇的意义。

背诵： 第 10、11、14、15、16、17 条原文。

【篇名释义】

本篇论述了惊、悸、吐、衄、下血和瘀血等病的辨证论治，胸满仅是瘀血的一个伴见症状。由于上述病证均与心和血脉有密切联系，故合为一篇讨论。

惊指惊恐，精神不定，卧起不安；悸是自觉心中跳动不安。惊多发于外，悸多自内生。突然受惊必致心悸；心悸又易发生惊恐，二者常互为因果，故临床上惊悸每多并称。

血证是本篇的重点内容。吐、衄、下血和瘀血，皆为血脉之病，均属血证范围。导致出血的原因很多，本篇从火热迫血妄行和虚寒气不摄血两方面进行论述。对吐衄下血的治疗，虽仅举出方剂四首，但温凉补泻，各具法度。

所论瘀血的主要脉证，对临床辨证最具诊断价值，为后世瘀血学说的发展奠定了坚实基础。文中提出“当下之”，可谓瘀血的总治则。

惊　悸

一、成因

【原文】寸口脉动而弱，动即为惊，弱则为悸。（1）

【提要】本条从脉象论述惊和悸的病因病机。

【图解】

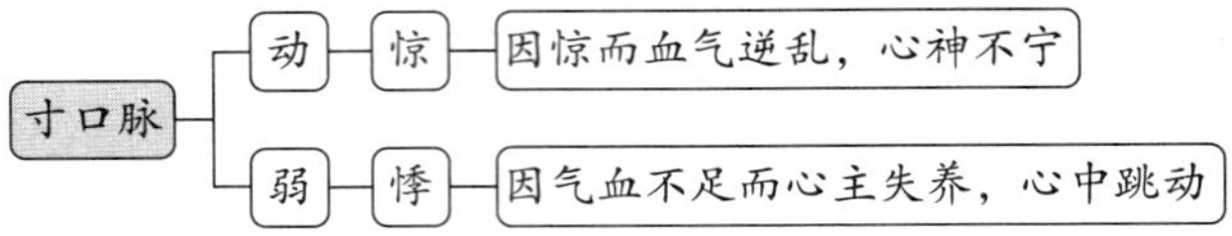

【按语】本条通过脉象区别惊悸。一般而言，惊证病轻多实，常由外因引发；悸证病深多虚，常由内因所致。但从临床所见，受惊必致心悸，而心悸又易发生惊恐，二者常互为因果。但临证时仅以脉之动、弱来诊断惊、悸，不足为凭，故须脉证合参，方为全面。

【常见考点】惊和悸的脉象与病因病机。

二、证治

（一）火劫致惊

【原文】火邪[1]者，桂枝去芍药加蜀漆牡蛎龙骨救逆汤主之。（12）

桂枝救逆汤方

桂枝三两（去皮） 甘草二两（炙） 生姜三两 牡蛎五两（熬） 龙骨四两 大枣十二枚 蜀漆三两（洗去腥）

上为末，以水一斗二升，先煮蜀漆，减二升，内诸药，煮取三升，去滓，温服一升。

【词解】[1] 火邪：指使用熏、熨、烧针等法，强迫发汗，导致损伤心阳，神气浮越，临床可见心悸、惊狂、卧起不安等症。

【提要】本条论述火劫致惊的证治。

【图解】

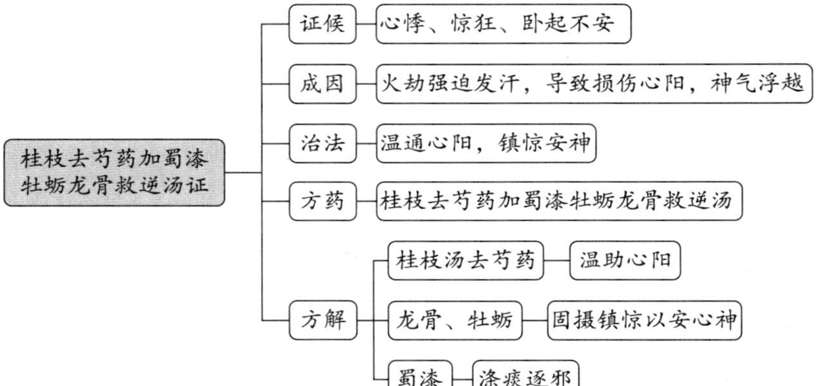

【按语】本方所主证候紧急，且由火逆所致，故方名“救逆”。蜀漆即常山苗，一般药房多不备，可用常山、皂荚、菖蒲代替豁痰醒神。临证时，用本方可不必拘泥于火邪致病，凡以心阳不足为主，兼痰阻心窍所致的惊狂、心悸、卧起不安等症，均可应用。常用于符合上述证机的精神神经系统疾病，如心脏神经官能症等。

【常见考点】火劫致惊证的病机、治法、方解。

（二）水饮致悸

【原文】心下悸者，半夏麻黄丸主之。(13)

半夏麻黄丸方

半夏　麻黄等分

上二味，末之，炼蜜和丸，小豆大，饮服三丸，日三服。

【提要】本条论述水饮致悸的治法。

【图解】

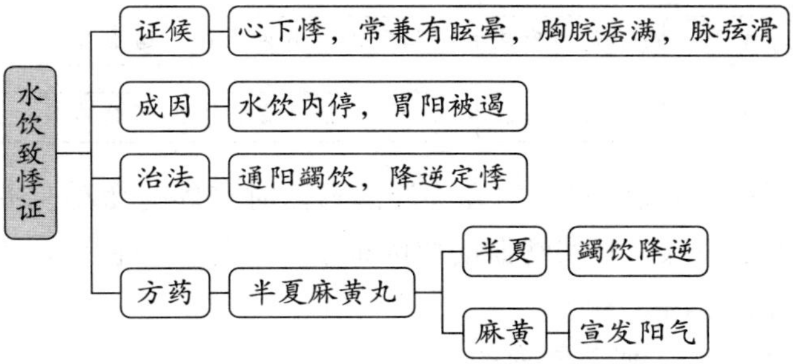

【按语】半夏麻黄丸所治乃饮盛阳郁而悸。阳通饮除，动悸则愈。然而，阳气不能过分发散，停水不易速消，故以丸剂缓缓图之。

悸证不尽属虚，也有属实者，临床当据证而辨。水饮之心下悸，常兼有眩晕、胸脘痞满、脉弦滑；血虚之心悸，常兼有面色少华、倦怠乏力、舌淡脉细弱；心阳伤之心下悸，常兼有善惊易恐、起卧不安、少寐多梦。

【常见考点】水饮致惊证的证候、病机、治法以及方解。

吐衄下血

一、成因

【原文】夫酒客咳者，必致吐血，此因极饮过度所致也。(7)

【提要】本条论述酒客吐血的病机。

【图解】

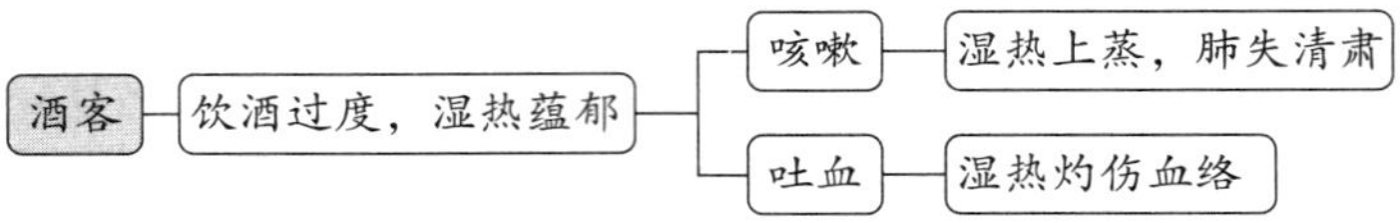

【按语】本条实质是论湿热蒸灼所致的吐血之证，故在治疗时不可专治其血，当以清除湿热为主。

【常见考点】酒客吐血的病机。

二、辨证

（一）表热里热衄血

【原文】又曰：从春至夏衄者，太阳，从秋至冬衄者，阳明。（3）

【提要】本条论述四时气候与衄血的关系。

【图解】

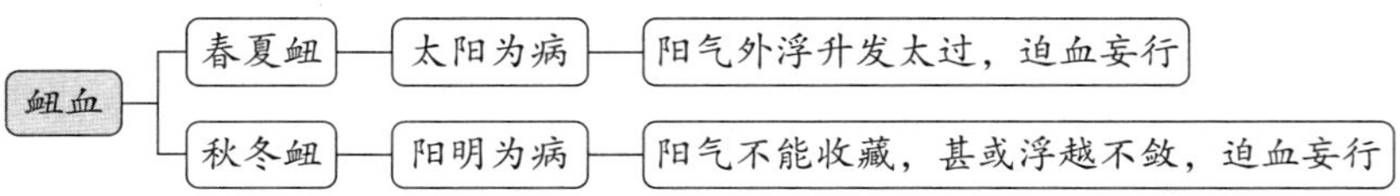

【按语】本条指出人体阳气的升降浮沉与四时气候的变动有关，注家多以经络学说来解释本条大意。其实衄血的原因很多，外感内伤皆可，不必拘泥，临证应审证求因，而后施治。

【常见考点】四时气候与衄血的关系。

（二）内伤吐衄下血

【原文】病人面无色，无寒热。脉沉弦者，衄；浮弱，手按之绝者，下血；烦咳者，必吐血。（5）

【提要】本条论述内伤出血的几种脉症。

【图解】

图见265页。

【按语】内伤失血有虚实之分，联系《血痹虚劳病篇》第4、5两条原文所论，则知本条失血亦属虚劳所致。

【常见考点】内伤出血的脉症。

（三）虚寒亡血

【原文】寸口脉弦而大，弦则为减，大则为芤，减则为寒，芤则为虚，寒虚

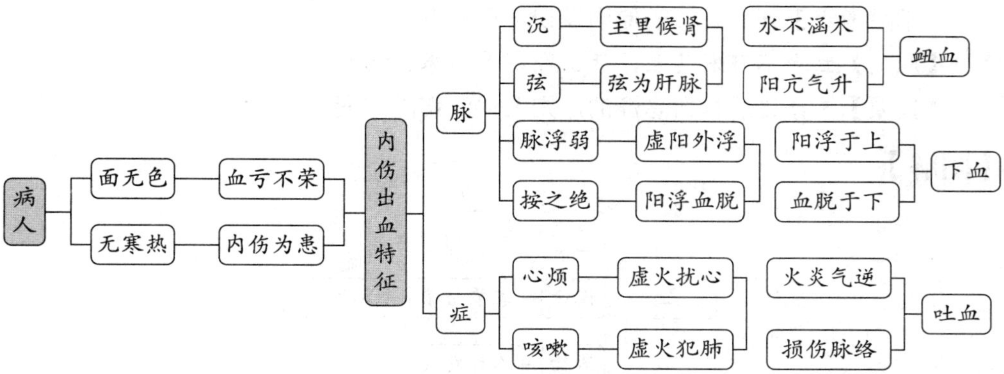

相击，此名曰革，妇人则半产漏下，男子则亡血。(8)

【提要】本条论述虚寒亡血的脉象。

【图解】

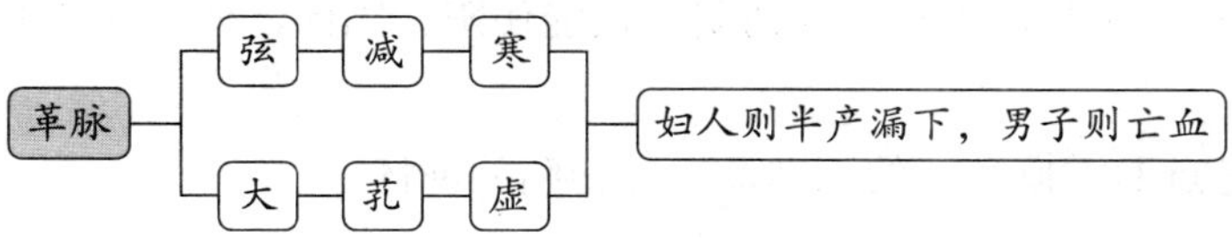

【按语】本条在《血痹虚劳病》第12条中已有论述。此处专为失血立论，故去掉该条最后“失精”二字。

【常见考点】虚寒亡血的脉象。

三、治禁与预后

（一）禁汗

【原文】衄家不可汗，汗出必额上陷，脉紧急，直视不能眴，不得眠。(4)

【提要】本条论述衄家忌汗的原则及误汗后的变证。

【图解】

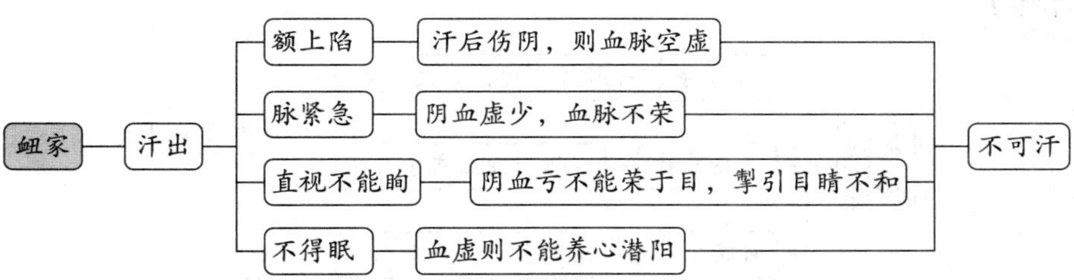

【按语】素患衄血病者，当忌用汗法，盖血汗同源，久患衄血，必致阴伤，若再发汗，则重伤其阴，致生逆变。

【常见考点】衄家忌汗的原则及误汗后的变证。

【原文】亡血不可发其表，汗出即寒栗而振。(9)

【提要】本条论述亡血忌汗的原则及误汗伤阳的变证。

【图解】

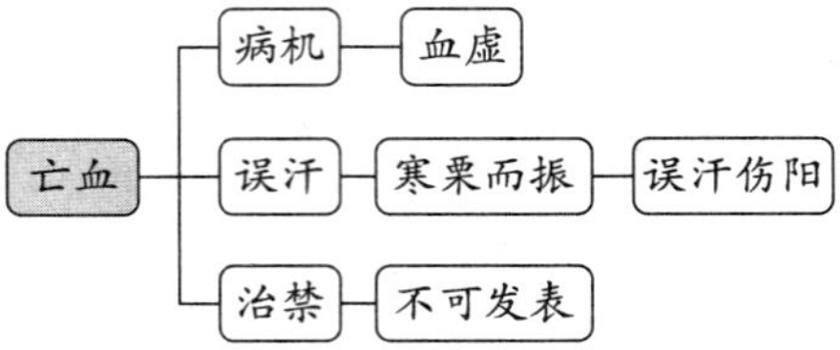

【按语】本条与第四条均论亡血者禁汗，但彼误汗后呈现一派伤阴之证，此误汗后却表现为阳虚之象，导致这种病机变化的原因，主要是由于人的体质有偏阴偏阳的差异。如阴本虚而更发其汗，必使阴液更伤；如阳本虚而又误汗，必使阳气更损。可见，误汗不仅伤阴，也能伤阳。因此，任何体质的出血患者都应忌汗。

【常见考点】亡血忌汗的原则及误汗伤阳的证候。

(二)预后

【原文】师曰：夫①脉浮，目睛晕黄[1]，衄未止。晕黄去，目睛慧了[2]，知衄今止。(2)

【校勘】①夫：《医统》本作“尺”，为是。

【词解】[1] 目睛晕黄：有两种情况，一为望诊可见患者黑睛周围发生黄晕，与黄疸病见白珠发黄有别；二为患者自觉视物昏黄不清。

[2] 目睛慧了：有两种情况，一指医师复诊时发现患者目睛清明；一指患者自觉视物明晰清楚。

【提要】本条从脉象判断衄血的预后。

【图解】

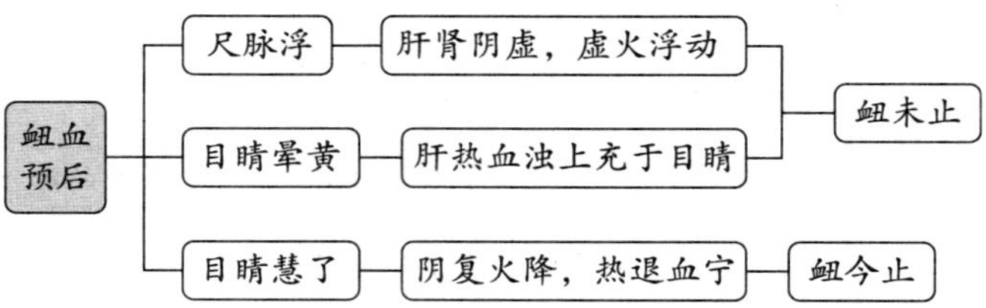

【按语】本条中“晕黄去，目睛慧了，知衄今止”，结合临床，此时脉亦平静，而无虚浮躁动之象。脉证合参是临床推断疾病预后的重要方法。

【常见考点】衄血的预后以及关键用语的解释。

【原文】夫吐血，咳逆上气，其脉数而有热，不得卧者，死。(6)

【提要】本条论述吐血的预后。

【图解】

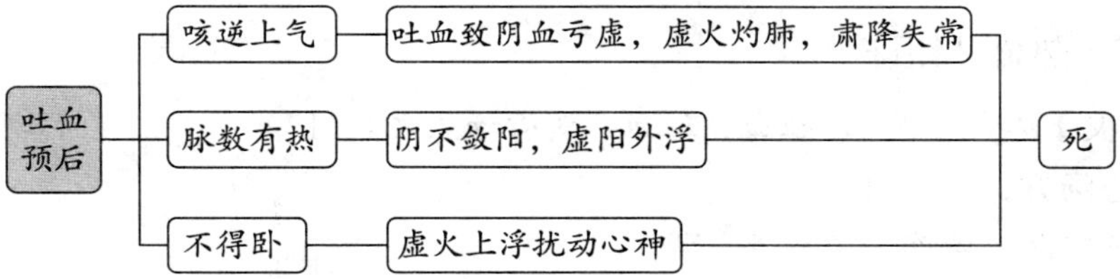

【按语】此病证如不及时控制，阴愈亏则阳愈旺，阳愈旺则阴愈损，阴阳将有离决之势，故预后险恶，属难治之证。

【常见考点】吐血的预后。

四、证治

(一)虚寒吐血证

【原文】吐血不止者，柏叶汤主之。(14)

柏叶汤方

柏叶　干姜各三两　艾三把

上三味，以水五升，取马通汁一升，合煮，取一升，分温再服。

【提要】本条论述吐血属虚寒的证治。

【图解】

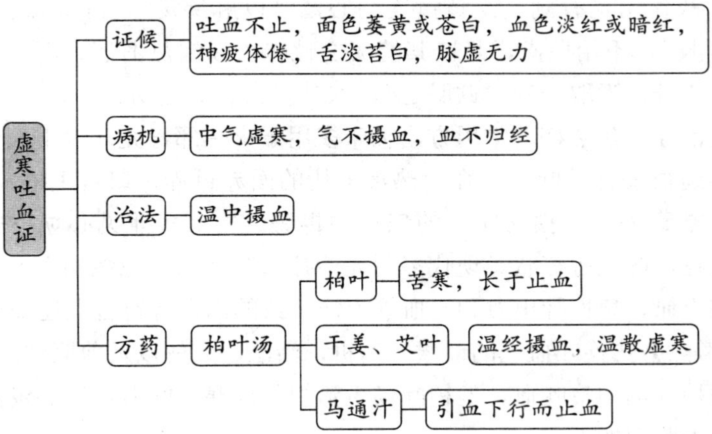

【按语】临床应用柏叶汤时，多以童便代马通汁。童便性味微温、微咸，功可引火归原，导血下行，单用亦可止血。为加强止血之功，可将柏叶、干姜、艾叶炒炭应用。本方可治疗病机属中气虚寒，气不摄血的上消化道出血、支气管扩张咯血、肺结核出血、功能性子宫出血等。

【常见考点】虚寒吐血证的证候、病机、治法以及方解。

（二）热盛吐衄证

【原文】心气不足[①]，吐血、衄血，泻心汤主之。（17）

泻心汤方： 亦治霍乱。

大黄二两　黄连　黄芩各一两

上三味，以水三升，煮取一升，顿服之。

【校勘】①心气不足，当依《千金要方》作“心气不定”，即心烦不安之意。

【提要】本条论述吐血、衄血属热盛的证治。

【图解】

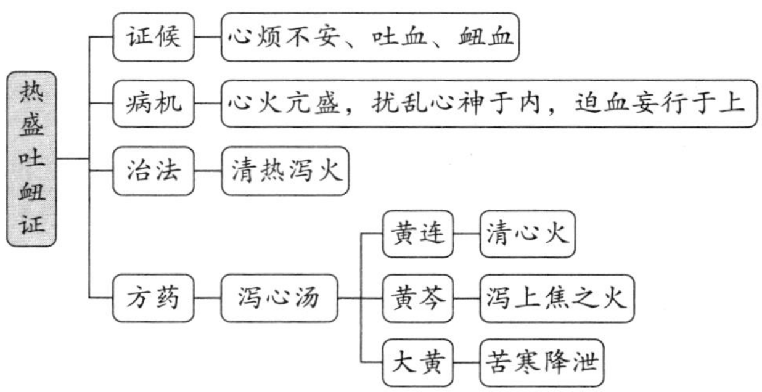

【按语】《伤寒论》大黄黄连泻心汤与《金匮》泻心汤组成相同。但两方的煎服法不同，故作用也有别。大黄黄连泻心汤“以麻沸汤二升，渍之须臾，绞去滓，分温再服”，不用煎煮，是取其清淡之性味，以泻热消痞。而《金匮》泻心汤是“以水三升，煮取一升，顿服之”，取其降火止血之功。

本方是治疗三焦热盛的常用方，临床多用于火热邪毒充斥上下表里所致之病症。如火热迫血妄行的吐血衄血；热毒上扰的面赤目赤、口舌生疮、齿龈肿痛、烦热胸闷；热毒外发，损伤肌肤的疮疡肿毒等。本证多兼见心烦不安，面赤舌红，烦渴便秘，脉数等症状。现代多用此治疗口腔溃疡、急性咽炎、急性胃炎以及上消化道出血、急性肺出血和心血管疾病所致的出血等符合上述证机者。

【常见考点】热盛吐血证的证候、病机、治法、方解以及煎服法。

本方与柏叶汤同治吐血，但柏叶汤主治中气虚寒之吐血；泻心汤则治热盛之吐血。兹列表鉴别如下。

表 16-1　泻心汤证与柏叶汤证鉴别表

鉴别		泻心汤证	柏叶汤证
相同点		皆属吐血证，皆能止血	
不同点	证属	热盛吐衄证	虚寒吐血证
	病机	心火亢盛，迫血妄行	中气虚寒，血不归经
	症状特点	吐血鲜红或暗紫，心中烦热，面红尿赤，发热口渴，便秘，舌红苔黄，脉数有力	吐血不止，血色淡红或暗，面色苍白或萎黄，形倦神疲，舌淡苔白，脉虚数无力
	治法	泻火清热止血	温中止血
	配伍特点	黄连长于清心火，黄芩泻上焦之火，大黄苦寒降泄，三药合用，直折其热，使火降则血亦自止	柏叶之清降，折其逆上之势而收敛止血；干姜辛热，温阳守中；艾叶苦辛温，温经止血；马通汁微温，可引血下行以止血。四味合用，共奏温中止血之效

（三）虚寒便血证

【原文】下血，先便后血，此远血也，黄土汤主之。（15）

黄土汤方：亦主吐血衄血。

甘草　干地黄　白术　附子（炮）　阿胶　黄芩各三两　灶中黄土半斤

上七味，以水八升，煮取三升，分温二服。

【提要】本条论述虚寒便血的证治。

【图解】

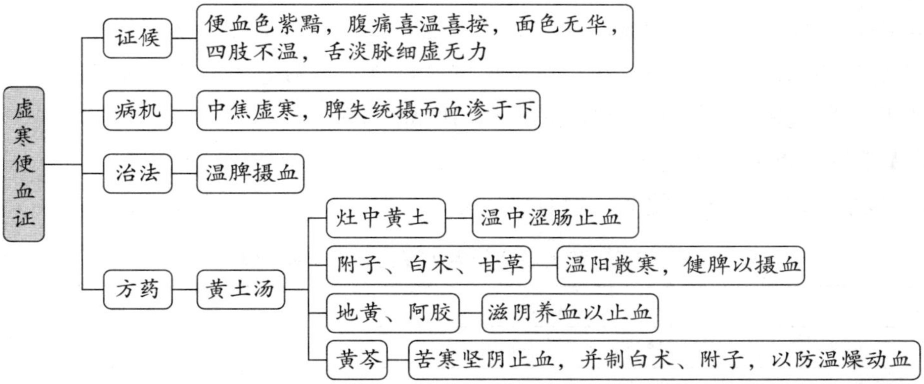

【按语】本方主药灶中黄土，药房多不备，临床上多用赤石脂代之。

黄土汤不仅用治远血，凡属中焦虚寒，脾阳不足，不能统血所致的吐血、咳血、咯血、衄血、崩漏、泄泻、呕吐、尿血等病证，均有良效。临床应用本方除具上述主症之外，兼见面色萎黄或㿠白，形寒肢冷，神疲懒言，倦怠乏力，腹痛喜按，便溏，舌淡脉弱等症，亦为本方所宜。常用于具备上述证机的胃溃疡吐血或便血、慢性溃疡性结肠炎、产后及功能性崩漏、肝硬化食道及胃出血等。

【常见考点】虚寒便血证的证候、病机、治法以及方解。

（四）湿热便血证

【原文】下血，先血后便，此近血也，赤小豆当归散主之。方见狐惑中。（16）

【提要】本条论述湿热便血的证治。

【图解】

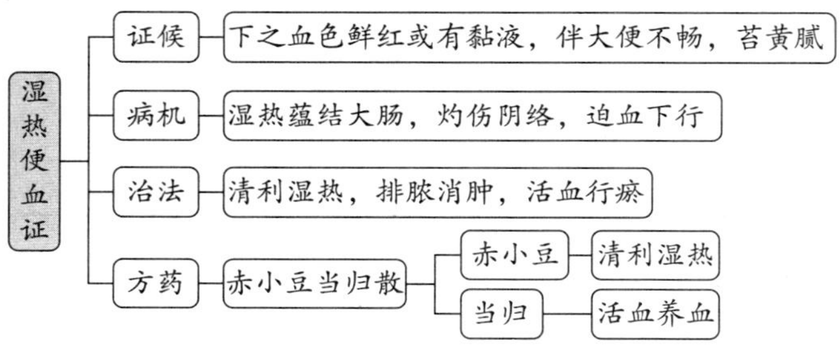

【按语】原文从远血近血列举便血辨证。需注意，在临床上，即使血便排出的先后相同，出血的部位相同，辨证亦不尽相同。因此，临床不能局限于近血远血，必须从出血的性状（包括出血部位、时间、血色、血量）、舌脉、全身症状加以考虑。

本条所论之近血，即后世所称“肠风下血”及“脏毒”。本方主治湿热蕴结大肠，迫血下行所致的便血，其主症为血色鲜红或兼带脓液，大便不畅，肛门灼热或肿痛，尿赤，舌苔黄腻，脉濡数或滑数。本方还可治疗湿热浸淫肌肤或蕴阻中焦引起的渗液性皮肤病（包括传染性湿疹样皮炎、接触性皮炎、生漆过敏、急性湿疹、脓疱疮等）、贝赫切特综合征、眼底出血等。

【常见考点】湿热便血证的证候、病机、治法、方解以及煎服法。

本方与黄土汤均治便血，但有虚实寒热之分，现将二方证列表比较。

表 16-2　黄土汤证与赤小豆当归散证鉴别表

鉴别		黄土汤证	赤小豆当归散证
相同点		皆属便血证，皆能止血	
不同点	证属	虚寒便血证	湿热便血证
	病机	脾气虚寒，气不摄血	大肠湿热，迫血下行
	症状特点	血色紫黯，并伴腹痛，喜温喜按，面色无华，神疲懒言，四肢不温，舌淡脉细虚无力	所下之血色鲜红或有黏液，并伴有大便不畅，苔黄腻
	治法	温中止血	清热利湿，活血止血

续表

鉴别		黄土汤证	赤小豆当归散证
不同点	配伍特点	灶心黄土，温中涩肠止血；配以附子、白术、甘草温阳散寒，健脾以摄血；地黄、阿胶滋阴养血以止血；黄芩反佐，苦寒坚阴止血，并制约白术、附子温燥动血。诸药刚柔相济，温阳不伤阴，滋阴不损阳，共奏温中止血之功	赤小豆清热利湿，排脓消肿，当归活血止血，当归之活血亦可止血不留瘀

瘀　血

【原文】病人胸满，唇痿舌青，口燥，但欲漱水不欲咽，无寒热，脉微大来迟，腹不满，其人言我满，为有瘀血。（10）

【提要】本条论述瘀血的脉证。

【图解】

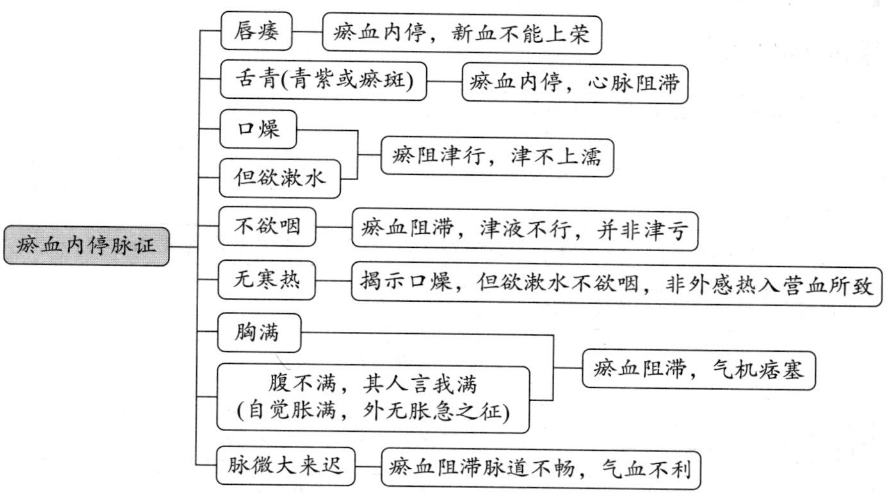

【按语】瘀血证是一个综合性的证候，其中舌质的变化对诊断瘀血最有意义。舌质青紫或有瘀点、瘀斑，都是瘀血的明证。

【常见考点】瘀血的脉证。

【原文】病者如热状，烦满，口干燥而渴，其脉反无热，此为阴伏[1]，是瘀血也，当下之。（11）

【词解】[1] 阴伏：热不在气分，而伏于血分，是瘀血阻滞日久，郁而化热伏于阴分所致。

【提要】本条论述瘀血化热的脉症和治则。

【图解】

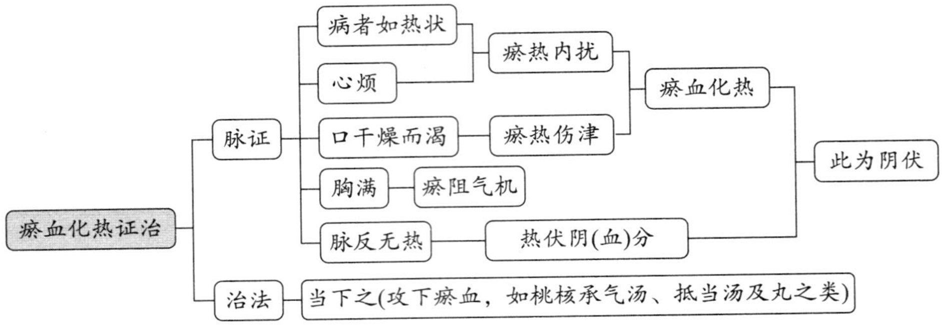

【按语】本条虽言当下之，但未出治方，吴谦等认为，宜用桃仁承气或抵当汤、丸之类治之。但还须注意，“当下之”非仅指攻下瘀血一法，当理解为化瘀、逐瘀、行瘀、散瘀等多种以消除瘀血为目的的治疗方法。临床应根据病情的寒热、轻重、缓急和瘀血部位的不同，分别选用不同的治法。

【常见考点】瘀血化热的脉症和治则；关键字词的解释。

【本篇内容归纳】

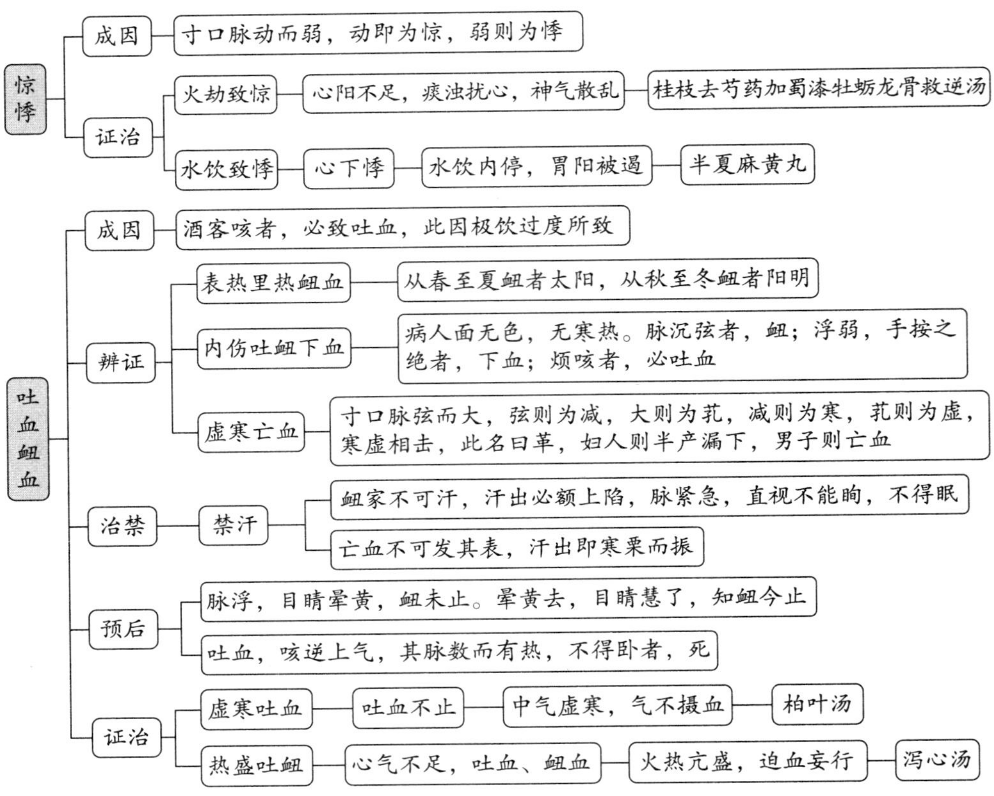

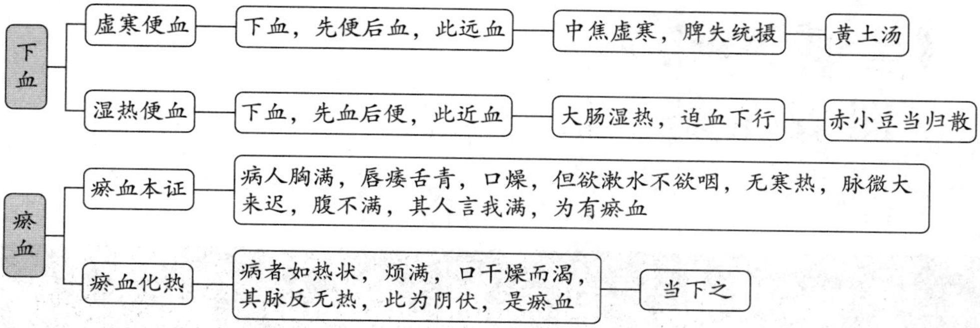

【复习思考题】

1. 何谓惊悸？其脉象与病机是什么？
2. 试从病机、证候、方药等方面比较柏叶汤与泻心汤的异同。
3. 何谓远血和近血？试述其证治。
4. 瘀血有哪些脉症表现？

呕吐哕下利病脉证治第十七

【学习目标】

掌握： 呕吐的辨证论治；胃反的概念及证治。

熟悉： 哕、下利的辨证治疗。

了解： 本篇条文与其他篇章的关系。

背诵： 第 5、8、9、10、12、14、15、16、17、21、23、42、43 条原文。

【篇名释义】

本篇论述呕吐、哕、下利病的脉因证治。呕吐是由于胃失和降，胃气上逆，使饮食、痰涎等物上涌，从口而出的一类病证。哕即呃逆，是指喉间呃呃有声，不能自制之病证，为胃膈气逆所致。下利包括后世之泄泻与痢疾。

呕吐、哕、下利病的病因涉及虚寒、实热、痰饮、湿阻、湿热等，病机主要是脾胃升降失常，亦与肾阳不足有关。根据“实则阳明，虚则太阴”“阳病属腑，阴病属脏”的理论，一般实证、热证，多治以和胃降逆，通腑祛邪；虚证、寒证则以温中散寒、健脾补肾为主。因为呕吐、哕、下利均属胃肠疾病，常相互影响，也可合并发生，故合为一篇论述。

本篇内容广泛，条文及载方数为全书各篇章之最。系统地论述了脾胃病的病机和证治，对后世脾胃学说的发展具有很大的促进作用。

呕　吐

一、成因与脉症

（一）饮邪致呕

【原文】先呕却渴者，此为欲解。先渴却呕①者，为水停心下，此属饮家。呕家本渴，今反不渴者，以心下有支饮故也，此属支饮②。（2）

【校勘】①“先呕却渴”“先渴却呕”之“却”字，在本书《痰饮病篇》作“后”字。

②《外台》杂疗呕吐哕门，引仲景《伤寒论》“此属支饮”下，细注云“仲景杂方，此证当用小半夏加茯苓汤”。

【提要】论水饮致呕的辨证。

【图解】

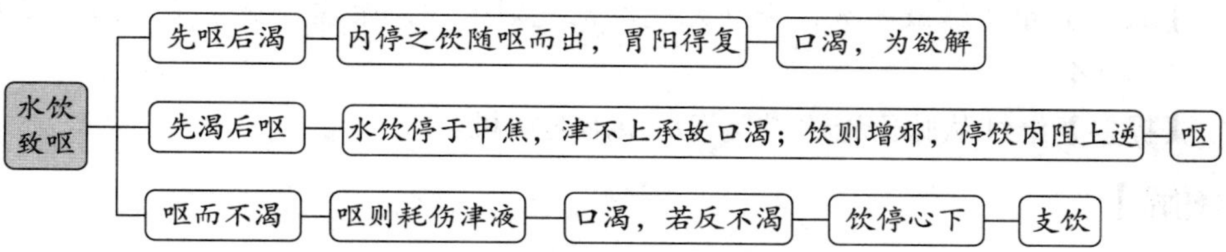

【按语】本条所论饮家口渴，多见渴而不多饮，并恶冷饮，或渴而不欲饮；或饮后则吐，故仲景从先呕后渴，先渴后呕，呕而不渴来推断水饮之去留，对临床有一定参考价值，对后世诊法的发展有很大启迪作用。本条未立治法，但可参照本书痰饮咳嗽病用小半夏汤或小半夏加茯苓汤治疗。

【常见考点】为三类条文，了解呕吐伴有口渴时，二者先后与预后的关系。

（二）虚寒胃反

【原文】问曰：病人脉数，数为热，当消谷引食，而反吐者，何也？师曰：以发其汗，令阳微，膈气虚，脉乃数，数为客热[1]，不能消谷，胃中虚冷故也①。

脉弦者②，虚也，胃气无余，朝食暮吐，变为胃反。寒在于上，医反下之，今脉反弦，故名曰虚。（3）

【校勘】①“故也”之间，《伤寒论》《脉经》并载有“吐”字。

②“脉弦者”以下，在《脉经》另作一条。“引食”：徐、尤、陈注本作“引饮”。

【词解】[1] 客热：即虚热或假热，是相对于真热而言。

【提要】论虚寒胃反的病机。

【图解】

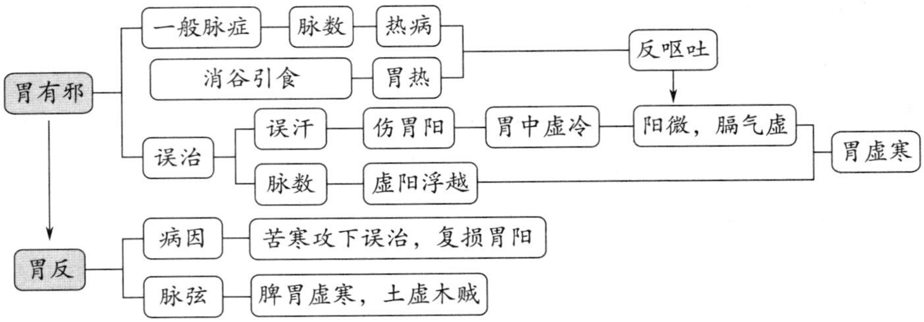

【按语】本条指出由误汗、误下损伤胃阳，而致胃反的病机变化，目的在于阐明虚寒为胃反之本，并非胃反病全因误治而成。

【常见考点】胃反的症状特征及虚寒胃反的成因。

【原文】寸口脉微而数，微则无气，无气则荣虚，荣虚则血不足，血不足则胸中冷。（4）

【提要】继续从脉象论述胃反气血俱虚的病机。

【图解】

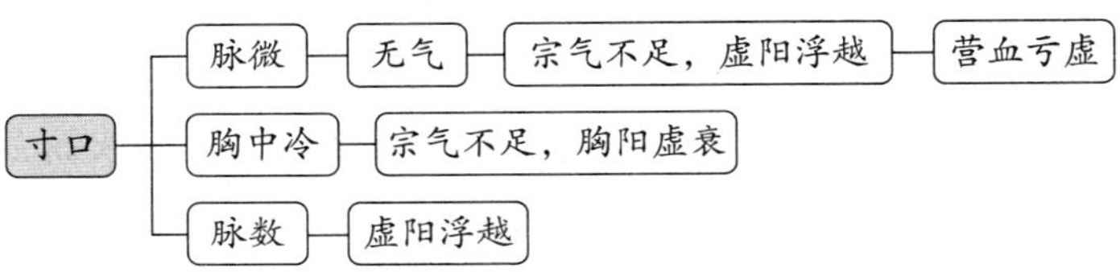

【常见考点】了解气血俱虚是胃反的病因之一，以及脉象特征。

【原文】趺阳脉浮而涩，浮则为虚，涩则伤脾，脾伤则不磨，朝食暮吐，暮食朝吐，宿谷不化，名曰胃反。脉紧①而涩，其病难治。（5）

【校勘】①《千金》："脉紧"上，有"趺阳"二字。

【提要】再论胃反而脾胃两虚的病机、脉症及预后。

【图解】

图见277页。

【按语】胃反病后期出现的阴阳两虚，治疗颇为困难。其治疗大法为初期温养脾胃、降逆止呕，后期补养胃气、滋脾润燥。

【常见考点】胃反的成因，以及主症分析，治疗特点。

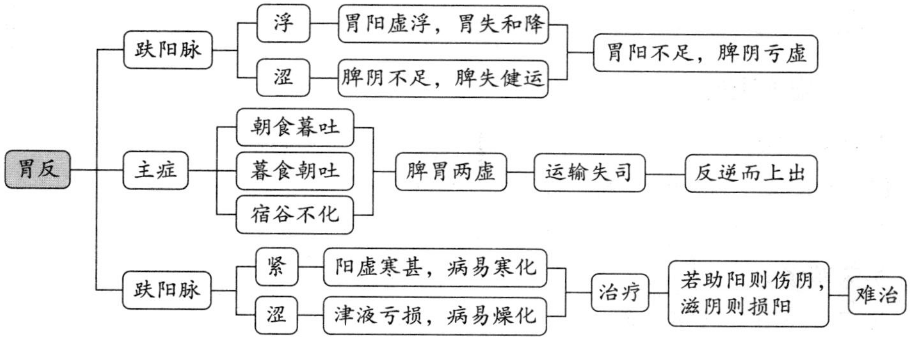

二、治禁

【原文】夫呕家有痈脓，不可治呕，脓尽自愈[①]。(1)

【校勘】①《外台》引仲景《伤寒论》作“夫呕家本有痈脓者不可疗也，其呕脓尽自愈”。

【提要】论内有痈脓而呕吐的治法。

【图解】

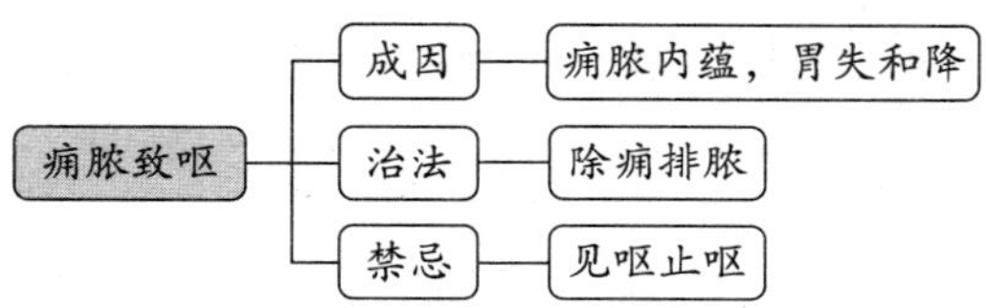

【按语】本条精神在于审证求因，治病求本，反对只看现象，不求本质的片面治疗方法。

【常见考点】了解内有痈脓而呕吐的治法。

【原文】病人欲吐者，不可下之。(6)

【提要】论欲吐的治禁。

【图解】

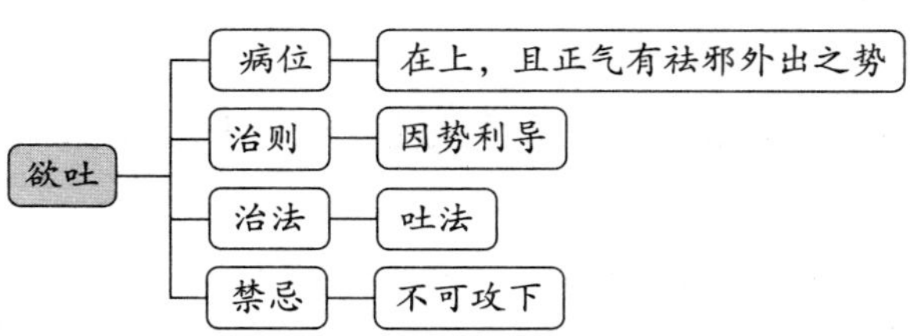

【按语】此法源出《素问·阴阳应象大论》：“其高者，因而越之。”

【常见考点】了解呕吐因势利导治则及禁忌。

三、证治

（一）虚寒呕吐

1. 肝胃虚寒

【原文】呕而胸满者，茱萸汤主之。（8）

干呕，吐涎沫，头痛者，茱萸汤主之。方见上。（9）

吴茱萸汤方

吴茱萸一升　人参三两　生姜六两　大枣十二枚

上四味，以水五升，煮取三升，温服七合，日三服。

【提要】第 8 条论胃虚寒凝呕吐；第 9 条论胃虚停饮挟肝气上逆的干呕证治。

【图解】

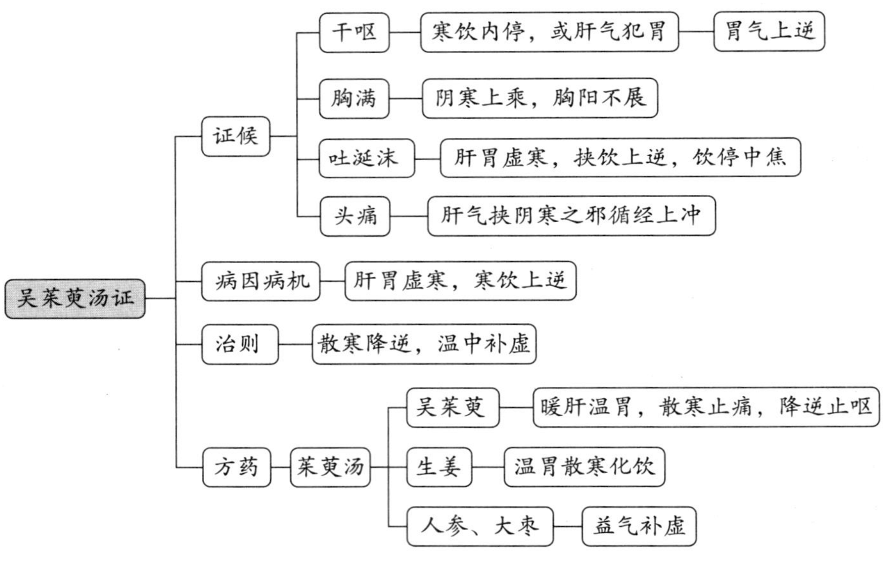

【常见考点】胃虚寒凝呕吐的治法、方药；吴茱萸汤的病因、病机、证治、方药特点、临床应用。

2. 阴盛格阳

【原文】呕而脉弱，小便复利，身有微热，见厥者，难治，四逆汤主之。（14）

四逆汤方

附子一枚（生用）　干姜一两半　甘草二两（炙）

上三味，以水三升，煮取一升二合，去滓，分温再服。强人可大附子一枚，干姜三两。

【提要】论虚寒呕吐而阴盛格阳的证治。

【图解】

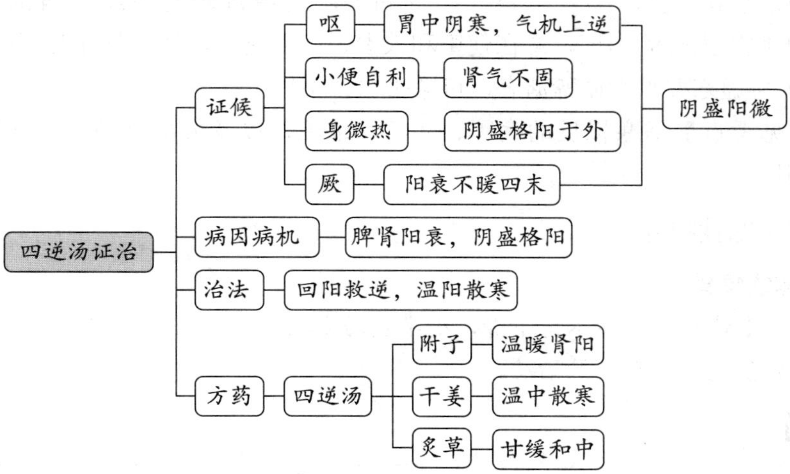

【按语】本条之呕吐乃全身虚寒症状之一，与饮停于胃之呕吐不同，故不用生姜、半夏降逆止呕，而用四逆汤回阳救逆，充分体现仲景治病求本之旨。本方为阴盛格阳之证，临证施药，恐热汤格拒不纳，可遵“治寒以热，凉而行之”经旨，将本汤冷服为宜。

【常见考点】虚寒呕吐阴盛格阳证的成因、治法、方药。

3. 虚寒胃反

【原文】胃反呕吐者，大半夏汤主之。《千金》云：“治胃反不受食，食入即吐[①]。”《外台》云：“治呕，心下痞硬者。”（16）

大半夏汤方

半夏二升（洗完用）　人参三两　白蜜一升

上三味，以水一斗二升，和蜜扬之二百四十遍，煮取二升半，温服一升，余分再服。

【校勘】①食入即吐：《千金》作“食已即呕吐”。

【提要】论述虚寒胃反的治法方药。

【图解】

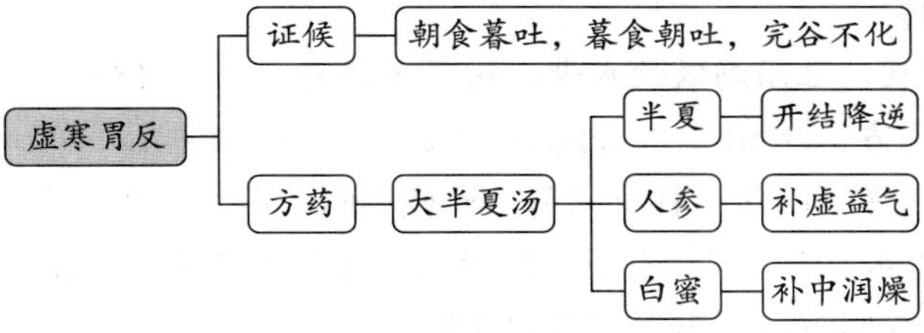

【按语】本方的半夏用量较大，考虑到半夏有毒，故“洗完用”以减少其毒性，加之用白蜜，一者解毒，二者润燥，直指胃寒而脾燥之病机。“扬之二百四十遍”为时间副词，意在使蜜和人参、半夏充分搅拌。临证时还应注意病机，若脾胃虚寒并见大便稀溏者，可舍去白蜜不用。

【常见考点】虚寒胃反的病因、病机、证治，以及大半夏汤方药使用特点、临床应用。

（二）寒饮呕吐

1. 寒饮停胃

【原文】诸呕吐，谷不得下者，小半夏汤主之。方见痰饮中。（12）

【提要】论一般呕吐的治法。

【图解】

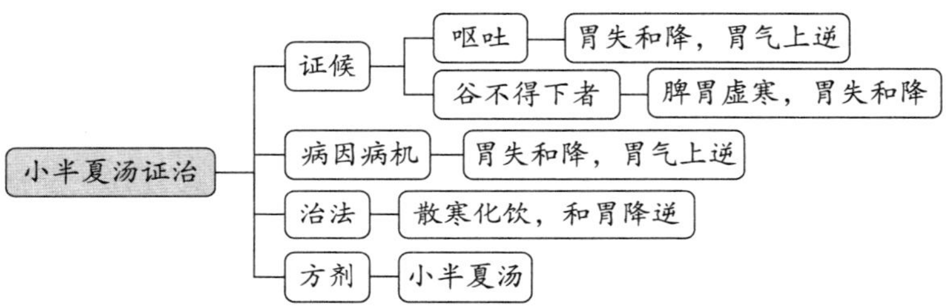

【按语】呕吐须辨寒热虚实之证，“诸呕吐”冠于条首，言其杂病之中呕吐停饮最为常见，不可理解为一切呕吐。临床上本方多用于呕吐、口不渴、心下痞满之症，若兼头眩、心悸，应加茯苓利水祛饮以止眩悸。

表 17-1　小半夏汤证与大半夏汤证鉴别

鉴别	小半夏汤证	大半夏汤证
症状	呕吐，呕后反渴，谷不得下	朝食暮吐，暮食朝吐，大便干结
病机	寒饮上逆	胃寒脾燥
治则	散寒化饮，和胃降逆	补脾和胃，降逆止呕

【常见考点】一般呕吐的主方；小半夏汤证的病因病机、症状特点、方剂组成以及配伍特点。

2. 脾虚饮停

【原文】胃反，吐而渴欲饮水者，茯苓泽泻汤主之。（18）

茯苓泽泻汤方：《外台》云治消渴脉绝，胃反吐食之，有小麦一升。

茯苓半斤　泽泻四两　甘草二两　桂枝二两　白术三两　生姜四两

上六味，以水一斗，煮取三升，内泽泻，再煮取二升半，温服八合，日三服。

【提要】论饮阻气逆而呕渴并见的证治。

【图解】

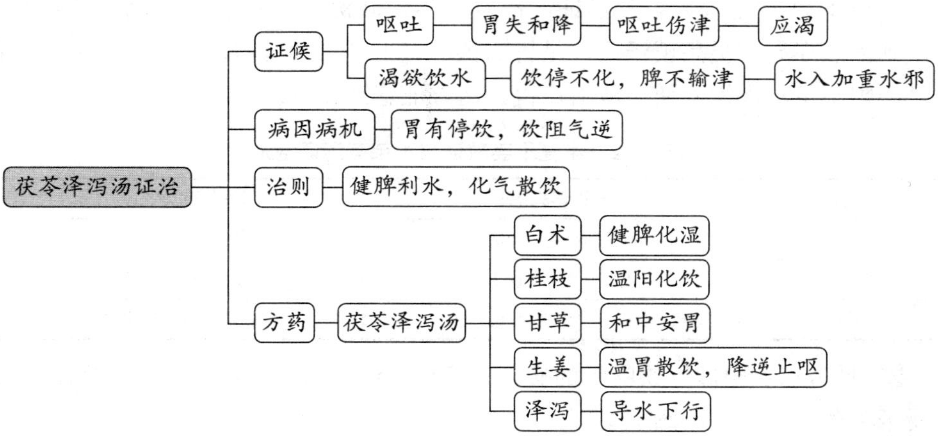

【按语】胃反冠于条首，乃反复呕吐之谓，此为停饮胃反之证，故用白术、甘草健脾补中，培土制水，为治呕之本。

【常见考点】停饮胃反之证的治法、方药及茯苓泽泻汤与五苓散的比较。

3. 阳虚停饮

【原文】干呕，吐逆，吐涎沫[①]，半夏干姜散主之。（20）

半夏干姜散方

半夏　干姜各等分

上二味，杵为散，取方寸匕，浆水一升半，煎取七合，顿服之。

【校勘】①吐涎沫：《千金》作“涎沫出”。

【提要】论中阳不足，寒饮内盛的呕逆证治。

【图解】

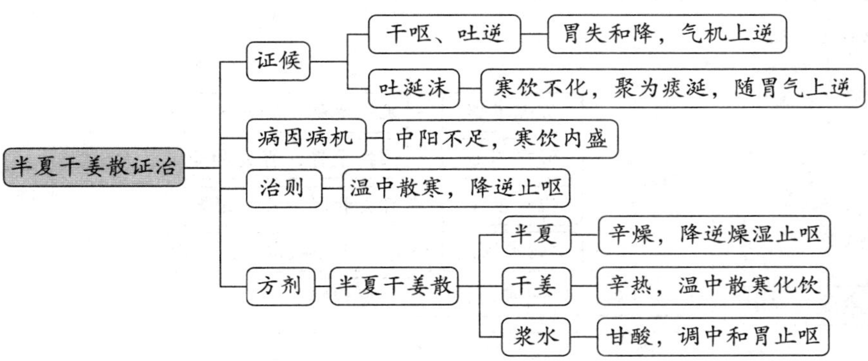

【按语】半夏干姜散，即小半夏汤以干姜易生姜而成，因干姜与生姜功用不同，故其主治有别。半夏干姜散以干姜温阳，守而不走，治疗中阳不足，寒饮呕

逆之证；小半夏汤以生姜散寒，走而不守，主治饮盛抑阳之呕吐。

半夏干姜散证与吴茱萸汤证，都有干呕、吐涎沫的症状，但因二者病机不同，则治法亦异。吴茱萸汤证，是胃寒挟肝气上逆，故肝胃同治；而半夏干姜散证是中阳不足，寒饮上逆，故治在胃。两方证鉴别如下：

表 17-2　半夏干姜散证与吴茱萸汤证鉴别

鉴别	半夏干姜散证	吴茱萸汤证
症状	干呕，吐逆，吐涎沫	干呕，吐涎沫，头痛
病机	中阳不足，寒饮上逆	寒饮停胃，挟肝气上逆
治则	治在胃，偏重化饮降逆	肝胃同治，偏重散寒

【常见考点】阳虚停饮呕吐的病因、病机、证治与方药组成特点、临床应用；半夏干姜散证与吴茱萸汤证鉴别。

4. 饮结胸胃

【原文】病人胸中似喘不喘，似呕不呕，似哕不哕①，彻心中愦愦然无奈者[1]，生姜半夏汤主之。（21）

生姜半夏汤方

半夏半升　生姜汁一升

上二味，以水三升，煮半夏，取二升，内生姜汁，煮取一升半，小冷，分四服，日三夜一服。止，停后服。

【校勘】①《外台》引仲景《伤寒论》：“哕”下，无“彻”字；“无奈”作“彻无聊赖”；“生姜”下有“汁”字。

【词解】[1] 彻心中愦愦然无奈者：彻，即通联之意；心中，即胸中。指患者自觉胸中烦闷已极，有无可奈何之感。

【提要】论寒饮搏结胸中的证治。

【图解】

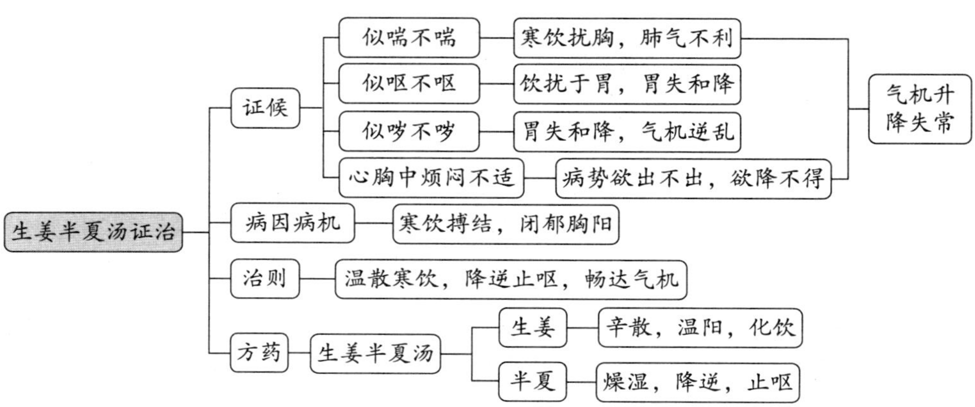

【按语】胸为气海，是清气出入升降之道路，且内居心肺，下邻脾胃，若寒饮搏结于胸中，闭郁胸阳，则会阻碍气机升降出入。虽然原文叙证是些患者的自觉症状，但却客观地反映出由于寒饮搏结，气机受阻，而病及肺胃，凌迫于心的病变特点。

另，本方与小半夏汤，药味组成相同，但分量不同，其作用也就不同。半夏干姜散证、生姜半夏汤证与小半夏汤证鉴别如下：

表 17-3　半夏干姜散证、生姜半夏汤证与小半夏汤证鉴别

鉴别	半夏干姜散证	生姜半夏汤证	小半夏汤证
主症	干呕，吐逆，吐涎沫	干呕，烦躁不宁	呕吐，而不知渴
病机	中阳不足，寒饮上逆	寒饮搏结，闭郁胸阳	饮停心下，胃逆上呕
治则	治在胃，偏重化饮降逆	重用姜汁，以行散为主	重用半夏，偏重降逆止呕
方剂组成	半夏＝干姜（等量）	半夏＜干姜（半夏半升，生姜汁一升）	半夏＞生姜（半夏一升，生姜半斤）
煎服要求	浆水煮，顿服之	小冷（有利止呕） 日三夜一（少量频服）	久煎，浓煎

【常见考点】寒饮搏结胸中呕吐的病因、病机、证治、方药组成、临床应用以及服用特点；本方证与半夏干姜散证、小半夏汤证三者鉴别。

5. 呕后调治

【原文】呕吐而病在膈上，后思水者，解，急与之。思水者，猪苓散主之。（13）

猪苓散方

猪苓　茯苓　白术各等分

上三味，杵为散，饮服方寸匕，日三服。

【提要】论停饮致呕的调治方法。

【图解】

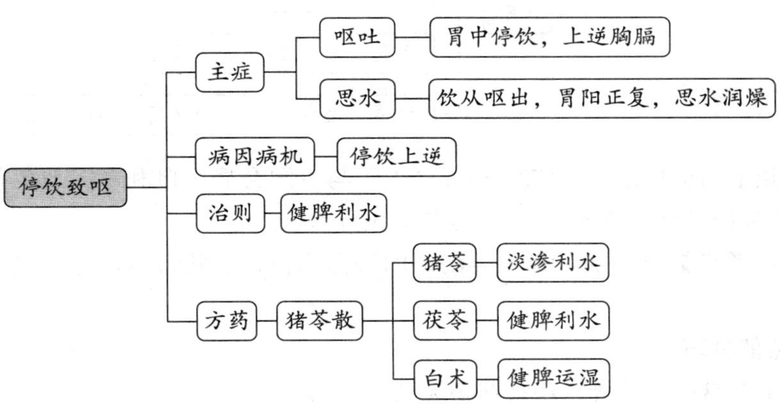

【按语】本条“呕吐而病在膈上，后思水者，解”，与第二条“先呕却渴，此为欲解”旨意相同，重点在于阐明饮去阳复的机制。“后思水者，解”比前文多一“后”字，故注家多认为是与第二条“先渴却呕者，为水停心下，此属饮家”同义，此说值得参考。

【常见考点】停饮致呕的治则，猪苓散证的病因病机、症状特点，方药组成以及临床应用。

（三）实热呕吐

1. 热犯胃肠

【原文】干呕而利者，黄芩加半夏生姜汤主之。（11）

黄芩加半夏生姜汤方

黄芩三两　甘草二两（炙）　芍药二两　半夏半升　生姜三两　大枣十二枚

上六味，以水一斗，煮取三升，去滓，温服一升，日再夜一服。

【提要】论干呕与下利并见的证治。

【图解】

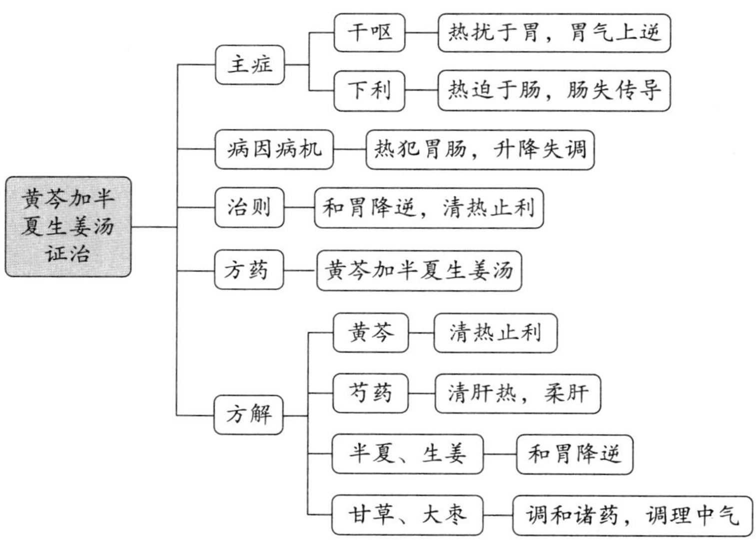

【按语】《伤寒论》第172条云：“太阳与少阳合病，自利者，与黄芩汤；若呕者，黄芩加半夏生姜汤主之。”可与本条互参。

【常见考点】黄芩加半夏生姜汤证的病因病机、症状特点，方药组成以及临床应用。

2. 热郁少阳

【原文】呕而发热者，小柴胡汤主之。（15）

小柴胡汤方

柴胡半斤　黄芩三两　人参三两　甘草三两　半夏半斤　生姜三两　大枣十二枚

上七味，以水一斗二升，煮取六升，去滓，再煎取三升，温服一升，日三服。

【提要】论少阳邪热迫胃致呕的治法。

【图解】

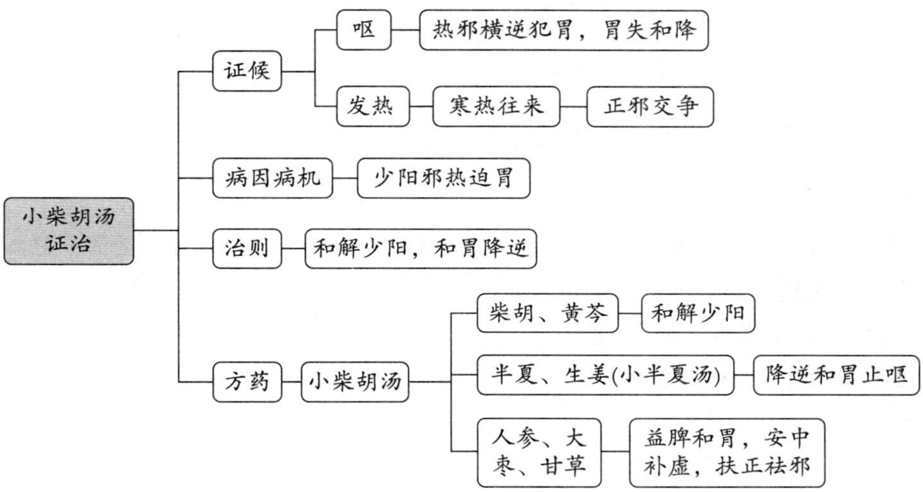

【按语】本条与上条对比，均有呕而发热之症，所不同者：一则发热，一则微热；本条是肝郁气滞，枢机不和，病属郁热，故云“发热”；上条是阳微阴盛，格阳于外，故云“微热”。“微热”是假热，“发热”为真热，恐后人误将微热与发热相混，故将此二条并列，以资鉴别。

【常见考点】少阳邪热迫胃致呕的病因病机、症状特点，方药组成以及临床应用。

3. 胃肠实热

【原文】食已即吐者，大黄甘草汤主之。《外台》方：又治吐水。(17)

大黄甘草汤方

大黄四两　甘草一两

上二味，以水三升，煮取一升，分温再服。

【校勘】《外台》引《必效》作“疗胃反吐食”，原注本此。

【提要】论胃肠实热呕吐的治法。

【图解】

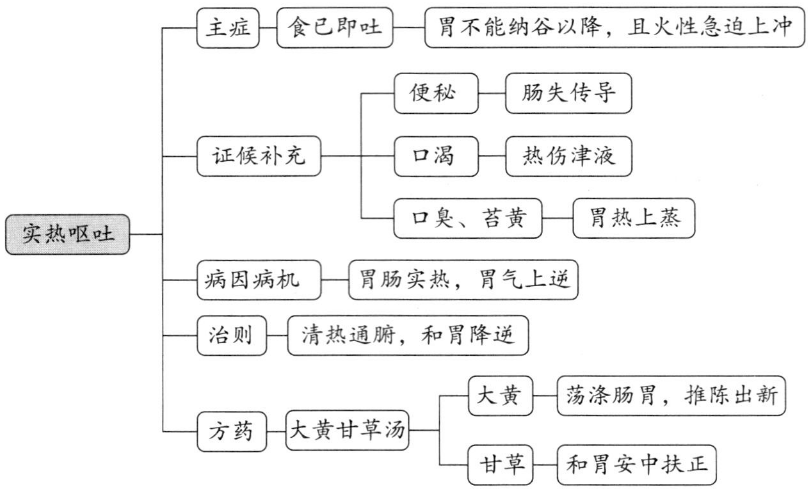

【按语】前第 6 条提出“病人欲吐者，不可下之”，是为病邪在上者立法，因邪有外出上越之机，故当因势利导使用吐法，即《黄帝内经》所谓“其高者，因而越之”；本条是胃热冲逆之证，因实热阻于胃肠，腑气不通，胃气上逆而呕吐，故当用攻下，亦即所谓“欲求南熏，先开北牖”之意。二者均不治呕，而使呕自止。可见仲景治呕，是随机立法，变化灵活，学者自当融会贯通，不可执一而论。

表 17-4　大黄甘草汤证与大半夏汤证鉴别

鉴别	大黄甘草汤证	大半夏汤证
病机	胃肠实热，腑气不通，浊气上冲	中焦虚寒，不能腐熟，肠中干燥
主症	腹满腹痛，大便不通或干结不爽，胃脘饱胀，不欲饮食，或有呕吐，口臭口苦，舌红苔黄，脉实有力	朝食暮吐，暮食朝吐，所吐清冷无异臭，病程久长，后期出现大便量少、干结，精神疲倦，语声无力，形体瘦削，面色萎黄
治法	通腑泻热	补虚和中，润燥通便
用药	大黄四两，甘草一两	半夏二升，人参三两，白蜜一升

【常见考点】胃肠实热呕吐的病因病机、治法、方药、临床应用；及大黄甘草汤证与大半夏汤证二者鉴别。

4. 水热互结在上

【原文】吐后，渴欲得水而贪饮者，文蛤汤主之。兼主微风，脉紧，头痛。(19)

文蛤汤方

文蛤五两　麻黄三两　甘草三两　生姜三两　石膏五两　杏仁五十枚　大枣

十二枚

上七味，以水六升，煮取二升，温服一升，汗出即愈。

【提要】论吐后贪饮的证治。

【图解】

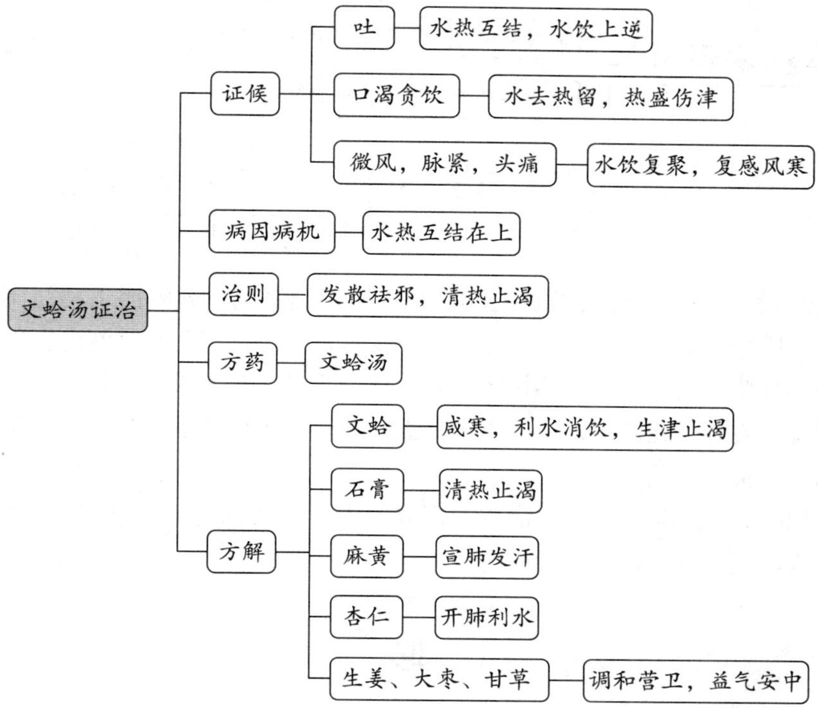

【按语】历来注家对本条的认识不一，有的认为本条与《伤寒论·太阳篇》之文蛤散互错；也有的认为“文蛤汤主之”五字，当在“头痛”之后，为传写之讹，以及“兼主”之“主”字是衍文。诸说各有见地。国内学者亦有文蛤汤治消渴病的报道，可供参考。

【常见考点】了解吐后贪饮文蛤汤主方以及药物。

（四）寒热错杂

【原文】呕而肠鸣，心下痞者，半夏泻心汤主之。（10）

半夏泻心汤方

半夏半升（洗） 黄芩三两 干姜三两 人参三两 黄连一两 大枣十二枚 甘草三两（炙）

上七味，以水一斗，煮取六升，去滓，再煮取三升，温服一升，日三服。

【提要】论呕吐属寒热错杂的证治。

【图解】

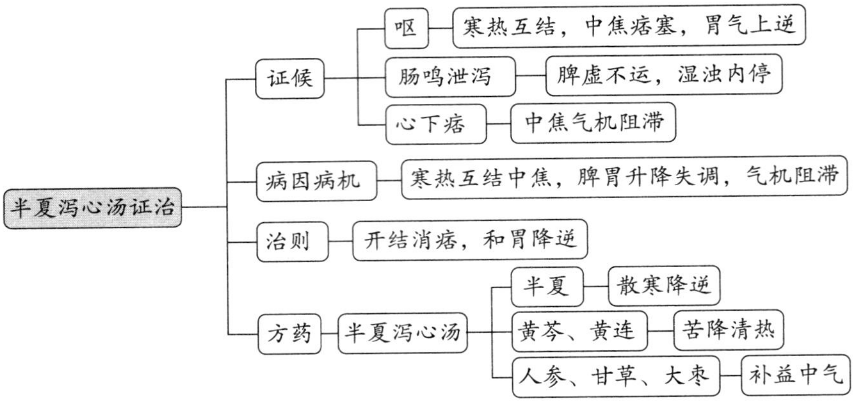

【按语】半夏泻心汤在临床应用较广，凡呕而肠鸣，或呕而下利，伴有心下痞闷者，用之多效；如心下痞，按之痛，舌苔黄腻者，可与小陷胸汤合用；如除去人参、甘草、大枣，可治热性吐泻之病证。后世之苦辛宣泄，苦降辛开，苦降辛通等说，实源于此。另，呕吐之人，煮服方法宜浓煎量少，故煎煮时从六升到三升到一升实为浓煎。

【常见考点】呕吐属寒热错杂的证候，半夏泻心汤的病因病机、症状特点，方药组成、配伍特点以及临床应用。

哕

一、治则

【原文】哕而腹满，视其前后[1]，知何部不利，利之即愈。（7）

【词解】[1] 前后：这里指大小便。

【提要】论呃逆实证的辨证与治法。

【图解】

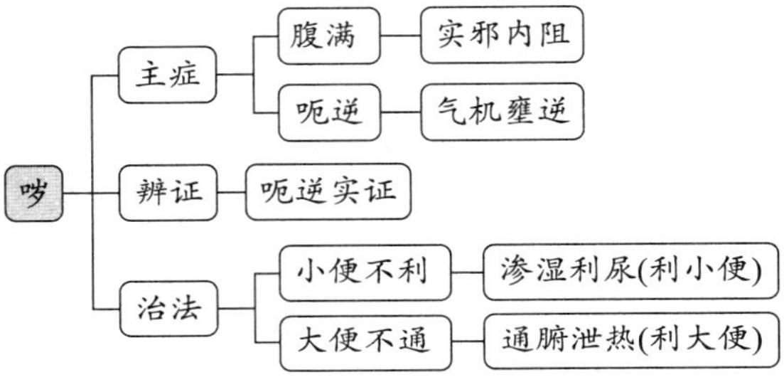

【按语】本条的辨证方法，同样适用于干呕或呕吐并见腹满的证候。还必须指出，呃逆治以通利，仅用于实证，不可用于虚证，尤其是见于久病、重病之后的虚气呃逆，更是绝对禁用。关于本条治方，朱奉议提出“前部不利者，猪苓汤；后部不利者，调胃承气汤”，可供临床参考。

【常见考点】了解呃逆实证的辨证与治法。

二、证治

（一）胃寒气逆

【原文】干呕、哕，若手足厥[①]者，橘皮汤主之。（22）

橘皮汤方

橘皮四两　生姜半斤

上二味，以水七升，煮取三升，温服一升，下咽即愈。

【校勘】①《千金》“厥”下，有“冷”字。《外台》引仲景《伤寒论》云：“小橘皮汤，兼主天行。”

【提要】论胃寒气逆而干呕、哕的证治。

【图解】

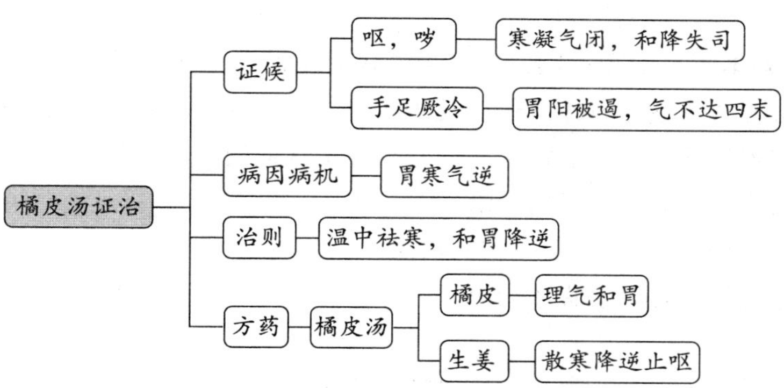

【按语】本证手足厥冷与阴盛阳微的四逆汤证，在程度上有明显的差别，仅表现为轻度的寒冷感。

【常见考点】胃寒气逆而干呕、哕的治法；以及橘皮汤病因病机、症状特点，方药组成、配伍特点以及临床应用。

（二）胃虚夹热

【原文】哕逆者，橘皮竹茹汤主之。（23）

橘皮竹茹汤方

橘皮二升[①]　竹茹二升　大枣三十枚　人参一两　生姜半斤　甘草五两

上六味，以水一斗，煮取三升，温服一升，日三服。

【校勘】①橘皮二升：《医统》本作“橘皮二斤”。

【提要】论胃虚有热而呃逆的治法。

【图解】

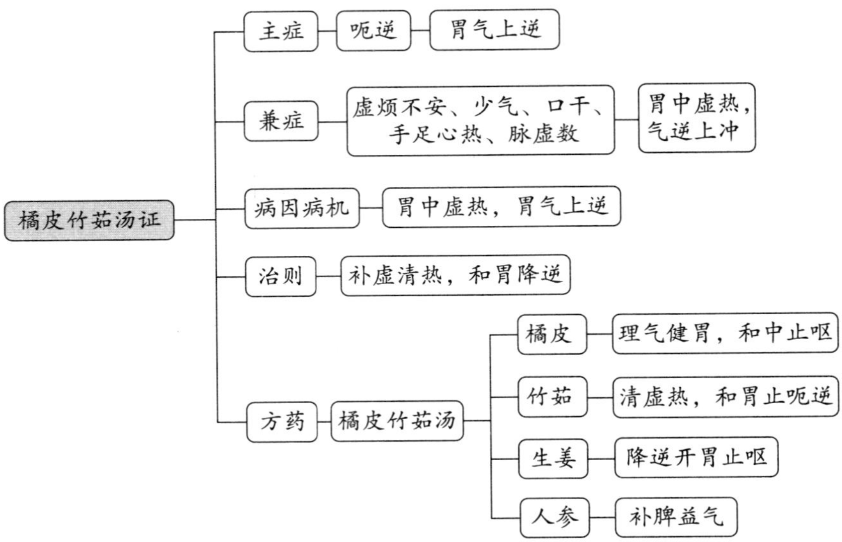

【按语】本篇论治呃逆的条文，虽然仅有上两条与第7条共三条，但其内容精要，除分胃寒气逆、胃虚有热以及实滞内结三种类型，并立理气和胃、清热补虚与通利二便诸法，已为后世哕病的寒热虚实辨证论治奠定基础。另外，本篇治哕诸法及其方药，同样也可用于治疗呕吐。

【常见考点】胃虚有热而呃逆的治法；以及橘皮竹茹汤病因病机、症状特点，方药组成、配伍特点以及临床应用。

下　利

一、脉症、病机与预后

【原文】夫六腑气绝[1]于外者，手足寒，上气，脚缩[2]；五脏气绝于内者，利①不禁，下甚者，手足不仁。（24）

【校勘】①利：《脉经》《千金》“利”上有“下”字。

【词解】[1]气绝：指脏腑之气虚衰的意思。

[2]脚缩：指小腿肌肉不时挛急、收引。

【提要】总论呕吐、哕、下利病的病机和预后。

【图解】

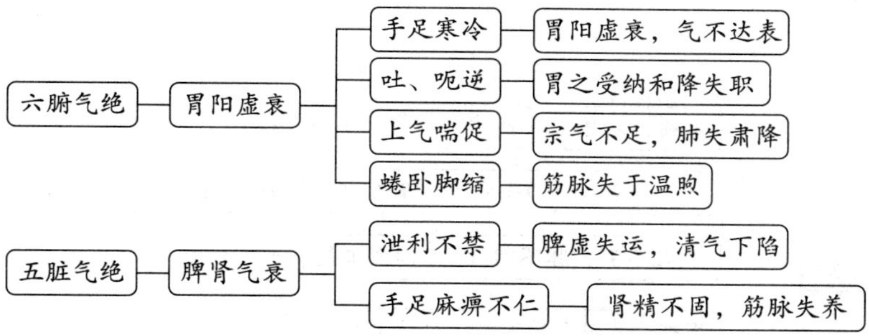

【按语】本条列于本篇呕、哕与下利原文中间，承上启下，旨在阐明呕吐、哕、下利病变的一般规律。从总的病机来说，呕吐、哕、下利是由脾肾虚衰、升降失序所致；然初病在脾胃，终必归于肾，也是其病变的基本规律。

【常见考点】了解呕吐、哕、下利病的病机和预后。

【原文】下利[1]脉沉弦者，下重[2]；脉大者，为未止，脉微弱数者，为欲自止，虽发热不死。（25）

【词解】[1] 下利：本条指痢疾。

[2] 下重：即里急后重。

【提要】从脉象上判断下利病情的预后。

【图解】

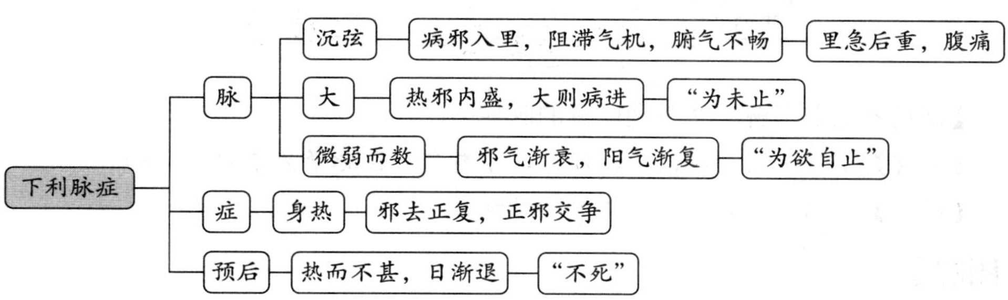

【按语】痢疾，又称滞下，亦名肠澼。《素问·通评虚实论》说“肠澼身热则死”，是指邪盛正衰，正不御邪的病例而言。此条身虽发热，必是微热或虚热，决非大热、实热，故脉见微弱而数，为邪微正复之象，所以“虽发热不死”，可见在《黄帝内经》的基础上是有所发展的。

【常见考点】了解脉象与下利病情的预后关系。

【原文】下利手足厥冷，无脉者，灸之不温，若脉不还，反微喘者，死。少阴负趺阳[1]者，为顺也。（26）

【词解】[1] 少阴负趺阳：是少阴脉比趺阳脉弱小之意。

【提要】辨下利危候的顺逆情况。

【图解】

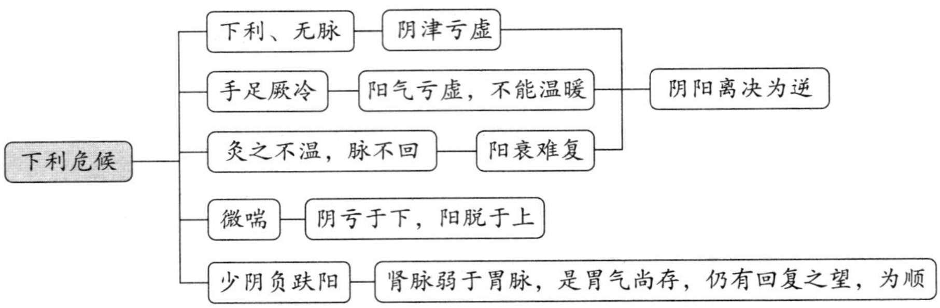

【按语】由此可以看出胃气存亡与否，是判断预后吉凶的依据，不仅诊断如此，治疗亦是如此，有胃气者生，无胃气者死。故临证切脉，要握手及足，三部九候，详细审查，四诊合参，才能准确地诊断和预后疾病。

【常见考点】了解下利危候的顺逆情况。

【原文】下利有微热而渴，脉弱者，今自愈。（27）

【提要】论阴寒下利向愈的脉症。

【图解】

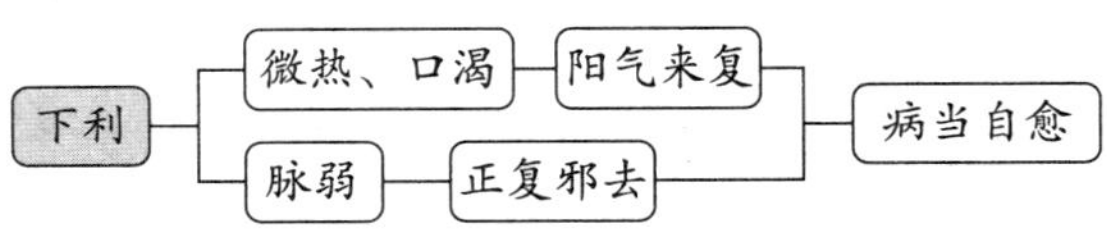

【常见考点】了解阴寒下利向愈的脉症。

【原文】下利脉数，有微热，汗出，今自愈；设脉紧为未解。（28）

【提要】论虚寒下利向愈与未解的脉症。

【图解】

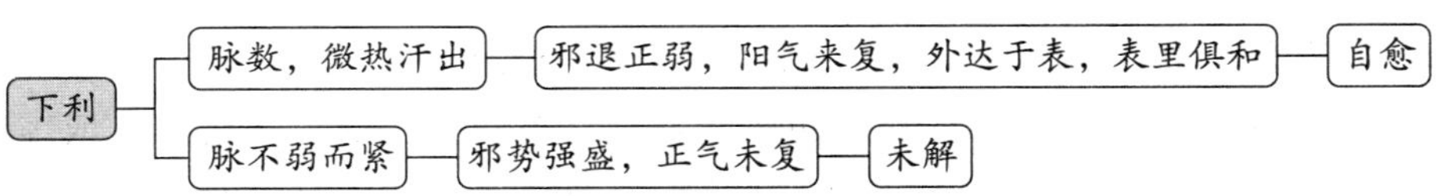

【常见考点】了解虚寒下利向愈与未解的脉症。

【原文】下利脉数而渴者，今自愈；设不差，必圊[1]脓血，以有热故也。（29）

【词解】[1] 圊：（qīng，音清），厕也。

【提要】论虚寒下利而阳复太过的病机。

【图解】

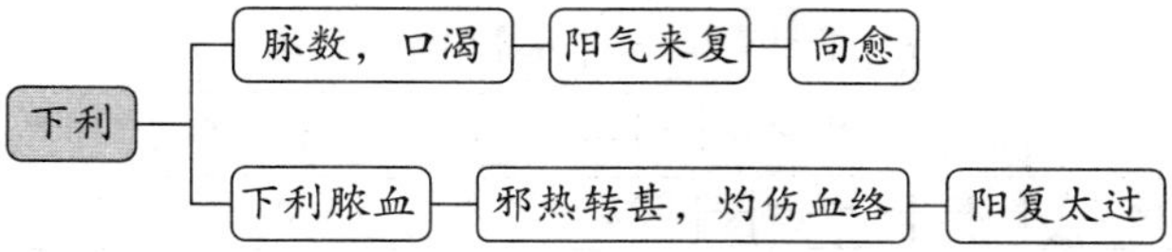

【按语】原文最后“以有热故也”五字正说明上述病机。但阳复太过之证，脉数必有力，口渴必喜凉饮。

【常见考点】了解虚寒下利而阳复太过的病机。

【原文】下利脉反弦，发热身汗者，自愈。（30）

【提要】再论虚寒下利自愈的病机和脉症。

【图解】

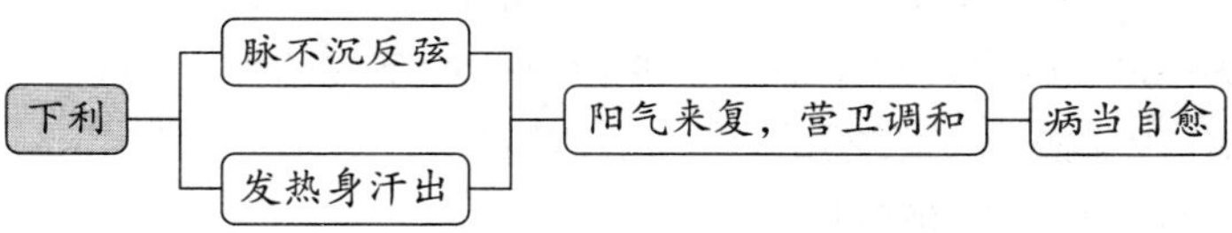

【按语】以上六条（第 25 ～ 30 条）主要论述虚寒下利的病机进退及预后情况，并以阳气的消长，病邪的盛衰作为判断其预后的关键。

【常见考点】了解虚寒下利自愈的病机和脉症。

【原文】下利，寸脉反浮数，尺中自[1]涩者，必圊脓血。（32）

【词解】[1] 自：作“本”字解。

【提要】从脉象论热利脓血的病机。

【图解】

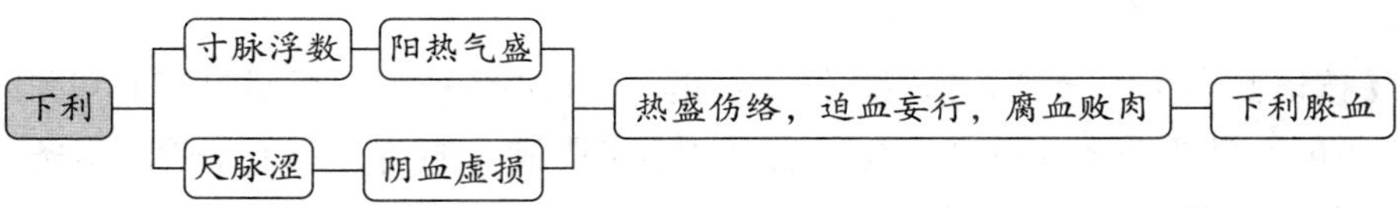

【按语】本条专论湿热蕴结于下焦之痢疾，与阴寒下利之泄泻不同，故以“寸脉反浮数，尺中自涩者”阐明其病机；但临证时，尚须四诊合参，不可单凭脉象而诊断，方不失仲景之旨义。

【常见考点】热利脓血的病机。

【原文】下利清谷，不可攻其表，汗出必胀满。（33）

【提要】论虚寒下利的治禁。

【图解】

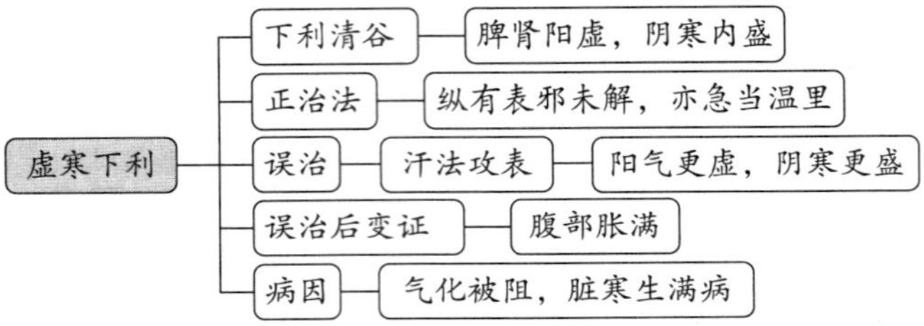

【按语】本条与《脏腑经络先后病脉证第一》篇14条原文中“下利清谷不止，身体疼痛者，急当救里”前后连贯，首尾相顾。本条通过虚寒下利不可攻表发汗的治禁，既示人须明标本缓急的论治原则，同时还体现以顾护人体阳气为要的精神。

【常见考点】虚寒下利的治禁。

【原文】下利脉沉而迟，其人面少赤，身有微热，下利清谷者，必郁冒[1]，汗出而解，病人必微热①。所以然者，其面戴阳，下虚故也。(34)

【校勘】①必微热：《医统》本作“必微厥”。

【词解】[1] 郁冒：即郁闷昏冒之意。

【提要】论虚寒下利而虚阳浮越的病机变化。

【图解】

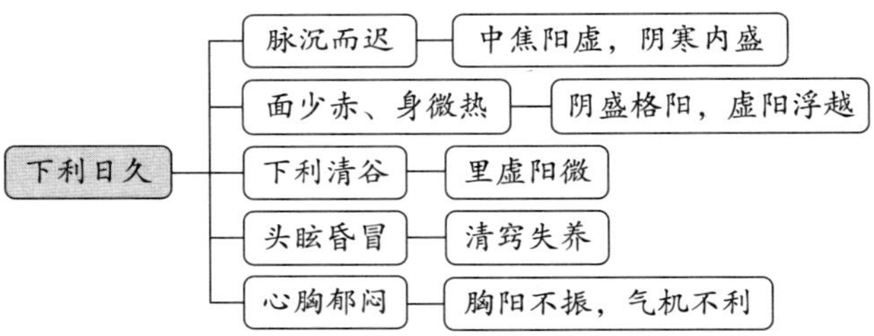

【按语】本条所云“必郁冒，汗出而解”，主要精神在于阐明阴寒下利因阴阳不和而郁冒微热的病理机制，与上条“汗出必胀满”的精神并不矛盾。本条“汗出而解”非因寒邪在表而汗解，而是应温阳散寒，使阴阳相和，上下交通之意。其治疗宜用大剂温阳散寒，如通脉四逆汤等，以令阴阳和，上下通，而收汗出病解的效果。另外，本条中“所以然者，其面戴阳，下虚故也”属于自注文字，不仅是解释面赤戴阳的机制，亦是对上述病机的概括，即总由下焦阳虚阴盛所致。

【常见考点】虚寒下利而虚阳浮越的病机变化。

【原文】下利后脉绝，手足厥冷，晬时[1]脉还，手足温者生，脉不还①者死。(35)

【校勘】①“脉不还”，《千金》作“不还不温”。

【词解】[1] 晬时：即一昼夜，又称一周时。

【提要】论虚寒下利而脉微欲绝的转归。

【图解】

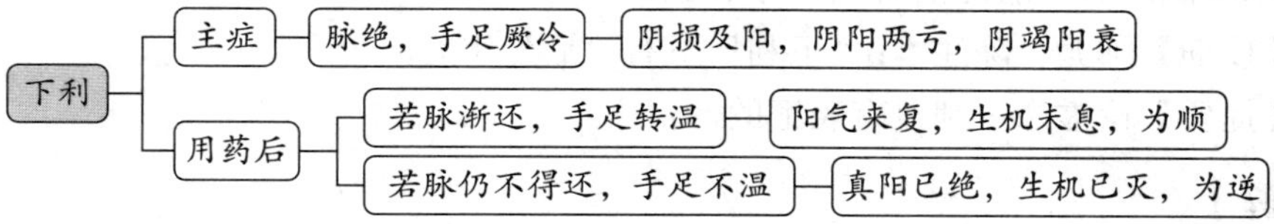

【按语】本条与第 26 条意义相似，故应前后合参。本证在临床多发生于暴注下利后，尤其是霍乱病多有此证。可用白通、四逆汤治疗。

【常见考点】虚寒下利而脉微欲绝的转归。

二、治法

【原文】下利气[1]者，当利其小便。（31）

【词解】[1] 下利气：指下利而有矢气，气随利出，频频不已，故又称气利。

【提要】论脾虚湿困，气机被阻的下利气的证治。

【图解】

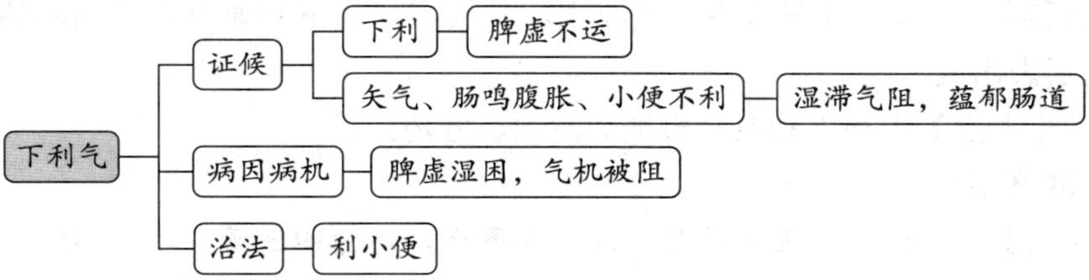

【按语】利其小便，分利水湿，湿邪从小便而去。后世医家受本条启发，提出“治湿不利小便，非其治也”及治疗泄泻时“开支河”之法。

【常见考点】脾虚湿困，气机被阻的下利气的治疗方法。

三、证治

（一）虚寒下利

1. 虚寒下利兼表

【原文】下利①腹胀满，身体疼痛者，先温其里，乃攻其表。温里宜四逆汤，攻表宜桂枝汤。（36）

四逆汤方：方见上。

桂枝汤方

桂枝三两（去皮） 芍药三两 甘草二两（炙） 生姜三两 大枣十二枚

上五味，㕮咀，以水七升，微火煮取三升，去滓，适寒温服一升，服已须臾，啜稀粥一升，以助药力，温覆令一时许，遍身漐漐微似有汗者，益佳，不可令如水淋漓。若一服汗出病差，停后服。

【校勘】①尤、陈注本："下利"下有"后"字。

【提要】论虚寒下利兼有表证的证治。

【图解】

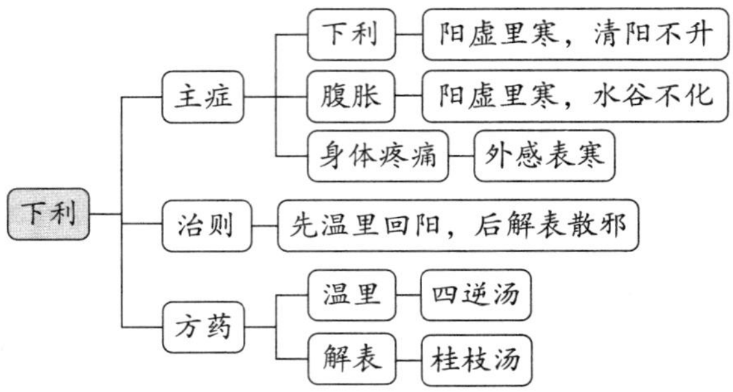

【按语】《脏腑经络先后病》篇第14条，已明确指出表里同病，应分先后缓急的原则。凡表里同病，正气不虚，应先解表，然后攻里；正气已虚，当先温里，而后解表。本条旨在重申上述原则，并根据虚寒下利兼有表证的具体情况，为先里后表出其方药。

【常见考点】虚寒下利兼有表证的治法、方药。

2. 寒厥下利

【原文】下利清谷，里寒外热，汗出而厥者，通脉四逆汤主之。(45)

通脉四逆汤方

附子大者一枚（生用）　干姜三两（强人可四两）　甘草二两（炙）

上三味，以水三升，煮取一升二合，去滓，分温再服。

【提要】论寒厥下利，阴盛格阳的证治。

【图解】

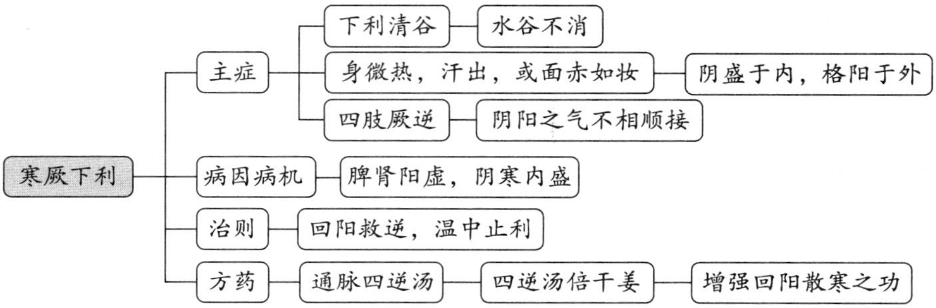

【按语】本条需与上第 26、34、35 等条，以及《伤寒论》317 条少阴病阴盛格阳之通脉四逆汤证结合。通脉四逆汤乃四逆汤倍干姜，以加强温经回阳之力，临床上患者汗出不止、气阴亏虚者，可加人参、五味子、龙骨、牡蛎；下利不止者，可加赤石脂、诃子；尿少水肿者，可加茯苓、泽泻、桂枝等。

【常见考点】寒厥下利，阴盛格阳的主症、治法、方药、临床应用。

3. 虚寒下利脓血

【原文】下利便脓血者，桃花汤主之。（42）

桃花汤方

赤石脂一斤（一半剉、一半筛末）　干姜一两　粳米一升

上三味，以水七升，煮米令熟，去滓，温服七合，内赤石脂末方寸匕，日三服；若一服愈，余勿服。

【提要】论虚寒下利便脓血的证治。

【图解】

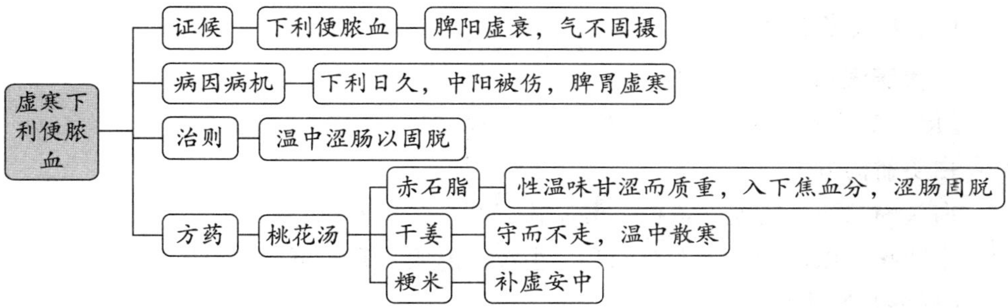

【按语】关于本条便脓血的机制，有注家认为是寒凝日久，气滞血瘀，络伤营腐，以致便脓血。此说颇有参考价值。另外，桃花汤因主药赤石脂似桃花，故方名之。方后强调“内赤石脂末”冲服，是为增强涩肠固脱的功效。

【常见考点】虚寒下利便脓血的治法，证候特征、病因病机、方药及桃花汤中赤石脂的用法。

4. 虚寒肠滑气利

【原文】气利[1]，诃梨勒散主之。（47）

诃梨勒散方

诃梨勒十枚（煨）

上一味为散，粥饮和[2]，顿服。疑非仲景方。

【词解】[1] 气利：指下利滑脱，大便随矢气而排出。

[2] 粥饮和：用米粥之汤饮调和。

【提要】论虚寒性肠滑气利的治法。

【图解】

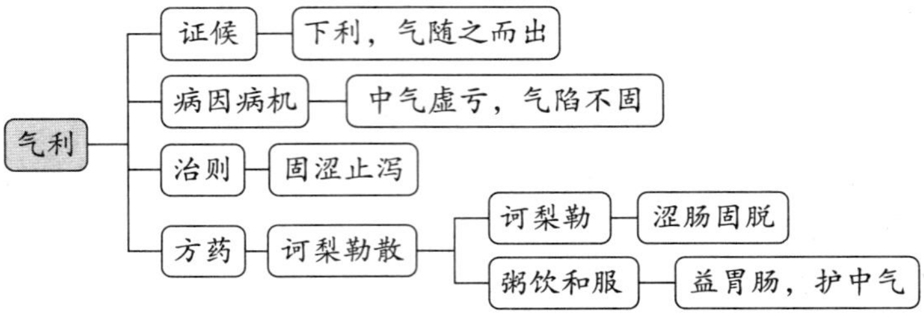

【按语】本条与前第31条均为气利之证，因气利有虚实之分，故治法有异。前条是湿郁而气机不利，故“利其小便”以渗湿；本条是气虚滑脱，故当以温涩固脱。

另外，本方为固涩之剂，不仅可用于本证肠滑气利，也可用于虚脱不禁之久咳、久泻、久痢等证。若有实邪则不宜使用，以防固涩而敛邪。

【常见考点】虚寒性肠滑气利的治则，诃梨勒散证证候特点，病因病机，方剂组成以及服用特点，如中粥饮和服的意义。

（二）实热下利

1. 大肠湿热

【原文】热利下重者，白头翁汤主之。（43）

白头翁汤方

白头翁二两　黄连　黄柏　秦皮各三两

上四味，以水七升，煮取二升，去滓，温服一升；不愈，更服。

【提要】论热利证治。

【图解】

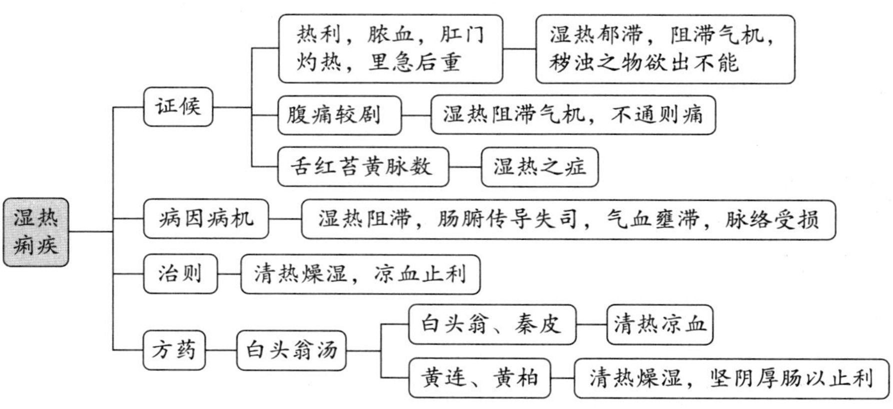

【按语】本条应与前第32条及《伤寒论》第373条“下利欲饮水者，以有热故也，白头翁汤主之”互相参照。

本方与桃花汤，均治下利便脓血，但二者有寒热虚实的不同。两方鉴别如下表。

表 17-5　桃花汤证与白头翁汤证鉴别

鉴别	桃花汤证	白头翁汤证
主症	下利，便脓血色淡或暗不鲜，滑脱不禁	下利，里急后重，脓血色深，臭秽，所下血色泽鲜明
病机	气血虚寒，气陷滑脱之久痢	湿热蕴结之初痢
治则	温中涩肠以固脱	清热燥湿，凉血止利

【常见考点】大肠湿热下利的治法方药及病案分析。

2. 实热内结

【原文】下利三部脉皆平[1]，按之心下坚者，急下之，宜大承气汤。(37)

下利脉迟而滑者，实也，利未欲止，急下之，宜大承气汤。(38)

下利脉反滑者，当有所去，下乃愈，宜大承气汤。(39)

下利已差，至其年月日时复发者，以病不尽故也，当下之，宜大承气汤。(40)

大承气汤方：见痉病中。

下利谵语者，有燥屎也，小承气汤主之。(41)

小承气汤方

大黄四两　厚朴二两（炙）　枳实大者三枚（炙）

上三味，以水四升，煮取一升二合，去滓，分温二服，得利则止。

【词解】[1] 三部脉皆平：指寸、关、尺三部皆现平人脉象。

【提要】以上 5 条论下利属实的脉症和治法。

【图解】

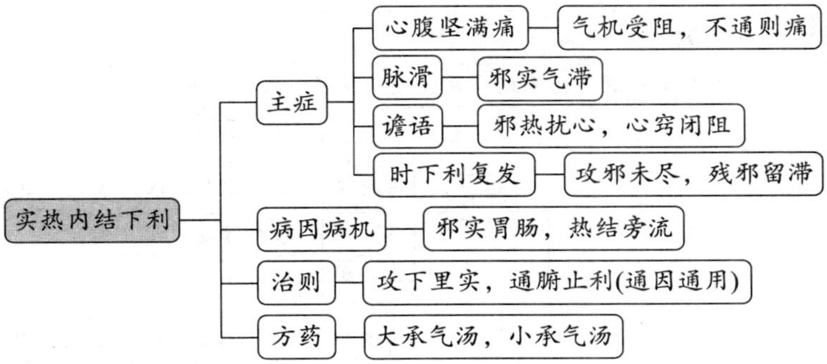

【按语】下利用下法，是“通因通用”，仅用于以祛邪为目的之实证，即《黄帝内经》所云“实者泻之”之意。

【常见考点】下利属实的脉症、治法、方药及临床应用。

3. 利后虚烦

【原文】下利后更烦，按之心下濡者，为虚烦也，栀子豉汤主之。(44)

栀子豉汤方

栀子十四枚　香豉四合（绵裹）

上二味，以水四升，先煮栀子，得二升半，内豉，煮取一升半，去滓，分二服，温进一服，得吐则止。

【提要】论下利虚烦的证治。

【图解】

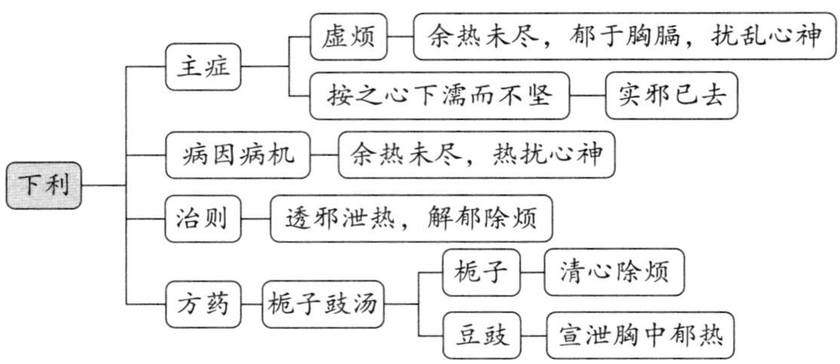

【按语】本条与《伤寒论》第76条"发汗吐下后，虚烦不得眠，若剧者，必反复颠倒，心中懊憹，栀子豉汤主之"可以互参。

【常见考点】下利虚烦的病因病机、证候特点、治法、方药组成以及临床应用。

【本篇内容归纳】

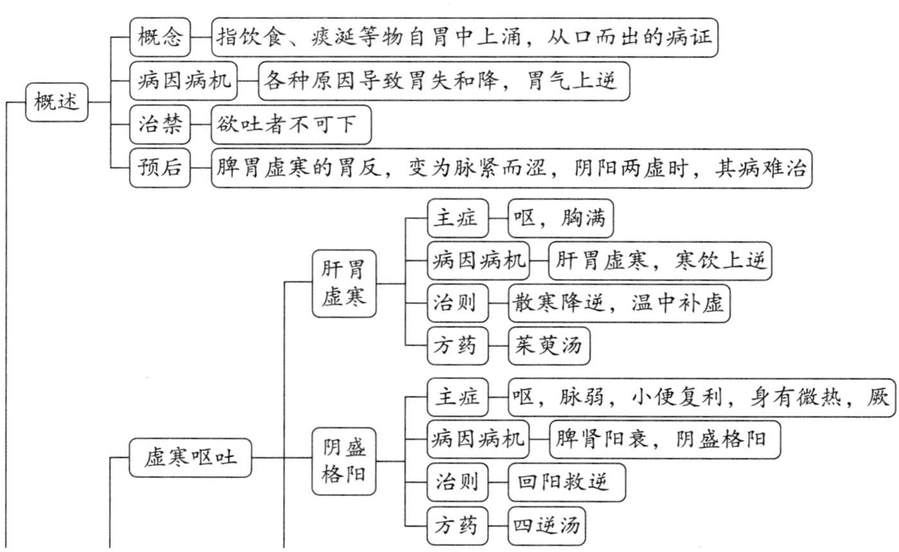

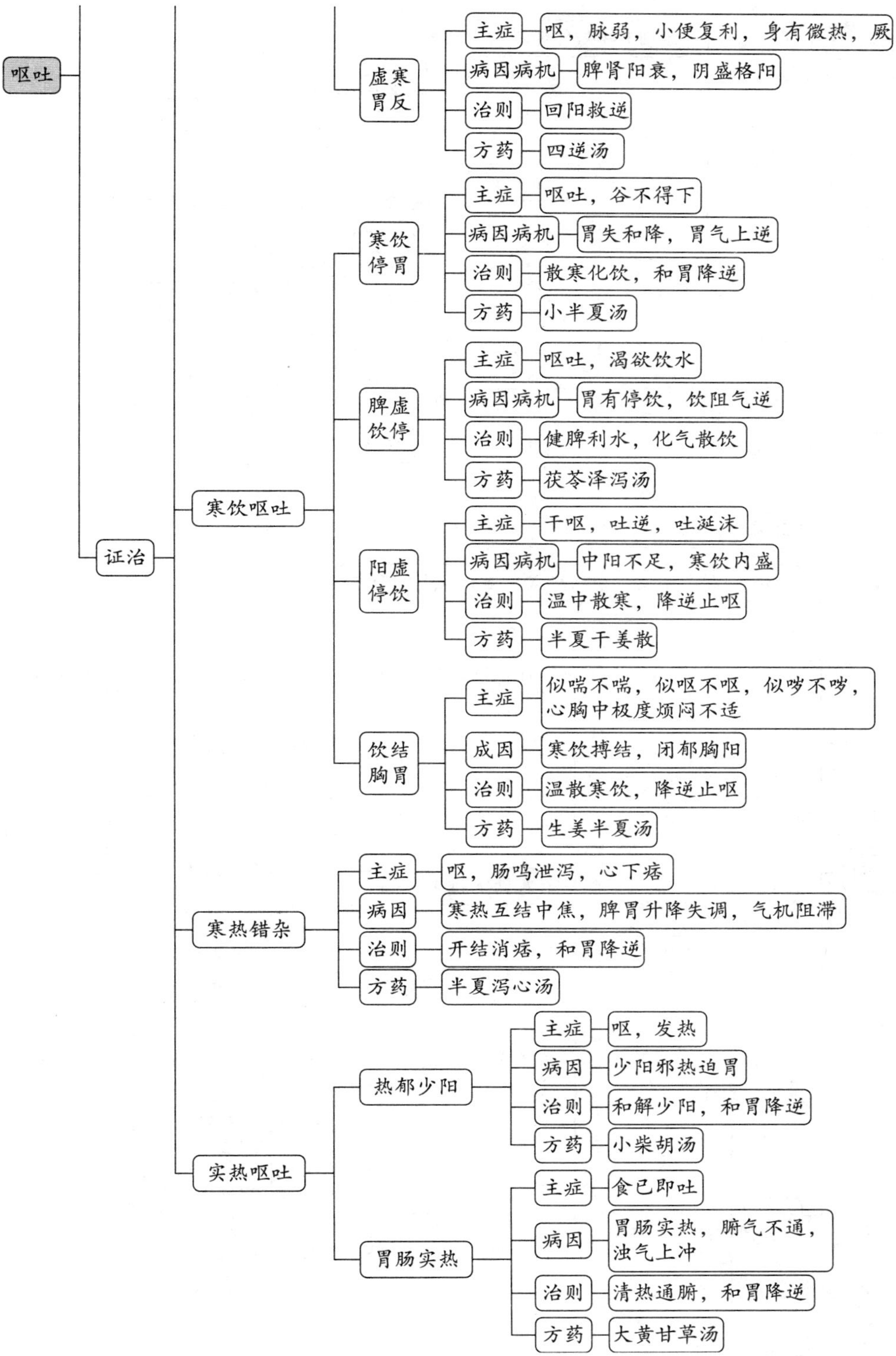
呕吐
证治
虚寒胃反
主症
呕，脉弱，小便复利，身有微热，厥
病因病机
脾肾阳衰，阴盛格阳
治则
回阳救逆
方药
四逆汤
寒饮呕吐
寒饮停胃
主症
呕吐，谷不得下
病因病机
胃失和降，胃气上逆
治则
散寒化饮，和胃降逆
方药
小半夏汤
脾虚饮停
主症
呕吐，渴欲饮水
病因病机
胃有停饮，饮阻气逆
治则
健脾利水，化气散饮
方药
茯苓泽泻汤
阳虚停饮
主症
干呕，吐逆，吐涎沫
病因病机
中阳不足，寒饮内盛
治则
温中散寒，降逆止呕
方药
半夏干姜散
饮结胸胃
主症
似喘不喘，似呕不呕，似哕不哕，心胸中极度烦闷不适
成因
寒饮搏结，闭郁胸阳
治则
温散寒饮，降逆止呕
方药
生姜半夏汤
寒热错杂
主症
呕，肠鸣泄泻，心下痞
病因
寒热互结中焦，脾胃升降失调，气机阻滞
治则
开结消痞，和胃降逆
方药
半夏泻心汤
实热呕吐
热郁少阳
主症
呕，发热
病因
少阳邪热迫胃
治则
和解少阳，和胃降逆
方药
小柴胡汤
胃肠实热
主症
食已即吐
病因
胃肠实热，腑气不通，浊气上冲
治则
清热通腑，和胃降逆
方药
大黄甘草汤

- 哕
  - 治则
    - 知何部不利，利之即愈
  - 证治
    - 胃寒气逆
      - 主症
        - 干呕，哕，手足厥冷
      - 病因病机
        - 胃寒气逆
      - 治则
        - 温中祛寒，和胃降逆
      - 方药
        - 橘皮汤
    - 胃虚夹热
      - 证候
        - 呃逆
          - 气逆上冲
      - 病因病机
        - 胃中虚热
      - 治则
        - 补虚清热，和胃降逆
      - 方药
        - 橘皮竹茹汤

- 下利
  - 脉症、病机与预后(略)
  - 治法
    - 利其小便，分利水湿，湿邪从小便而去
  - 证治
    - 虚寒下利
      - 虚寒下利兼表
        - 主症
          - 下利、腹胀、身体疼痛
        - 治则
          - 先温里回阳，后解表散邪
        - 方药
          - 温里
            - 四逆汤
          - 解表
            - 桂枝汤
      - 寒厥下利
        - 主症
          - 下利清谷，身微热，汗出，或面赤如妆，四肢厥逆
        - 病因
          - 脾肾阳虚，阴寒内盛
        - 治则
          - 回阳救逆，温中止利
        - 方药
          - 通脉四逆汤
      - 虚寒下利脓血
        - 主症
          - 下利便脓血
        - 病因
          - 下利日久，中阳被伤，脾胃虚寒
        - 治则
          - 温中涩肠以固脱
        - 方药
          - 桃花汤
      - 虚寒肠滑气
        - 主症
          - 下利，气随之而出
        - 病因
          - 中气虚亏，气陷不固
        - 治则
          - 固涩止泻
        - 方药
          - 诃梨勒散

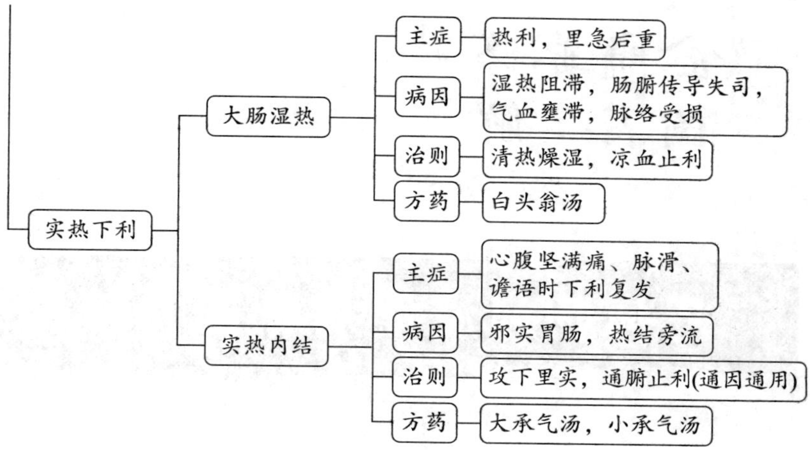

【复习思考题】

1. 呕吐分为几种类型？试述其主症与代表方。

2. 试述气利的辨证与治疗。

3. 桃花汤与白头翁汤同治下利，临床上如何区别运用？

4. “胃反，吐而渴欲饮水者”，为何要用利水化饮法治疗？

5.《金匮要略》认为“病人欲呕者，不可下之”，为什么“食已即吐者”又用大黄甘草汤？

疮痈肠痈浸淫病脉证并治第十八

【学习目标】

掌握：肠痈的证治。
熟悉：痈肿初起的脉症与辨脓法。
了解：痈肿、肠痈、金疮、浸淫疮的概念及合篇的意义。
背诵：第3、4条原文。

【篇名释义】

“疮”，古为“创”，《说文解字》：“创，伤也，疡也。”故疮一为外伤，即本书《脏腑经络先后病》篇所言金刃所伤；二为疮疡之总称。“痈”分内外，发自体表肌肤者为外痈；生自体内脏腑者为内痈，如肠痈、肺痈。“浸淫疮”是一种浸淫蔓延、溢出黄水、痒痛难忍的皮肤病。

本篇在论治金疮和浸淫疮时，有方无证，可作研究参考。但篇中所论肠痈的辨证治疗对后世有深远影响，在临床上有着重要的指导意义，故作重点讨论。

疮　痈

一、痈肿初起脉症

【原文】诸浮数脉，应当发热，而反洒淅[1]恶寒，若有痛处，当发其痈。（1）

【词解】[1]洒淅：形容如凉水洒身或冷风吹身一样寒冷。

【提要】论痈肿初起时的脉症和病机。

【图解】

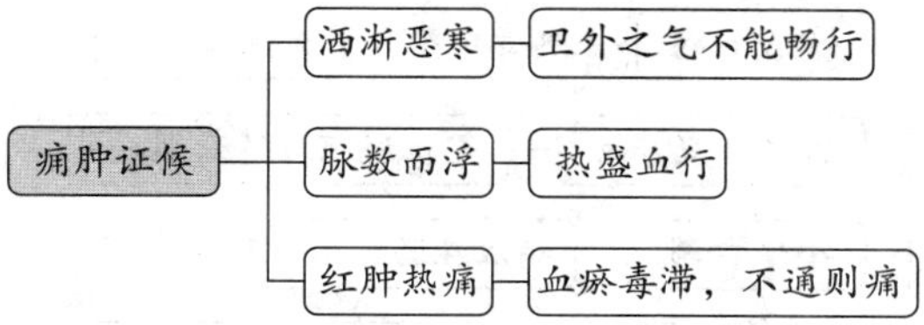

【常见考点】痈肿初起的脉症以及分析。

二、痈肿辨脓法

【原文】师曰：诸痈肿，欲知有脓无脓，以手掩肿上，热者为有脓，不热者为无脓。（2）

【提要】论辨别痈肿有脓无脓的方法。

【图解】

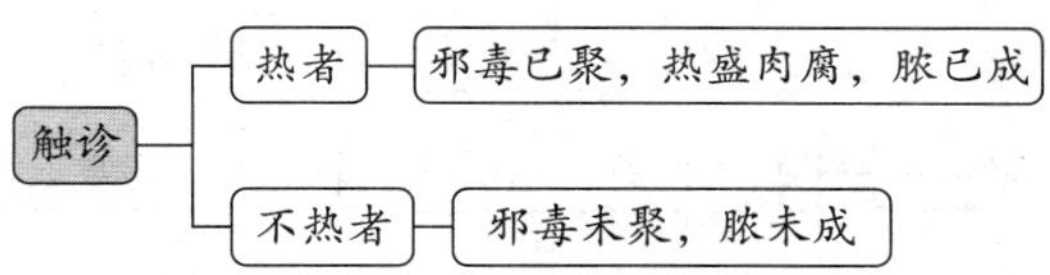

【常见考点】辨别痈肿有脓无脓的方法及原理。

肠　痈

一、脓未成证治

【原文】肠痈者，少腹肿痞，按之即痛如淋，小便自调，时时发热，自汗出，复恶寒。其脉迟紧者，脓未成，可下之，当有血。脉洪数者，脓已成，不可下也。大黄牡丹汤主之。（4）

大黄牡丹汤方

大黄四两　牡丹一两　桃仁五十个　瓜子半升　芒硝三合

上五味，以水六升，煮取一升，去滓，内芒硝，再煎沸，顿服之，有脓当下；如无脓，当下血。

【提要】论肠痈急证的辨证和治法。

【图解】

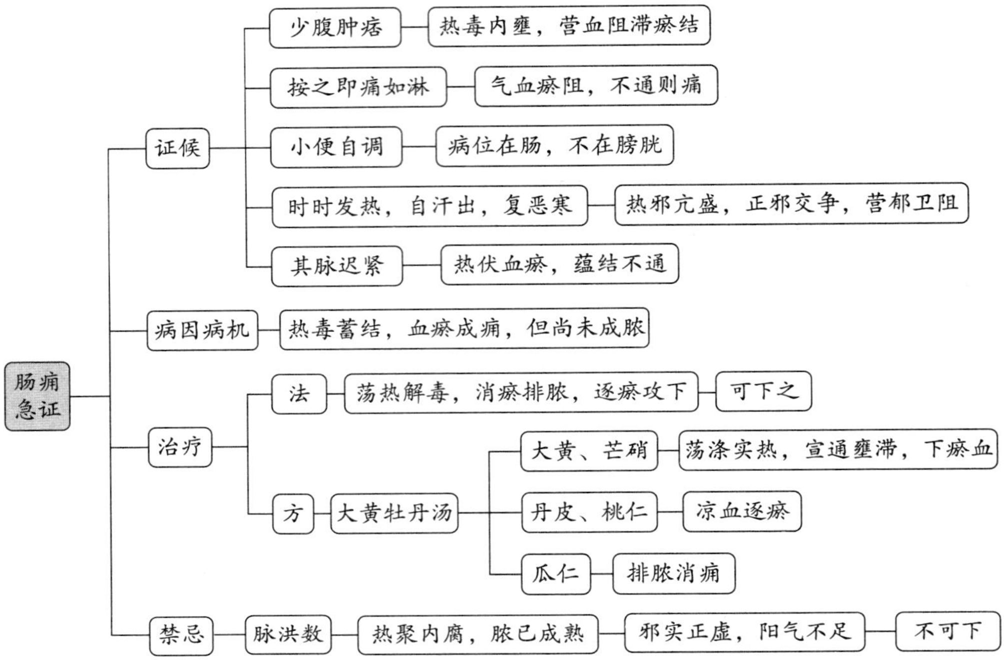

【按语】肠痈不论有脓无脓，脉迟、脉数，凡属实热者，皆宜用荡热行瘀法，使瘀热脓血随大便而去，肠痈可愈，故大黄牡丹汤方后云："顿服之，有脓当下；如无脓，当下血。"说明脓已形成，苦寒攻下，损伤阳气，可导致脾气下陷的便血变证，临证尤当注意。

原文"大黄牡丹汤主之"一句，应在"脓未成可下之"之后，仲景倒置此句，意在正反并举，强调鉴别诊断。

【常见考点】肠痈脓未成的辨证和治法、方药组成与配伍特点，临床应用及鉴别。

二、脓已成证治

【原文】肠痈之为病，其身甲错，腹皮急，按之濡，如肿状，腹无积聚，身无热，脉数，此为腹内有痈脓，薏苡附子败酱散主之。(3)

薏苡附子败酱散方

薏苡仁十分　附子二分　败酱五分

上三味，杵为末，取方寸匕，以水二升，煎减半，顿服，小便当下。

【提要】论肠痈脓已成的辨证和治法。

【图解】

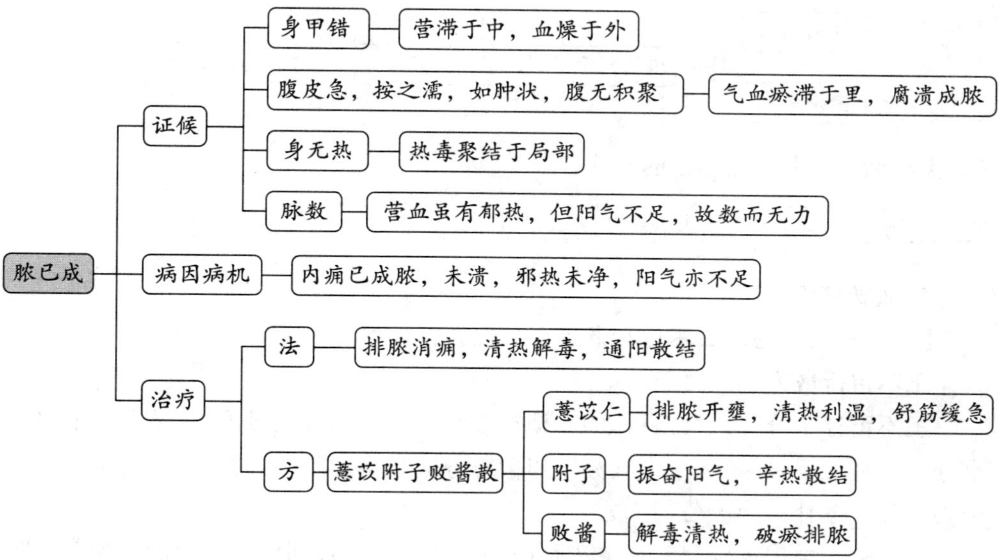

【按语】服薏苡附子败酱散后可使污脓瘀血俱从大便排出，则肠痈可愈。方后云“小便当下”，恐有错简。亦有学者认为，药后痈脓向愈，营卫气血畅通，膀胱气化复常，故“小便当下”。

表 18-1　肠痈脓未成与肠痈脓已成鉴别

鉴别	大黄牡丹汤证	薏苡附子败酱散证
脉症	少腹肿痞，按之痛如淋，时时发热，自汗出，复恶寒，脉迟紧	其身甲错，腹皮紧，按之濡，如肿块，身无热，脉洪数
治则	可下之，当有血	不可下
脓成否	脓未成（实热证）	脓已成（虚寒证）

【常见考点】肠痈脓已成的辨证、治法、方药以及二者鉴别。

金　疮

一、脉症

【原文】问曰：寸口脉浮微而涩，法当亡血，若汗出。设不汗者云何？答曰：若身有疮，被刀斧所伤，亡血故也。(5)

【提要】本条论金疮出血的脉症。

【图解】

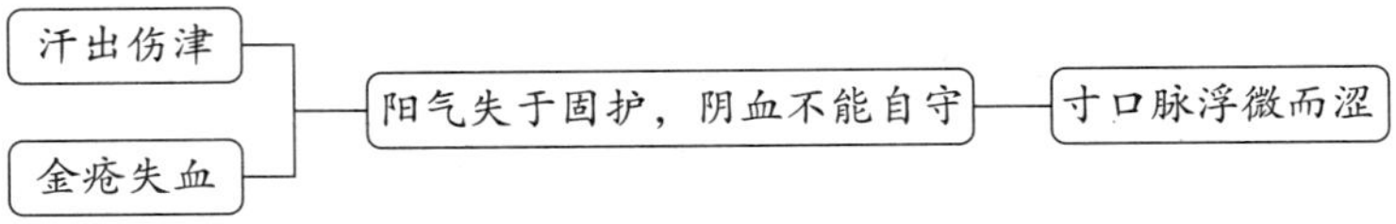

【常见考点】金疮出血的脉症。

二、证治

1. 血脉瘀阻

【原文】病金疮，王不留行散主之。(6)

王不留行散方

王不留行十分（八月八日采） 蒴藋细叶十分（七月七日采） 桑东南根白皮十分（三月三日采） 甘草十八分 川椒三分（除目及闭口，去汗） 黄芩二分 干姜二分 厚朴二分 芍药二分

上九味，桑根皮以上三味烧灰存性，勿令灰过；各别杵筛，合治之为散，服方寸匕。小疮即粉之，大疮但服之，产后亦可服。如风寒，桑东根勿取之。前三物皆阴干百日。

【提要】论金疮的治法。

【图解】

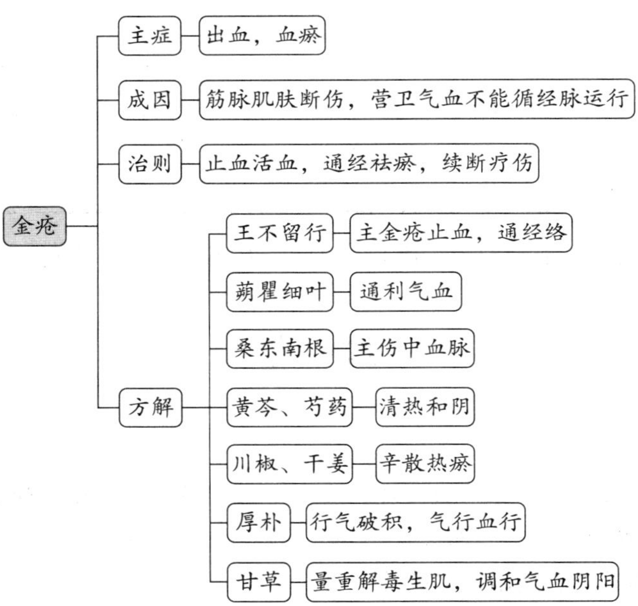

【按语】用法中“小疮即粉之”说明外敷有止血消瘀续断伤之功；“大疮但服之，产后亦可服”言此方能祛瘀生新调和阴阳，外用内服皆可。唯需辨别阴阳寒热，故注云“如风寒，桑东根勿取之。”

【常见考点】金疮的主方。

2. 金疮成脓

排脓散方

枳实十六枚　芍药六分　桔梗二分

上三味，杵为散，取鸡子黄一枚，以药散与鸡黄相等，揉和令相得，饮和服之，日一服。

排脓汤方

甘草二两　桔梗三两　生姜一两　大枣十枚

上四味，以水三升，煮取一升，温服五合，日再服。

【提要】此二方附于王不留行散后，均未见主治，但从其方名及组成来看，均是排痈脓之方。

【图解】

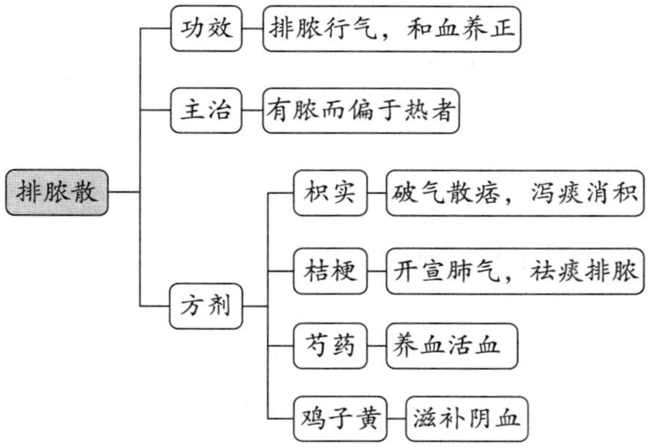

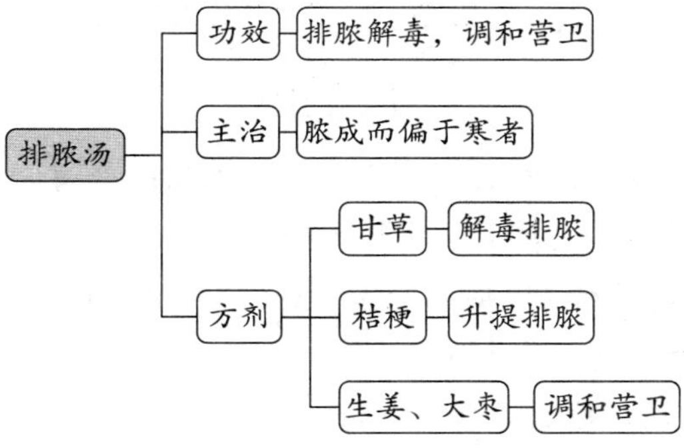

【按语】排脓散，即枳实芍药散加桔梗、鸡子黄；排脓汤，即桔梗汤加生姜、大枣；两方只桔梗一味相同，均以排脓名方，可见桔梗为排脓之要药。排脓散用治胃痈或肠痈为主；排脓汤用治胃痈或肺痈为主。

【常见考点】排痈脓两方的应用以及区别。

浸淫疮

一、预后

【原文】浸淫疮，从口流向四肢者，可治；从四肢流来入口者，不可治。(7)

【提要】论浸淫疮的预后。

【图解】

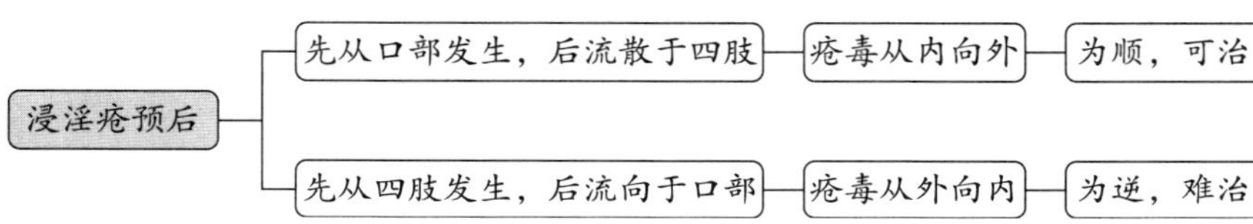

【常见考点】了解浸淫疮的预后。

二、证治

【原文】浸淫疮，黄连粉主之。方未见。(8)

【提要】论浸淫疮的治法。

【图解】

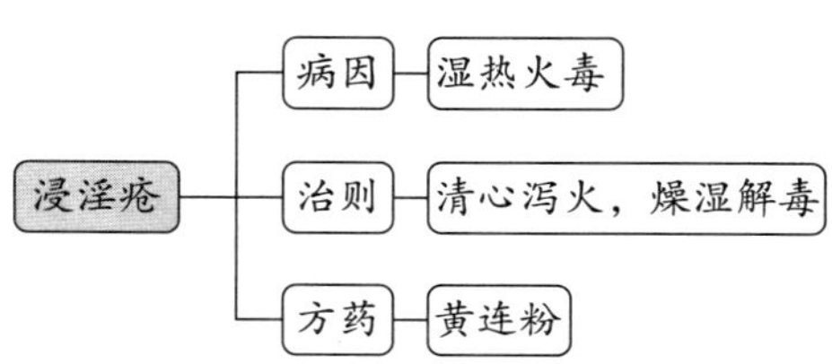

【按语】黄连粉，多数医家认为是黄连一味为粉；亦有以“粉”为胡粉者。后世医家用单味黄连治疗小儿赤眼、火热牙痛、舌肿、痢疾以及一切疮疖、痈肿等湿热火毒之证，扩大了本品的应用范围。《外科精义》以一味黄柏散，调涂浸淫疮，亦可看作是受到本方启发而来。

【常见考点】了解浸淫疮的治则与方药。

【本篇内容归纳】

- 疮痈
  - 初起脉症 — 脉数而浮，洒淅恶寒，红肿热痛
  - 辨脓法
    - 热者 — 邪毒已聚，热盛肉腐 — 脓已成
    - 不热者 — 邪毒未聚 — 脓未成
- 肠痈
  - 脓未成
    - 主症 — 少腹肿痞，按之即痛，时时发热，自汗出，复恶寒，脉迟紧
    - 病机 — 热毒蓄结，血瘀成痈，但尚未成脓
    - 治法 — 荡热解毒，消瘀排脓，逐瘀攻下
    - 方药 — 大黄牡丹汤
  - 脓已成
    - 主症 — 其身甲错，腹皮紧，按之濡，如肿块，身无热，脉洪数
    - 病机 — 内痈已成脓，未溃，邪热未净，阳气亦不足
    - 治法 — 排脓消痈，清热解毒，通阳散结
    - 方药 — 薏苡附子败酱散
- 金疮
  - 脉症 — 寸口脉浮微而涩
  - 证治
    - 血脉瘀阻
      - 主症 — 出血，血瘀
      - 病因 — 筋脉肌肤断伤，营卫气血不能循经脉运行
      - 治法 — 止血活血，通经祛瘀，续断疗伤
      - 方药 — 王不留行散
    - 金疮成脓
      - 有脓而偏于热者 — 排脓散
      - 脓成而偏于寒者 — 排脓汤
- 浸淫疮
  - 预后
    - 先从口部发生，后流散于四肢 — 为顺，可治
    - 先从四肢发生，后流向于口部 — 为逆，难治
  - 证治
    - 病因 — 湿热火毒
    - 治法 — 清心泻火，燥湿解毒
    - 方药 — 黄连粉

【复习思考题】

1. 试述肠痈的概念及分为哪两种证型。
2. 如何辨别痈肿有脓无脓？
3. 试比较大黄牡丹汤和薏苡附子败酱散的异同点。

趺蹶手指臂肿转筋阴狐疝蛔虫病脉证治第十九

【学习目标】

掌握：蛔虫病的主要脉症、治疗原则和治疗禁忌、辨证思路，以及各方药组成。

熟悉：趺蹶、转筋、手指臂肿、阴狐疝的概念及证治。

了解：五种疾病的概念及与足厥阴肝经和筋脉病变的联系。

【篇名释义】

本篇论述趺蹶、手指臂肿、转筋、阴狐疝、蛔虫等五种病证。此五种疾病性质各别，既不便于归类，又不能各自成篇，但均与足厥阴肝经和筋脉病变有联系，故合篇讨论。

趺蹶指患者足背僵直、行动障碍（只能前行不能后退）的下肢疾患。

转筋，俗称抽筋，是一种筋脉挛急，四肢拘急作痛的病证，尤以下肢多见，甚者可见两足牵引小腹作痛，称转筋入腹。

手指臂肿，指手指及臂部肿胀并时常瞤动的病证。

阴狐疝，又称狐疝，以阴囊偏大偏小、时上时下，或有胀痛、重坠感为临床特征。

蛔虫病以吐涎心痛，发作有时为特征，是本篇的重点。

魏念庭言：“仲景叙男子杂证，因收罗细碎，诸篇未及者历言之。”

趺①蹶

【原文】师曰：病趺蹶[1]，其人但能前，不能却，刺腨[2]入二寸，此太阳经伤也。（1）

【校勘】①《金鉴》："趺"作"跌"。

【词解】[1] 趺蹶：蹶，《说文》僵也。是足背僵直，不便行动的疾病。

[2] 腨（shuàn 涮）：《说文》腓肠也。即小腿肚。

【提要】论趺蹶的病因和证治。

【图解】

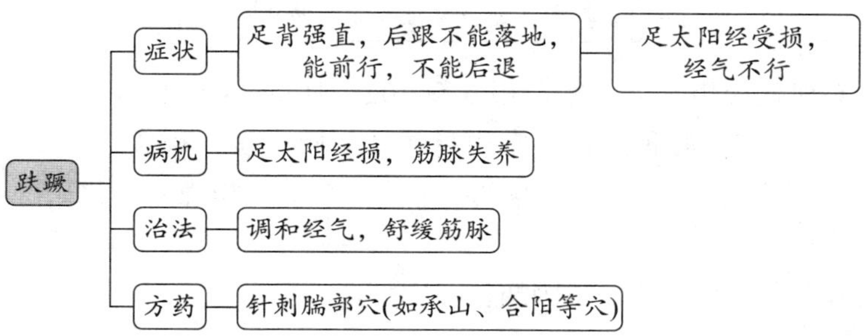

【按语】对于趺蹶，历代医家争议较大，如周扬俊认为是针刺的后遗症，沈注及《金鉴》改"趺蹶"作"跌蹶"，认为其病由倾跌而致蹶，为跌伤所引起，文意虽较明显，但本篇以趺蹶与手指臂肿并列，表明同属于四肢疾病。因此，仍以"趺"字为是。

关于"刺腨入二寸"，据临床体会，小腿部的腧穴，一般刺入八分至一寸。对于文中的"二寸"，不应拘泥。

【常见考点】了解该病的病因病机、主症。

手指臂肿

【原文】病人常以[1]手指臂肿动，此人身体瞤瞤者，藜芦甘草汤主之。（2）

藜芦甘草汤方：未见

【词解】[1] 常以：以，语气助词。常以，即时常的意思。

【提要】论手指臂肿动的证治。

【图解】

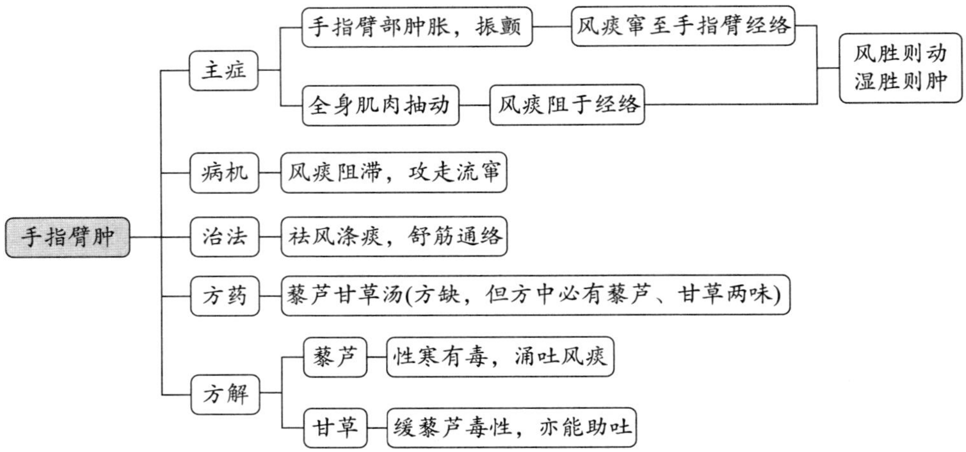

【按语】现代应用本方，藜芦用 6 ～ 10g，甘草 10 ～ 15g，甘草量大于藜芦以解毒护胃。目前对此种病证，常用导痰汤（胆南星、枳实、半夏、陈皮、茯苓、生姜、大枣）或《指迷》茯苓丸（半夏、茯苓、枳壳、风化硝、姜汁），效果亦好。

【常见考点】了解该病的病因病机、主症、方剂。

转　筋

【原文】转筋之为病，其人臂脚直，脉上下行，微弦。转筋入腹[1]者，鸡屎白散主之。（3）

鸡屎白散方

鸡屎白

上一味，为散，取方寸匕，以水六合，和，温服①。

【校勘】①“和，温服”，《肘后备急方》《外台秘要》均作“煮三沸，顿服之，勿令病者知之”。

【词解】[1] 转筋入腹：指筋脉挛急，从两腿内侧牵引小腹。

【提要】论转筋的证治。

【图解】

图见 315 页。

【按语】转筋一证原因很多，不仅限于湿热伤阴所致，还有精血亏损，不足以濡润筋脉者，多在夜间发作，老年人多见，其治法当以养血填精为主，佐以舒

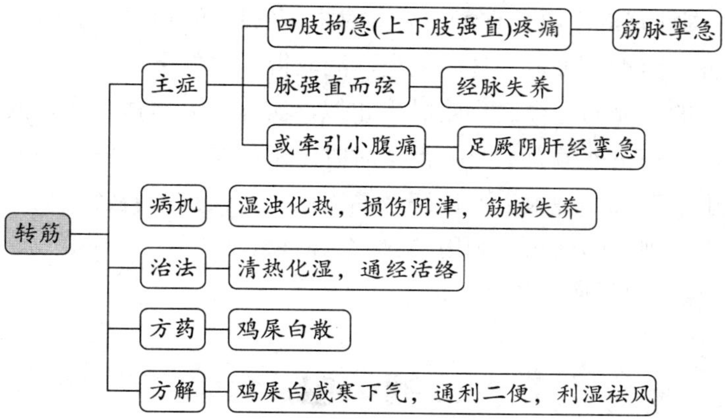

筋，应从肝肾入手；热性霍乱，吐利太过，津液大伤不能濡润筋脉者，亦可转筋，用王孟英蚕矢汤（晚蚕沙、宣木瓜、大豆黄卷、醋炒半夏、焦山栀）治疗；寒性霍乱，吐利太过，体液耗伤，而阳气大衰不能温煦筋脉而转筋者，当急用四逆汤或通脉四逆汤加吴茱萸、木瓜等以温养之；如转筋由于筋脉失养，寒邪侵袭所诱发，临床用芍药甘草附子汤，温煦阳气，缓急止痛，多有良效。

【常见考点】了解该病的病因病机、主症、治疗。

阴狐疝

【原文】阴狐疝气[1]者，偏有小大，时时上下，蜘蛛散主之。(4)

蜘蛛散方

蜘蛛十四枚（熬焦） 桂枝半两

上二味，为散，取八分一匕，饮和服，日再服。蜜丸亦可。

【词解】[1] 阴狐疝气：简称狐疝，是一种阴囊偏大偏小，时上时下的病证。

【提要】论阴狐疝气的证治。

【图解】

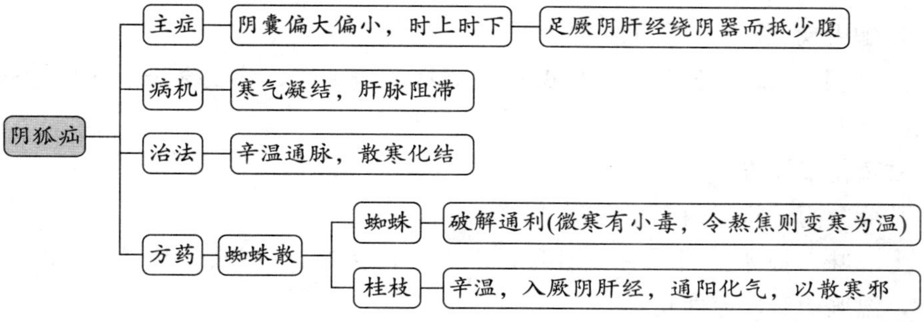

【按语】蜘蛛有毒，用时宜慎。后世对本病常用疏肝理气的药物，如川楝子、延胡索、木香、茴香、香附、乌药之类，能取得一定效果。

本篇所论的阴狐疝与今之小肠脱出相似，实非睾丸本体受病，故与睾丸肿大的颓疝不同，颓疝虽亦偏有大小，但不时时上下；与前所论的寒疝亦不同，寒疝则小肠不脱出，睾丸不肿大，而以绕脐痛为主症。又狐疝甚者，痛在少腹，病位在阴囊及少腹，则成肠嵌顿，须用外科手术治疗。

【常见考点】阴狐疝气的证治。

蛔　虫

（一）脉诊

【原文】问曰：病腹痛有虫，其脉何以别之？师曰：腹中痛，其脉当沉若弦，反洪大，故有蛔虫。（5）

【提要】论蛔虫腹痛的脉诊。

【图解】

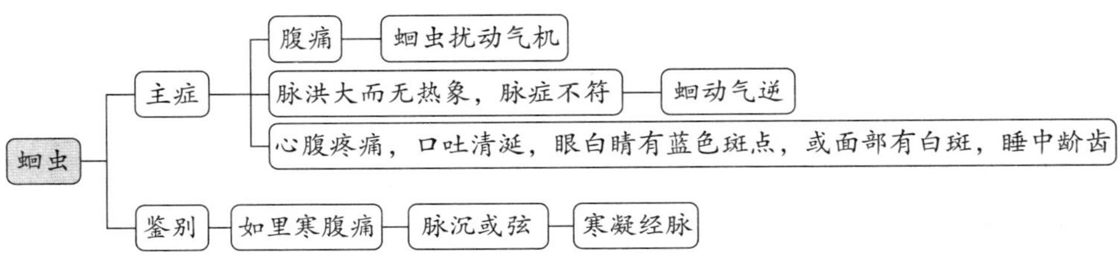

【按语】蛔虫扰动，蛔动气逆所致的腹痛，兼见恶心呕吐，吐涎沫，眼白睛有蓝斑，面部有白斑，鼻孔瘙痒，睡中磨牙，嗜异，大便不调等症，在临诊时，不可单凭脉象来诊断。

【常见考点】了解蛔虫的症状以及脉象。

（二）证治

1. 蛔虫病

【原文】蛔虫之为病，令人吐涎，心痛发作有时，毒药不止，甘草粉蜜汤主之。（6）

甘草粉蜜汤方

甘草二两　粉一两　蜜四两

上三味，以水三升，先煮甘草，取二升，去滓，内粉、蜜，搅令和，煎如薄粥，温服一升，差即止。

【提要】论述蛔虫病的证治。

【图解】

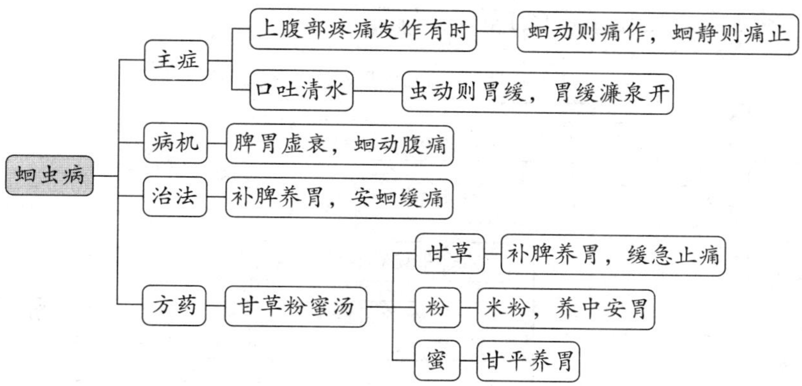

【按语】“毒药不止”，是说蛔虫病已用过毒药杀虫而未取得效应，所以改用安蛔缓痛之剂，以缓病势，等到病势缓和，然后再用杀虫药治疗，比较恰当。

关于方中之粉，后世有人认为是铅粉，但既云“毒药不止”，自不当再用毒药。甘草粉蜜汤非杀虫剂，事实上如蛔虫病在剧烈发作时，或服用杀虫剂后，而痛势不减，如再继续服用杀虫药，其痛必更剧，甚至变生他病。从方后“煎如薄粥”一句来看，“粉”为米粉，当更明确。在临床应用时，可根据具体情况选用：如用以缓痛安胃，当用米粉，如用以杀虫治本，则用铅粉。铅粉为剧毒药，用时宜慎。

【常见考点】蛔虫病的病因病机、主症特点、辨证要点、治疗方法与方剂，临床应用。

2. 蛔厥

【原文】蛔厥者，当吐蛔，令病者静而复时烦，此为脏寒，蛔上入膈，故烦，须臾复止，得食而呕，又烦者，蛔闻食臭出，其人当自吐蛔。（7）

蛔厥者，乌梅丸主之。（8）

乌梅丸方

乌梅三百个　细辛六两　干姜十两　黄连一斤　当归四两　附子六两（炮）　川椒四两（去汗）　桂枝六两　人参六两　黄柏六两

上十味，异捣筛，合治之，以苦酒渍乌梅一宿，去核，蒸之五升米下，饭熟捣成泥，和药令[①]相得，内臼中，与蜜杵二千下，丸如梧子大，先食饮服十丸，日三服，稍加至二十丸。禁生冷滑臭等食。

【校勘】①令：《伤寒论》作“今”。

【提要】以上两条论蛔厥的证治。

【图解】

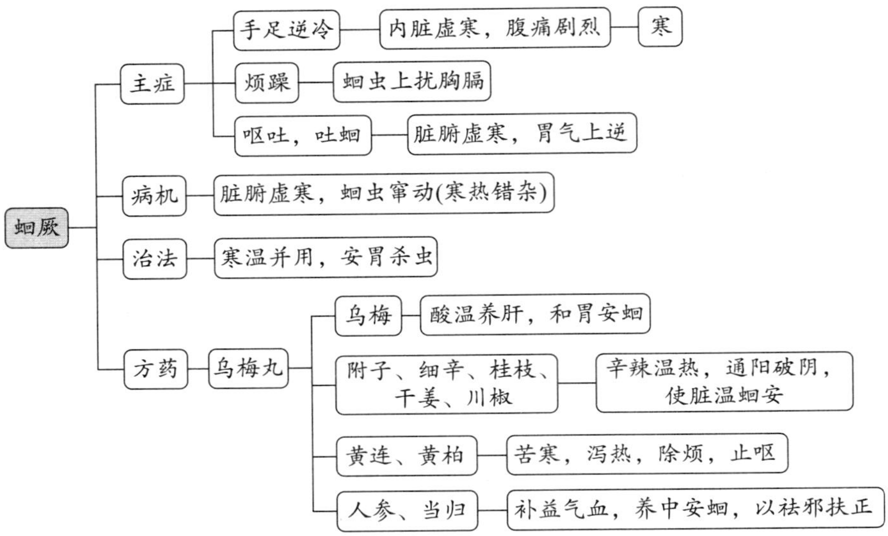

【按语】蛔厥与伤寒脏厥不同，脏厥肤冷，蛔厥仅手足逆冷；脏厥躁无暂安时，蛔厥尚有静时，且不躁，但觉烦闷；脏厥脉微而蛔厥则否，故脏厥较蛔厥为重，由于阳气衰微，宜四逆、白通加猪胆汁之类急救之。至于蛔厥用乌梅丸安蛔温胃补虚，即可告愈。

【常见考点】结合《伤寒论》厥阴病篇之蛔厥病证治，该病的病因病机、辨证要点，乌梅丸寒热并用、辛苦相合的组方特点。

【本篇内容归纳】

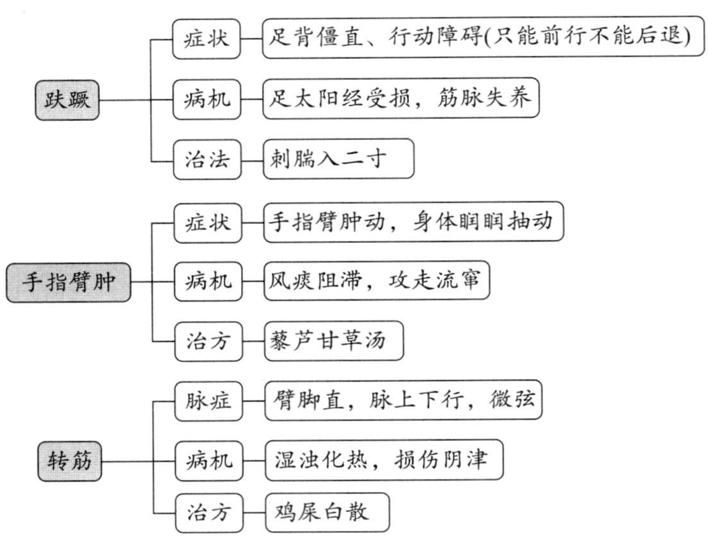

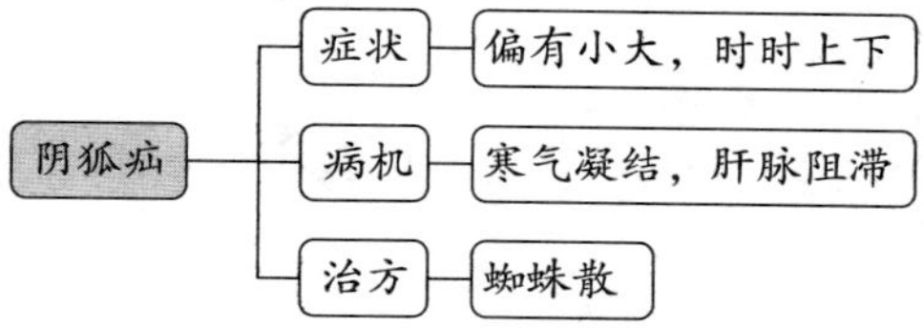

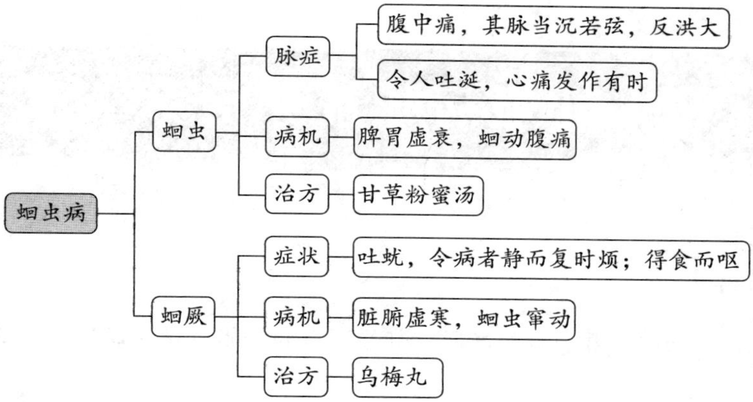

【复习思考题】

1. 简述趺蹶、手指臂肿、转筋的症状特点及病因病机。
2. 简述蛔厥的证治。
3. 论述本篇对蛔虫病的辨证论治。
4. 何谓阴狐疝？此病与《腹满寒疝宿食病》篇的寒疝有何异同？

《金匮要略》
图表全解

妇人妊娠病脉证并治第二十

【学习目标】

掌握：癥病的治疗，妊娠恶阻、妊娠下血和妊娠腹痛的证治；胞阻的概念及证治。

熟悉：妇人妊娠病基本诊治思路。

了解：有关妇人妊娠病的辨证论治精神。

背诵：第2、4、5、6、7、9条原文。

【篇名释义】

本篇专论妇女妊娠期间常见疾病的证治。内容有妊娠的诊断，妊娠与癥病的鉴别，以及妊娠呕吐、腹痛、下血、小便难、水气、伤胎等病证的诊断和治疗；其中尤以妊娠腹痛和下血为论述的重点，因为二者直接关系到胎儿的孕育，并可由此而导致早产和流产，所以本篇有关这方面的论述较详细，并提出安胎养胎的具体治则和方药，对中医学胎孕学的发展奠定了基础。

一、妊娠恶阻

（一）妊娠诊断与恶阻轻证

【原文】师曰：妇人得平脉[1]，阴脉[2]小弱，其人渴①，不能食，无寒热，名妊娠，桂枝汤主之。方见利中。于法六十日当有此证，设有医治逆者，却一月加吐下者，则绝之。（1）

【校勘】①渴：《心典》作“呕”解，亦通。

【词解】[1] 平脉：指平和无病之脉。

[2] 阴脉：指尺脉而言。

【提要】论早期妊娠的脉症和恶阻的证治。

【图解】

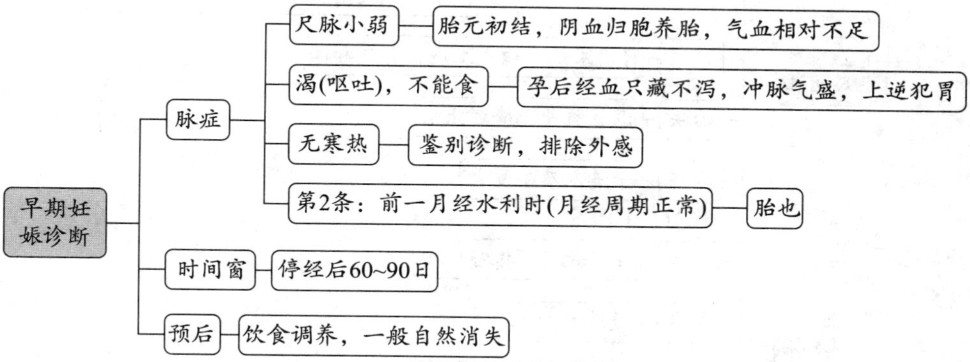

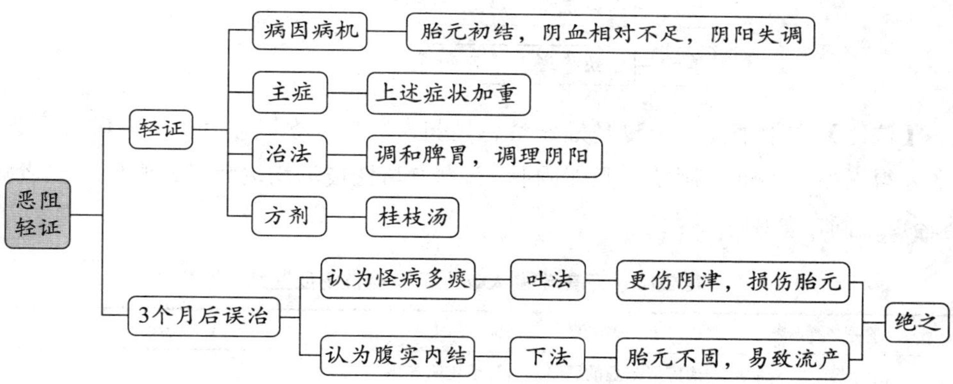

【按语】本条“则绝之”三字，历来注释分歧，有作绝药与断绝病根解，有作绝其胎解，亦有将“绝”字作“极”字解，还有认为“绝”为“继”之误者。从前后文义看，解释为因误治而断其妊娠较为合理，即由医家误用吐泻法治疗，攻伐太过，伤及胎元，势必导致流产。

【常见考点】早期妊娠的诊断脉症以及机制；恶阻轻证的调治；以及桂枝汤调和营卫的临床应用范围。

（二）恶阻重证

【原文】妊娠呕吐不止，干姜人参半夏丸主之。(6)

干姜人参半夏丸方

干姜　人参各一两　半夏二两

上三味，末之，以生姜汁糊为丸，如梧桐子大，饮服十丸，日三服。

【提要】论胃虚寒饮的恶阻证治。

【图解】

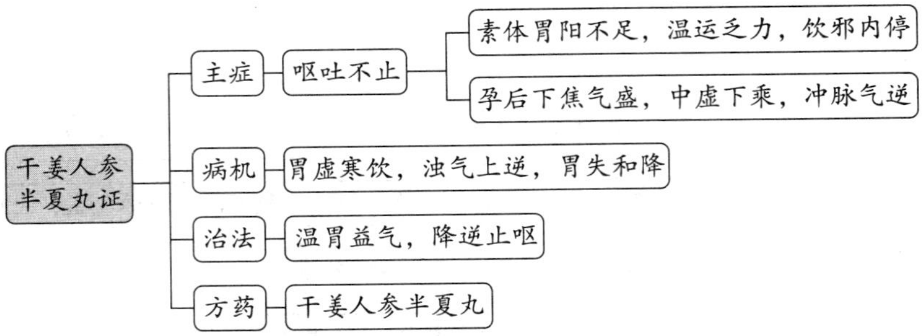

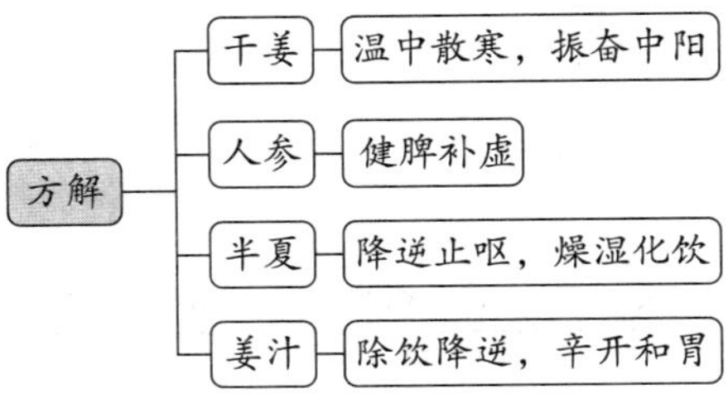

【按语】方中干姜、半夏是妊娠禁忌之药，故加人参以益气固胎。陈修园云："半夏得人参，不惟不碍胎，且能固胎。"本方与桂枝汤均治疗妊娠呕吐，二者病情轻重不同，鉴别于下：

表 20-1　干姜半夏人参丸证与桂枝汤证鉴别

鉴别		干姜半夏人参丸证	桂枝汤证
相同点		均治脾胃阳虚的恶阻，有温运中阳作用	
不同点	症状	呕吐清稀涎沫，其势剧烈，时间较长	不能食，呕吐或渴（较轻）
	病机	胃虚寒饮，浊气上逆，胃失和降	脾胃虚弱，阴阳失调
	治法	温胃益气，降逆止呕	温运脾胃，调和阴阳

【常见考点】妊娠恶阻的病因病机、主症特点、治法、方药，以及临床应用。特别是本方配伍中生姜汁、干姜同用的特点。

二、胎癥鉴别与癥病治疗

【原文】妇人宿有癥病[1]，经断未及三月，而得漏下不止，胎动在脐上者，为癥痼害。妊娠六月动者，前三月经水利时，胎也①。下血者，后断三月衃[2]也。所以血不止者，其癥不去故也。当下其癥，桂枝茯苓丸主之。(2)

桂枝茯苓丸方

桂枝　茯苓　牡丹（去心）　芍药　桃仁（去皮尖，熬）各等分上五味，末之，炼蜜和丸，如兔屎大，每日食前服一丸。不知，加至三丸。

【校勘】①《脉经》从“妇人”至“妊娠”三十字，作“妇人妊娠，经断三月而得漏下，下血四十日不止，欲胎动，在于脐上，此为妊娠”。赵副本从“妊娠”后另作一条，无“胎也”之“也”字，今据《医统》本改。

【词解】[1] 宿有癥病：指旧有癥积之病。

[2] 衃（pēi 胚）：一般指色紫而暗的瘀血；又作癥痼的互辞。

【提要】论癥病与妊娠的鉴别，以及癥病的治法。

【图解】

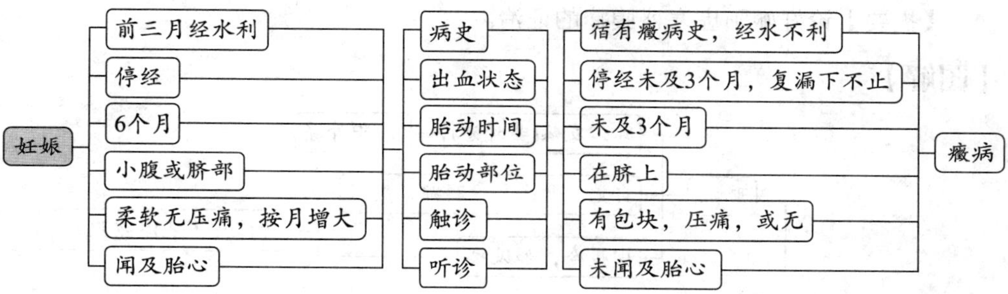

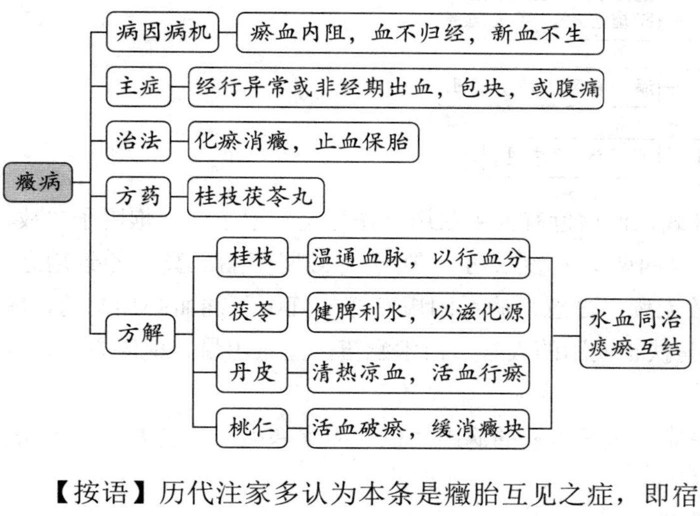

【按语】历代注家多认为本条是癥胎互见之症，即宿有癥病又兼受孕，并因癥病致使孕后下血不止。故均以“有故无殒”之旨，作为使用本方的理论依据。但从实践看，宿有癥病而又受孕者，毕竟少见，而解释为癥胎的鉴别，及癥病的治疗似更有临床意义。本方除治疗癥病下血外，并适用于瘀血内阻的痛经，产后恶露停滞，死胎或胞衣不下等病证。

【常见考点】癥病与妊娠的鉴别诊断以及癥病的治法；桂枝茯苓丸的病因病机、配伍特点以及临床应用。

三、妊娠腹痛

（一）阳虚寒盛

【原文】妇人怀娠六七月，脉弦发热，其胎愈胀①，腹痛恶寒者，少腹如扇[1]②，所以然者，子脏[2]开故也，当以附子汤温其脏。方未见。（3）

【校勘】①愈胀：《脉经》作“踰腹”。

②《脉经》“如扇”下有“之状”二字。

【词解】[1] 少腹如扇：形容少腹有冷如风吹的感觉。

[2] 子脏：即子宫。

【提要】论妊娠阳虚寒盛腹痛的证治。

【图解】

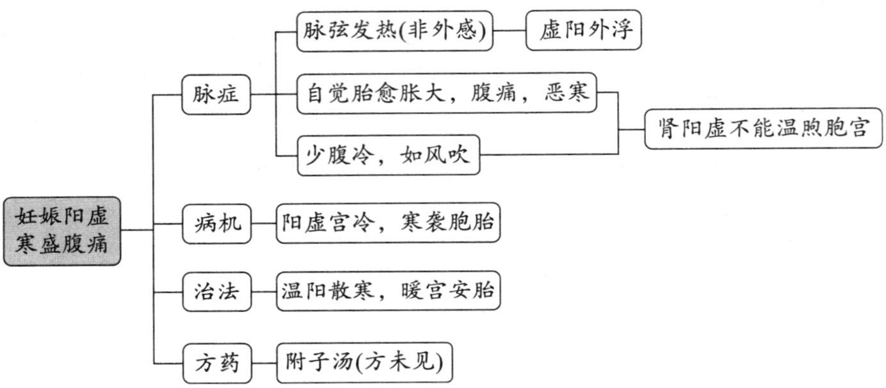

【按语】本方原方未载，但后世有人主张用《伤寒论》附子汤（炮附子二枚，茯苓、芍药各三两，白术四两，人参二两）。附子有破坚堕胎之弊，仲景用之，是本《黄帝内经》“有故无殒”之意，确系阳虚宫寒的妊娠腹痛而必加此药，应以安全为前提，必要时与扶正安胎的人参、白术配伍，注意用量、煎服方法，密切观察，以防伤胎。

【常见考点】阳虚寒盛之妊娠腹痛的病因病机、阳虚寒盛的辨证要点、治法、方药，以及临床应用。

（二）肝脾失调

【原文】妇人怀娠，腹中㽲痛[1]，当归芍药散主之。（5）

当归芍药散方

当归三两　芍药一斤　茯苓四两　白术四两　泽泻半斤　芎䓖半斤一作三两

上六味，杵为散，取方寸匕，酒和，日三服。

【词解】[1] 㽲痛：㽲，读“绞 jiǎo”，指腹中急痛；读“朽 xiǔ”时，指绵绵作痛或作“病”解。

【提要】论妊娠肝脾不和腹痛的证治。

【图解】

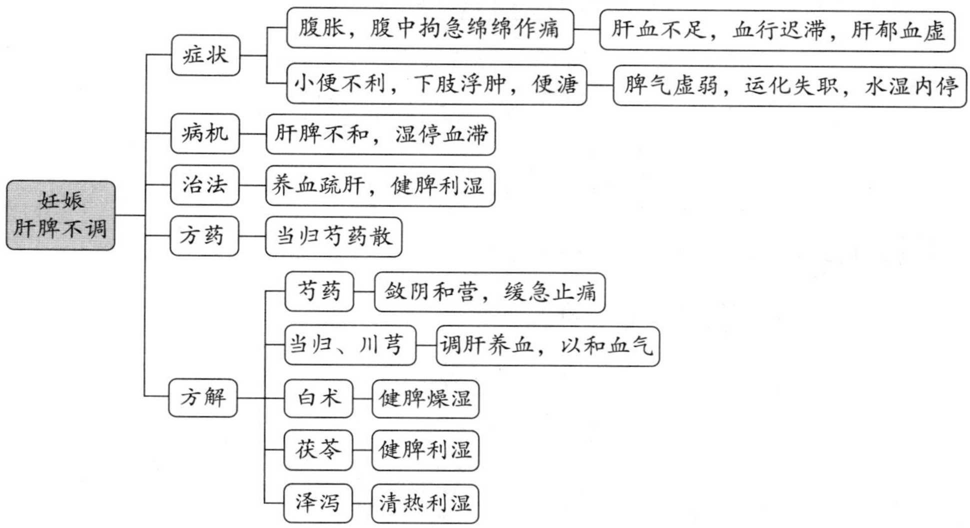

【按语】《水气篇》提出妇人病水有血分、水分的不同，但篇中未列方药。当归芍药散养血疏肝、利水健脾，既调经又利水，血水同治，可选用。

附子汤与当归芍药散，皆治妊娠腹痛，一因阳虚失于温煦，症见少腹冷痛，方用附子汤温其脏；一因血虚失于濡养，症见少腹拘急绵绵作痛，方用当归芍药散以养其血。两方一阴一阳，一气一血，审证明确，用药精当，临证当须审辨。

【常见考点】妊娠肝脾不和腹痛的病因病机、辨证要点、治法、方药，以及临床应用。

四、胞阻

【原文】师曰：妇人有漏下者，有半产[1]后因续下血都不绝者，有妊娠下血者，假令妊娠腹中痛，为胞阻[2]，胶艾汤主之。(4)

芎归胶艾汤方：一方加干姜一两。胡氏治妇人胞动无干姜。

芎䓖　阿胶　甘草各二两　艾叶　当归各三两　芍药四两　干地黄四两

上七味，以水五升，清酒三升，合煮取三升，去滓，内胶，令消尽，温服一升，日三服。不差，更作。

【词解】[1] 半产：即小产。

[2] 胞阻：指妊娠下血伴腹痛的病证。

【提要】论妇人三种下血的证治。

【图解】

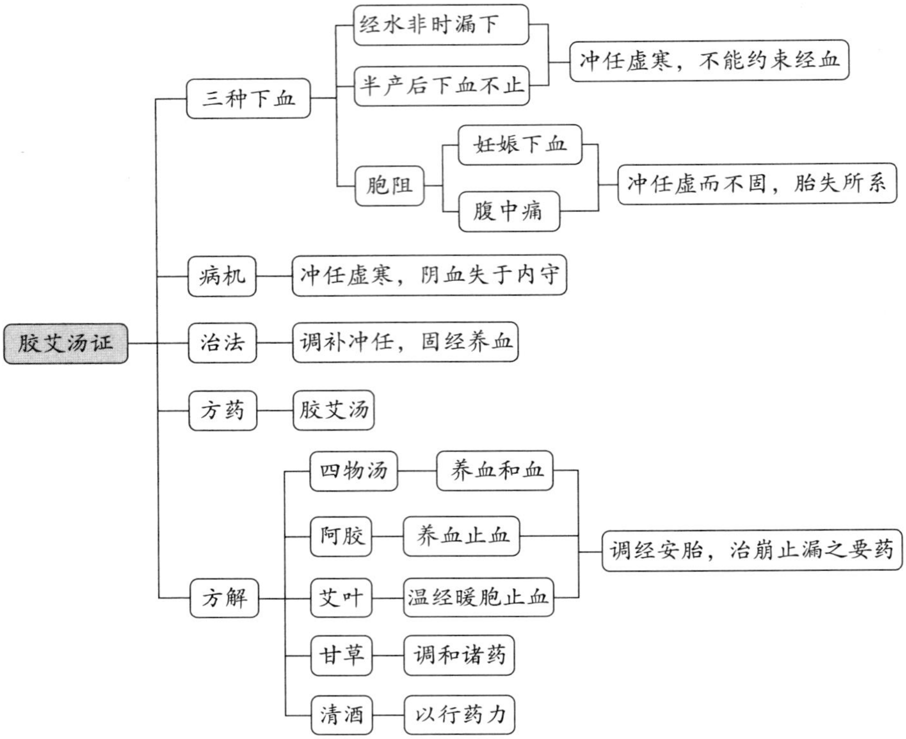

【按语】胶艾汤治疗阴血亏虚，冲任损伤所致的崩漏、胞阻或胎动不安，均有一定疗效。临床上可随证化裁，如腹不痛者，可去川芎；血多者，酌减当归用量，并加贯众炭、地榆炭；气虚或少腹作坠者，加党参、黄芪、升麻；腰酸疼者，加杜仲、续断、桑寄生；胎动不安者，加苎麻根。但如血分有热，或由癥痼为患，以致漏下不止者，本方宜慎用。

以上三方均有治疗妊娠腹痛的作用，但病因病机不同，特点不同，鉴别于下：

表 20-2　附子汤证、胶艾汤证、当归芍药散证鉴别

鉴别	附子汤证	胶艾汤证	当归芍药散证
症状	脉弦发热（非外感）；自觉胎愈胀大，腹痛，恶寒少腹有冷如风吹之状	经水淋漓不断之漏下；半产后下血不止；胞阻等三种出血	腹胀，腹中拘急绵绵作痛；小便不利，下肢浮肿，便溏
病机	阳虚宫冷，寒袭胞胎	冲任虚寒，阴血失守	肝脾不和，湿停血滞
治法	温阳散寒，暖宫安胎	调补冲任，固经养血	养血疏肝，健脾利湿
方药	炮附子、茯苓、芍药、白术、人参	四物＋胶艾草	当归、芍药、川芎、茯苓、白术、泽泻

【常见考点】胶艾汤证的病因病机、主症特点、治法、方药，以及临床应用。明确主治妇人三种下血的类型，以及异病同治的机制。

五、妊娠小便难

【原文】妊娠小便难，饮食[①]如故，当归贝母苦参丸主之。（7）

当归贝母苦参丸方：男子加滑石半两。

当归　贝母　苦参各四两

上三味，末之，炼蜜丸如小豆大，饮服三丸，加至十丸。

【校勘】①《脉经》“饮”下，无“食”字。

【提要】论妊娠血虚热郁的小便不利证治。

【图解】

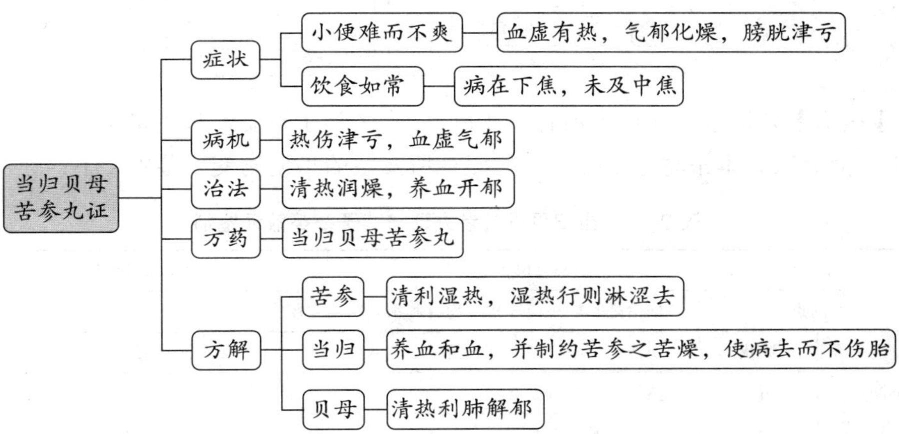

【按语】本方有用于妊娠大便难者，亦取其滋润清热散结之功，适宜于肠道燥热之证。故有人认为本条小便难是大便难之误。从临床上看，凡血虚有热，津液不足而小便难之证，一般伴有大便难的症状，因此本方可以兼治。后世方书关于“子淋”的记载，实际是在本条基础上的发展。

【常见考点】妊娠小便不利的病因病机、主症特点、治法、方药，以及临床应用。

六、妊娠水气

【原文】妊娠有水气，身重，小便不利，洒淅恶寒，起即头眩，葵子茯苓散主之。（8）

葵子茯苓散方

葵子一斤　茯苓三两

上二味，杵为散，饮服方寸匕，日三服，小便利则愈。

【提要】论妊娠水气的证治。

【图解】

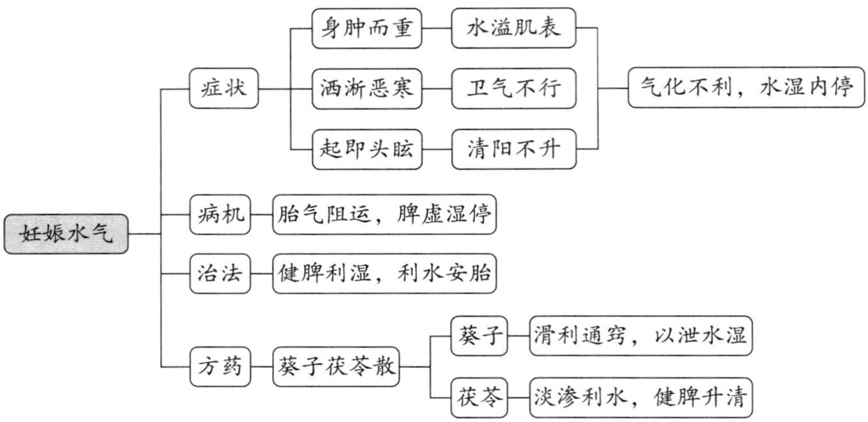

【按语】妊娠水气即后世所称“子肿”。方中葵子滑胎，故用量不宜过大，应研末为散分服。本条与上条都同属妊娠期所发生的小便病变，鉴别于下：

表 20-3　当归贝母苦参丸证与葵子茯苓散证鉴别

鉴别		当归贝母苦参丸证	葵子茯苓散证
相同点		均治妊娠期小便异常，均有利水安胎的作用	
不同点	症状	小便难而不爽，饮食如常	身肿而重，洒淅恶寒，起即头眩
	病机	热伤津亏，血虚气郁	胎气阻运，脾虚湿停
	治法	清热润燥，养血开郁	健脾利湿，利水安胎

【常见考点】妊娠水气病的病因病机、主症特点、治法、方药，以及临床应用；以及上两方的鉴别。

七、胎动不安

（一）血虚湿热

【原文】妇人妊娠，宜常服当归散主之。(9)

当归散方

当归　黄芩　芍药　芎䓖各一斤　白术半斤

上五味，杵为散，酒饮服方寸匕，日再服。妊娠常服即易产，胎无疾苦。产后百病悉主之。

【提要】血虚湿热胎动不安的治法。

【图解】

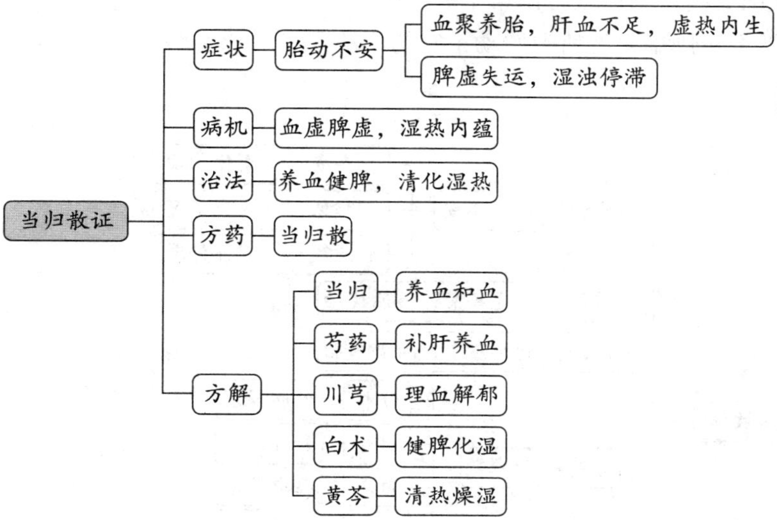

【按语】古人虽有多种养胎之法，但一般都是借防治疾病的手段，以收安胎的效果。若孕妇素体健康，则无须服药养胎。对于素体虚弱，屡为半产漏下之人，或难产，或已见胎动不安而漏红者，需要积极治疗，此即所谓养胎或安胎。妇人妊娠最需重视肝脾二脏，肝主藏血，血以养胎，脾主健运，乃气血生化之源。本条即从调理肝脾入手。

原文“常服”二字须活看。主要指妊娠而肝脾虚弱者宜常服之，并非妊娠无病而常服之药：方后“妊娠常服即易产，胎无疾苦，产后百病悉主之”等说，应当是从肝虚脾弱着眼，并不是产后百病都可以用当归散治疗的。

【常见考点】血虚湿热之胎动不安的病因病机、主症特点、治法、方药，以及临床应用。

（二）脾虚寒湿

【原文】妊娠养胎，白术散主之。（10）

白术散方：见《外台》。

白术　芎䓖　蜀椒三分（去汗）　牡蛎

上四味，杵为散，酒服一钱匕，日三服，夜一服。但苦痛，加芍药；心下毒痛，倍加芎䓖；心烦吐痛，不能食饮，加细辛一两，半夏大者二十枚。服之后，更以醋浆水服之。若呕，以醋浆水服之；复不解者，小麦汁服之。已后渴者，大麦粥服之。病虽愈，服之勿置。

【校勘】《外台秘要·卷三十三·胎数伤及不长方三首》引“古今录验疗妊娠养

胎，白术散方”为“白术芎䓖各四分　蜀椒三分汗　牡蛎二分……忌桃李雀肉等”，并附小注曰“裴伏张仲景方出第十一卷中”。

【提要】论脾虚寒湿所致胎动不安的治法。

【图解】

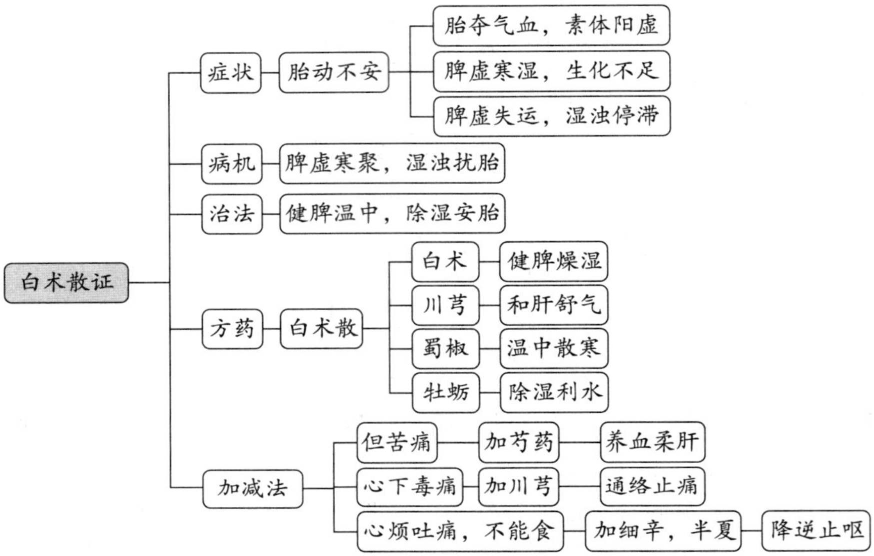

【按语】当归散与白术散均为去病安胎之剂，治法都是调理肝脾，二者鉴别见下表。

表 20-4　白术散证与当归散证鉴别

鉴别		白术散证	当归散证
相同点		均有胎动不安之症，去病安胎，治法均是调理肝脾	
不同点	症状	面色皖白，舌淡苔白滑，食少便溏，脘腹时痛	口苦，苔腻微黄，时有胁腹隐痛，或有转筋
	病机	脾虚寒聚，湿浊扰胎	血虚脾虚，湿热内蕴
	治法	健脾温中，除湿安胎	养血健脾，清化湿热
	配伍特点	重点在于温中健脾，多用于寒湿偏盛之证	侧重于调补肝血，多用于血虚而湿热不化之证

【常见考点】脾虚寒湿之胎动不安的病因病机、治法，以及鉴别本书中安胎的不同治法特点和临床应用。

八、伤胎

【原文】妇人伤胎①，怀身腹满，不得小便②，从腰以下重，如有水气状，怀

身七月，太阴当养[1]不养，此心气实，当刺泻劳宫及关元③[2]。小便微利①则愈。见《玉函》。(11)

【校勘】①“伤胎”：《玉函》《脉经》《千金翼》均作“伤寒”，无“微利”之“微”字。

②“不得小便”下，《脉经》《千金》有“加”字。

③“关元”：《玉函经》作“小肠之募”。

【词解】[1] 太阴当养：《脉经》《巢源》《千金》，均有“妊娠七月，手太阴脉养之”的记载。

[2] 劳宫、关元：穴名。劳宫在手掌中，为手厥阴心包经之荥穴；关元在脐下三寸，为任脉经穴，亦即小肠之募穴。

【提要】论妊娠伤胎的证治。

【图解】

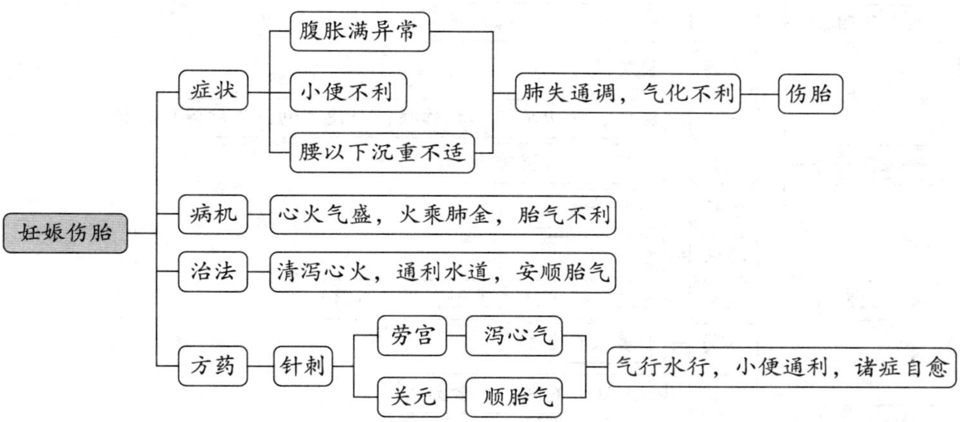

【按语】后世医家逐月分经养胎之说，实源本于此，可供研究参考。但对针刺劳宫与关元穴，则争论较大，有谓孕妇禁刺之穴，亦有谓刺之深浅适度，补泻得宜亦可。总之，非针刺手法熟练者，切莫轻试，若不审慎，易致流产或早产。

【常见考点】伤胎的主症和脏腑，治疗特点。

【本篇内容归纳】

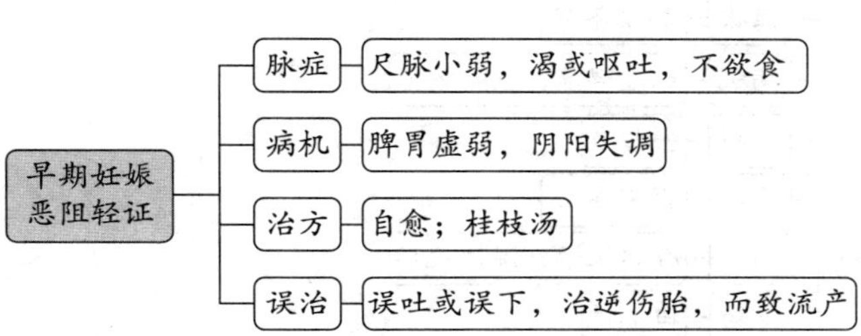

- 妊娠癥病
  - 诊断
    - 宿有癥病史
    - 停经未及三个月
      - 复漏下不止；不应有胎动；更不应在脐上
    - 停经前三个月已月经失常
    - 腹诊有包块压痛
  - 治疗
    - 治法
      - 化瘀消癥，止血保胎
    - 方药
      - 桂枝茯苓丸

- 妊娠阳虚腹痛
  - 脉症
    - 脉弦发热(非外感)
    - 自觉胎愈胀大，腹痛，恶寒少腹有冷如风吹之状
  - 病机
    - 阳虚宫冷，寒袭胞胎
  - 方药
    - 附子汤(方未见)

- 妊娠胞阻
  - 症状
    - 经水淋漓之漏下；半产后下血不止；胞阻(妊娠下血,腹中痛)
  - 病机
    - 冲任虚寒，阴血失守
  - 方药
    - 胶艾汤

- 妊娠腹痛
  - 症状
    - 腹胀，腹中拘急绵绵作痛；小便不利，下肢浮肿，便溏
  - 病机
    - 肝脾不和，湿停血滞
  - 方药
    - 当归芍药散

- 妊娠恶阻
  - 症状
    - 呕吐不止
  - 病机
    - 胃虚寒饮，浊气上逆，胃失和降
  - 方药
    - 干姜人参半夏丸

- 妊娠小便难
  - 症状
    - 小便难而不爽，饮食如常
  - 病机
    - 热伤津亏，血虚气郁
  - 方药
    - 当归贝母苦参丸

- 妊娠有水气
  - 症状
    - 身重，小便不利，洒淅恶寒，起即头眩
  - 病机
    - 胎气阻运，脾虚湿停
  - 方药
    - 葵子茯苓散

- 妊娠养胎
  - 血虚湿热
    - 症状
      - 胎动不安
    - 病机
      - 血虚脾虚，湿热内蕴
    - 方药
      - 当归散
  - 脾虚寒湿
    - 症状
      - 胎动不安
    - 病机
      - 脾虚寒聚，湿浊扰胎
    - 方药
      - 白术散

【复习思考题】

1. 桂枝茯苓丸的配伍特点是什么？
2. 当归芍药散的配伍特点是什么？
3. 胶艾汤主治哪三种出血类疾病？其机制为何？
4. 妊娠养胎两个方证如何鉴别？

妇人产后病脉证治第二十一

【学习目标】

掌握： 妇人产后腹痛的辨证思路与方药组成。

熟悉： 妇人产后三病的成因及证治。

了解： 妇人产后中风、产后下利、产后呕逆的成因及证治。

背诵： 第 1、4、5、9 条原文。

【篇名释义】

本篇是专论妇人产后常见病的辨证论治。

产后气血亏虚，腠理不固，易致邪侵及其他疾患，故篇中首论病痉、郁冒、大便难的产后三大证，继述了产后腹痛、产后中风、产后下利、产后烦乱呕逆等各病证治。

在治法上，本篇既强调必须注意照顾产后亡血伤津，气血俱虚的特点，同时也应根据临床证候，具体分析，该发汗就发汗，该攻下就攻下，以示对于产后病证，勿忘于产后，又不可拘泥于产后。

本篇对产后病论述虽条文不多，但内容精要，不仅为后世产后病治疗奠定了基础，且对研究产后病辨证论治规律具有重要的指导作用。

产后三病

一、成因

【原文】问曰：新产[①]妇人有三病，一者病痉，二者病郁冒，三者大便难，何

谓也？师曰：新产血虚，多汗出，喜中风，故令病痉；亡血复汗，寒多，故令郁冒；亡津液，胃燥，故大便难。(1)

【校勘】①"新产"下，《脉经》作"亡血虚"。

【提要】论产后病痉、郁冒、大便难三大证的病机。

【图解】

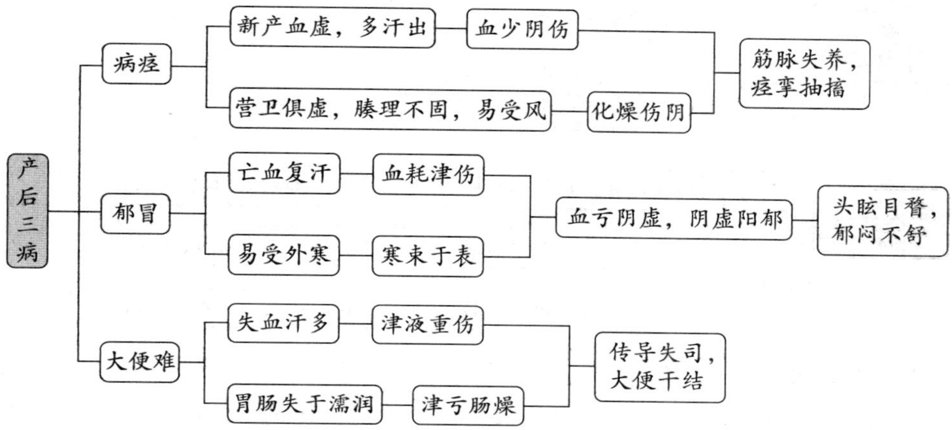

【按语】以上三证都是新产妇人常见的病证，虽然病情各异，但病机均为亡血伤津，故在总的治疗原则上，都必须照顾津液。本条虽未出方治，但根据病机，产后痉病多以养血祛风为法，可选四物汤配葛根汤，或配栝楼桂枝汤，或配玉真散加减。郁冒多以养血益气，伍以祛邪为法，可选八珍汤配桂枝汤加减。大便难一般以补血润肠通便为法，用四物汤配五仁丸加减。

【常见考点】产后三病的类型、症状以及病机。

二、证治

（一）郁冒便难并见

【原文】产妇郁冒，其脉微弱，呕不能食，大便反坚，但头汗出。所以然者，血虚而厥，厥而必冒。冒家欲解，必大汗出。以血虚下厥，孤阳上出①故头汗出。所以产妇喜汗出者，亡阴血虚，阳气独盛，故当汗出，阴阳乃复。大便坚，呕不能食，小柴胡汤主之。方见呕吐中。(2)

【校勘】①孤阳上出：是指阳气独盛之意。

【提要】论产妇郁冒与大便坚兼见的病机及证治。

【图解】

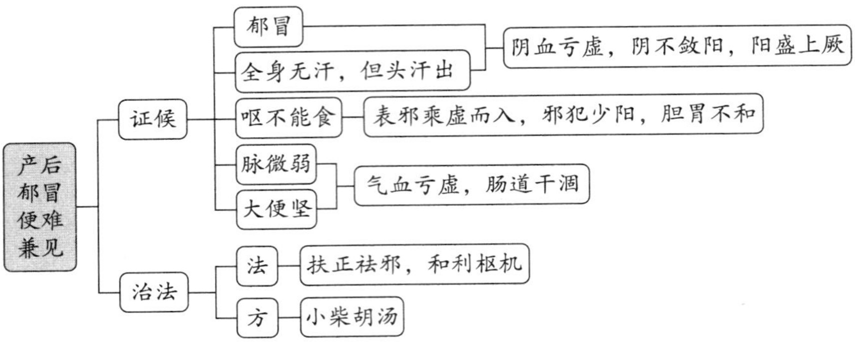

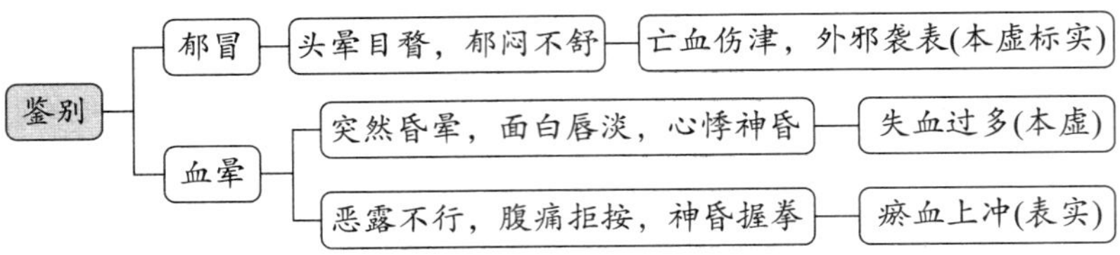

【按语】本条所论产后郁冒与产后血晕不同，前者为血虚外感寒邪，并更因阴虚阳盛而上厥所致；后者非外感引起，而是产后失血过多，或恶露不行所致。另本条“必大汗出”，并非大汗淋漓，而是与“但头汗出”相对而言，即指全身汗出津津，阴阳相和之意。临床上见局部出汗，多为病邪所致，如遍体津津汗出，则是病愈之象，其理与此相似。

【常见考点】产后郁冒兼便难的病机以及与血晕的鉴别。

（二）胃肠实热

【原文】病解能食，七八日更发热者，此为胃实[①]，大承气汤主之。方见痉病中。(3)

【校勘】①“胃实”：《脉经》作“胃热气实”。

【提要】论郁冒病解后转为胃实的证治。

【图解】

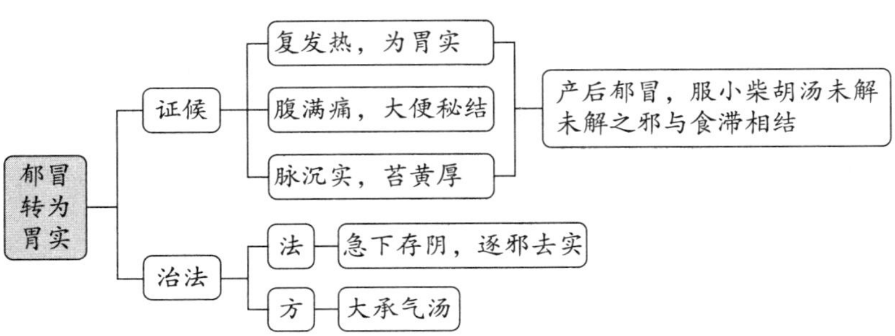

【按语】产后气血俱虚，本不可轻用攻下，但本条中仲景通过对产后血虚之体而用大承气汤治疗，示人治病应掌握病机，如有邪实，即当攻下，不可因循而贻误病机，所谓“无粮之师，贵在速战也”。

【常见考点】产后胃实的证治。

产后腹痛

一、血虚里寒

【原文】产后腹中㽲痛，当归生姜羊肉汤主之；并治腹中寒疝，虚劳不足。(4)

当归生姜羊肉汤方： 见寒疝中。

【提要】论产后血虚里寒的腹痛证治。

【图解】

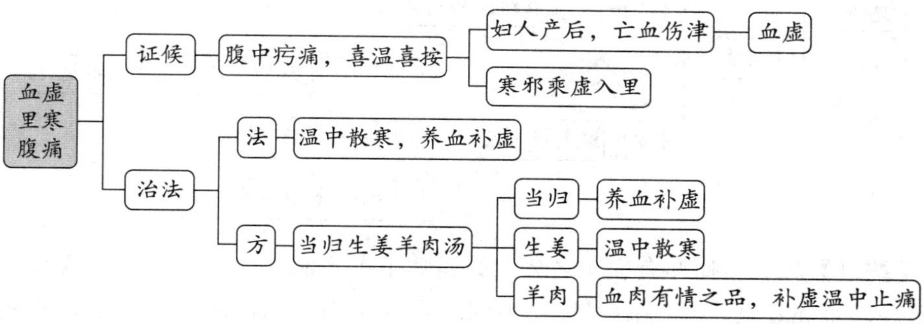

【按语】本条与《妇人妊娠病篇》当归芍药散证同，具有腹中㽲痛，但其病机迥异。本证为产后血虚内寒，故以当归生姜羊肉汤温中散寒，养血补虚；当归芍药散证为肝脾失调，血郁湿滞，故用当归芍药散养血疏肝，健脾利湿。另外，本方亦可治疗血虚而寒的寒疝和虚劳腹痛。

【常见考点】产后血虚腹痛的病机以及当归生姜羊肉汤的组成、功效。

表 21-1　当归芍药散证与当归生姜羊肉汤证鉴别

鉴别		当归芍药散证	当归生姜羊肉汤证
相同点		症状相同，皆为腹中㽲痛	
不同点	病机	肝脾失调，血郁湿滞	亡血失津，虚寒内入
	治法	养血疏肝，健脾利湿	温中散寒，养血补虚
	配伍	重用芍药养血柔肝，缓急止痛；佐以归、芎调肝和血，更配以茯苓、白术、泽泻健脾利湿，使肝血足而气条达，脾运健而湿邪除	当归养血，以行血中之滞； 羊肉乃血肉有情之品，养血补虚； 重用生姜以温散寒邪

二、气血郁滞

【原文】产后腹痛，烦满不得卧，枳实芍药散主之。(5)

枳实芍药散方

枳实（烧令黑，勿太过） 芍药等分

上二味，杵为散，服方寸匕，日三服，并主痈脓，以麦粥下之。

【提要】论产后气血郁滞腹中作痛的证治。

【图解】

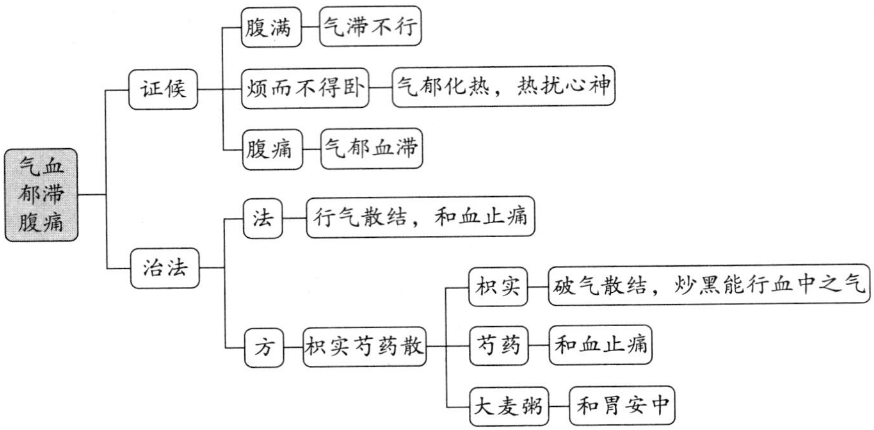

【按语】产后腹痛亦有虚实之分，如腹痛不烦不满，病属里虚；今腹痛烦满不得卧，是属里实，但与阳明里实不同，本证是由气郁血滞，气机痹阻不通所致，故治以行气活血散结。“并主痈脓”，意指若气血郁滞日久，郁而化热，邪热炽盛则有血腐酿脓成痈的可能，枳实芍药散能行气活血散结，故可防止成痈化脓。

【常见考点】产后气滞腹痛的病机以及枳实芍药散的组成及功效。

三、瘀血内结

【原文】师曰：产妇腹痛，法当以枳实芍药散，假令不愈者，此为腹中有干血着脐下，宜下瘀血汤主之；亦主经水不利。(6)

下瘀血汤方

大黄二两 桃仁二十枚 䗪虫二十枚（熬，去足）

上三味，末之，炼蜜和为四丸，以酒一升，煎一丸，取八合顿服之，新血下如豚肝。

【提要】论产后瘀血内结腹痛的证治。

【图解】

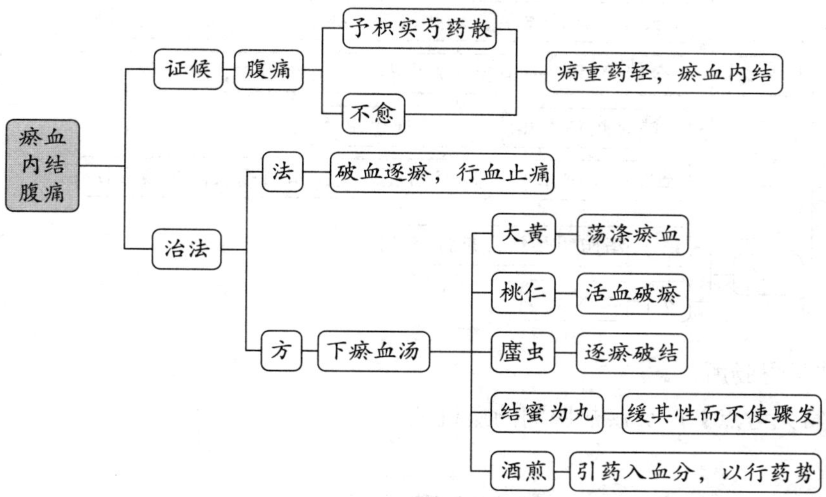

【按语】本条方后“新血下如豚肝”句，注家改“新”为“瘀”，或改“新”为“干”等，虽有参考价值，但新血作为新来之血解释，于理亦通。因妇人在妊娠期或哺乳期，多月经不行，长期歇止，经服下瘀血汤后新来之血，不似往日之血色红，而是下血紫暗，色如猪肝，所以说“新血下如豚肝”。

【常见考点】产后血瘀腹痛的病机证治。

四、实热瘀结

【原文】产后七八日，无太阳证，少腹坚痛，此恶露[1]不尽①；不大便，烦躁发热，切脉微实，再倍发热，日晡时烦躁者，不食，食则谵语，至夜即愈，宜大承气汤主之。热在里，结在膀胱[2]也。方见痉病中。(7)

【校勘】①《脉经》“恶露不尽”下，作“不大便四五日，趺阳脉微实再倍，其人发热，日晡时所烦躁者，不能食谵语，利之则愈，宜承气汤，热在里，结在膀胱”。

【词解】[1] 恶露：是分娩时应流出的余血浊液。

[2] 膀胱：指膀胱之处，这里泛指下焦。

【提要】论产后瘀阻兼里实的证治。

【图解】

图见 340 页。

【按语】本证病情急重而又复杂，故仲景特在文末用“热在里，结在膀胱也”一句，总结说明本证的病机不但是血结于下，而且热聚于中，即瘀血内阻胞宫而

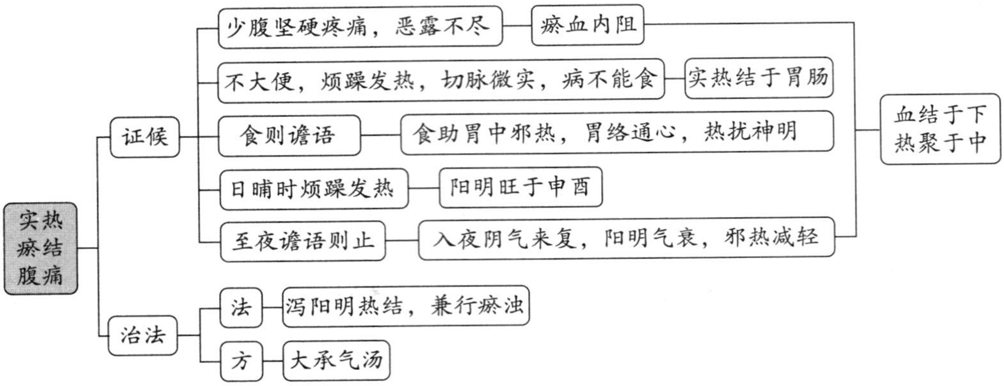

实热结于胃肠所致。

【常见考点】产后瘀热腹痛的病机证治。

产后中风

一、太阳中风

【原文】产后风[①]续之数十日不解，头微痛，恶寒，时时有热，心下闷，干呕，汗出，虽久，阳旦证续在耳，可与阳旦汤。即桂枝汤，方见下利中。（8）

【校勘】①“产后风”，《编注》作“产后中风”。

【提要】论产后中风营卫不和的证治。

【图解】

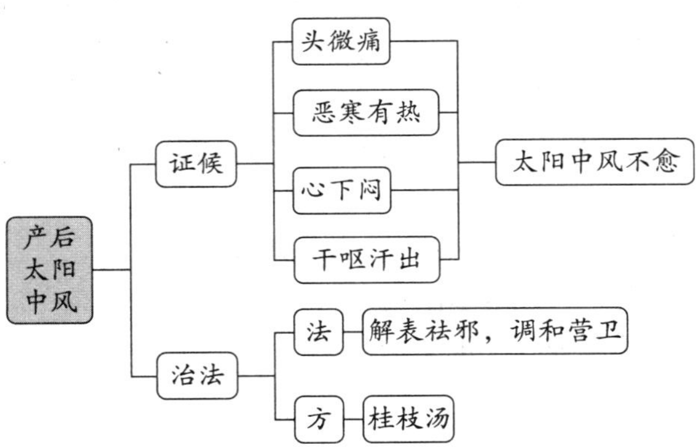

【按语】从本条可以看出，外感表证，病虽迁延日久，但表证仍在者，有斯证则用斯药，不可拘泥于时日。后世注家对阳旦汤有不同的说法：有的认为阳旦汤即桂枝汤；有的认为阳旦汤即桂枝汤加黄芩；亦有人认为阳旦汤是桂枝汤加附

子。根据本条所述头痛、恶寒、发热、干呕、自汗等症状表现来看，阳旦汤应是桂枝汤。该证虽然有心下闷，表明邪有入里之势，但与其他表证相比，仅居次要地位，故仍主以桂枝汤。

【常见考点】产后太阳中风的病机证治。

二、阳虚中风

【原文】产后中风，发热，面正赤，喘而[①]头痛，竹叶汤主之。(9)

竹叶汤方

竹叶一把　葛根三两　防风　桔梗　桂枝　人参　甘草各一两　附子一枚（炮）　大枣十五枚　生姜五两

上十味，以水一斗，煮取二升半，分温三服，温覆使汗出。颈项强，用大附子一枚，破之如豆大，煎药扬去沫。呕者，加半夏半升洗。

【校勘】①“喘而”：《千金》《千金翼》均作“喘气”。“头痛”《圣济》作“头目昏痛”。

【提要】论产后中风兼阳虚的证治。

【图解】

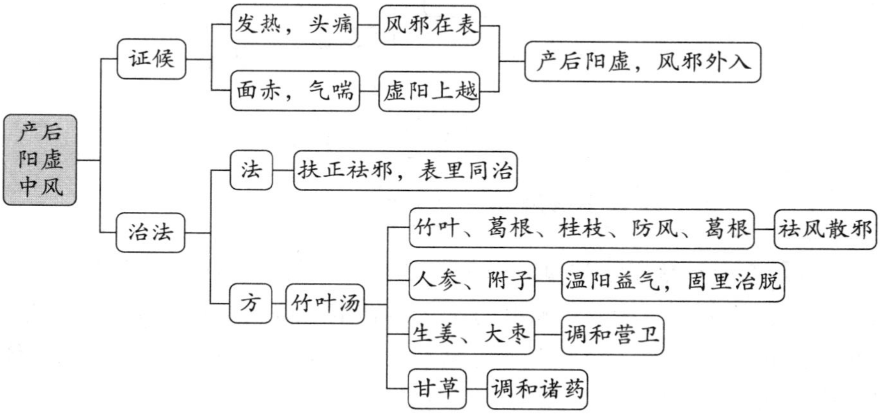

【按语】此证若单解表祛邪，则虚阳易脱；若因正虚而补正，则表邪不解，故用竹叶汤扶正祛邪，标本兼顾，为后世扶正祛邪法之先河。

【常见考点】产后阳虚中风的症状、病机、辨治以及竹叶汤的组成及功效。

产后呕逆

【原文】妇人乳[①]中虚，烦乱呕逆，安中益气，竹皮大丸主之。(10)

竹皮大丸方

生竹茹二分　石膏二分　桂枝一分　甘草七分　白薇一分

上五味，末之，枣肉和丸弹子大，以饮服一丸，日三夜二服。有热者倍白薇，烦喘者加柏实一分。

【校勘】①“乳”:《脉经》作“产”。

【提要】论产后虚热烦呕的证治。

【图解】

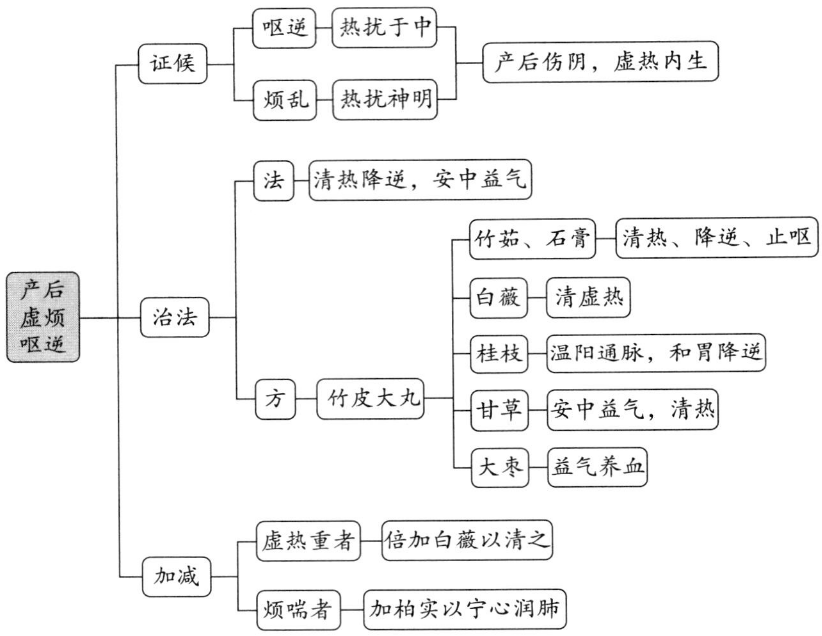

【按语】方中甘草用量独重，以七分甘草配众药六分，又以枣肉和丸，其旨在安中益气；竹茹、石膏、白薇共五分，意在清热降逆；桂枝辛温，用量极少，仅占全方药量的十三分之一（枣肉用量不在其中），一则平冲降逆，二则佐寒凉之品从阴制阳。此方配伍耐人寻味，临证用之不可不知。

【常见考点】产后虚烦呕逆的病机及竹皮大丸的组成、功效。

产后下利

【原文】产后下利虚极，白头翁加甘草阿胶汤主之。(11)

白头翁加甘草阿胶汤方

白头翁　甘草　阿胶各二两　秦皮　黄连　柏皮各三两

上六味，以水七升，煮取二升半，内胶，令消尽，分温三服。

【校勘】《脉经》作“热利重下，新产虚极”。《千金》“虚极”上有“兼”字。

【提要】论产后热利伤阴的治法。

【图解】

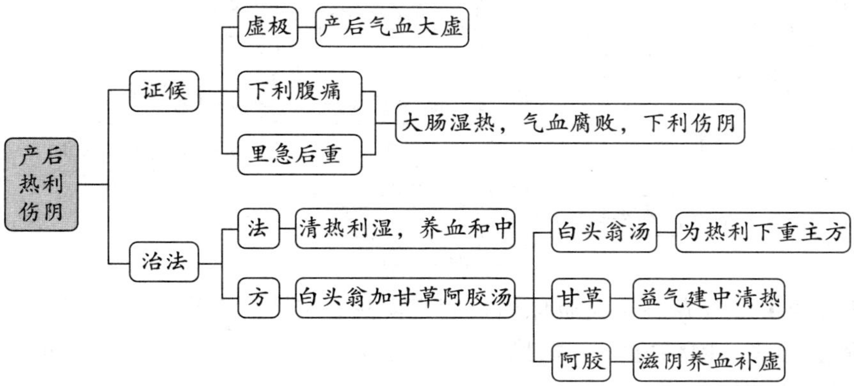

【按语】极虚是指极度虚弱或虚弱到极点，本条为产后气血已虚而又兼下利，更伤其阴致使极虚。

【常见考点】产后下利的病机证治。

附方

（一）《千金》三物黄芩汤

【原文】《千金》三物黄芩汤：治妇人在草蓐[1]，自发露得风[2]。四肢苦烦热，头痛者与小柴胡汤；头不痛但烦者，此汤主之。

黄芩一两　苦参二两　干地黄四两

上三味，以水八升，煮取二升，温服一升，多吐下虫。

【校勘】《千金》第三卷妇人中风门：“治妇人在蓐得风，盖四肢苦烦热，皆自发露所为，若头痛与小柴胡汤；头不痛但烦热，与三物黄芩汤。”其方黄芩用二两，余同此方。“煮取二升”下，作“去滓，适寒温服一升，日二，多吐下虫”。未说是仲景方。

【词解】[1] 草蓐：即在产床。古代有在草上分娩之习，故言之。

[2] 发露得风：是指产妇分娩时，因产床不洁或保养不慎而感受病邪。

【提要】此方属产后中风的范畴。

【图解】

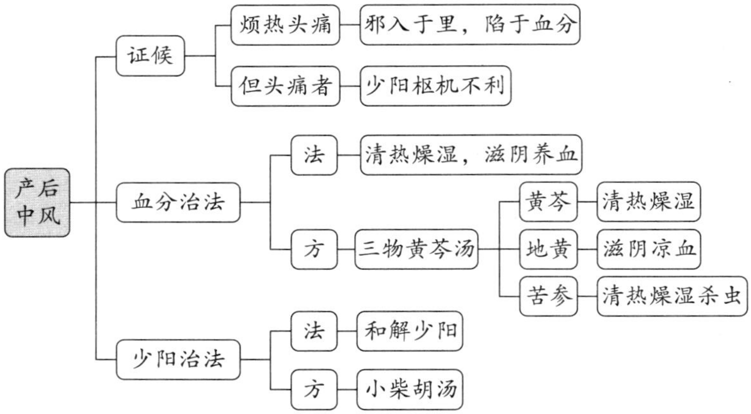

【按语】三物黄芩汤是临床治疗阴虚湿热之良方。后世医家常用治阴道炎、急慢性盆腔炎、附件炎、红斑性肢痛、糖尿病、乙肝相关性肾炎、乙肝相关性皮疹等属上述证机者。

【常见考点】本方的病机、证治。

（二）《千金》内补当归建中汤

【原文】《千金》内补当归建中汤：治妇人产后虚羸不足，腹中刺痛不止，吸吸[1]少气，或苦少腹中急摩痛[2]引腰背，不能食饮；产后一月，日得服四五剂为善，令人强壮宜。

当归四两　桂枝三两　芍药六两　生姜三两　甘草二两　大枣十二枚

上六味，以水一斗，煮取三升，分温三服，一日令尽。若大虚，加饴糖六两，汤成内之，于火上暖令饴消。若去血过多，崩伤内衄[3]不止，加地黄六两，阿胶二两，合八味，汤成内阿胶。若无当归，以穹䓖代之。若无生姜，以干姜代之。

【校勘】《千金》第三卷产后心腹痛门："治"下无"妇人"二字；"刺痛"作"疠痛"；"中急"作"拘急"；无"摩"字；"食饮"作"饮食"；"强壮"作"丁壮"；"宜"作"方"。生姜用六两，大枣用十枚，余同此。煮服法，"三升"下，有"去滓"二字；"内衄"作"内竭"；"干姜"下，有"三两"二字。《千金翼》第三卷妇人虚损门："少腹中急摩痛"作"小腹拘急挛痛"。《辑义》云："内衄《千金》作内竭，非也。"

【词解】[1] 吸吸：即吸气之声，一般在忍痛吸气时发出。

[2] 少腹中急摩痛：即少腹拘急挛痛。

[3] 内衄：内出血。

【提要】本条论述产后气血不足腹中疼痛的证治。

【图解】

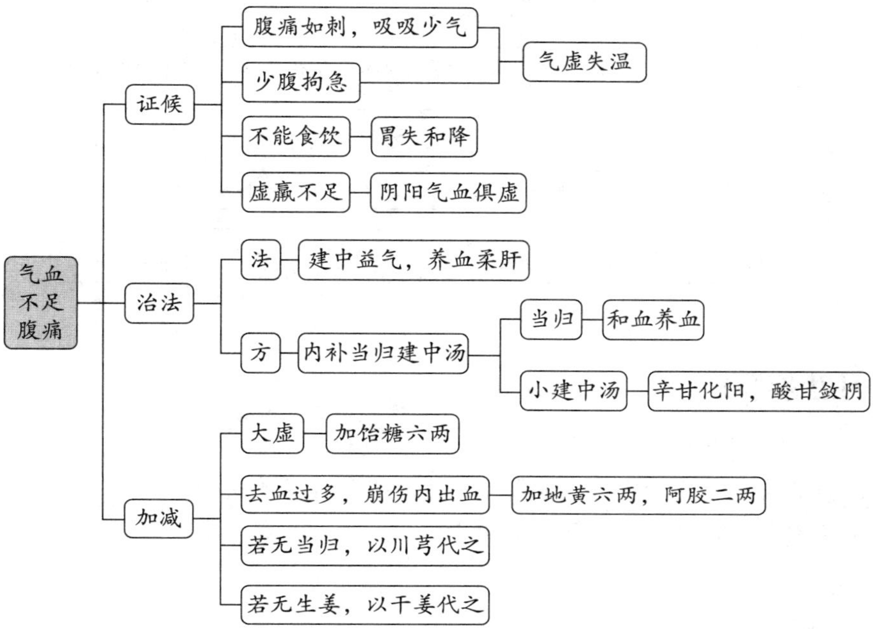

【按语】本方可用治气血不足，脾胃虚弱所致的胃脘痛、腹痛、痛经、不孕等病。

【常见考点】本方的病机、证治。

【本篇内容归纳】

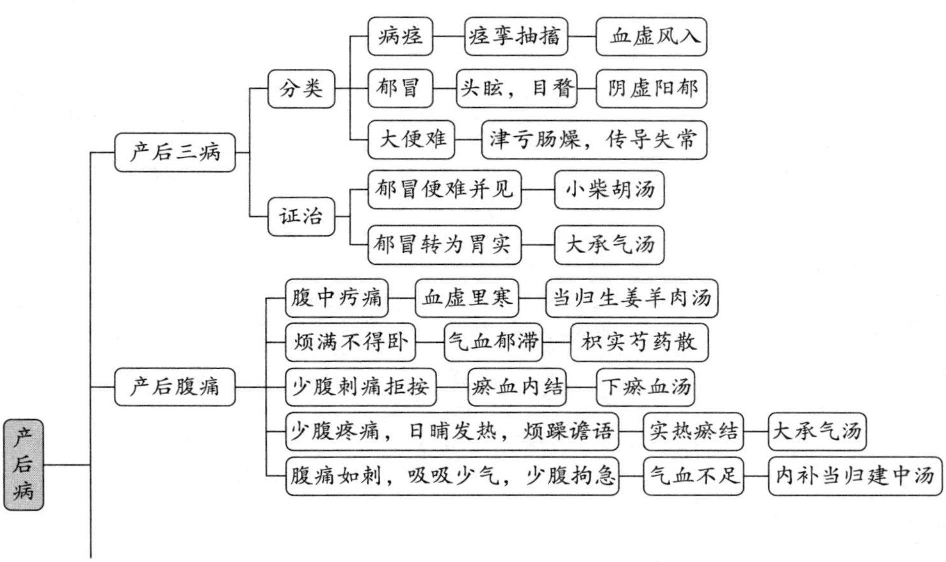

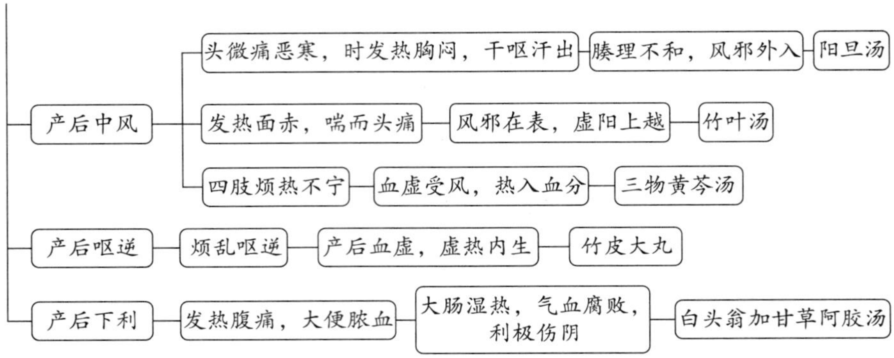

【复习思考题】

1. 本篇如何辨证论治产后腹痛？
2. 当归生姜羊肉汤在《金匮要略》中可以治疗哪些疾病？
3. 本篇如何体现仲景治疗产后病“不拘于产后，勿忘于产后”的特点？

《金匮要略》
图表全解

妇人杂病脉证治第二十二

【学习目标】

掌握：梅核气、脏躁、月经病的证治。

熟悉：热入血室、带下、转胞、阴吹的证治。

了解：妇人杂病的范围、发病原因、治疗法则及阴疮的证治。

背诵：第 5、6、9、13 条原文。

【篇名释义】

本篇论述妇人杂病的病因、证候及治法。

妇人疾病，以经、带、胎、产和前阴诸病为主。胎产部分，已在前两篇分别论述，其不属胎产部分的，统归于本篇而称为妇人杂病。

本篇中指出虚、冷、结气，为妇人杂病的三种主要原因，并因经带多影响胎产和其他杂病，故对经带论述较详；其次论述了热入血室、梅核气、脏躁、腹痛、转胞、阴吹、阴疮等多种病证。

在辨证上，重视辨别病位在上、中、下三焦何部，还指出应辨别病性的阴阳、寒热、虚实。

在治疗上，本篇治法丰富多彩，有内治法，也有外治法。内治法中有汤、散、丸、酒、膏等剂型；外治法中有针刺、洗剂、坐药及润导剂等。为后世妇科杂病辨证施治奠定了良好基础。

杂病成因及治则

【原文】妇人之病，因虚、积冷、结气，为诸经水断绝，至有历年，血寒积结胞门[1]，寒伤经络。凝坚在上，呕吐涎唾，久成肺痈，形体损分[2]；在中盘结，绕脐寒疝，或两胁疼痛，与脏相连；或结热中，痛在关元。脉数无疮，肌若鱼鳞，时着男子，非止女身。在下未多，经候不匀，令阴掣痛，少腹恶寒；或引腰脊，下根气街，气冲急痛，膝胫疼烦。奄忽眩冒[3]，状如厥癫[4]；或有忧惨，悲伤多嗔[5]，此皆带下[6]，非有鬼神。久则羸瘦，脉虚多寒；三十六病，千变万端；审脉阴阳，虚实紧弦；行其针药，治危得安；其虽同病，脉各异源；子当辨记，勿谓不然。（8）

【词解】[1] 胞门：即子宫。

[2] 损分：指形体消瘦，与未病前判若两人。

[3] 奄忽眩冒：奄忽，即突然之意；奄忽眩冒，即指忽然发生晕厥。

[4] 厥癫：指昏厥、癫狂一类疾病。

[5] 多嗔：是时常发怒。

[6] 带下：一般指赤白带下，这里泛指妇人经带诸病。

【提要】论妇人杂病的病因、证候与治则。

【图解】

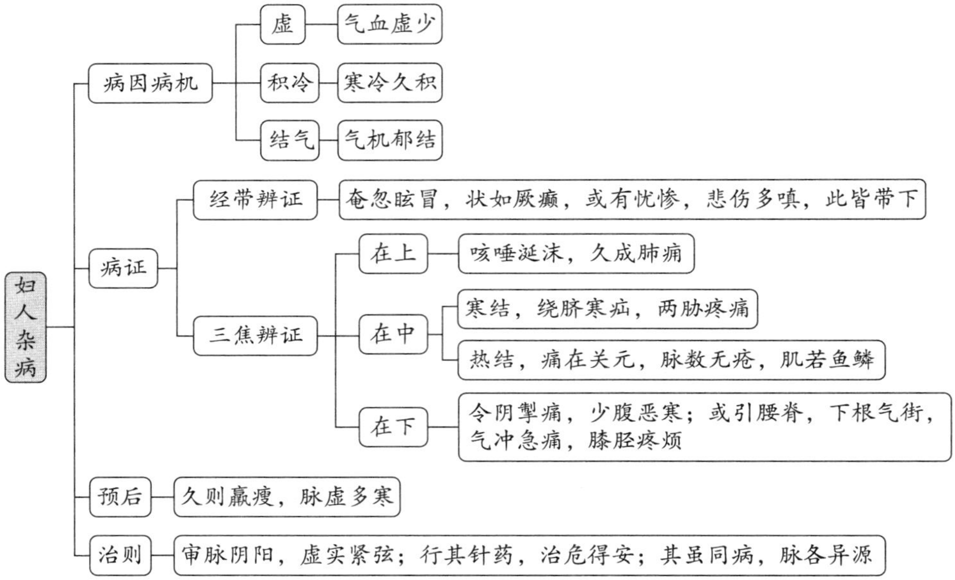

【按语】本条论述妇人杂病的病因，不外乎虚、积冷、结气三个方面。三者皆能造成经水不利，甚或经闭不行，甚或涉及上、中、下三焦以及全身。因为妇人气血贵在充盈，血脉贵在温通，气机贵在调达。妇人以冲、任为主，冲为血海，任主胞胎，故虚、积冷、结气在下，主要引起经带方面病变；不仅如此，亦反映在情志方面，气机失调导致的“奄忽眩冒，状如厥癫”；或为忧愁悲伤，时时发怒的病证。不过上中二焦的病证不仅仅女子独有，男子亦常见。妇人杂病，常见有三十六种，虽注家意见不一，但其主要精神示人，妇人杂病要在掌握妇人病理特点的同时认真辨证施治。

【常见考点】产后杂病的病机，产后杂病的症状、预后、治则。

热入血室

一、寒热如疟

【原文】妇人中风，七八日续来寒热，发作有时，经水适断，此为热入血室[1]。其血必结，故使如疟状，发作有时，小柴胡汤主之。方见呕吐中。（1）

【词解】[1] 血室：狭义是指子宫；广义的则总括子宫、肝、冲任脉。

【提要】论热入血室的证治。

【图解】

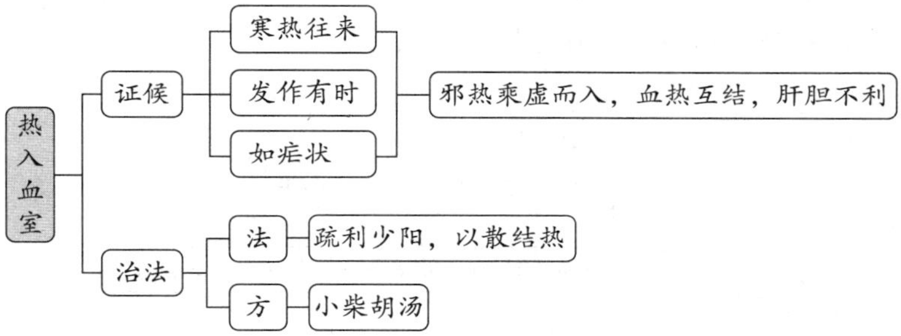

【按语】《伤寒论》云：“有柴胡证，但见一证便是，不必悉具。”本证因具有“寒热如疟”之小柴胡汤主症，故治以小柴胡汤颇为合拍，体现了中医异病同治的辨证论治精神。

【常见考点】热入血室的病机证治。

二、辨证治禁

【原文】妇人伤寒发热，经水适来，昼日明了，暮则谵[1]语，如见鬼状者，此为热入血室①，治之无犯胃气及上二焦，必自愈。（2）

【校勘】①《伤寒论》在“血室”下，无“治之”二字。

【词解】[1] 譫（zhān，音谵）：同谵。《集韵》云：“譫，疾而寐语也。”

【提要】继述热入血室的证候和治禁。

【图解】

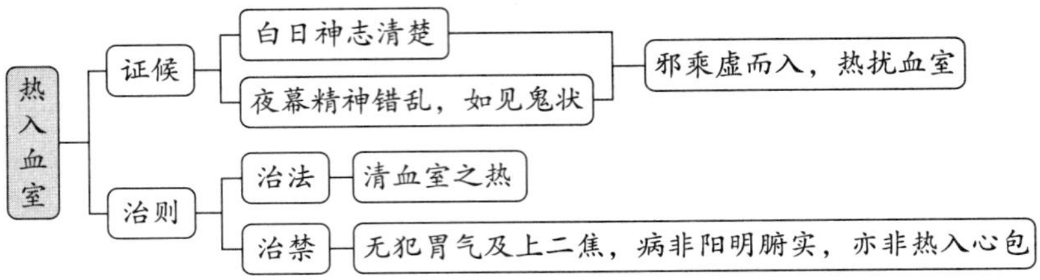

【按语】此证不同于阳明腑实证，而是热入血室，血分热盛所致，故治之“无犯胃气及上二焦”。所谓“必自愈”，亦并非不用药物而待自愈，而是因邪陷不深，尚未与血相结，月经正行，邪热可随月经外泄而愈。有些注家认为可用小柴胡汤加化瘀、清血热之品治疗，可以参考。

【常见考点】热入血室的治则、治禁。

三、满如结胸

【原文】妇人中风，发热恶寒，经水适来，得七八日，热除脉迟，身凉和，胸胁满，如结胸状，谵语者，此为热入血室也，当刺期门，随其实而取之。(3)

【提要】再论热入血室，表热已罢的证治。

【图解】

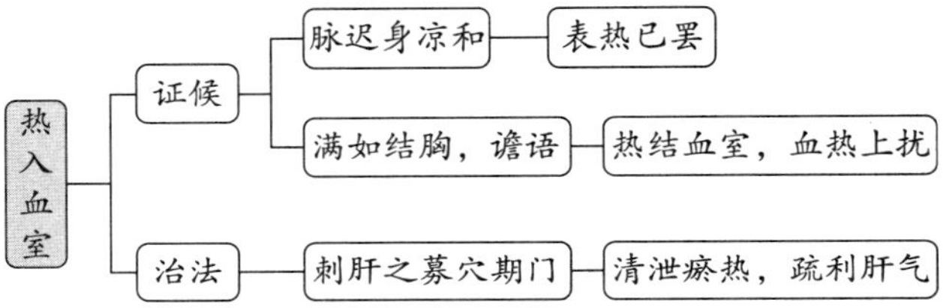

【按语】上述三条热入血室，病情以本条为重，第2条次之，第1条最轻。关于本条的治法《阴证略例》主张用桂枝红花汤；《南阳活人书》提出用海蛤散（海蛤、滑石、甘草各一两，炙，芒硝半两），故除针刺期门外，用清热散结，疏肝理气之剂内服，针药并施，效果更佳。可供临床参考。

【常见考点】热入血室胸满的证治。

四、下血谵语

【原文】阳明病，下血谵语者，此为热入血室，但头汗出，当刺期门，随其实而泻之，濈然汗出者愈。(4)

【提要】论阳明病热入血室的证治。

【图解】

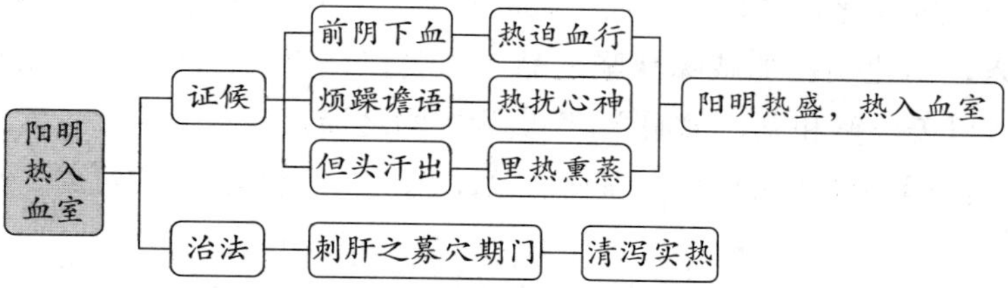

【按语】本条仍属热入血室，故治疗上仍刺肝之募穴期门，以泻其实热，邪热去，阴阳和，则周身汗出而愈。以上诸条，皆论热入血室之证，或经水适断，或经水适来，或表证已罢，邪热内陷，或阳明热盛迫血下行。虽其病情各不相同，但邪热内陷血室的病机则是一致的。故在治疗上不论针刺或用药，都必须以泻热为主。当然，还应辨其血结与否，进一步区别治疗，血未结者治以清热凉血，血已结者应予清热行瘀。

【常见考点】阳明热入血室的证治。

梅核气

【原文】妇人咽中如有炙脔①[1]，半夏厚朴汤主之。（5）

半夏厚朴汤方：《千金》作胸满，心下坚，咽中帖帖，如有炙肉，吐之不出，吞之不下。

半夏一升　厚朴三两　茯苓四两　生姜五两　干苏叶二两

上五味，以水七升，煮取四升，分温四服，日三夜一服。

【校勘】①《脉经》将“脔”作“腐状”。

【词解】[1] 炙脔：肉切成块名脔，炙脔即烤肉块。

【提要】论咽中痰凝气滞的证治。

【图解】

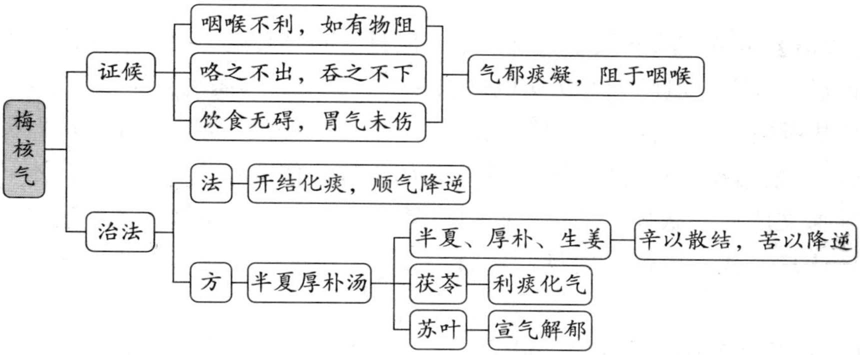

【按语】本病俗称“梅核气”，亦可见于男子。临床上多以本方酌加疏肝理气之品；或伍以咸味化痰之药，有助于提高疗效。朱丹溪认为：“痰结核在咽喉中，燥不能出入，用化痰药加咸味软坚之品，瓜蒌仁、杏仁、海浮石、桔梗、连翘，少佐芒硝，以姜汁蜜和丸，噙服之。”实为经验之谈。

【常见考点】梅核气的症状、病机、辨治以及半夏厚朴汤的组成、功效。

脏　躁

【原文】妇人脏躁，喜悲伤欲哭，象如神灵所作，数欠伸，甘麦大枣汤主之①。(6)

甘麦大枣汤方

甘草三两　小麦一斤　大枣十枚

上三味，以水六升，煮取三升，温分三服。亦补脾气。

【校勘】①《脉经》“数欠”下无“伸”字，作“甘草小麦大枣汤主之”。

【提要】论脏躁的证治。

【图解】

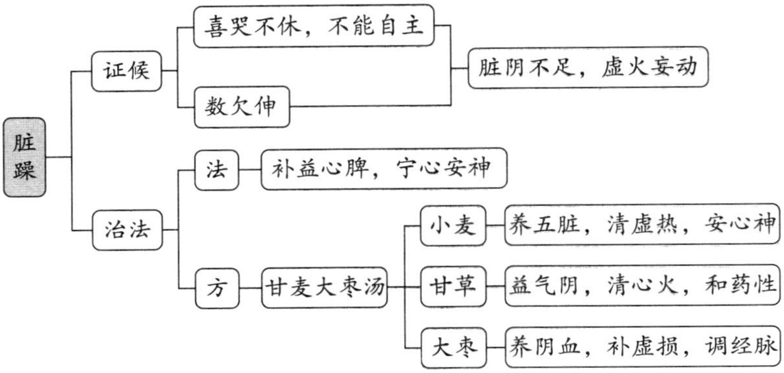

【按语】本条脏躁病虽多见于女子，但男子间亦有之。此病为情志方面的疾患，现已无疑义，但对于本病病机认识并不一致，如《编注》谓之“子宫血室，受风化热所致”；《金鉴》云“藏，心脏也。若七情所致，则心不得静，而神躁动不宁也”。根据症状和方药分析，本病是始于肝，伤及心脾，累及肾。本病在临床上除原文所述症状外，还伴有心烦、易怒、失眠、便秘等症，可用本方合酸枣仁汤治疗，或加山药、地黄、当归、白芍、茯神、青龙齿、北五味等，效果较佳。

【常见考点】脏躁的症状、病机、辨治以及甘麦大枣汤的组成、功效。

月经病

一、虚寒夹瘀崩漏

【原文】问曰：妇人年五十所，病下利数十日不止，暮即发热，少腹里急，腹满，手掌烦热，唇口干燥，何也？师曰：此病属带下。何以故？曾经半产，瘀血在少腹不去。何以知之？其证唇口干燥，故知之。当以温经汤主之。(9)

温经汤方

吴茱萸三两　当归二两　芎䓖二两　芍药二两　人参二两　桂枝二两　阿胶二两　生姜二两　牡丹皮（去心）二两　甘草二两　半夏半斤　麦门冬一升（去心）

上十二味，以水一斗，煮取三升，分温三服。亦主妇人少腹寒，久不受胎；兼取崩中去血，或月水来过多，及至期不来。

【校勘】《脉经》“所”作“许”；“里急”下有“痛”字；“掌”下无“烦”字；“不去”上有“中”字。“下利”程氏与《金鉴》俱谓当是“下血”。

【提要】论冲任虚寒兼有瘀血所致的崩漏证治。

【图解】

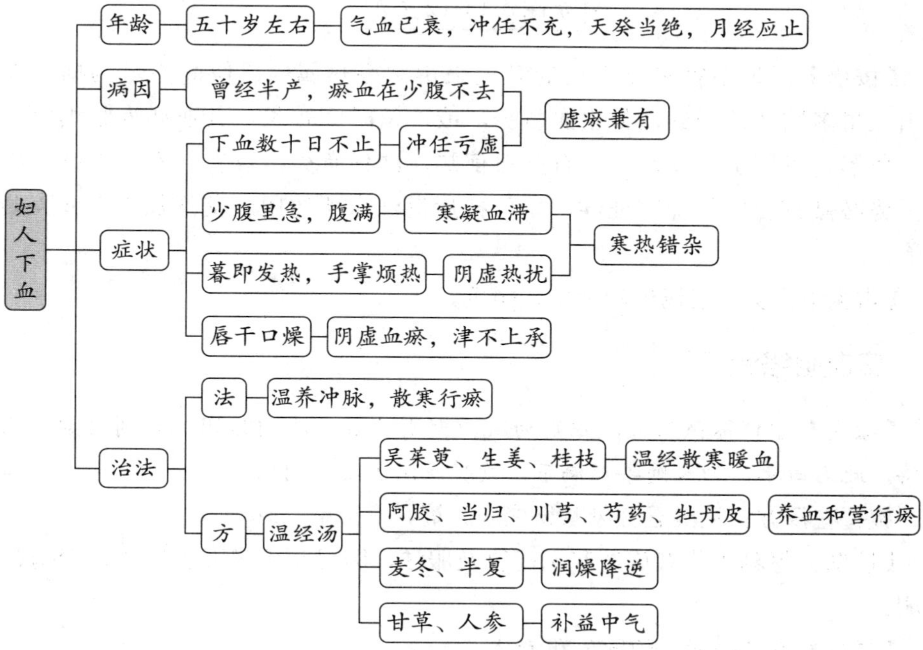

【按语】本病由冲任虚寒，曾经半产，瘀血停留于少腹而致下血不止，证见虚实寒热错杂；行瘀则有下血不止之症，止血又有瘀血内阻之虑，散寒又有虚热内扰，清热又有虚寒内凝，所以补泻清温难投。仲景立温经大法以调治，温养血脉，使虚寒得散，虚热得清，瘀血得行，从而起到温经行瘀摄血之效。

【常见考点】温经汤证的症状、病机及方药组成。

二、冲任虚寒漏下

【原文】妇人陷经[1]，漏下黑不解，胶姜汤主之。臣亿等校诸本无胶姜汤方，想是前妊娠中胶艾汤。（12）

【词解】[1] 陷经：意即经气下陷，下血不止。

【提要】论妇人陷经的证治。

【图解】

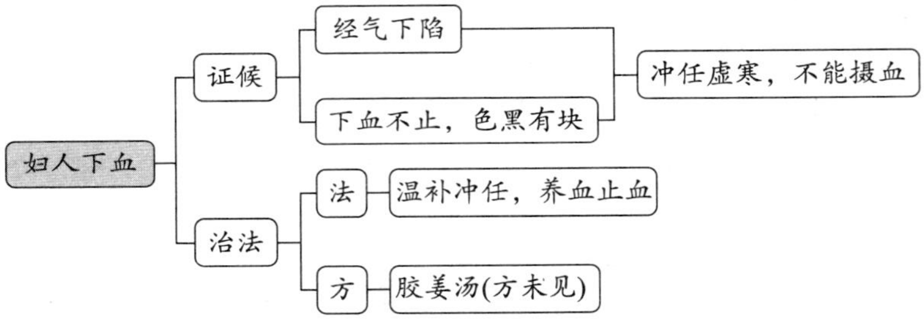

【按语】后世诸家多以下血的颜色来辨别寒热属性，似尚不足为据。因一般出血量多则血色鲜红，如出血量少，或停留时间较长，其血亦为紫黑色，故漏下色黑，可属于虚寒，但也有瘀血郁热，冲任有火所致者。本条除漏下色黑外，势必具有相应的虚寒证候，始可按后世注家所述用胶艾汤加干姜或胶姜汤为治。

【常见考点】胶姜汤证的症状、病机。

三、瘀血阻络漏下

【原文】寸口脉弦而大，弦则为减，大则为芤，减则为寒，芤则为虚，寒虚相搏，此名曰革，妇人则半产漏下，旋覆花汤主之。（11）

旋覆花汤方：见《五脏风寒积聚病》篇。

【校勘】赵刻本载有旋覆花汤药物及服法，因已见于《五脏风寒积聚病篇》，故删。

【提要】论半产漏下的脉象和治法。

【图解】

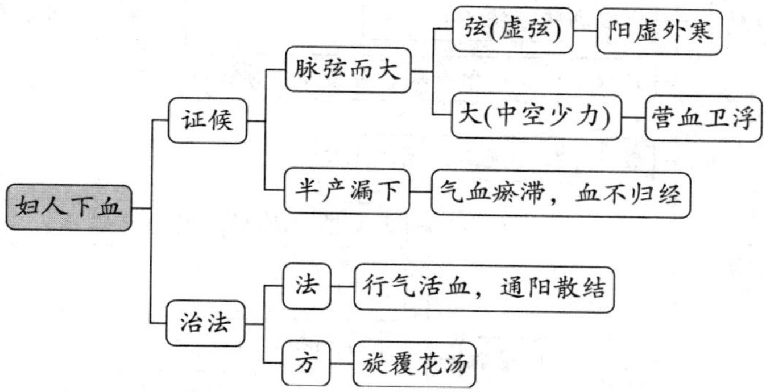

【按语】原文亦见于“虚劳病”篇和“惊悸吐衄下血”篇，文字略有出入，但其旨义各别，当相互参考，全面掌握。因弦大芤减为虚寒之脉，而旋覆花汤是疏肝散结，理血通络之剂，病与方药似不相符，故《金鉴》认为本条“必有错简”。但徐忠可云：“盖虚而兼象寒，是有邪矣，故以开结为主，结开而漏止，其血自生，不必补也；若有邪而补，则邪盛而漏愈甚，未得益先得损矣。”尤在泾亦云：“是以虚不可补，解其郁聚，即所以补；寒不可温，行其气，即所以为温。”这些都有一定参考价值，可供研究。

【常见考点】旋覆花汤证的症状、病机、特点。

四、瘀阻经水不利

【原文】带下经水不利[1]，少腹满痛，经一月再见[2]者，土瓜根散主之。(10)

土瓜根散方： 阴癞肿亦主之。

土瓜根　芍药　桂枝　䗪虫各三两

上四味，杵为散，酒服方寸匕，日三服。

【校勘】《脉经》条首有“妇人”二字。《本草纲目》“王瓜”下，于“经一月再见”句上补一“或”字。

【词解】[1] 经水不利：指月经行而不畅。

[2] 经一月再见：意指月经一月两潮。

【提要】论因瘀血而致经水不利的证治。

【图解】

图见 356 页。

【按语】经水不利，有血瘀和血虚的不同。因气滞血瘀者，少腹胀痛或刺痛，治当行气活血为主；因血虚者，则腹无胀痛，但有气血不足之象，则以培补气血

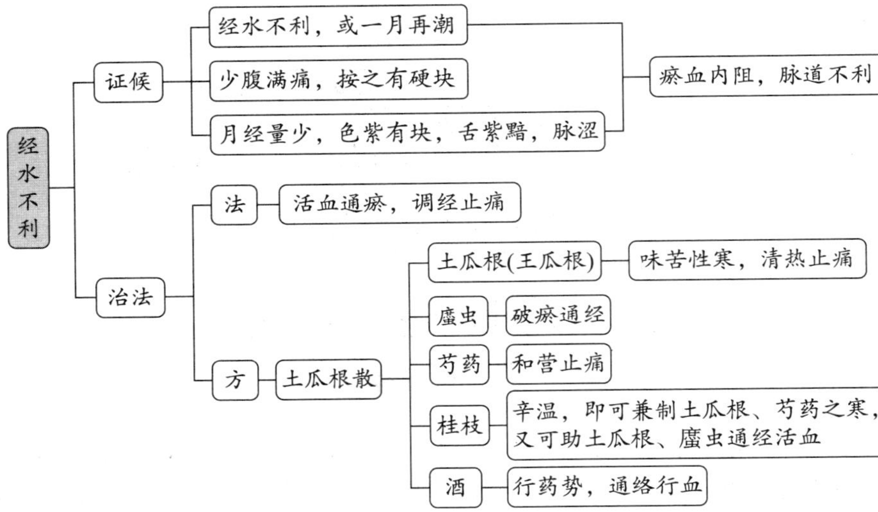

为主。本条之证，系由瘀血所致，故用土瓜根散去瘀以调经。但是经一月再见之证，在临床上常见于血热所致的月经先期，或经期紊乱的疾患，故应根据具体脉症而辨证施治，不可猛浪行事。

【常见考点】土瓜根散证的症状、病机、组成、功效。

五、瘀热内结经水不利下

【原文】妇人经水不利下，抵当汤主之。亦治男子膀胱满急有瘀血者。（14）

抵当汤方

水蛭三十个（熬） 虻虫三十枚（熬，去翅足） 桃仁二十个（去皮尖） 大黄三两（酒浸）

上四味，为末，以水五升，煮取三升，去滓，温服一升。

【提要】论经水不利属于瘀结实证的治法。

【图解】

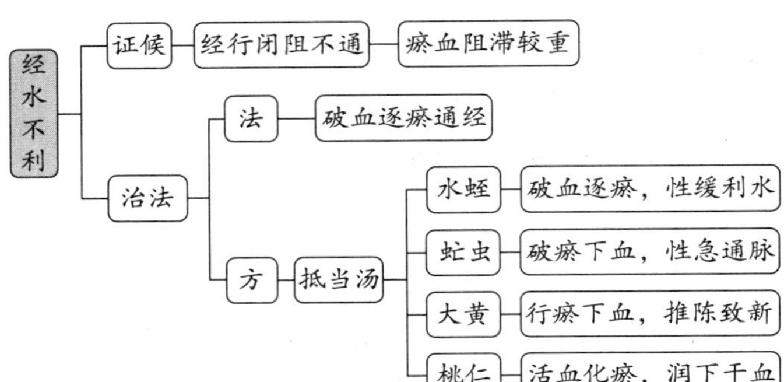

【按语】本条“经水不利下”与第10条“经水不利”在程度上不同，第10条“经水不利”，是经行不畅利；本条“经水不利下”，为经水闭阻不通，故前者治以活血通瘀之剂，后者治以攻瘀破血之峻剂。妇人经闭，一般分血虚与血滞。血滞经闭，一般理气和血行瘀，即可治愈。今用抵当汤逐瘀峻剂，说明瘀结较重，临床上必具有某些蓄血的见症，如少腹硬满，经水闭阻不通，或虽下不畅，色黑有块，痛硬不减，可参考《伤寒论·太阳篇》有关蓄血证的条文，更有助于对本病的辨证治疗。

【常见考点】抵当汤证的症状、病机、组成、功效。

六、水血互结少腹满

【原文】妇人少腹满如敦[1]状①，小便微难而不渴，生后[2]者，此为水与血俱结在血室也，大黄甘遂汤主之。(13)

大黄甘遂汤方

大黄四两　甘遂二两　阿胶二两

上三味，以水三升，煮取一升，顿服之，其血当下。

【校勘】①《脉经》“如敦状”作“如敦敦状”，细注“《要略》云；满而热”；“生后”下，细注“生后疑”。

【词解】[1] 敦（duì，音对）：是古代盛食物的器具，上下稍锐，中部肥大。

[2] 生后：即产后。

【提要】论妇人水血俱结血室的证治。

【图解】

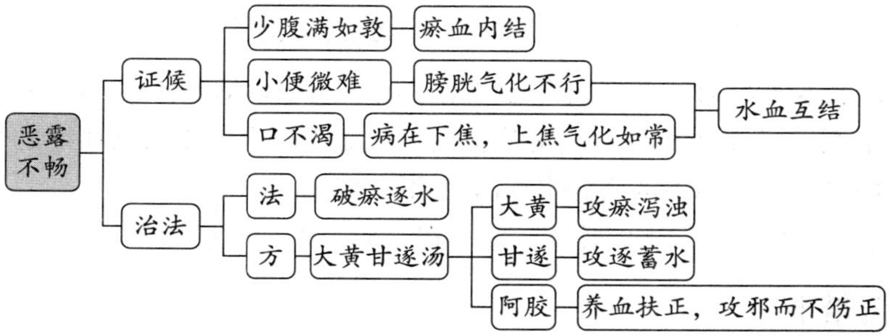

【按语】对于“生后”二字，注家多有不同的解释：一种认为是“产后”，如尤怡；一种认为是“生病后”，如徐彬；一种认为“生恐是经字”，如赵以德。以持尤氏说者为多。妇人小腹胀满，多为胞宫或膀胱病变。有蓄水、蓄血、水与血俱结血室的区别，临床应注意鉴别。若兼口渴，小便不利，是膀胱气化失常，水气内停所致；若小便自利，口不渴为蓄血；若小便微难，口不渴，得病在产后，为水与血俱结在胞宫。

【常见考点】大黄甘遂汤证的症状、病机、组成、功效。

带下病

一、湿热带下

【原文】妇人经水闭不利，脏坚癖不止[1]，中有干血，下白物[2]，矾石丸主之。（15）

矾石丸方

矾石三分（烧） 杏仁一分

上二味，末之，炼蜜和丸枣核大，内脏中，剧者再内之。

【词解】[1] 脏坚癖不止：指胞宫内有干血坚结不散。

[2] 白物：指白带。

【提要】论内有干血，郁为湿热而下白带的外治法。

【图解】

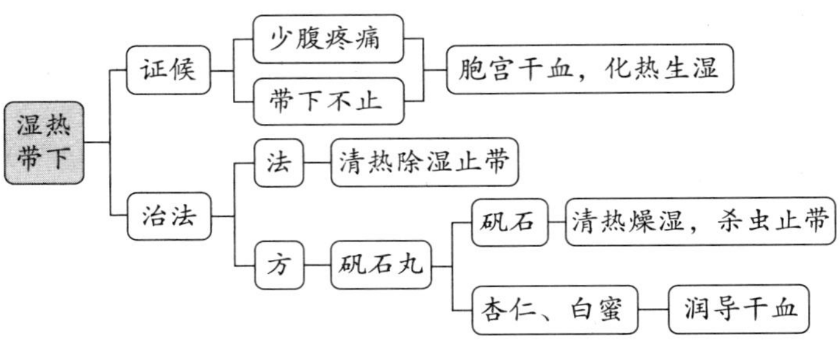

【按语】本方可谓创“栓剂”之先河。纳入阴中，取其除湿热、止带下的作用。这种治疗白带的外治法，实为治标之剂，还需配合内服消瘀通经之剂，以治其本。如果患者伴有阴中糜烂者，则本方不宜使用。

【常见考点】湿热带下的症状、病机以及矾石丸的组成功效。

二、寒湿带下

【原文】蛇床子散方，温阴中坐药[1]。（20）

蛇床子散方

蛇床子仁

上一味，末之，以白粉少许，和令相得，如枣大，绵裹内之，自然温。

【校勘】《脉经》为“妇人阴寒，温阴中坐药，蛇床子散主之”。

【词解】[1] 坐药：纳入阴道、肛门的栓剂。

【提要】论阴冷寒湿带下的治法。

【图解】

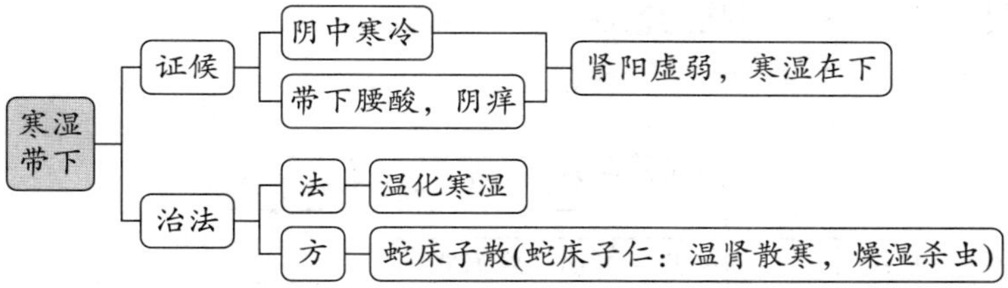

【按语】仲景创栓剂纳入阴中，直接温其受邪之处，以暖宫除湿，杀虫止痒。《医宗金鉴·妇科心法》主张本病可在内服桂附地黄丸的同时，外用蛇床子、吴茱萸、远志、干姜等份为末，绵裹纳阴中，可收卓效。可供参考。

【常见考点】寒湿带下的症状、病机，特殊用药法。

妇人腹痛

一、风冷血滞

【原文】妇人六十二种风[1]，及腹中血气刺痛，红蓝花酒主之。（16）

红蓝花酒方： 疑非仲景方。

红蓝花一两

上一味，以酒一大升，煎减半，顿服一半，未止再服。

【词解】[1] 六十二种风：泛指一切风邪为患，具体无考。

【提要】论妇人腹中血气刺痛的治法。

【图解】

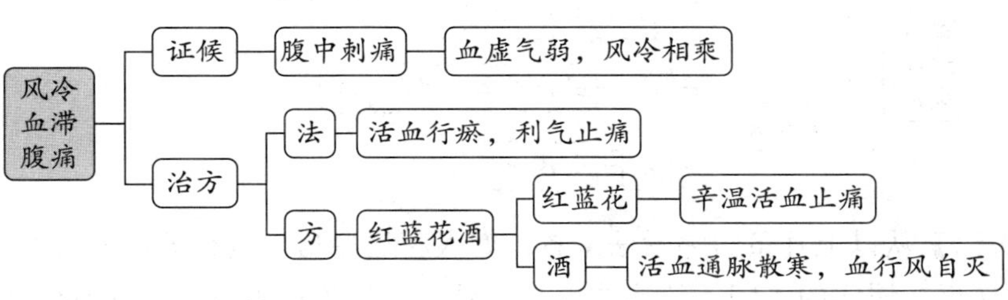

【按语】本方行血祛风之法，正是后人“治风先治血，血行风自灭”的理论渊源所在，同时本方适宜风寒与血气相搏所致腹中刺痛，若阴虚有热者则不能用。

【常见考点】风冷血滞腹痛的症状、病机、证治。

二、肝脾失调

【原文】妇人腹中诸疾痛，当归芍药散主之。（17）

当归芍药散方： 见前妊娠中。

【提要】论妇人腹中诸痛的治法。

【图解】

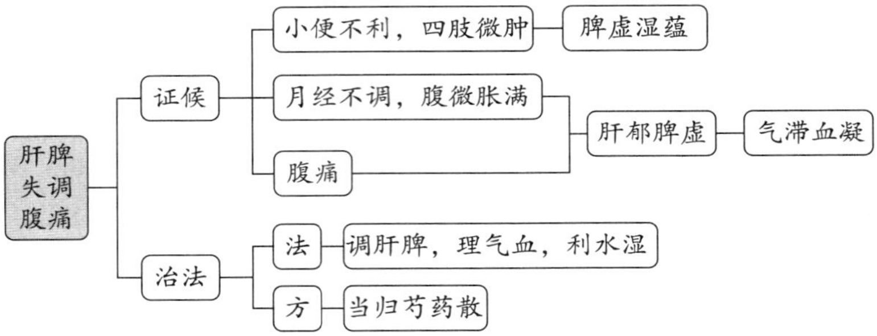

【按语】临床上治疗妇人腹痛，多按此方随证化裁，效果较佳，可见“诸”字用意之深。

【常见考点】肝脾失调腹痛的症状、病机以及当归芍药散的组成、功效。

三、脾胃阳虚

【原文】妇人腹中痛，小建中汤主之。（18）

小建中汤方： 见前虚劳中。

【提要】论妇人脾胃阳虚里急腹痛的证治。

【图解】

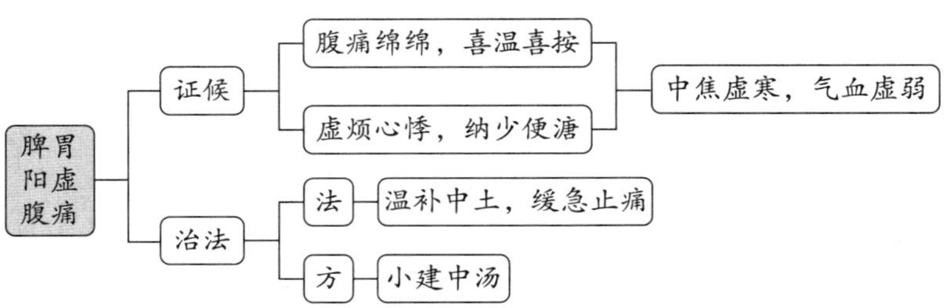

【按语】从以上几条腹痛治法来看，妇人腹痛多与气血有关，但病机有偏气、偏血和属虚、属实的不同，故治法也就各异。如红蓝花酒活血行气治疗气滞血凝之腹痛；当归芍药散调和肝脾、理血除湿，治疗血滞湿阻之腹痛；小建中汤温补脾胃以治疗脾胃阳虚之腹痛。因此，治疗妇人腹痛，应注意审因论治。

【常见考点】脾胃阳虚腹痛的症状、病机、证治。

转　胞

【原文】问曰：妇人病，饮食如故，烦热不得卧，而反倚息者，何也？师曰：此名转胞[1]不得溺也。以胞系了戾[2]，故致此病，但利小便则愈，宜肾气丸主之。方见虚劳中。（19）

【词解】[1] 胞：同“脬”，即膀胱。

[2] 胞系了戾：指膀胱之系缭绕不顺。

【提要】论妇人转胞的证治。

【图解】

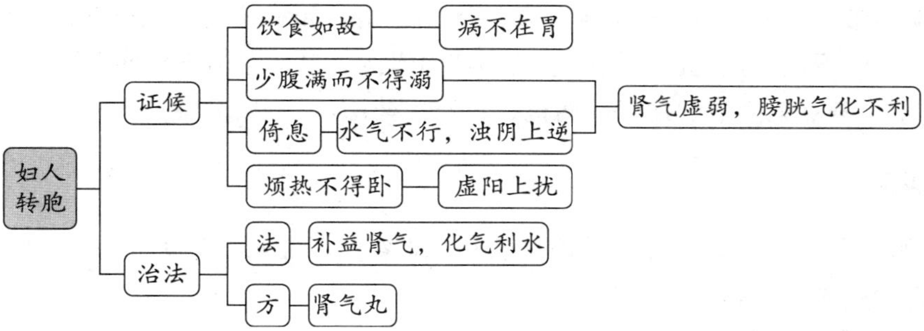

【按语】转胞一证的病因、病机比较复杂，肾气虚弱，膀胱气化不行，仅是其中一种。此外，尚有中焦脾虚下陷，上焦肺虚通调失职，妊娠胎气上迫，以及忍溺入房等，都能导致胞系了戾而小便不利，故应分别论治，不可概以肾气丸治之。如朱丹溪用补中益气汤，程钟龄用茯苓升麻汤（赤、白茯苓，升麻，当归，川芎，苎麻根，急流水煎，或调琥珀末更佳）就是根据转胞的不同病机进行治疗的例子，可补本条之不足。

【常见考点】转胞的病名、症状、病机、证治。

前阴病

一、阴疮

【原文】少阴脉滑而数者，阴中即生疮，阴中蚀疮烂者，狼牙汤洗之。（21）

狼牙汤方

狼牙三两

上一味，以水四升，煮取半升，以绵缠箸如茧，浸汤沥阴中，日四遍。

【提要】论下焦湿热而阴中生疮的证治。

【图解】

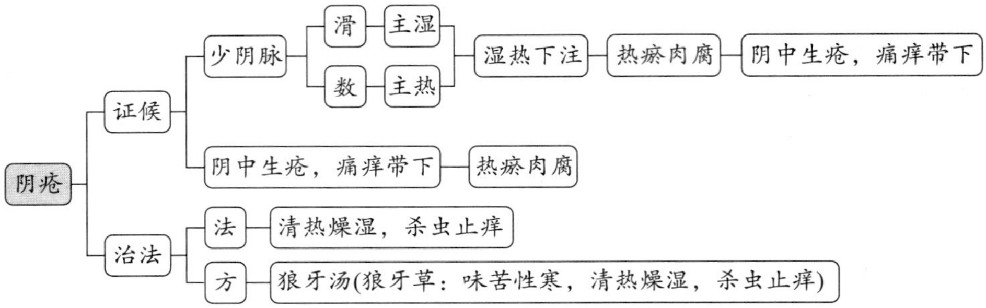

【按语】狼牙汤、矾石丸、蛇床子散三方均外用，除湿止带，杀虫止痒，治疗妇女白带病，但三者同中有异，故应区别应用。如狼牙汤与矾石丸为清热燥湿之剂，主治下焦湿热之证；蛇床子散为苦温燥湿之剂，主治下焦寒湿之证。

【常见考点】阴疮的症状、病机、特殊用药法。

二、阴吹

【原文】胃气下泄，阴吹[1]而正喧[2]，此谷气之实也，膏发煎导之。（22）

膏发煎方： 见黄疸中。

【词解】[1] 阴吹：指前阴出气，如后阴矢气一样。

[2] 正喧：意谓前阴出气较频繁，甚至声响连续不断。

【提要】论阴吹的病因和证治。

【图解】

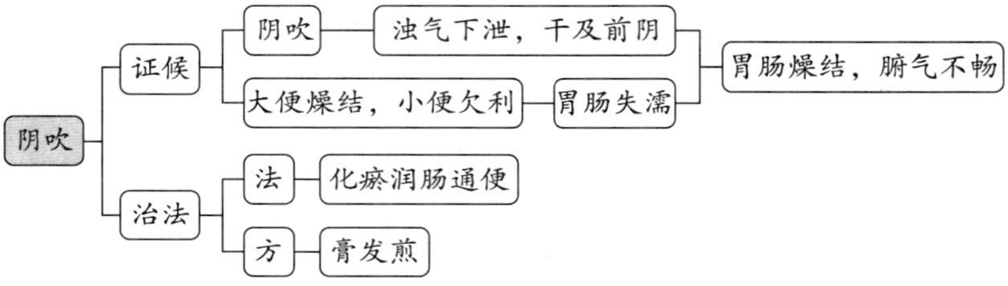

【按语】阴吹之病在临床上并不少见，张璐玉谓之“乃妇人恒有之疾”，病轻的多隐忍不言，重者阴吹不已，声喧于外，才始行医治，后世方书记载不多。本病一般多发生于生育后的妇女，体虚气血不足是其根本因素，故临床上除本证胃肠燥结兼瘀血之阴吹外，还有后世医家所载的气虚下陷用补中益气汤与《温病条辨》“饮家阴吹，脉弦而迟，橘半桂苓枳姜汤主之”之说。说明阴吹亦当辨证施治。

【常见考点】阴吹的病名、症状、病机。

其他杂病

一、饮证误下成痞

【原文】妇人吐涎沫，医反下之，心下即痞，当先治其吐涎沫，小青龙汤主之；涎沫止，乃治痞，泻心汤主之。（7）

小青龙汤方：见痰饮中。

泻心汤方：见惊悸中。

【校勘】《千金》“妇人”下有“霍乱呕逆”四字；“先治其”下，无“吐”字；“乃治痞”，作“次治其痞”；“泻心汤”作“甘草泻心汤”。赵本小青龙汤方原注见肺痈中，误，今改为“见痰饮中”。

【提要】论上焦寒饮误下成痞的先后治法。

【图解】

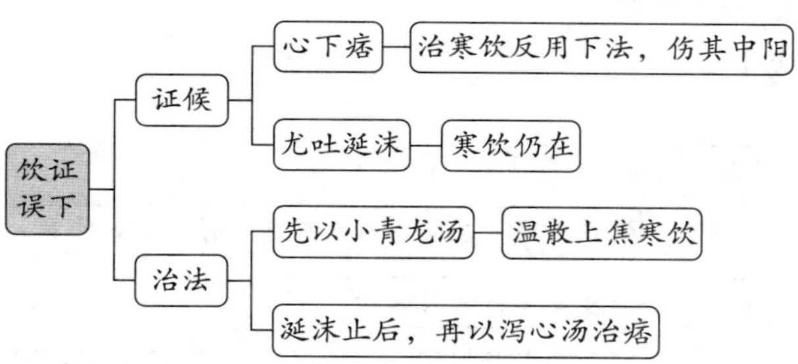

【按语】泻心汤在伤寒论中非止一方，从本条之证看，惊悸篇中之大黄黄芩黄连泻心汤乃属苦寒攻下之剂，似不可用。因始以苦寒成痞者，若再与苦寒泻下治之，必无效理。据证，可以辨证选用半夏、甘草或生姜泻心汤，苦降辛开，始觉合拍。

【常见考点】痞证误治的病机及证治。

二、疳虫蚀齿

【原文】小儿疳虫蚀齿方：疑非仲景方。（23）

雄黄　葶苈

上二味，末之，取腊月猪脂，以槐枝绵裹头四五枚，点药烙之。

【校勘】《本草纲目》作“二味等分”；“自”作“月”。

【提要】论小儿疳虫的外治方法。

【图解】

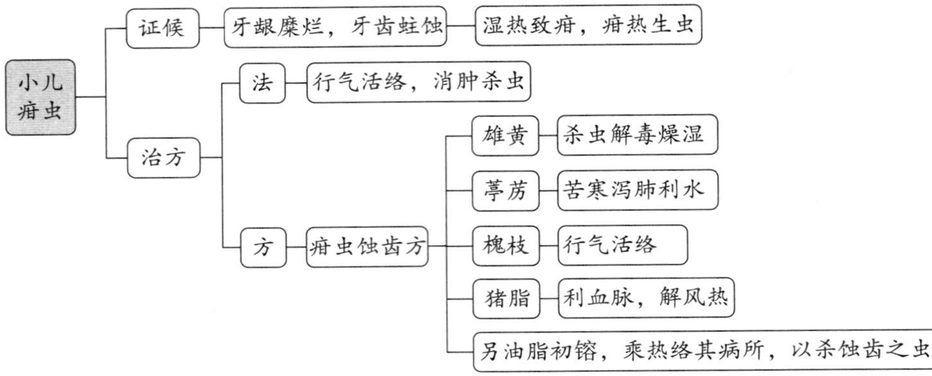

【按语】本方虽林亿等怀疑非仲景方，但《辑义》却谓“玉函经第八卷末亦载小儿药三方，盖另有幼科书而亡佚者，此类岂其遗方耶”；程云来亦怀疑此方是仲景之《口齿论》简脱于此。

【常见考点】疳虫蚀齿的症状、病机。

【本篇内容归纳】

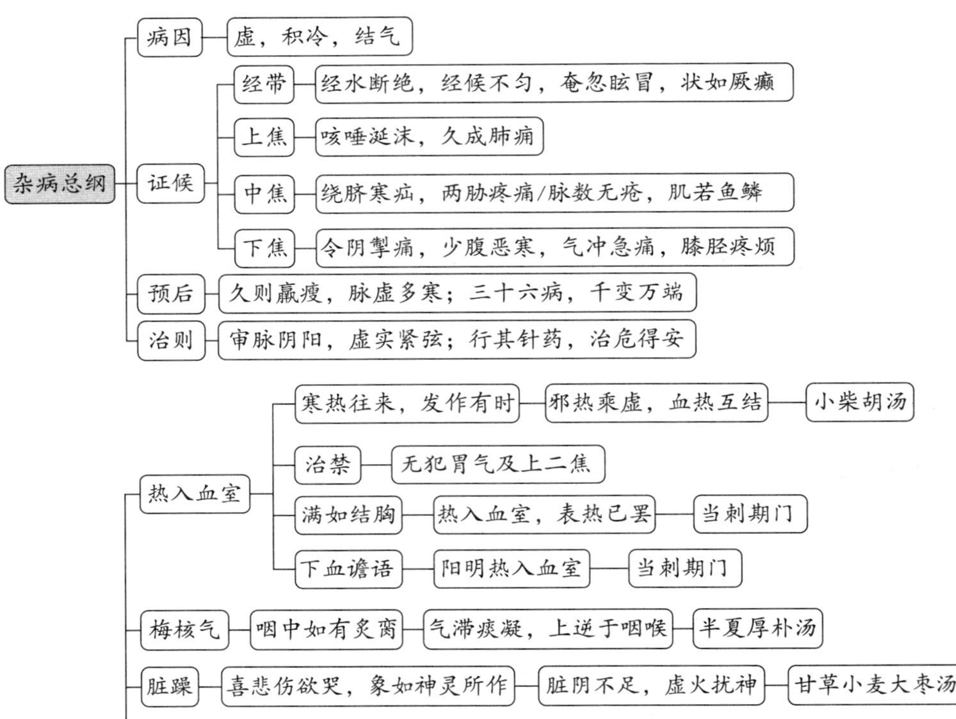

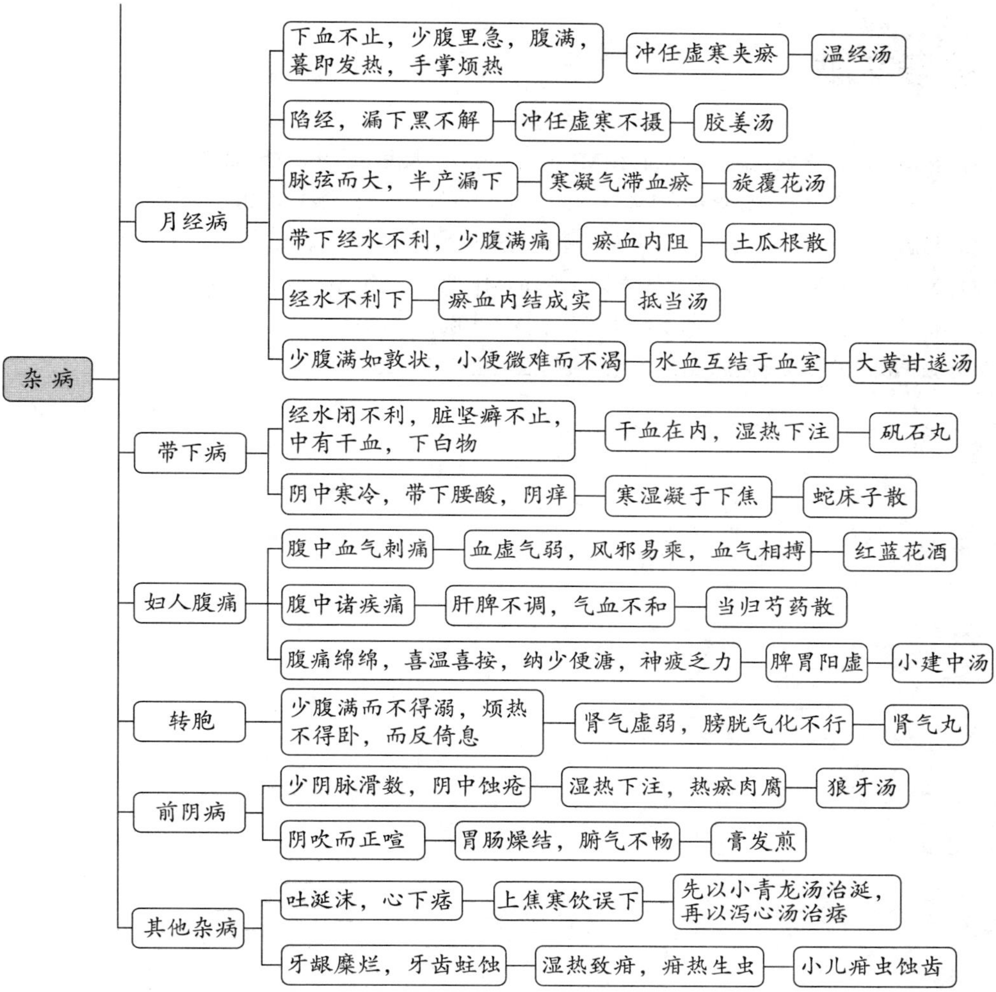

【复习思考题】

1. 何谓热入血室，应如何治疗？
2. 试述梅核气的病因、主症、治法及主方。
3. 何谓脏躁？其病因、主症、治法及主方是什么？
4. 何谓转胞？其病机如何？肾气丸主治什么证候的转胞？
5. 试分析温经汤的证治机制。

参考文献

[1] 林昌松，贾春华 . 金匮要略讲义 [M]. 4 版 . 北京：人民卫生出版社，2021.

[2] 范永升，姜德友 . 金匮要略 [M]. 5 版 . 北京：中国中医药出版社，2021.

[3] 吕志杰，金匮要略注释 [M]. 北京：中医古籍出版社，2003.

[4] 梁永宣 . 元邓珍本《新编金匮方论》校注 [M]. 北京：学苑出版社，2009.

[5] 蒋泽霖 . 杂病指南 [M]. 西安：陕西科学技术出版社，1997.

[6] 张再良 . 读解《金匮》[M]. 北京：人民卫生出版社，2007.